骨科学基础与临床诊治新进展

新进展

主编 周昊嵬 等

吉林科学技术出版社

图书在版编目（CIP）数据

骨科学基础与临床诊治新进展 / 周昊嵬等主编. -- 长春：
吉林科学技术出版社，2024.8. -- ISBN 978-7-5744-1596-6

Ⅰ. R68

中国国家版本馆CIP数据核字第2024GA0907号

骨科学基础与临床诊治新进展

主　　编	周昊嵬　等
出 版 人	宛　霞
责任编辑	井兴盼
封面设计	吴　迪
制　　版	北京传人
幅面尺寸	185mm×260mm
开　　本	16
字　　数	470 千字
印　　张	19
印　　数	1~1500 册
版　　次	2024年8月第1版
印　　次	2024年12月第1次印刷

出　　版	吉林科学技术出版社
发　　行	吉林科学技术出版社
地　　址	长春市福祉大路5788 号出版大厦A 座
邮　　编	130118
发行部电话/传真	0431-81629529 81629530 81629531
	81629532 81629533 81629534
储运部电话	0431-86059116
编辑部电话	0431-81629510
印　　刷	三河市嵩川印刷有限公司

书　　号	ISBN 978-7-5744-1596-6
定　　价	105.00元

前　言

　　随着我国经济的飞速发展,交通意外、工业和建筑业事故、各种自然灾害、战争,以及运动伤所造成的高能量、复杂性创伤越来越多,骨折与关节损伤成为临床上的常见病和多发病。目前,人类社会活动节奏日益加快,伤患者期望早日重返社会,并延续其高质量的生活,因此对从事骨关节疾病的临床工作者是一大挑战。当前医学科学技术迅速发展,新理论、新技术等不断涌现,对临床医务人员提出了更高的要求。为进一步完善和发展骨科学术体系,使临床工作者全面掌握骨科常见病的诊疗进展,我们组织多位活跃在临床一线的专家和青年骨干医师,在参考近年来国内外相关文献基础上,结合他们自身掌握的理论基础和临床经验,通力合作,分工执笔,编写了这本《骨科学基础与临床诊治新进展》。

　　本书较为详尽地介绍了骨科常见疾病的诊断与治疗方法,包含了上肢骨折、下肢骨折、脊柱疾病、关节疾病、关节手术、显微骨科手术、骨科的中西药治疗、骨科的康复治疗等多个方面内容,系统地介绍了各领域相关技术与操作、治疗原则及诊疗规范等,尤其针对髓内钉技术在创伤骨科的应用做了详细介绍。本书在编撰过程中,将科学的临床思维、渊博的医学知识及丰富的临床经验融汇合一,深入浅出、力求实用,内容简明扼要,适用于各级骨科医师,尤其对尚未参与大量临床实践的初学者来说,阅读本书是快速学习骨科知识与技术的捷径。

　　在编写过程中,虽力求做到写作方式和文笔风格的一致,但由于编者较多,加上知识水平有限,因此难免存在一些疏漏和不当之处,敬请广大读者批评指正,以供今后修订时进一步完善。

编　者

目　录

第一章　肱骨骨折 ……………………………………………………… 1
　第一节　肱骨近端骨折 …………………………………………… 1
　第二节　肱骨干骨折 ……………………………………………… 17
第二章　股骨骨折 ……………………………………………………… 26
　第一节　股骨转子间骨折 ………………………………………… 26
　第二节　股骨转子下骨折 ………………………………………… 44
　第三节　股骨干骨折 ……………………………………………… 52
　第四节　股骨远端骨折 …………………………………………… 68
第三章　胫骨骨折 ……………………………………………………… 75
　第一节　胫骨近端骨折 …………………………………………… 75
　第二节　胫骨干骨折 ……………………………………………… 84
　第三节　胫骨远端骨折 …………………………………………… 94
第四章　外固定支架在骨科领域的应用 …………………………… 101
　第一节　外固定支架概述 ………………………………………… 101
　第二节　外固定架在开放性骨折中的应用 ……………………… 103
　第三节　骨外固定在感染性骨缺损中的应用 …………………… 105
　第四节　胫骨横向骨搬移治疗糖尿病足 ………………………… 107
第五章　肩关节损伤 ………………………………………………… 110
　第一节　肩部撞击综合征 ………………………………………… 110
　第二节　肩袖损伤 ………………………………………………… 115
　第三节　肩关节不稳 ……………………………………………… 122
第六章　肘关节与腕关节损伤 ……………………………………… 136
　第一节　肱骨外上髁炎 …………………………………………… 136
　第二节　肱骨内上髁炎 …………………………………………… 139
　第三节　肘关节内侧副韧带损伤 ………………………………… 142
　第四节　肘关节外侧副韧带损伤 ………………………………… 145
第七章　髋关节损伤 ………………………………………………… 150
　第一节　髋关节盂唇损伤 ………………………………………… 150
　第二节　股骨髋臼撞击综合征 …………………………………… 154
　第三节　髋关节外撞击综合征 …………………………………… 158
第八章　微创人工髋关节置换技术 ………………………………… 164
　第一节　髋关节置换小切口后入路手术技术 …………………… 164

　　第二节　SuperPATH 微创髋关节置换入路手术技术 ································ 168
　　第三节　侧卧位微创 OCM 前外侧髋关节置换入路手术技术 ··············· 174
第九章　膝关节损伤 ·· 181
　　第一节　髌股关节疾病 ·· 181
　　第二节　膝关节周围肌腱损伤 ··· 193
　　第三节　膝关节关节内骨折 ·· 200
　　第四节　膝关节半月板损伤 ·· 210
第十章　上颈椎骨折 ·· 223
　　第一节　概述 ·· 223
　　第二节　寰枢横韧带损伤 ·· 224
　　第三节　寰枢椎旋转性半脱位 ··· 225
　　第四节　寰枢关节骨折脱位 ·· 226
第十一章　中下颈椎骨折 ··· 230
第十二章　脊柱融合术 ·· 238
　　第一节　脊柱融合术适应证 ·· 238
　　第二节　脊柱融合术的疗效评估 ··· 239
　　第三节　脊柱融合术的骨移植材料 ·· 240
　　第四节　常用脊柱融合术 ·· 241
第十三章　微创技术在脊柱骨折中的应用 ··· 250
　　第一节　微创齿状突骨折螺钉内固定术 ·· 250
　　第二节　微创 C_1、C_2 经关节螺钉内固定术 ······························· 252
　　第三节　胸腰椎骨折微创椎弓根螺钉内固定术 ·· 255
　　第四节　椎体后凸成形术治疗椎体压缩性骨折 ··· 258
　　第五节　胸腔镜下畸形矫正、胸椎减压和融合术 ·· 263
第十四章　颈椎退变性疾病 ·· 269
　　第一节　颈椎病 ··· 269
　　第二节　颈椎间盘突出症 ·· 282
　　第三节　颈椎管狭窄症 ·· 286
　　第四节　颈椎后纵韧带骨化症 ··· 289
参考文献 ·· 296

第一章　肱骨骨折

第一节　肱骨近端骨折

一、流行病学

肱骨近端骨折占全身骨折的 5%，占肱骨骨折的 45%。该骨折主要见于 65 岁以上的老年人和高能量损伤的年轻人，男女发病率为 1∶3。作为最常见的骨质疏松骨折之一，其发病率仅次于椎体骨折和桡骨远端骨折，约占老年骨质疏松骨折的 10%。随着人口老龄化程度日益严重，其发病率持续上升。除了骨质疏松外，跌倒风险增加、听力和视力下降、糖尿病、酒精滥用、抑郁症、精神类药物等都是导致骨折的危险因素。85%肱骨近端骨折为稳定型骨折，表现为骨折的轻度移位，多数只需要接受非手术治疗；15%为不稳定型骨折和（或）明显移位的骨折，必须进行手术治疗。单纯大结节骨折是常见的骨折，占肱骨近端骨折的 20%；单纯小结节骨折不常见，仅占肱骨近端骨折的 2%。虽然过去认为多数非手术治疗的患者能够获得很好的临床愈合和功能，但前瞻性研究发现 2/3 接受非手术治疗的患者伴有慢性疼痛。近年来，随着内固定技术的提高，锁定钢板和肱骨近端髓内钉对肱骨近端疏松的骨质把持力提高，越来越多的患者开始接受手术治疗，以求获得无痛的肩关节活动和保留更多的功能。

二、应用解剖

1.骨性结构　将肱骨近端骨性结构分成四个部分：肱骨头、大结节、小结节和肱骨干（图1-1）。关节软骨面和骨性结构移行的部位为解剖颈。肱骨解剖颈是肩关节囊附着的部位，肱骨解剖颈以近的部分为肱骨头，以远的部分为大小结节和肱骨干。

肱骨头为 1/3 个球体表面，表面覆盖软骨。肱骨头中央和肱骨颈的骨小梁结构随着年龄的增长逐渐变得疏松，但肱骨头软骨下骨的骨密度仍然较高。螺钉固定时须将其尖部置于该部位，以保证固定的强度，并避免螺钉切出（图1-2）。肱骨距为肱骨近端内侧增厚骨板，是重要的支撑结构（图1-3）。在复位过程中恢复内侧支撑对于防止固定后肱骨头的塌陷有重要意义。肱骨颈轴线与肱骨干轴线成 135°夹角，被称为颈干角。从上面看，肱骨头相对于肱骨髁横轴向后平均倾斜 30°夹角。但是，该夹角个体差异较大，范围为 18°~33°。这一解剖学差异要求术者不仅在骨折复位过程中要参考骨性标志，而且在髓内钉置入时需要调整合适角度。

小结节位于解剖颈前方，是肩胛下肌附着处。大结节位于肱骨近端外侧，是冈上肌、冈下肌、小圆肌附着处，低于肱骨头最高点 6~8mm。在肩关节外展 90°~120°时肱骨大结节接触到肩峰，盂肱关节扣锁。因此，在复位大结节骨折时，应注意其位置要低于肱骨头最高点。同时，放置髓内钉时，钉尾部要埋入大结节或软骨下骨以下 2~3mm，否则将出现肩峰撞击，引起疼痛。结节间沟位于大、小结节之间，是肱骨近端骨折复位过程中判断旋转移位和髓内钉入钉点的重要解剖标志。大、小结节远端向肱骨干移行的区域为外科颈。该部位是发生骨折的常见部位。不同于解剖颈骨折伴明显移位时肱骨头的血供容易受到严重破坏,肱骨外科颈骨折后,两侧骨折断端的血供均较丰富,对肱骨头血供影响相对较小。

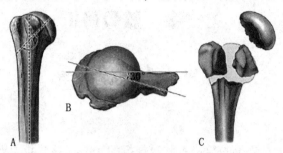

图 1-1　肱骨解剖形态

　　A.肱骨近端前面观及后面观,可见肱骨颈与肱骨长轴呈135°的颈干角;B.肱骨近端上面观,可见肱骨颈轴线同肱骨髁间轴线呈约30°的后倾角;C.Codman 将肱骨近端分成四个部分,即肱骨头、大结节、小结节和肱骨干

图 1-2　股骨头 CT 图像

　　肱骨头显微 CT 扫描显示大结节区域显著的多孔结构,骨小梁结构稀疏;肱骨头的软骨下骨,骨质致密,可用于内固定螺钉的把持

　　2.肌肉系统　肱骨近端覆盖着大量的肌肉和肌腱结构,为肩关节活动提供动力和稳定性。肩袖,作为包绕在肱骨头周围的一组肌腱复合体,是其最重要的组成部分(图 1-3)。肩袖是由附着在大结节上的冈上肌、冈下肌、小圆肌,以及附着于小结节的肩胛下肌组成。其作用主要体现两个方面:①动力装置:冈上肌是肩关节外展的两个主要动力肌之一;肩胛下肌同冈下肌是肩关节内、外旋的主要动力肌;②稳定装置:冈上肌、冈下肌与肩胛下肌协同收缩提供张力,将肱骨头稳定在肩胛盂上,在盂肱关节参与的肩关节运动过程中起到杠杆的支点作用。肱骨近端骨折手术治疗的重点之一就是通过复位和固定大、小结节,修复肩袖的止点,获得大、小结节同肱骨干的生物型愈合,恢复肩关节的运动功能(图 1-4)。肱二头肌长头腱是复位和重建大、小结节关系过程中的重要参照标志(图 1-5)。值得注意的是,在复位过程中,该肌腱可能嵌顿在骨块之间,阻碍复位,或造成骨不连。

图1-3 肩袖解剖

A.上面观;B.前面观

肩袖由附着在大结节上的冈上肌、冈下肌、小圆肌和附着于小结节的肩胛下肌及肱二头肌长头腱组成。

图1-4 肱骨近端骨折髓内钉或钢板固定时肩袖的修复

图1-5 肱二头肌长头腱

A.肱二头肌长头腱行走于节间沟内,可作为大、小结节复位和固定的参考标志;B.肱二头肌长头腱嵌入大结节骨折块间,造成复位困难,而如不将其复位,甚至会阻碍大、小结节间的愈合

此外,这些肌肉和肌腱的牵张作用也是导致骨折发生和移位的原因。胸大肌广泛止于结节间沟外侧缘,其是骨折后主要的牵拉力,可以将肱骨干向前、向内移位。冈上肌、冈下肌、小圆肌各自止于其在大结节上的止点。冈上肌使大结节骨块向上移位,冈下肌使大结节骨块向后移位。大结节骨折可以表现为单一骨折块,也可因各肌腱附着点不同而表现为多个骨折块。小结节是肩胛下肌的附着点,在肩胛下肌的牵拉下使小结节骨折块向内侧移位。不同的骨折类型其骨块移位方向取决于骨块上的肌肉附着情况(图1-6)。

图1-6 肱骨近端骨折

A.肱骨近端四部分骨折时,由于肌肉的牵拉,导致大结节向上、后移位,小结节向内移位,远端向内、上移位;B.肱骨近端三部分骨折,大结节同肱骨头相连者,肱骨头关节面转向前方,肱骨干移位;C.小结节同肱骨头相连者,肱骨头关节面转向后方

3.血管 肱骨近端骨折的预后受骨折类型及其与周围血管解剖关系的影响。充分理解和掌握局部血管解剖对理解这种关系是非常重要的。肱骨近端的营养灌注来自腋动脉的终末支:旋肱前动脉及旋肱后动脉。其中,肱骨头的血液灌注主要为旋肱前动脉的升支,即弓状动脉,其分出后沿结节间沟伴随肱二头肌长头腱走行,在大结节顶点水平进入骨内,在肱骨头内弯曲走向后方。其余的血液供应来自大、小结节附着处进入干骺端的血管,以及旋肱后动脉的后内侧分支。解剖颈骨折时,提示弓状动脉多受到破坏;外科颈骨折时,由于旋肱前、后动脉的位置距离骨折端非常近,使其容易受到损伤。

骨折类型对于判断肱骨近端血供是否完整有着重要的帮助。肱骨头后内侧干骺端骨折块长度外展<8mm、内侧骨皮质断裂和骨折累及解剖颈这三个因素是预测肱骨头血供破坏严重程度,以及远期发生缺血性坏死的危险因素。若这三个因素同时出现,则出现肱骨头缺血的可能性高达97%。肱骨头骨块上内侧干骺端保留得越长(>8mm),提示肱骨头血供越好。后内侧骨折,内侧突出部分的软组织保持完整,提示肱骨头血供仍能维持,并利于复位。

4.神经 肩部由臂丛神经($C_5 \sim T_1$神经根组成)及小部分的C_3、C_4神经根支配。神经根构成上($C_{5 \sim 6}$)干、中(C_7)干、下($C_7 \sim T_1$)干。之后,干分成前后股,前后两股分成3束,根据与腋动脉的位置关系分别称为外侧束、后侧束和侧束。腋神经和肩胛下神经发自后侧束,它们分别支配三角肌、小圆肌和肩胛下肌。肩胛上神经发自上干,支配冈上肌和冈下肌。关节支主要来自腋神经、肩胛上神经和胸神经前外侧的分支。髓内钉近端锁钉置入时有可能会损伤腋神经。

三、损伤机制和临床评估

1.损伤机制 对于老年患者合并骨质疏松,最常见的损伤机制是摔倒、跌倒时上肢伸展撑地,也可以在上臂遭受直接击打或肱骨头撞击肩胛盂或肩峰时发生。对于年轻患者,高能量损伤,如交通事故或高空坠落,是导致骨折发生的主要机制。极少见的也有电击伤或癫痫时肌肉强烈收缩造成的肱骨近端骨折。单纯肱骨大结节骨折多见于肩关节前脱位,脱位时它与关节盂唇的碰撞导致骨折。大结节骨折受伤机制多种多样,包括摔倒时肩部着地受到的直接暴传到力或肩峰时的剪切力,也可以是由于肩袖的牵拉造成的撕脱骨折。

2.临床评估　患者通常表现为健侧手扶托患肢紧贴胸壁,伴肿痛,患肢活动受限。肩关节瘀斑和肿胀是最常见的体征。其发生在伤后24~48小时,并持续存在数天。肿胀和瘀斑向远处蔓延并影响到整个上肢,也会波及胸壁和乳房。此外,患者常表现为严重的疼痛,并对患肩的大幅度活动或被动活动表现出恐惧。然后,应对神经血管的完整性进行评估,包括腋神经、臂丛神经及血管损伤情况的检查。腋神经为最易受损的神经,体格检查时应检查神经功能。如果合并损伤,多采取非手术治疗,对骨折治疗的影响不大。伤后3~4周行肌电图检查,了解神经损伤范围。如果伤后3个月神经无恢复迹象,应行神经探查手术。当骨折为肱骨头向腋窝脱位的四部分骨折脱位时,应警惕腋动脉损伤的可能。即使触及桡动脉搏动,也并不能完全排除血管损伤的可能性,必要时行血管超声和造影检查。不管什么损伤机制,都应检查整个上肢以排除其他损伤。高能量损伤的患者应注意合并肋骨骨折、肩胛骨骨折、头部或脊椎损伤及腹腔或胸腔内的损伤。

3.影像学评估　一般来说,X线检查可完成对肱骨近端骨折的评估及分类,通常包括肩胛骨前后位片、腋位片及肩胛骨Y位片。

(1)肩胛骨前后位(纯正位)片:需要对肩关节解剖充分理解,才能准确获得图像。肩胛骨与冠状面向前成30°~40°。为了获得正位片,健侧肩膀应与X线成约40°,以使患侧能平对X线接收器。摄正位片时外旋(大结节)、内旋(小结节)上臂对评估结节骨折很有帮助。

(2)腋位片:对于评估大结节、关节盂关节面,以及肱骨头与关节盂的匹配关系至关重要。获得片子的方法是将暗盒置于肩关节上方,上肢外展离开身体,X线自肩关节下方,对准腋窝向头侧投照。

(3)Velpeau腋侧位:这是为那些在拍摄腋位片时不能忍受肩关节外展而改良的投照位。拍片时患肢悬吊,将暗盒平放在桌面,患者上身向后倾斜使肩部正对暗盒上方,X线从上向下投照到暗盒上。

(4)肩胛骨Y位片:当维持上肢悬吊时可拍摄该片。患肩关节前面正对X线板,旋转使健侧肩膀与X线方向呈约40°。

CT平扫+三维重建对肱骨近端骨折的评估和分型可以作为一种有效的辅助检查手段。其可以详细地显示出骨折的细节,准确地判断大小结节移位、肱骨头劈裂、骨折块间压缩情况、粉碎程度及关节盂软骨面受累的情况。磁共振平扫的作用有限,可对诊断无移位的新鲜肱骨大结节骨折提供帮助。

四、骨折分型

1934年,Codman根据与骨骺线的关系描述了肱骨近端骨折,他定义了四种可能的骨折块:关节面、肱骨干、大结节和小结节。同时,Codman强调了血管因素对肱骨近端骨折关节内骨折块的重要性。尽管该分型系统没有被广泛应用于临床,但其所提出的骨折块分类及血供和骨折移位的相关性,为以后分型系统的制定和提出指明了正确的方向。

目前,临床上最常用的肱骨近端骨折分型为Neer分型系统(图1-7)和AO/OTA分型系统(图1-8)。这两种分型都是在Codman分型基础上提出的,都是基于关节面受累情况、骨折部位及粉碎程度、骨折脱位情况进行相应分型。它们注意到了骨折移位对软组织附着的破坏,强调失去软组织附着后,肱骨头坏死概率的升高。通过这些分型系统,能够指导外科医师做出最恰当的治疗选择。

	两部分	三部分	四部分	关节面
解剖颈				
外科颈				
大结节				
小结节				
骨折伴脱位 前				
后				
头碎裂				

图1-7　Neer 分型

Neer 分型:一部分骨折是指一条或多条骨折线,但无骨折移位;二部分骨折是包括肱骨外科颈骨折、大结节或小结节撕脱骨折及肱骨解剖颈骨折;三部分骨折分为大结节同肱骨头相连或小结节同肱骨头相连两种骨折;四部分骨折指大小结节、肱骨头、肱骨干移位的骨折。

图1-8　AO/OTA 分型系统

在 Neer 分型中,以肱骨头为参照物来判定骨折的移位程度。参照肱骨头,骨折块成角

6

≥45°或骨折块间距离超过 1cm 时视为移位;如果移位没有达到标准,无论骨折块数量有多少,骨折都将被视为无移位。

有两种特殊类型骨折值得医师注意:①肱骨解剖颈骨折,属于 Neer 分型的两块骨折,四部分骨折脱位,非常罕见。此类骨折肱骨头的血运破坏严重,一些学者认为内固定治疗继发肱骨头坏死的概率较大,主张一期采用肩关节置换术;②外翻压缩型骨折,属于 Neer 分型的四部分骨折,肱骨头≥45°成角移位和大、小结节移位。尽管骨折块粉碎严重、移位较大,但完整的肱骨内侧软组织能够保证肱骨头的血供,预后比其他四部分骨折好(图 1-9)。

肱骨头滑落到
合成的腔隙

图 1-9　外翻压缩型的四部分骨折

骨折移位,肱骨内侧软组织合页完整,保留了肱骨头的部分血液供应

五、治疗原则

1.非手术治疗　大多数的肱骨近端骨折为骨质疏松性骨折,其中约 85% 为无移位或轻度移位的骨折,可通过非手术治疗获得满意的效果。此外,对于那些患有多种疾病,不能耐受麻醉或手术的体弱患者,也可以采用非手术治疗。当老年患者骨折前合并严重的肩袖损伤或重度盂肱关节炎时,其对功能需求低,也可以考虑非手术治疗。

当决定对患者采用非手术治疗时,应该从影像学和体格检查两方面对骨折的稳定性进行评估。影像学评估方面,主要骨折块之间表现为嵌顿或压缩。最常见的是累及外科颈的两部分骨折,即肱骨干嵌入肱骨头内。此外,外翻压缩型的四部分骨折也是稳定型骨折之一。之后,应对骨折断端进行体格检查,将一只手放在骨折断端的体表前方(一般位于喙突远端),另一只手被动旋转患肩,体会骨折断端是否存在骨擦感。如果骨擦感缺失,考虑为稳定型骨折。

非手术治疗最常用的方法是三角巾悬吊贴胸固定,根据具体的骨折类型,决定是否在患侧腋下置入衬垫对抗胸大肌的牵拉力。建议患者第 1 个月每周复查 X 线监测骨折移位和力线情况。伤后 2 周开始患肩关节被动功能锻炼(如钟摆运动和前屈外展)。之后每 2 周复查 X 线,明确骨折愈合情况直至伤后 3 个月。骨折愈合后患者可以进行肩关节主动功能锻炼。

2.手术治疗　一般而言,对于移位明显的骨折和畸形愈合的骨折,都推荐采用手术治疗。根据手术创伤的大小,可将手术治疗分为微创手术、切开复位内固定术和关节置换术三

大类。其中,微创手术包括闭合复位经皮克氏针固定,有限切开张力带固定,经皮微创钢板内固定和髓内钉内固定。应根据患者的年龄、活动需求、骨折的粉碎程度、内侧肱骨距支撑是否能够重建,以及骨质强度选择不同的手术方式。例如,当肱骨近端骨折为中青年患者且其骨质量良好,推荐选用切开复位内固定术,而不是关节置换术。

微创手术多用于骨质良好的外科颈骨折,以及一、三部分骨折和外翻压缩型四部分骨折。当内侧肱骨距支撑无法手术重建时,建议优先选择第三代肱骨近端髓内钉作为固定方式。畸形愈合的翻修手术也是髓内钉的手术适应证之一。采用闭合复位经皮克氏针固定时,应警惕固定针移位和腋神经损伤风险,配合外固定架同时使用,有助于提高固定稳定性;干骺端粉碎是其相对禁忌证。有限切开张力带可以用于单纯的大结节骨折。

切开复位解剖型锁定钢板固定是目前临床上最常用的治疗方式,其适用于各种类型的肱骨近端骨折和畸形愈合的翻修手术,大大降低了患者和外科医师对关节置换术的需求,成为年轻患者和功能需求高患者的首选治疗方式之一。但是,当肱骨距内侧支撑无法重建时,由于钢板偏心固定的特点,增加了骨折复位丢失和螺钉切出的风险。这时,可以联合内侧附加钢板或髓腔内结构性植骨(同种异体或自体腓骨、自体髂骨块),也可以选择第三代肱骨近端髓内钉,以达到内侧支撑稳定的目的。

肩关节置换术的绝对适应证包括肱骨头粉碎性骨折、肱骨头关节面压缩超过40%的压缩性骨折和因手术延迟致使肱骨头严重吸收并影响肩关节功能的陈旧性骨折。骨折合并肱骨头脱位、肱骨头劈裂性骨折、严重骨质疏松性骨折是其相对适应证。肱骨大结节重建是肱骨头或全肩关节置换术成功与否的关键。无法修复的肩袖是全肩关节置换术或肱骨头置换术的手术禁忌。此时,可以选择反肩关节置换术。但是,相比其在盂肱关节炎良好预后,反肩关节置换术在肱骨近端骨折方面却存在较多的并发症和较高的翻修率。同时,三角肌功能丧失(腋神经损伤或机械性外伤)是反肩关节置换术的禁忌证。局部伴有急性软组织感染、慢性骨髓炎是所有类型关节置换术的绝对禁忌证。

六、髓内钉的固定理念

虽然内固定装置已经取得了显著的进步,但肱骨近端骨折理想的固定技术尚不明确。经皮克氏针固定,虽然手术创伤小,血供保护好,但往往由于担心骨折块移位的风险而不允许患者术后立即活动,关节僵直的风险较高。钢板虽然具有非常强的把持力和成角稳定性,以及对抗肱骨头软骨下骨折的承托,但由于过多的组织剥离,增加了肱骨头缺血性坏死的风险;并由于其是偏心固定,无法解决内侧支撑,增加复位丢失、螺钉切出和钢板断裂的风险。

因此,对于肱骨近端骨折,交锁髓内钉内固定是一种有吸引力的选择。髓内钉可以通过最小限度的软组织剥离为其提供更好的中轴稳定性。当然,和其他固定方式的目标一样,髓内钉固定的目标是对复位后的骨折提供足够的稳定性,同时允许患肩早期进行功能锻炼,最终使患肩功能和患者生活质量得到明显改善与提高。

肱骨近端骨折顺行髓内钉固定在临床应用已超过40年,其置入技术和髓内钉的结构设计发生了明显的创新和进步。以Rush钉为代表的第一代肱骨近端髓内钉,由于无法固定不稳定的骨折块和控制旋转,常继发严重的术后并发症,如髓内钉断裂和退钉、骨折不愈合和畸形愈合。为了对肱骨近端骨折提供更好的稳定性,在借鉴下肢锁定髓内钉的设计基础上,肱骨髓内钉的设计也进行了相应改进。Polaris钉便是第二代肱骨近端髓内钉的代表产品之一。该钉采用的是非扩髓空心设计,主钉的近端有一定外翻角,通过肱骨近端外侧进行置入,其近端配备带体外瞄准器的螺旋形锁定螺钉。然而,其依然不能提供角稳定的固定结构,并不适用于合并严重骨质疏松的患者。因此,只有累及肱骨外科颈的两部分骨折是当时髓内钉的手术适应证。

和前两代髓内钉不同,第三代肱骨近端髓内钉的设计发生了巨大的变化。其设计主要关注的是置入位置和固定效果。首先,髓内钉的进钉点从大结节进钉转变为从肱骨头关节面的顶部正中进钉,这样可以改善进钉点软骨下骨和主钉近端的接触,从而提高了固定的稳定性。其次,第三代髓内钉近端锁定孔可以对大小结节和肱骨头进行固定(图1-10)。带螺纹的近端锁定交锁螺钉设计,增加了螺钉的把持力;同时,近端螺钉尾部增加了用于缝合修复肩袖的设计。最后,更短的髓内钉避免了在透视下徒手钻孔锁定远端交锁螺钉。

图1-10 近端锁定孔可以对大小结节和肱骨头进行固定

以 Multiloc 髓内钉为例,这是一款专门为肱骨近端骨折设计的髓内稳定装置,其基于五个原则:即固定结节骨块、支撑肱骨头、角度稳定地锁定横锁钉、置于髓腔中心和关节内的入钉点设计,从而在髓内钉固定骨折过程中只需剥离较少组织,最大限度地保留骨折块的血运;近端固定具有角度稳定性和极佳的固定结节骨块的螺钉方向,能够为结节和肱骨头的固定提供更好的角度稳定性;斜行置入肱骨距螺钉还可以增加存在内侧骨质缺损的骨折稳定性。此外,主钉的直型设计避免了从肩袖腱性部分进钉,并减少了肱骨近端内翻的可能性。

由于第三代肱骨近端髓内钉设计上具有角度稳定固定、直的进钉点、斜行肱骨距螺钉、远端多平面(角度稳定)锁定螺钉的特点,扩大了髓内钉的手术适应证。目前,髓内钉固定的主要手术适应证仍然是两部分骨折中移位的外科颈骨折,尤其是当骨折线向远端延伸至肱骨干时。对于累及肱骨干的肱骨近端骨折采用髓内钉固定时,应注意评估神经损伤情况,术前明确未合并神经损伤(特别是桡神经),术中在骨折复位过程中应警惕神经被卡压在骨折断端。合并大结节骨折的三部分骨折也可以通过髓内钉进行复位固定。此外,髓内钉还可用于骨不连、畸形愈合的翻修手术及病理性骨折(预防和治疗)。

当然,髓内钉的临床应用也有其局限性。对于累及肱骨头的内翻型四部分骨折和肱骨头劈裂的骨折不推荐采用髓内钉。由于术中确认正确的进钉点需要肩关节后伸至少30°,所以如果患者术前肩关节活动受限明显或僵直(如重度的盂肱关节炎和冷凝肩)时,不推荐选用髓内钉。此外,对于青少年和儿童患者,由于存在骺板损伤的风险,也不推荐选用髓内钉。

七、髓内钉的手术技术

1.术前准备和体位

(1)术前应完成肩关节的影像学评估:肩关节的正侧位片和腋位片。由于行腋位 X 线片时患者带由于剧烈疼痛无法耐受,所以 3D-CT 对肱骨头、大小结节的位置和移位方向评估有着重要价值。此外,还应对腋神经是否损伤进行评估。

(2)在臂丛神经阻滞麻醉或全身麻醉下,患者处于 45°沙滩椅位,头部被固定以避免对臂丛神经的牵拉。患肩下方垫高,患肢位于手术床的外侧并允许后伸 20°~30°,使肱骨头位于肩峰前方,便于确定入钉点。在消毒铺巾前,对整个肩部及肱骨近端区域进行前后位和轴位的透视,以确认手术过程中可以完成肱骨近端的透视。

2.手术入路　采用肩峰前入路进行髓内钉的置入。该切口的体表投影为从肩峰前端向外侧和远端切开皮肤。切口的长度取决于骨折的类型。对于简单的两部分骨折,3cm 的切口长度通常足够。如果术中需要显露和复位大结节,可以向远端适当延长切口。从肩峰前缘向远端分离三角肌 2cm,然后从在三角肌下方向前和向后剥离 2cm,注意不要损伤位于三角肌深处的腋神经(图 1-11)。手术结束时,应将切开分离的组织进行细致的缝合修复。

冈上肌

大结节
三角肌

肩峰
冈下肌

图 1-11　切开三角肌

沿三角肌纤维走行方向锐性切开,向远端和前后方向分离。如有必要可向远端适当延长切口,用于三部分或四部分肱骨近端骨折显露和复位

3.骨折复位　骨折复位应在确认进钉点和近端开口之前完成。复位应满足以下标准:①关节内的骨折移位完全纠正;②肱骨头无内翻和外翻成角;③肱骨头相对肱骨干的前倾角或后倾角<20°;④任何方向上大小结节骨折块的移位均<3mm;⑤肱骨头和肱骨干之间的移位<5mm。其中最重要的标准是恢复肱骨头和肱骨干的对线对位。

所有的骨折在切开复位前,均应尝试进行闭合手法复位(图 1-12)。这样做可以最大限度地保护断端周围的血供,减少对肱骨头血供的干扰,降低肱骨头缺血坏死的风险。当然,对于不同的骨折类型,其骨折复位方式有很大差异。对于两部分骨折,骨折复位往往比较容易,如果手法复位失败或结果不理想,可以采用克氏针或小的骨撬进行撬拨复位(图 1-13)。

对于累及结节的三部分或四部分骨折,复位相对困难。首先必须恢复肱骨头相对于肩胛盂的位置。当肱骨头解剖复位后,再行处理移位的结节骨折块。大结节的复位质量和重建的稳定性很大程度上决定了患肩关节预后。大结节骨折块的移位>3mm 就会造成机械撞击,改变肩袖的作用力和肩关节的动力学。

图 1-12 手法复位肱骨近端骨折

图 1-13 采用骨撬或克氏针对两部分骨折进行撬拨复位

由于大、小结节处的骨质强度有限,在复位过程中应避免过度地用点式复位钳等钳夹,以免加重骨块破碎。克氏针可用于固定结节骨块,但对于严重骨质疏松或结节骨折块粉碎的患者,用缝线捆绑缝合可能是更好的选择。牢固的缝线可以将肩袖重建固定在肌腱位于肱骨上的止点。

可以将切口适当向远端延长,便于更好地显露肱骨大、小结节。在肩袖附着点的腱性部分预置缝线,注意不要经结节骨块预置缝线。如果肱骨头的位置相对关节盂良好,可利于"蛋壳效应":先将冈上肌腱的缝线向远端牵拉,然后将大、小结节的缝线对位打结,最后将冈上肌腱的缝线打结,包裹肱骨头,重建形成肱骨近端的"蛋杯"结构,从而通过复位的肩袖肌腱和肌肉使肱骨头"陷入"盂肱关节得以稳定(图 1-14)。之后,可以使用 1.5~2.0mm 克氏针横向穿过复位后的肱骨头将其固定在肩胛盂上以维持复位。为了增加复位的稳定性,间隔约 2mm 再钻入另一枚克氏针控制肱骨头的旋转。如果肱骨头存在明显的内外翻或旋转移位时,应经骨折线用骨撬对其进行撬拨复位。如果为年轻患者,且肱骨近端骨质良好,也可以采用克氏针对大、小结节和肱骨头进行固定,此时应注意不要造成医源性神经血管损伤。

图 1-14 通过"蛋壳效应"复位稳定肱骨近端骨折块

最后,将肱骨干部分与接近解剖复位的肱骨近端进行复位。通常通过简单的牵引和闭合手法复位就可以达到骨折复位目的,但有时也需要插入骨撬进行辅助复位。恢复肱骨近端内侧的支撑结构(肱骨距)是复位成功与否的标志,其对于防止肱骨头内翻移位有着重要意义。复位过程中,必须非常小心,以避免损伤腋神经或肱骨距内侧的旋肱后动脉。在恢复主要骨折块对线的基础上,才能确定正确的髓内钉进钉点。此外,还应将患肢置于中立位,以利于旋转对线,这样可以使肱骨干相对于肱骨头获得正确的旋转对线,完成骨折复位后必须在透视下确认。

4.进钉点 髓内钉的进钉点取决于所选用髓内钉的类型。准确的进钉点是后期复位结果满意的前提。临床上常用的肱骨近端髓内钉有直钉和弯钉两种。直钉的进钉点位于肱二头肌后方肱骨头顶点、肱骨干正侧位片的解剖轴线上。通过在冈上肌腱性部分的内侧,劈开或切开肌纤维进钉,避免经肩袖进入肱骨,目的是自中间进入肱骨头,距离关节软骨外侧缘约5mm。弯钉的进钉点位于髓内钉入钉点大结节的内侧、结节间沟的外侧。在冈上肌大结节止点肱二头肌肌腱内侧后方1cm处切开冈上肌肌腱,根据肌腱纤维方向做长约2cm的纵向切开。使用缝线或小拉钩牵拉以保护肌腱,显露肱骨头。常见的错误是入钉点太过偏外或偏前,而这都将导致骨折复位不良,因为髓内钉的近端终点不在最佳骨质部位并有可能损伤冈上肌止点,并影响髓内钉的固定强度。

相比弯钉,肱骨近端直钉设计具有很多生物学和生物力学优势(表1-1)。第一,弯钉偏外侧的进钉点会损伤冈上肌的腱性和在大结节的附着处,造成医源性的肩袖损伤。第二,肱骨近端大结节处骨质条件差,在某些严重骨质疏松患者甚至出现松质骨小梁缺失,偏外侧进钉使髓内钉在该区域缺乏足够的把持力。第三,对于三部分和四部分骨折,当采用髓内钉时,偏外侧进钉往往需要经过大结节和肱骨头的骨折线之间,这会影响大结节的复位,甚至加重大结节的损伤。第四,经中轴线插入髓内钉时,近端交锁螺钉的偏心应力会明显减少,出现螺钉断裂和退出的可能性降低。

表1-1 直型和弯型肱骨近端髓内钉的比较

比较要点	直钉	弯钉
进钉点	肱骨头顶点	肱骨头向大结节移行部
是否经关节面进钉	是	否
和冈上肌关系	经肌腹进钉	经肌腱进钉
和肩袖止点关系	不损伤肩袖附着点	损伤肩袖附着点
在肱骨近端内通道	经大结节骨质薄弱区	经肱骨头骨质良好区
和大结节骨折线关系	不经骨折线进钉,不影响骨折复位固定	常经骨折线进钉,影响大结节的复位固定
肱骨近端的交锁螺钉分布	中轴固定,螺钉分布均匀,便于小结节固定	偏心固定,切除退钉风险低

5.主钉的置入 在透视引导下,将导针从合适的进钉点置入肱骨头颈内,并在肱骨的正侧位确认导针位置良好。然后,以导针为中心,沿冈上肌纤维或腱性部分的长轴切开,显露骨性进钉点,准备近端开口扩髓。开口时,应注意使用软组织保护套筒,避免医源性肩袖损

伤。选择合适直径的主钉,一般选择和髓腔刚好匹配或小于髓腔直径的主钉。如果患者肱骨的髓腔过小,即使采用直径最小的髓内钉也无法插入时,可以采用手动扩髓或选择钢板固定。

将主钉连接在装配架导向器上,连同装配架插入,主钉轻柔地从肱骨头顶点上方进入肱骨。注意一定要将髓内钉尽量贴近坚硬的软骨下骨,因此髓内钉必须进入软骨下 2~3mm。主钉的位置过浅,会导致肩峰下撞击;主钉的位置过深,不但会影响肱骨距螺钉的位置,还会增加腋神经损伤的风险。主钉插入过程中,应手动轻柔地旋入主钉。不要采用锤子暴力直接敲入。此外,前臂必须放置在旋转中立位,后倾导向杆与前臂对齐。这样可以使主钉在肱骨髓腔内获得正确的旋转对线,从而使近端和远端的横锁钉获得准确的定位。

6.锁钉的置入　近端锁钉通常采用瞄准臂置入。螺钉置入的数量取决于髓内钉本身的设计、骨质疏松的程度和骨折粉碎的程度。一般来说,推荐至少置入 3 枚螺钉。以 Multiloc 为例,2 枚锁定螺钉置入大结节处,以相同的方式置入小结节螺钉,完成重建。如有需要,为了从内侧稳定肱骨头,可以在"肱骨距"水平增加第 4 枚螺钉。

近端交锁螺钉注意不要穿透关节面,以免造成对侧关节盂的端磨损和破坏。骨折复位的优劣、交锁螺钉锁定技术、螺钉的钝头设计及纠正主钉旋转都有利于减少该并发症的发生。肱骨头相对肱骨干过度的后倾或前倾,会导致螺钉分布的异常,增加其穿透或切出的风险。正确的主钉位置对于预防近端螺钉切出至关重要,同时有利于保护在结节间沟内的肱二头肌长头腱。有些肱骨近端髓内钉采用近端螺钉锁定设计,即当交锁螺钉穿过主钉时,主钉上的聚乙烯锁定装置会"感知"并与其啮合在一起。这种锁定技术应用在主钉上意味着没有必要使用过长的近端螺钉来增加把持力,由于被主钉锁定,短钉(32mm 或 36mm)就足够了,最终降低了螺钉穿出关节的风险,并且避免了退钉的可能。

对于累及大、小结节的粉碎性骨折,其稳定的固定对于维持肱骨头复位有着重要的作用。交锁髓内钉专门为优化结节骨块的固定并为肱骨头提供稳定支撑而设计,它改善了骨质疏松患者肱骨近端骨折后的重建和固定效果。对于骨质量好的大结节骨块,可以直接通过螺钉进行固定。对于大结节粉碎或骨质疏松患者,缝线固定特别重要,缝合技术详见骨折复位部分。有些交锁螺钉的尾帽预留了孔道,为大、小结节的修复固定做准备。肱骨距螺钉的设计也可以增加髓内钉的稳定性。肱骨距螺钉从侧方向上 135° 插入近端内侧,支撑肱骨头前内侧并加强骨折端内侧支撑。对于原始骨折为内翻移位或骨折内侧粉碎的肱骨近端骨折尤其需要使用肱骨距螺钉。

肱骨头后内侧是骨质强度最好的部位。然而,相比锁定钢板技术,髓内钉无法实现对该部位的固定,从而降低了髓内钉对骨折的把持力。因此,Multiloc 髓内钉提出"screw-in-screw"的设计,即通过近端的交锁螺钉的尾端可以再置入螺钉以稳定后内侧骨块或提供额外的多平面角稳定性(图 1-15)。

远端交锁螺钉应优先选择多平面稳定或角度稳定固定,这样可以最大限度地减少髓内钉摆动和旋转。当选用短钉时,远端螺钉可通过瞄准器实现置入。如果选用长钉时,远端螺钉常需徒手锁定,此时应注意避免损伤桡神经。远端螺钉一般置入 2 枚,首先插入远端第 1 枚静态锁钉的穿刺套管,以校准钻头钻孔。遵循"同心圆"技术,通过透视确认螺钉的准确位置。远端第 2 枚锁钉确保主钉位于肱骨干的中心。不推荐在主钉远端使用动态锁定,因为上肢骨折端受到的是分离而不是加压(如股骨或胫骨)的力量。

图 1-15　Multiloc 肱骨近端髓内钉的"screw-in-screw"设计

对于简单的两部分骨折,建议先置入远端螺钉,可以在主钉上连接滑锤,利用"反向锤击"为骨折端加压,避免骨折分离移位造成骨折不愈合。然后,通过透视确认骨折端加压及将主钉放置于准确的高度。导向杆确保在加压过程中骨折断端位置对线对位良好。最后,再置入近端交锁螺钉。

螺钉固定完成后,通过内旋和外旋上肢,多平面透视确认螺钉的位置和骨折的对线对位情况。在动态透视过程中,确认骨折固定是否足够稳定。固定确认无误后,冲洗伤口,修复冈上肌,依次关闭筋膜、皮下和皮肤组织。

八、术后处理

如果固定可靠,建议患者尽早行功能锻炼,避免肩关节僵直。当然,骨折粉碎程度、骨质量、患者的耐受性和顺应性也决定了功能锻炼开始的时机与程度。术后推荐患肢悬吊固定2~4周。如果情况允许,术后第 1 天开始被动锻炼和辅助的主动活动。和被动运动相比,笔者更推荐主动的辅助运动,因为被动运动会导致对抗的肌肉不自主收缩,而主动辅助运动则可以放松对抗肌肉。术后 1 个月内,患者可以逐步进行肩关节外展运动,活动范围可逐渐增加至 90°。一般来说,如果骨折愈合,术后 3 个月后允许患者进行负重功能锻炼和体育运动。

九、术后并发症及其防治策略

尽管肱骨近端骨折术后并发症的种类较多,但实际发生率普遍较低。其发生主要归咎于骨折本身的严重程度、手术方式选择是否恰当、手术技术和内置物设计,以及局部的骨质量。由于患者个体因素无法控制,因此合理的手术适应证和内置物选择,以及正确的手术技术是改善患者预后至关重要的因素。常见的并发症包括肱骨头和大结节的缺血性坏死、骨折不愈合、畸形愈合、肩关节僵直、肩袖损伤、感染和内固定失效等。

1.手术技术和内置物相关性并发症　这一类并发症的发生与医师的手术技术和内固定选择方式密切相关。常见的并发症包括骨折复位不良(尤其是肱骨头内翻和大结节移位)、进钉点不正确、肩袖损伤、肩峰下撞击、固定不稳定、近端交锁螺钉穿出关节面或退钉。

肱骨近端的内翻移位畸形常见于合并肱骨粉碎的患者,常会继发近端螺钉的切出,和固定失败。因此,必须重视后内侧皮质支撑的重要性,需要通过骨性接触或肱骨距螺钉重建内侧的支撑,防止内翻畸形。大结节骨折块的复位和固定失败会引起两块独立的肩关节外旋肌(冈下肌和小圆肌)明显的挛缩和萎缩,继发假性肌肉麻痹和肩关节僵硬。相比之下,如果大结节在解剖位置愈合,且无螺钉切出并磨损肩胛盂,即使发生创伤后肱骨头坏死也容易被接受,再次翻修手术的远期预后也会更好。因此,大结节的复位和固定非常重要。

不正确的进钉点常见于过于偏前或偏外。这是由于骨折复位尚未实现便开始进行导针的置入。在错误的进钉点基础上,再次矫正骨折对线对位会非常困难。

肩峰下撞击通常由于内置物位置过高,髓内钉的尾端深度不足突出到肩峰下间隙所致,影响患肢外展角度,造成疼痛。在近端交锁螺钉置入前,需要在正侧位确认髓内钉的深度。另一个造成肩峰下撞击的原因是对大结节没有行良好的固定术,术后向近端移位,引起肩峰撞击。

髓内钉置入需要经过肩袖完成,因此会造成医源性肩袖损伤。正是因为这一缺陷导致早年髓内钉治疗肱骨近端骨折遭到批评。肩袖缝合修复不当也会加重其损伤。第三代髓内钉直型且埋头的设计优势在于可以通过冈上肌肌腹(而非腱性)部分进钉,减少对肩袖腱性止点的破坏,降低了肩袖损伤的程度和概率。

固定不稳定常是由于骨折粉碎程度,内侧失支撑,严重骨质疏松,螺钉退钉等造成。因此,建议近端至少固定3枚螺钉,远端固定2枚螺钉。近端交锁螺钉的锁定设计、远端交锁螺钉的多平面设计及肱骨距螺钉都有利于提高固定的稳定性。此外,直型设计的髓内钉,使其通过肱骨头上方骨质坚强的部分进入肱骨,也有利于提高固定稳定。

近端螺钉穿出关节面可能造成肩关节疼痛,并磨损破坏盂肱关节面。要术中在透视下多角度仔细检查螺钉长度,并被动活动肩关节确认是否存在异常摩擦或弹响。如果术中或术后发现螺钉穿出关节面,应立即取出长螺钉,必要时更换短的螺钉,减少关节软骨的损伤。

2.肱骨头和结节的缺血性坏死 肱骨头缺血性坏死常因供应关节软骨和软骨下骨的血管遭到破坏所致,继而发生关节塌陷和纤维僵直。个体因素、骨折粉碎程度、手术创伤大小都可能和该病的发生相关。吸烟、酗酒、长期服用激素药的患者更易发生肱骨头缺血性坏死。骨折类型(三部分骨折、四部分骨折),内侧骨膜合页不完整更易发生该并发症。手术过程中软组织剥离范围过大同样会增加该病发生的概率。影像学上,X线片显示肱骨头的硬化、塌陷和吸收;CT和MRI有利于判断缺血坏死的范围和程度。临床上,患者可以表现为患肩疼痛,关节僵直和功能丧失。然而,多数患者却常无症状,且功能预后良好。

对于不合并明显症状的患者,推荐行非手术治疗。当肱骨头缺血坏死合并骨折不愈合时,常提示患肢功能预后不良。当患者出现症状加重且功能较差时,需要考虑行手术治疗。关节置换术是最主要的翻修手术选择。当肩袖完整,大结节位置及愈合良好,且关节盂表面软骨正常,可行肱骨头置换术。当肩袖完整且大结节位置及愈合良好,但关节盂表面软骨损伤严重时,可行全肩关节置换术。在此基础上,如果合并肩袖严重损伤且大结节畸形愈合或不愈合时,可考虑行反肩关节置换术。

大、小结节均可发生缺血性坏死,影像学检查可表现为吸收、硬化和塌陷。该并发症的出现可能和年龄、骨折粉碎程度相关。结节的血供主要来源于骨膜内血管和经肩袖附着处的穿支血管,因此,骨折粉碎程度越重、骨块移位越明显、年龄越大,这些供应结节的血供就越差。当其发生后,患者常表现为患肩疼痛和功能丧失。目前,尚无有效的治疗方法预防该病的发生。

3.骨折不愈合 骨折不愈合分为两种:肱骨头和肱骨干;肱骨头和结节。这些不愈合较少见,有研究报道,其总体不愈合率只有1.1%,当合并干骺端粉碎和外科颈明显移位时,其不愈合率会相应提高到8%和10%。多种因素都可能导致该并发症的发生,包括患者相关因素、骨折本身的类型及治疗相关因素。采用髓内钉治疗肱骨近端骨折时,如果选用的髓内钉过长或远端直径过大,在进入远端髓腔时受阻导致过早的"锁定"及骨折端的分离,可导致骨不连的发生。这种并发症可通过使用短的、小直径的髓内钉及术中对骨折端加压来避免。

骨不连一旦发生,患者常表现为局部疼痛,关节僵直和功能丧失。通过 X 线检查一般可以初步确诊。CT 和 MRI 不仅有利进一步明确诊断,还可以判断残余骨量和骨质、关节软骨的损伤情况,以及是否存在潜在的感染风险。这些都有助于医师决定翻修手术的方案。常用的手术方式为切开复位内固定术和关节置换术。如果术前明确不合并感染,肱骨头的骨量充足,不合并严重的大结节畸形愈合,以及关节面不存在明显的退变和(或)塌陷时,应首先选择切开复位内固定术。否则,应考虑行关节置换术。

4.畸形愈合　肱骨近端畸形愈合可发生于术中复位不良,也可发生于固定不稳定的骨折术后再移位。常见的畸形愈合为肱骨头的旋转和成角,以及大结节向近端和(或)后方移位。当选择髓内钉固定骨折时,常发生肱骨头的内旋内翻畸形,这和缺乏合适的配套设备控制骨折端及髓内钉的旋转有关。上肢内旋位(患者手部置于腹部)固定骨折,易导致肱骨干相对头部内旋位畸形愈合,因此,控制肱骨的后倾和髓内钉的旋转是至关重要的。此外,采用髓内钉治疗三部分和四部分骨折时,大结节的复位固定应引起重视,适当地向远端延长切口显露大结节,并采用正确的缝线复位固定技术对骨块进行有效的固定,对防治肱骨大结节向后方向近端移位尤为重要。

对于老年患者且活动需求量低时,患者常可以耐受这些畸形所诱发的症状。然而,对活动需求量高的患者或年轻患者,如果发生畸形愈合,会改变肩袖的运动机制,从而继发不能耐受的疼痛和活动受限。对于这类患者,可能需要行翻修手术治疗。术前 CT 平扫+3D 对于明确畸形类型和严重程度有重要的帮助。MRI 检查可用于判断肩袖损伤情况及关节软骨和软骨下骨情况。

对于单纯的大结节畸形愈合,可采用肩关节镜手术。此外,也可采用劈开三角肌直视下对大结节畸形矫正。术中确认大结节愈合情况和畸形程度,予以缝线修复固定,如果允许可附加螺钉增加固定强度。同时,需要行肩峰下减压和肩峰成形术,降低撞击风险。对于肱骨头畸形愈合,外翻截骨矫形联合第三代髓内钉或解剖锁定钢板+内侧支撑是常用的畸形矫正手术方式。对于严重的畸形愈合患者,当骨量不足或畸形难以矫正时,可考虑采用关节置换术。值得注意的是,对于畸形愈合,翻修手术的临床预后不确定性较大,应慎重选择,术前进行详细的规划和设计。

5.肩关节僵直　外伤后的肩关节僵直常是多因素作用的结果。关节囊挛缩是最主要的原因,其他因素包括畸形愈合、肩峰下撞击、肩袖损伤、复杂性局部疼痛综合征等,也可能造成创伤性肩关节僵直。多数患者表现为外展和外旋活动受限。这些问题在早期可通过加强物理治疗和康复来避免。术后 1 年以内患肩的功能都有机会获得改善和提高。一旦患者在功能锻炼时出现明显的僵直感,无法再进一步增加活动度,提示可能存在机械性阻挡。这时,需要进行手术干预解决僵直问题。对于不合并畸形愈合的患者,可以在全身麻痹下对僵硬的关节进行手法松解。此时,必须牢记这样做可能会导致内置物松动或骨折。如果手法松解术未能改善患肩功能,建议可行肩关节镜手术,包括镜下行关节内外的松解,肩峰下清理和减压,并取出可疑存在导致肩峰下撞击的内固定物。如果是畸形愈合导致的关节僵直,则需要行截骨矫形手术才能解决关节僵直。所有的患者术后早期可行被动的 CPM 训练,并需要物理治疗师对其康复过程进行严密而长期的随访和指导。

6.感染　由于肩关节周围丰富的血供和良好的软组织覆盖,肱骨近端骨折感染的发生率很低。感染可以发生在术后,也可以出现在行非手术治疗的患者身上。粉碎性骨折、开放性骨折、软组织挫伤严重及高龄都是感染发生的高危因素。除此之外,手术时间过长、软组织剥离过大和术者手术技术不熟练也会增加感染发生的风险。感染一旦发生,应首先明确是浅表感染还是深部感染,是急性期还是慢性期。对于浅表性感染,行局部的清创,并根据细菌培养+药敏结果选用敏感抗生素静脉治疗,可以予以控制和治疗。如果有深部脓肿形成,窦道和死骨出现,则需要取出内固定物,彻底清创,占位器置入,并准备行二期翻修手术治疗。如果感染发生在急性期(术后早期),在明确髓内钉固定稳定的前提下,可以尝试先行有限的清创,充分的灌洗引流,并根据细菌培养+药敏结果选用敏感抗生素静脉和口服序贯治疗,有时感染可以控制和治疗。对于慢性期感染,应积极考虑翻修手术计划,即内固定物取出,彻底清创,占位器置入,并准备二期手术。

7.异位骨化　肱骨近端骨折的异位骨化发生并不罕见,相关危险因素有推迟手术超过7天、软组织损伤程度及中枢神经的损伤。对于高危险性的病例,可以在术后口服吲哚美辛25mg,每天3次,或行局部放疗以预防异位骨化的形成。异位骨化形成后,如果影响患肢运动,必须行二次手术进行松解。

第二节　肱骨干骨折

一、流行病学

肱骨干骨折占全身骨折的1%~2%,占肱骨骨折的14%。对年龄60岁以下的患者,其发病率未见明显的性别差异。年龄超过60岁的患者,80%的骨折见于女性,且随年龄增长其发病率也增加。根据AO分型,该病的发病比例为:A型63%,B型26%,C型10%。中段1/3处骨折最常见,近端1/3处骨折次之。病理性骨折为6%~8%,开放性骨折为2%~5%。肱骨干骨折容易合并桡神经损伤,出现桡神经麻痹,发病率占骨折的12%。但是,伴随的血管损伤少见,发生率约为3%;伴随正中神经和尺神经损伤罕见。

二、应用解剖

肱骨干是指位于肱骨大、小结节以远,肱骨髁上以近之间的部分。在横断面上髓腔呈现一个自上而下的过渡形态:上端呈不规则的圆形;中段呈一顶角朝前的三角形,分为前内侧面、前外侧面和后侧面;远端逐渐变得扁平。桡神经沟位于肱骨中部后面,自内上斜向外下走行,内有桡神经、肱深血管走行。肱骨干的血供来自旋肱后动脉和肱深动脉的分支,主要营养动脉在肱骨中远段进入骨干。

丰富的肌肉组织包裹在肱骨干周围,分布于前、后两个间室内。前间室内肌肉主要用于屈肘,包括肱二头肌、肱肌和肱桡肌。后间室内肌肉主要作用于伸肘,包括肱三头肌的长头、内侧头和外侧头。肱骨近端的肌肉主要为胸大肌、大圆肌、背阔肌和三角肌。这些肌肉不同的附着点对于理解骨折移位的方式有重要作用。以肱骨干近端骨折为例,骨折移位常表现为近端部分内收移位(胸大肌、大圆肌和背阔肌),远端部分外展短缩移位(三角肌)。

肱骨干周围分布着大量的神经血管,任何手术操作时都应予以小心保护。桡神经位于肱三头肌内、外侧头之间走行,在肱骨中下1/3交界处穿出外侧肌间隔(肱骨外上髁以近

10~15cm)进入前间室,在此处桡神经位置较为固定,因此肱骨中下 1/3 部分的骨折移位容易造成桡神经损伤。肱动脉和正中神经伴行在前间室的内侧。尺神经在肱骨内上髁以近约 8cm 处穿入后间室。肌皮神经也位于前间室内,肌支穿入肱肌支配其运动,感觉支经肱肌表面向远端走行于肘前。前后方向置入髓内钉远端交锁螺钉时,肌皮神经的感觉支容易发生医源性损伤。

三、损伤机制和临床评估

1.损伤机制 交通事故和跌倒是导致肱骨干骨折发生的最主要原因。年轻人多为车祸等高能量损伤所致,老年人多为跌倒等低能量损伤所致。根据暴力方式不同,分为直接暴力和间接暴力。直接暴力多为高能量损伤,如直接打击、机械挤压、火器伤等;骨折粉碎程度高,骨折块间常有软组织卡压,影响骨折复位和愈合。间接暴力包括运动损伤(如扭曲机制的摔跤运动)、跌倒(手或肘着地伴有身体的旋转)和投掷(肌肉过度牵拉);此种暴力多导致螺旋形或斜形骨折,骨折块间常有软组织卡压,影响骨折复位和愈合。

2.临床评估 意识清醒的患者能够准确地描述其受伤机制,引导医师进行下一步的诊断和处理。其典型的临床表现为局部剧烈的疼痛,患肢的肿胀和畸形、肢体短缩。患者常用健侧上肢支撑保护患侧,以减轻症状。除此之外,还应仔细评估血管和神经损伤情况。检查尺、桡动脉搏动,与健侧对比,判断血管是否损伤,必要时行多普勒动脉超声检查。检查手部虎口区感觉、腕背伸和拇指背伸功能来评估桡神经是否损伤。在行手法复位前及手法复位后,均应仔细评估桡神经是否损伤,避免在复位过程中桡神经卡在骨块之间。尤其是高能量损伤所致的粉碎性骨折,应评估皮肤软组织情况(包括腋窝),明确是否存在开放性骨折。对于低能量损伤和轻微外伤所致的骨折,应明确区分是骨质疏松性骨折还是病理性骨折。详细的病史,包括并发症、内科用药情况、既往肿瘤病史、手术史和嗜烟酒病史,有利于疾病的进一步诊断。

对于多发伤的患者,常合并其他脏器的损伤,使患者处于昏迷状态,无法配合检查以明确骨折及其合并损伤情况。患肢远端的动脉搏动、皮温和毛细血管充盈情况有利于间接判断是否合并血管损伤。但对于神经损伤,缺乏有效的方法进行评估。总体来说,对这类患者应遵循高级创伤生命支持(ATIS)的治疗原则,在全身情况稳定后再行肱骨干骨折的治疗。在此期间,上臂石膏外固定对于患者非常重要。

3.影像学评估 肱骨的正侧位 X 线片对于肱骨干骨折诊断是必要的。X 线片应包括患侧肩、肘关节,以便排除骨干外部位的骨折或伴随肘关节损伤(如鹰嘴骨折),评估骨折移位、短缩及粉碎程度。如果前臂肿胀或骨折不稳定,则需拍摄前臂影像来确定是否存在漂浮肘损伤(如同侧的肱骨干骨折合并前臂双骨折)。如果骨折线累及邻近关节,CT 平扫+三维重建有助于关节内骨折的评估。骨扫描和 MRI,多用于排除病理性骨折。对于怀疑血管损伤的患者,应行血管多普勒超声明确诊断,必要时行血管造影术。当怀疑神经损伤时,局部的神经超声可以初步判断神经的连续性及其骨折断端之间的关系;肌电图检查可用于神经损伤的诊断、随访和预后评估。

四、骨折分型

目前,对于长骨干的骨折多采用 AO/OTA 分型。该分型为全身系统性分型,前一位阿拉伯数字代表骨的编号,第二位阿拉伯数字代表长骨的近端、骨干、远端。进而根据骨折的形态分为 A、B、C 三个基本类型(图 1-16):①A 型为简单骨折,仅有 1 条骨折线,其中 A1 型为螺旋形骨折,A2 型为斜形骨折,A3 型为横形骨折;②B 型为楔形骨折,有 3 个以上的骨折块,复位后主要骨块之间有接触,其中 B1 型存在螺旋楔形骨片,B2 型存在折弯楔形骨片,B3 型存在碎裂楔形骨片;③C 型为复杂骨折,有 3 个以上的骨折块,复位后主要骨块之间没有接触,其中 C1 型两端的主骨块为螺旋形骨折,C2 型为多节段骨折,C3 为不规则形的复杂性骨折。

图 1-16　肱骨干骨折的 AO/OTA 分型

也有学者认为 AO 分型过于烦琐,不利于提高日常临床工作的效率。因此,Gamavos 提出了新的分型系统(图 1-17),该分型适用于所有的长骨干性骨折。根据骨折线的解剖位置分为 P(proximal,近端),M(middle,中部),D(distal,远端)。根据骨折线是否累及临近关节,标记为 J(joint,关节)。不同的骨折形态,也有不同的标记。S(simple)为简单骨折,包括 T(transverse 或 oblique,横行或斜行)和 S(spiral,螺旋形);I(intermediate)为中间 1~2 块蝶形骨块;C(complex)为至少 3 块蝶形骨块或严重粉碎性骨折。

图 1-17 Gamnavos 分型系统

五、治疗原则

肱骨干周围肌肉丰富,血供良好,该部位的骨折对于一定程度的成角、旋转、短缩畸形,都可以通过临近关节的活动加以代偿,因此大多数肱骨干骨折可以通过非手术治疗获得良好的疗效。非手术治疗推荐使用"U"形支具夹板固定,三角巾悬吊贴胸固定;合并桡神经麻痹时,前臂及腕部也应同时固定于功能位;如果存在骨折内翻畸形时,可以在患肢和胸壁之间置入三角枕,使患肢外展位固定。

肱骨干骨折的绝对手术指征包括:①难以复位或复位后难以维持复位,即短缩>3cm,旋转畸形>30°,成角畸形>20°;②贯穿伤导致骨折合并神经损伤;③肱骨干骨折合并动脉或神经损伤;④骨筋膜室综合征;⑤肱骨干骨不连;⑥双侧肱骨干骨折或多发伤,漂浮肘;⑦骨折线延伸至临近关节;⑧桡神经麻痹出现进行加重或石膏固定后新发的桡神经麻痹;⑨病理性骨折。

相对手术指征包括:①开放性骨折;②累及肱骨近端的长斜形骨折;③多段骨折;④肥胖或巨乳患者;⑤假体周围骨折;⑥短斜形和横形骨折。当骨折线位于三角肌止点以近时,其骨折类型常为螺旋形粉碎性骨折,骨折近端外翻向内成角移位,远端向近端短缩移位。对于这种为肱骨干近 1/3 的骨折,由于临近肌肉的牵拉常导致断端没有足够的接触,研究显示手术治疗相比非手术治疗对该类型骨折能获得更好的临床预后。手术的目的是纠正肱骨干旋转、短缩及成角畸形,恢复血供及神经的连续性。常用的手术方式包括钢板、髓内钉和外固定架。

六、髓内钉的固定理念

和髓内钉在股骨和胫骨成功应用有所不同,肱骨干骨折髓内钉固定虽然临床应用已经数十年,但仍然存在较多争议。这主要是因为肱骨干所承载的外力主要是旋转应力,和下肢长骨轴线负荷为主的应力截然不同,而髓内钉最大的缺点便是抗旋转能力不足。此外,进钉时需要经过关节腔,并且对肩关节、肘关节的肌肉肌腱动力装置损伤较大,使患者术后出现关节周围疼痛僵直,影响患肢预后。

Kuntscher 教授,作为现代髓内钉之父,最早推出肱骨干髓内钉,并报道了一系列成功的病例。随后,Rush-Pins 钉、Hackethal 钉和 Ender 钉也陆续应用于临床。然而,由于这些髓内钉都是非交锁固定设计,其没有抗旋转能力,造成很多严重的术后并发症。髓内钉向临近关节移位,突入关节影响关节活动;抗旋转稳定性不足,导致骨折延迟愈合/不愈合率明显增加。20世纪80年代,第一款肱骨干交锁髓内钉——Seidel钉开始应用于临床,这是一种扩髓顺行髓内钉。但其远端阻挡机制经常失效和扩髓继发的严重肩袖破坏很快受到临床医师的质疑。为了改进锁定机制,膨胀髓内钉开始用于肱骨干骨折,但生物力学显示这种设计并没有提高髓内钉的抗旋转稳定性,同时增加了髓内钉取出的难度。因此,该型髓内钉很快退出了肱骨干骨折中的应用。20世纪90年代以后,非扩髓交锁髓内钉开始广泛应用于临床,并获得了满意的临床预后。

相比其他治疗手段,非扩髓交锁髓内钉有其独特的优势。外固定架虽然具有微创、骨折断端干扰小的优点,但该技术存在复位效果差、稳定性不足和患者佩戴不适等问题,因此,外固定架仅推荐用于严重的开放性骨折和慢性骨髓炎。长期以来,对于很多骨科医师,锁定钢板技术是首选治疗方式。其具有良好的力学稳定性(尤其是抗旋转稳定性),且容易实现骨折复位,适合大多数需要手术的肱骨干骨折。当然,手术创伤大、切口长、组织剥离范围广和桡神经损伤风险都是其不足之处。而髓内钉技术具有良好的生物力学和生物学优势,其微创性和骨折断端不显露的特点大大减小了手术创伤,同时其所能提供的力学强度要明显优于外固定架。

当然,髓内钉也有一定的局限性和不足。其主要和以下四个因素相关:①肱骨干的解剖结构特点:肱骨干髓腔的形态个体差异大,青少年和儿童的肱骨干远1/3髓腔可能不存在或狭窄,有些成年人群髓腔发育狭窄,从而限制了髓内钉的应用;②骨折的位置:早年的非扩髓交锁髓内钉只适用于单纯的肱骨干骨折(肱骨头下3cm至鹰嘴窝上5cm的区域)。新一代的髓内钉通过改进近端交锁螺钉的设计,将其变成多平面交锁或螺旋刀片交锁螺钉,使髓内钉能够同时完成对肱骨干和肱骨近端骨折的固定;③骨折的形态:对于横形骨折,通过髓内钉回敲进行断端加压可以提高骨折固定的力学稳定性,同时增加骨折愈合概率。但是,对合并移位明显长螺旋骨块的肱骨干骨折,髓内钉和该螺旋骨块在较长的距离没有接触,并且也不能为该种类型的骨折提供更有效的力学稳定性。因此,采用髓内钉治疗这种形态骨折时,需要辅助其他固定措施(如环扎或钢板)增加骨断端接触和稳定性;④骨质量:当骨折合并明显的骨质量下降时,增宽的髓腔和变薄的皮质骨会增加髓内钉的摆动和降低交锁螺钉的把持力。选用更大直径的髓内钉并配合多平面角锁定螺钉可以克服该问题。

肱骨干髓内钉技术包括顺行和逆行两种,明确各自的不足和缺陷,有利于合理地选择相应的技术。肩部疼痛及肩关节功能障碍是顺行髓内钉的主要并发症。顺行髓内钉的进钉点需要在肩关节内操作,锐性切开近端开口和扩髓时不可避免损伤冈上肌肌腱及肩峰下滑膜囊,造成肩袖及周围组织损伤,甚至有时会发生大结节骨折。此外,髓内钉尾端埋入深度不足,会造成术后肩峰下撞击综合征,加重肩袖损伤。只要术中避免粗暴,保证钉尾位于关节面下0.5cm及锁钉牢靠不致钉尾上浮,顺行髓内钉术后对肩关节功能的影响能够在可接受的范围之内。当然,由于顺行髓内钉治疗肱骨干骨折可导致肩关节功能障碍,因此有学者推荐用逆行髓内钉。逆行髓内钉经后方入路进钉,局部解剖简单,无重要的血管神经等组织,不易造成损伤,有利于肩、肘关节早期功能锻炼。需要注意的是,进钉点骨皮质边缘的应力增高,操作不当可造成皮质劈裂、对侧皮质穿破、髁上骨折等严重并发症。总体来说,顺行髓内钉多用于年轻患者,或髓腔狭窄的患者;逆行髓内钉多用于髓腔宽大的患者,或之前存在明显肩关节疾病的患者。

除了新鲜骨折外,髓内钉在病理性骨折和骨不连上也有重要的应用价值。髓内钉固定主要适用于非原发性骨肿瘤引起的已发生或即将发生的病理性肱骨干骨折,这种转移应表现为广泛浸润的病灶。作为一种姑息性治疗手段,髓内钉固定具有手术创伤小、手术时间短和患者耐受性好的优点,主要目的在于缓解疼痛和提高生活质量。而对原发性肿瘤和单发孤立的转移病灶,不推荐使用髓内钉固定。当采用髓内钉固定病理性骨折时,应用更长和更粗的髓内钉,同时尽可能在非肿瘤区域用多平面交锁固定。对于肱骨干骨折不愈合,既往常采用钢板固定,并取得良好的临床预后。但是,过大的手术创伤和软组织剥离会对患肢功能的愈合造成负面影响。随着多平面非扩髓交锁髓内钉成功应用于临床,其所能提供更好的力学稳定性和微创性,使髓内钉在肱骨干骨不连的治疗中占有一席之地。髓内钉主要适用于非手术治疗失败和髓内钉术后的肥大型骨不连。选择粗的髓内钉联合断端加压有利于促进骨折愈合。此外,对于一些萎缩型骨不连,通过有限的断端显露、清理和植骨,再联合髓内钉固定也可以取得成功。

总之,对于绝大多数的肱骨干骨折(无论开放性还是闭合性),均可以采用髓内钉进行固定。此外,髓内钉还可用于肱骨干骨折延迟愈合和不愈合及转移性病理性骨折。

七、髓内钉的手术技术

1.顺行髓内钉技术

(1)术前准备、体位、手术入路和进钉点:参考肱骨近端骨折手术技术部分。

(2)主钉的置入:当透视下确认导针位置正确后,沿克氏针导针置入尖锥或空心钻,在肱骨近端皮质开口。为了让圆头导针更容易通过骨折断端,可以适当将其前端折弯,这样可以通过改变导针的方向,在透视下通过骨折断端。如果复位有困难,可以在骨折断端外侧切开一小口,置入一把 Kocher 钳,协助控制骨折断端方向,将导针置入骨折远端髓腔。髓内钉末端位于肱骨远端 16mm 以上,否则有可能损伤远端骨皮质,甚至误入鹰嘴窝。随后,测量髓内钉长度,应选择尽可能长的髓内钉。沿导针徒手插入髓内钉,此步骤严禁锤击打入,否则入钉点及其他部位容易发生医源性骨折的危险。插入髓内钉后应透视确定髓内钉尾端的位置,因为髓内钉完成远端固定后可适当回敲,但必须将髓内钉尾端完全插入肱骨大结节顶点水平以下。

主钉置入过程中应注意以下几点。

1)术前明确髓腔大小,尤其是肱骨干中远端:这是因为对于一些人群(尤其是儿童和青少年),其肱骨干远 1/3 常不存在髓腔或其直径过小不能通过髓内钉。

2)术前应仔细评估桡神经损伤情况:桡神经是肱骨干骨折中最常合并的神经损伤情况,由于其在肱骨干中远 1/3 交界处穿入肌间隔到达上臂前方间室,桡神经在该位置固定,不能耐受过度牵拉和旋转。如果术前不合并桡神经损伤,术中一定要避免过牵或旋转过度,提示助手稳定肱骨干远端骨折块。

3)髓内钉直径的选择:一般推荐选择小于接近髓腔直径的髓内钉,不推荐进行扩髓。这是因为扩髓会加重肩袖损伤的风险,同时可能会损伤嵌顿在骨折块间的桡神经。

4)髓内钉长度的选择:应选择尽可能长的髓内钉,以便为骨折提供更好的稳定性。

5)骨折复位:对于大多数的肱骨干骨折,适当手法牵引复位,初步恢复成角、旋转移位之后,即可以实现髓内钉的置入;对于一些合并大的蝶形骨块的骨折,通过小切口显露骨折断端,通过复位钳或环扎提供更好的骨折复位和稳定性。

6)髓内钉近端的深度控制:以没入大结节皮质为佳,可避免髓内钉撞击肩峰,影响肩关节功能。如果先从锁远端锁定螺钉、断端回敲技术实现断端加压,切记远端锁定以前,髓内钉插入深度一定要没入大结节稍多,为断端回敲、加压留有余地,否则髓内钉近端会突出大结节皮质。即使髓内钉不超过肩袖表面,也会影响肩关节功能。

(3)交锁螺钉的置入:远端交锁螺钉一般采用徒手锁定。调整 C 形臂为垂直位投射,并将影像接收器表面铺无菌巾单,贴近手术台,升高至肩关节水平将上臂平放于影像接收器上;保持肱骨滑车、髓内钉手持在水平位,通过调整上臂位置,使用髓内钉远端钉孔为正圆形;由前向后,切开皮肤后用止血钳分离软组织直到骨表面,使用尖头的克氏针,透视下调整钻的方向钻孔;多角度透视确认克氏针穿过螺钉孔,拔出克氏针,拧入锁定螺钉。螺钉拧入前,应将其尾部拴一根缝线,避免螺钉脱落进入肌肉软组织,导致找寻困难。当然,还有一些公司的配套器械中,其改锥远端和螺钉存在自锁功能,也可以避免螺钉脱落。

在近端交锁螺钉置入前,应再次在透视下进一步调整骨折复位情况,注意对比骨折近端、远端骨皮质厚度,骨皮质厚度不同意味着旋转畸形没有恢复。通过控制和调整前臂、髓内钉手柄的角度,进一步矫正旋转移位。完成复位后,用滑锤轻轻回敲插入手柄,使骨折断端接触并加压。确定髓内钉尾端位置完全没入大结节顶端,在手柄上连接瞄准器,通过瞄准器锁定近端螺钉。根据髓内钉末端的位置,决定需要的尾帽长度。近端交锁螺钉置入时,其钉尾应尽可能没入骨皮质水平。越靠近端的锁钉,如果其拧入过浅,也会造成肩峰撞击。此外,还应注意保护腋神经和旋肱后动脉,避免医源性损伤。最后,近端锁钉长度应避免穿透关节面,进入盂肱关节,造成关节磨损和术后疼痛。

2.顺行髓内钉技术　由于顺行髓内钉置入过程经过肩关节,常会导致患肩疼痛,而逆行髓内钉置入对肩袖和肱骨下区无影响,因此有些临床医师建议采用逆行髓内钉技术。同时,肱骨内外侧髁相对于肱骨干远端不在一个平面上,这为肱骨干逆行髓内钉置入提供了重要的解剖学基础。髓内钉可以经髁间窝近端背侧(肘关节囊外)逆行置入。值得注意的是,逆行置钉存在肱骨髁上医源性骨折的风险,进钉点的骨窗需要扩展至宽 10mm,长 20mm,以预防医源性骨折。进钉点上方之骨的完整性对逆行插入髓内钉十分重要,所用髓内钉越硬,所需完整骨的长度越长,这一点常限制了逆行插入技术的应用。因此,在实际应用时,通常选用直径较细的、弹性大的髓内钉,以适应非线性入路的特点。

(1)术前准备和体位:患者取俯卧位或侧卧位。放置透X线的上臂支架,患肢外展90°,并予以上臂支架支持。前臂屈曲 90°悬吊在上臂支架外缘上方。C 形臂 X 线机放置在手术床头侧,以便通过旋转 C 形臂 X 线机获得整个肱骨的前后位和侧位像。

(2)手术入路:自鹰嘴尖部向近端延长,做 6~8cm 的纵向切口。沿肱三头肌纤维方向正中分开肱三头肌的腱性和肌肉部分,从而显露鹰嘴窝近端的三角形骨性结构。该三角形区域位于肘关节囊外,是逆行髓内钉的进钉点。

(3)进钉点:进钉点紧靠鹰嘴窝的近端缘约 2.5cm。首先,垂直于背侧骨皮质钻 3 个孔,形成一个小的三角形。然后,使用圆锥形骨凿以 3 个孔为边界去除背侧皮质。其次,用开口钻进行扩口,钻的方向从垂直于皮质逐渐转向水平方向,最终和髓腔方向一致。最后,要在肱骨后方皮质做一个 10mm×20mm 的椭圆形开口,作为髓内钉的置入点。如果进钉点太偏向远端,有可能会破坏肘关节囊,增加异位骨化的风险,从而导致肘关节伸直困难。

(4)主钉的置入:逆行髓内钉从鹰嘴窝以近开始,止于肱骨外科颈水平,一般短于顺行髓内钉所需长度。和顺行髓内钉一样,应徒手旋转轻柔地插入髓内钉主钉。如果进钉点开口过小或髓内钉的直径选择过大,会导致骨裂甚至肱骨髁上骨折。如果在轻柔地旋转主钉置入过程中存在明显的阻力,建议更换直径小的髓内钉或重新开口、扩髓。推荐手动使用弹性髓腔锉进行扩髓,避免穿透前方皮质。当髓内钉到达骨折断端远端时,在术中透视下手法复位骨折即可实现髓内钉通过顺利骨折断端,到达近端骨折块。对于合并移位的陈旧性骨折,应有限切开复位,探查并保护神经。髓内钉末端应在鹰嘴窝上1~2cm。对于粉碎性骨折,应注意过度牵拉会造成断端分离,导致骨折延迟愈合或不愈合。

(5)交锁螺钉的置入:远、近端交锁螺钉的存在对于控制骨折端的旋转不稳有着重要作用。推荐远、近端采用静力锁定,各置入2枚螺钉。首先置入的是近端交锁螺钉,应注意保护腋神经,避免损伤。远端螺钉通过瞄准臂从后向前置入。

八、术后处理

术后应立即评估桡神经情况,明确其是否在术中发生损伤。术后一般不需要三角巾悬吊固定患肢。应尽早进行患侧肩关节被动屈曲外展运动,以及肘关节被动屈伸功能锻炼。相应的主动活动应在术后10~15天开始,旋转运动应在明确出现骨折愈合迹象以后再进行。如果患者合并多发症时,康复治疗计划应根据患者的一般情况和并发症进行相应调整。术后每2周复查X线,明确骨折是否愈合。通常术后6~8周骨折就已经愈合,术后3个月患者可以获得良好的功能预后。

九、术后并发症及其防治策略

肱骨干骨折髓内钉术后并发症可分成两大类:①与骨折直接相关的并发症,包括骨折不愈合、感染和神经损伤;②髓内钉相关并发症,包括继发于交锁螺钉固定的血管神经损伤、顺行髓内钉尾部所致的肩关节撞击综合征、交锁螺钉的退钉、医源性骨折等。

1.肩痛及肩关节活动受限　肩痛是顺行髓内钉的最常见并发症。其原因包括采用外侧经三角肌入路导致的肩袖损伤,或髓内钉近端未完全埋入骨皮质的肩部撞击。肩关节活动与髓内钉插入路径有关。顺行插入直钉时,其进钉点位于肱骨头关节面,常损伤肩袖和肱骨头外侧关节面,所以肩关节活动面会受到不同程度限制。而顺行插入弧形钉时,进钉点位于大结节内侧,虽然不侵犯关节面,但是会损伤冈上肌腱,导致肩关节疼痛和活动受限。带锁髓内钉治疗肱骨骨折后肩关节的恢复因人而异,有些患者术后短时间即可完全恢复肩关节活动,有些患者术后则需半年左右方可恢复肩关节功能。最终恢复的程度和速度在很大程度上取决于原发性创伤的轻重,而与髓内钉技术本身无明显关系。

2.医源性骨折　医源性骨折包括入点处骨折劈裂、髓内钉穿出骨髓腔、锁钉时劈裂。骨质劈裂在顺行和逆行髓内钉中均可发生。例如,顺行进钉时,进钉点距大结节较远外侧骨皮质开窗,置钉时可撞击对侧骨皮质造成骨折;逆行进钉时,进钉开口不足或方向和髓腔方向不一致时,也可能造成肱骨髁上骨折。仔细选择进钉入点可避免发生此类并发症。髓内钉穿出骨髓腔可发生于粉碎性骨折和骨质疏松症患者。前者因为粉碎性骨折,常可致骨折部位塌陷,这样髓内钉可经骨折端穿出髓腔。后者因为骨质疏松骨皮质变薄,在主钉置入时主钉远端在骨皮质遇到阻力仍继续暴力插钉,可穿破骨皮质。为避免此类问题发生,可选择直径小的髓内钉,并在主钉置入有阻力时应将髓内钉稍稍退出并改变方向后,再行主钉置入。

3.桡神经麻痹　桡神经麻痹的发病率约为11.8%,多发生于肱骨中下1/3。桡神经麻痹常发生在受伤当时,由神经挫伤、牵拉伤导致,还可以发生在闭合或切开治疗过程中。横断和长螺旋形骨折多见,斜行和粉碎性骨折少见。约88.1%的桡神经麻痹最终可以恢复,其中神经自主恢复的比例约70%,且多见于低暴力损伤。应用髓内钉治疗肱骨干骨折,特别是中、下1/3骨折,应减少复位次数和掌握准确的远端徒手锁定技术,可以避免神经损伤的发生。

4.骨折不愈合　肱骨干骨折非手术治疗后骨不连的发生率为1%~10%,手术治疗后骨不连的发生率为10%~15%。从发病率的差异可以推断出,对于肱骨干骨折准确把握手术适应证才能从根本上降低骨折不愈合的发生。开放性骨折、粉碎性骨折、多段骨折、简单横形骨折和严重多发伤患者都是骨折不愈合发生的危险因素。手术后骨折不愈合的发生常与手术技术错误及内固定选择错误密切相关。首先,以髓内钉为例,肱骨干骨折所承载的旋转负荷明显高于轴向负荷,因此髓内钉的抗旋转能力不足是骨不连发生的最主要因素;其次,对于简单横断和短斜形骨折,骨折断端分离移位和加压不足也是骨不连发生常见原因之一;最后,对于一些特殊类型的骨折,如长螺旋形骨折,髓内钉既不能改善骨折复位,而且髓内钉-骨接触界面不充分还会降低固定的力学稳定性,也会增加骨不连发生的概率。一旦骨不连发生,应根据骨不连的类型、部位,骨缺损程度和先前治疗方式,选择合适的翻修手术方式。提高断端力学稳定性、改善骨折愈合环境、消除断端间隙及增加断端接触才能最大限度地提高骨折愈合率。

第二章 股骨骨折

第一节 股骨转子间骨折

一、流行病学

随着人口老龄化的加重,髋部骨折逐渐成为一种严重的公共卫生问题。其发生率在全球范围内持续增加。在美国,髋部骨折已成为创伤骨科中发病率最高的疾病,每年有超过 25 万患者,其相应的医疗费用支出每年高达 100 亿美元;在未来的 30 年,这一支出将翻倍。全世界范围内估计,到 2025 年将有 260 万髋部骨折患者,而到 2050 年这一人数将达到 450 万。因亚洲人口众多,2025—2050 年期间,将有近一半的髋部骨折人数发生在亚洲国家。

股骨转子间骨折是发生在股骨近端大小转子之间的骨折,占股骨骨折的 24.56%,占股骨近端骨折的 50%。其作为髋部骨折的最重要组成部分,具有极高的致死率及致残率。骨折后 1 个月内病死率 10%~13.3%,1 年内病死率 22%~29%。存活者仅 50%~60%的患者能恢复伤前行走水平,10%~15%的患者仅能室内活动,20%的患者终身丧失活动能力。

为了降低该病的病死率和病残率,减少庞大的医疗支出,应清楚地认识该骨折发生的危险因素。一般来说,其常见的危险因素包括年龄、性别、种族、内科并发症和骨密度。90%的股骨转子间骨折发生于 65 岁以上的老年人,平均发病年龄为 66~76 岁。有研究发现,超过 50 岁以后,随着年龄增长,每 10 年该病的发病率会翻倍。性别同样也是其中一个重要的危险因素,超过 65 岁的患者中,男女发病比例为 1∶(2~8),女性的高发病率与绝经后骨骼的代谢异常密切相关。此外,重度骨质疏松和骨折的发病率呈正相关。研究发现,当骨密度>1.0g/cm² 时很少发生转子间骨折,而当骨密度<0.6g/cm² 时,其发病率为 16.6%。和髋部骨折的另一种类型——股骨颈骨折相比,股骨转子间骨折的患者年龄平均偏大,合并的内科疾病偏多。过多的内科疾病会导致老年患者骨质量下降,跌倒时保护性反应不足,以及髋周肌肉软组织的缓冲下降,这些都会增加股骨转子间骨折的风险。

二、应用解剖

股骨转子间骨折是位于股骨颈和股骨干之间的骨折,该区域是力学传导重要的组成部分。其内紧密的骨小梁结构为力学传导提供支撑,并耐受强大的张应力和压应力。Ward 最早描述股骨近端的骨小梁结构:①主要压力骨小梁,起自内侧股骨距止于股骨头的上方;②主要张力骨小梁,起自股骨头凹区域止于股骨大转子外侧缘;③次要压力骨小梁,起自小转子止于大转子;④次要张力骨小梁,起自股骨颈基底中间部分止于股骨大转子外侧缘;⑤股骨大转子本身有独立的骨小梁结构。因此,相比对压应力的良好耐受,该部位对张应力的耐受较差,从而使得局部在接受外力刺激时骨折会沿最小承受能力的部位发生。这也就是转子间骨折的发病基础。而逆转子间骨折的发生是因为该部位是骨小梁结构和髓腔结构的交界区域。

转子间骨折的稳定性取决于股骨近端后内侧皮质和外侧壁的完整性。首先,股骨近端后内侧皮质起主要作用的结构是股骨距。该结构位于股骨颈与股骨干连接部的后内侧,由多层致密的纵行骨板构成,是股骨近端负重系统的重要组成部分,被称为"真性股骨颈"的基石。它能够对由股骨转子部的骨小梁与股骨头部的骨小梁组成三角吊臂样结构起到内侧支撑作用。如果股骨距保持完整且对位正常,则该类型的骨折稳定性较好;如果股骨距断裂、分离或小转子骨折块较大,意味着骨折不稳定。其次,外侧壁的完整性对于骨折稳定性也非常重要,其是由次要骨小梁和大转子骨小梁结构交错支撑构成,起到承托股骨头和对抗髋部强大的内翻应力的作用。外侧壁的完整与否,不仅决定了骨折的稳定性,而且决定了内置物的选择。髓外固定系统的手术禁忌证正是外侧壁的不完整。髓内固定系统则可以通过其近端粗大的金属结构,重建外侧壁,提高固定的稳定性。

然而,股骨转子间的独特解剖结构,使其骨折愈合率很高。这是因为:①该骨折为关节囊外骨折,股骨头供血很少受到影响;②该部位以松质骨结构为主,愈合能力强;③该部位的血供由旋股内侧动脉和旋股外侧动脉的分支供应,血运丰富;④髓内钉技术对其周围软组织干扰小,且不对骨膜进行剥离。因此,与股骨颈骨折不同,转子间骨折发生骨不连和股骨头坏死的概率很低。

股骨近端有大量的肌肉附着,不同肌肉群会产生不同方向的牵拉力,从而导致不同的骨折移位方式。髂腰肌附着在小转子上,产生屈曲、外旋的牵拉力。臀中肌、臀小肌分别附着于大转子后方和前方,产生外展的牵拉力。长收肌、短收肌、大收肌和股薄肌构成髋部内收肌群,产生内收和内翻的牵拉力。外旋肌群(梨状肌、上下孖肌、内外闭孔肌、股四头肌)附着于转子间区域,产生外旋牵拉力。所有的肌肉牵拉力都会导致股骨短缩畸形。明确这些肌肉的牵拉方式,有助于术中选用有效的间接和直接复位方式。

三、损伤机制和临床评估

1.损伤机制 绝大多数股骨转子间骨折的损伤机制为低能量损伤。跌倒是导致该骨折发生的最主要原因,约占90%。年龄的增长会使老年人容易跌倒,而视力下降、听力减弱、反应能力下降、心脑血管意外又增加了跌倒发生的概率。跌倒时患者由于应激反应引起肌肉紧张,也会导致骨折发生。臀中肌和臀小肌强力收缩会导致大转子部位骨折;髂腰肌强烈收缩会导致小转子撕脱性骨折。

对于年轻患者,如果发生转子间骨折,多为高能量损伤,如车祸、高坠伤等。高能量损伤会导致明显的软组织损伤(如 Morel-Lavallee 损伤)或合并其他部位的骨折。应根据不同类型的高能量损伤类型,对患者进行全面的评估。

2.临床评估 临床评估应包括局部评估和全身评估。外伤后患者常表现为髋部疼痛,活动受限,无法站立或行走。患肢查体可见下肢短缩、外旋畸形通常>45°;患侧大转子部出现肿胀或瘀斑;转子部压痛明显;轴向叩击足跟引发髋部剧烈疼痛。

应重视对患者全身状况的评估。明确致伤原因,有些患者是由于心脑血管意外(心肌梗死、脑梗死、脑出血)导致跌倒引发骨折,有些患者是被他人撞倒所致。不同的损伤机制决定患者应首先接受何种急救治疗方案。同时,询问患者内科并发症情况,合并用药情况,骨折前的生活自理程度,初步判断患者手术风险和功能预期。由于股骨转子间骨折患者常合并重度骨质疏松症,因此应注意是否合并桡骨远端骨折、肱骨近端骨折、肋骨骨折、脊柱压缩性骨折等。这些骨折的发生一方面会增加出血,加重血流动力学不稳定,甚至休克;另一方面可能会导致肺部损伤和感染,引发呼吸衰竭。此外,老年患者骨折后,治疗常会有延误、饮食摄入减少,因此还应注意生化检查,评估水、电解质情况,避免脱水、电解质紊乱和应激性溃疡等并发症的发生。最后,老年髋部骨折容易合并下肢深静脉血栓,一旦血栓脱落会继发肺栓塞,危及患者生命,所以应术前常规行下肢静脉超声检查,评估下肢静脉血栓情况,并采用抗凝药物预防或治疗。

3.影响学评估　标准的影像学评估包括骨盆正位片及患侧髋关节侧位片。骨盆的正位片有助于医师通过健侧对照,发现移位不明显的转子间骨折。此外,健侧股骨的颈干角有助于临床医师术前规划治疗方案和选择内置物,还可以指导术中复位。髋关节侧位片可以帮助医师判断后内侧是否受累及粉碎程度。当转子间骨折线向下延伸时,还需要加摄股骨正侧位 X 线片全面评估骨折情况。有时还需要行 CT 和 MR 检查,以行进一步的影像学评估。CT 平扫+三维重建可进一步判断骨折移位程度和方向,观察隐匿的骨折线,排除肿瘤病变。当影像学检查阴性,但高度怀疑骨折时,MRI 检查的敏感性和特异性更高。

四、骨折分型

1.常用的骨折分型　股骨转子间骨折的分型系统很多,其中最重要的只有两种:Evans分型和 AO/OTA 分型。近年来,唐佩福团队采用人工智能技术,将转子间骨折线数据进行了 Hausdorff 距离的定量描述,并通过非监督学习的 K-means 聚类分析算法把骨折模型进行分类,从而提出了一种新型转子间骨折的三维骨折分型系统。

(1)Evans 分型:对股骨转子间骨折做出了重要贡献,其不仅有助于临床医师区分稳定和不稳定型骨折,而且明确了稳定性复位的标准(图 2-1)。该分型以骨折复位后的后内侧皮质是否完整作为判断骨折稳定型与否的重要标准。稳定型骨折表现为后内侧的骨皮质保持完整,或仅有少许粉碎。不稳定型骨折主要以后内侧骨皮质粉碎为特征,或是横行和斜形骨折类型(Evans 2 型)。即使对于某些不稳定型骨折,如果可以恢复后内侧支撑和连续性,这些不稳定型骨折仍有机会获得稳定性复位。

(2)AO/OTA 分型:是在 Evans 分型的基础上,根据骨折线的方向和粉碎性程度进行分型。该分型既强调后内侧皮质支撑的重要性,同时强调外侧壁的完整对骨折稳定的重要影响。AO 将转子间骨折归为股骨近端骨折中的 31-A 类型,分为 A1、A2、A3 三种类型,每型中根据骨折形态又分为 3 个亚型(图 2-2)。一般来说,A1.1、A1.2、A1.3、A2.1 为稳定型骨折;A2.2、A2.3、A3.1、A3.2、A3.3 均为不稳定型骨折。

图 2-1　Evans 分型

　　Ⅰ型,骨折线顺转子间骨折:Ⅰa,两块型骨折,无移位,稳定;Ⅰb,三块型骨折,有轻度移位但可以复位,内侧皮质可以获得支撑,复位后稳定;Ⅰc,三块型骨折,有移位难以复位,内侧皮质不能获得支撑,不稳定;Ⅰd,粉碎型骨折,通常为四块或以上,内侧皮质破碎,不能获得支撑,不稳定。Ⅱ型,逆转子间骨折,不稳定骨折

图 2-2　AO/OTA 分型(2007 年版)

　　A1 型,简单的两部分骨折,骨折线从大转子到远端内侧皮质,内侧皮质只在一处断开:A1.1 型,骨折表现为内侧皮质骨折部位恰位于小转子上;A1.2 型,骨折表现为内侧皮质骨折部位有嵌插;A1.3 型,骨折表现为骨折线延伸至小转子下、小转子与近端骨折连为一体,骨折近端受髂腰肌的牵拉易发生旋转移位。A2 型骨折,经转子的多块骨折,内侧皮质至少两处断开:A2.1 型,转子间有一个中间骨折块;A2.2 型,转子间有多个中间骨折块;A2.3 型,骨折线延伸超过小转子下 1cm。A3 型骨折,骨折线向小转子下延伸或反斜型骨折,又称为逆转子间骨折,骨折难以复位和固定困难:A3.1 型,斜形骨折;A3.2 型,横断骨折;A3.3 型,粉碎型骨折

2018 年 AO 联合 OTA 再次推出了新的股骨转子间骨折 AO/OTA 分型(图 2-3)。该分型基于卫生经济学、骨折稳定型和外侧壁情况,为临床医师在髓内和髓外固定方式选择时提供参考和建议。但是,这一改良的分型系统,尚需要临床实践的进一步验证,因此本章节后续讨论的内容依然基于传统的 AO/OTA 分型。

图 2-3　AO/OTA 分型(2018 年版)

A1 型:顺转子间骨折。A1.1 型:孤立的单个转子骨折(大转子或小转子);A1.2 型:二部分骨折;A1.3 型:外侧壁完整型骨折(20.5mm)。A2 型:顺转子间粉碎性骨折。A2.2 型:只有一个中间骨块;A2.3 型:≥2 个中间骨块。A3 型:逆转子间骨折(同 2007 版)

(3)人工智能分型系统:基于股骨近端三角形稳定的固定理念,纳入了对于转子间骨折术后影响较大的结构性因素,如大转子、小转子、内侧支撑皮质残余、后外侧转子间嵴撕脱、外侧壁波及等结构,以髓内钉固定术后稳定型结局为指标,通过人工智能算法总结得出。该分型系统避免了传统分型系统对于经验的依赖,使其更具有客观性。该分型系统共分为五型,其中Ⅰ型、Ⅱ型、Ⅲ型为稳定型骨折,Ⅳ型和Ⅴ型为不稳定型骨折(图 2-4)。

图2-4 人工智能分型系统

A.Ⅰ型稳定型骨折,股骨外侧壁完整,大转子破裂;B.Ⅱ型稳定型骨折,股骨外侧壁完整,小转子撕脱;C.Ⅲ型稳定型骨折,股骨转子间嵴骨折,累及远端小转子和近端大转子,股骨外侧壁完整;D.Ⅳ型不稳定型骨折,股骨转子间嵴剥离较大,大、小转子剥离骨块较大,累及部分外侧壁,内侧皮质遗留支撑较少;E.Ⅴ型不稳定型骨折,主骨折线合并外侧壁骨折线,外侧壁完全破裂,伴随小转子撕脱

2.骨折稳定型的评估 绝大多数的失败病例源于不稳定型骨折,因此对骨折稳定型的准确预判对指导治疗和判断预后至关重要。以下情况提示不稳定型骨折:①体格检查,见严重的旋转畸形,或严重的肢体短缩畸形;②影像学检查,见小转子骨折块较大,间接提示骨折失去后内侧支撑;股骨头颈部和股骨干失去接触,移位明显;严重粉碎性骨折,骨块分离移位明显;③重度骨质疏松症,Singh-index 评估低于3;④逆转子间骨折(A3型),该型的骨折线自股骨近端内侧皮质延伸到至远端外侧骨皮质,属于极不稳定型的骨折。臀中、小肌向外上方牵拉近端骨块,内收肌向内侧牵拉远端的股骨干,骨折断端形成较大的剪力。使用髓外固定时,近端整体外移导致内固定失败。

3.特殊的骨折类型

(1)A1.3型骨折:该型的骨折线延伸至小转子下,小转子与股骨近端骨块相连。髂腰肌牵拉小转子,使近端骨块极度外旋,并向前、向内侧移位;臀中、小肌牵拉使骨折远端向上、向外移位,内收肌等牵拉使肢体上移短缩。骨折往往复位困难,术中须控制旋转,复位后骨折对位对线难以维持(图2-5A)。

(2)潜在不稳定型骨折:还有一部分顺转子间骨折存在潜在的不稳定性。这类骨折的特

点为大转子与股骨干相连部分较少,或大转子骨块过薄(图 2-5B)。在近端头颈螺钉置入过程中,股骨外侧皮质的开口和扩孔有可能继发医源性骨折,使得 A1-A2.1 型稳定型骨折转化为 A3 型逆转子的不稳定型骨折,增加内固定失败的风险。

(3)股骨颈基底部骨折:是指骨折位于或接近转子间线(图 2-5C)。通常认为该型骨折也属于囊外骨折。但是相比其他的转子间骨折,该型骨折其股骨头缺血坏死的发病率更高。此外,由于该型骨折部位缺乏骨小梁网状结构支撑,在内置物置入过程中易发生旋转移位。因此,在骨折复位的过程中应注意对其旋转的控制,并需要使用更具抗旋转的内固定器材稳定骨折断端。

图 2-5　股骨颈骨折

A.股骨转子间骨折(A1.3 型):小转子下骨折,与近端骨块连接为一体。髂腰肌牵拉使近端骨块极度外旋,并向前、向内侧移位;术中需要矫正旋转移位,复位困难,复位不良则容易出现术后不稳定;B.潜在不稳定骨折:当顺转子间骨折,大转子与股骨干相连部分较少,或大转子骨块过薄,可能造成医源性骨折,转化为 A3 型逆转子间不稳定骨折,导致固定失败;C.股骨颈基底部骨折:骨折位于髋关节囊外,接近转子间线,易发生旋转移位

五、治疗原则

股骨转子间骨折的治疗目标是在最短的时间内实现骨折的稳定固定,帮助患者尽快恢复到受伤前的生活自理水平,且治疗相关的并发症发生最少。对于每一个患者,骨科医师都应及时制定出一套有效的综合治疗方案和固定方式,最大限度地改善患者的预后。随着患者老龄化的加剧,内科并发症的增多,老年转子间骨折的围术期综合救治显得尤为重要,是治疗成败的最关键因素。

1.非手术治疗　非手术治疗的适应证包括:①内科疾病重,不能耐受麻醉和手术的患者;②意识不清,不能自主活动的患者;③伤前已经失去活动能力的患者;④局部疼痛缺失的患者。多学科协助治疗是非手术治疗成功的关键,包括患肢的制动和牵引,内科并发症的控制,疼痛的控制,康复医师的指导等。期间,应注意压疮发生,营养支持,水、电解质平衡控制,坠积性肺炎和下肢深静脉血栓的预防。尽管如此,非手术治疗的病死率仍远高于手术治疗。即使非手术治疗成功,存活的老年患者也会伴发下肢明显的旋转短缩畸形,独立生活能力丧失,所在家庭还将面对巨额的医疗花费和严重的家庭社会负担。对于伤前能够行走,如果因内科疾病不能实施手术的患者,应行牵引治疗和防旋鞋固定患肢。持续牵引 8~12 周后复查 X 线片,若骨折愈合,则逐步负重行走。对于伤前失去行走能力的患者,可在控制疼痛的基础上,鼓励患者尽早坐轮椅到户外活动,避免因卧床导致的相关并发症的发生。

2.手术治疗　只要患者能够耐受手术,均应尽早接受手术治疗。

(1)手术目的:①对骨折进行坚强固定,消除疼痛,实现患者早期离床活动,避免卧床并发症的发生,降低病死率;②恢复髋关节的正常功能,防止内翻、短缩畸形等并发症,使患者恢复伤前生活自理能力,降低病残率。

(2)手术时机:①无内科疾病,或内科疾病稳定的患者,应在48小时内尽快完成手术;②内科疾病较重,须进行内科调整,一旦病情允许,应尽快手术;③内科疾病严重,手术风险非常大,或不能耐受手术,应放弃手术,否则会加速患者死亡;④对于多发伤的年轻患者,其手术时机应特殊考虑,严格遵循损伤控制原则。

3.手术方式的旋转　最常用的手术方式有三种:髓内固定、髓外固定和关节置换术。

(1)关节置换术:通常用于初次内固定手术失败后的患者,可作为一种挽救性翻修手术。对于新鲜骨折,其可用于某些特定合并严重骨质疏松、髋关节重度骨关节炎或骨折粉碎的患者。但是,作为初次治疗方式,关节置换术对技术的要求比较高,内侧股骨距失支撑和外侧大转子骨折愈合不良都会严重影响关节假体稳定和髋关节外展功能。

(2)髓外固定:早在20世纪40年代,髓外固定就开始治疗股骨转子间骨折。最经典的固定装置是动力髋螺钉(DHS),还包括角度可调节的滑动髋螺钉(VHS)、动力髁螺钉(DCS)、经皮加压钢板(PCCP)、转子稳定钢板(TSP)和股骨近端锁定加压钢板(PF-ICP)。髓外固定主要适用于转子间稳定型骨折,其中只有DCS可用于逆转子间骨折。其优势在于术中透视条件要求低,容易实施;技术容易掌握,容易翻修,费用低。但不足之处也很明显,对于缺乏后内侧支撑和外侧壁不完整的不稳定型骨折,髓外固定所提供的机械稳定性不足,且容易发生头顶切出、股骨干内移、髋内翻畸形等严重并发症,导致手术失败风险较高。对于潜在不稳定型骨折,采取DHS固定时,头颈拉力螺钉扩孔时,可能造成医源性骨折,因此不推荐使用髓外固定。尽管后期对其进行改进,通过大转子钢板重建外侧壁,通过头钉双钉设计增加对股骨头颈旋转的控制,但是随之而来的是更大的手术创伤、更多的术中出血和过长的手术麻醉时间,反而增加了老年患者围术期的死亡风险。因此,该技术逐渐被髓内固定所取代。

(3)髓内固定:是目前最常用的固定方式。其适用于各种类型的转子间骨折,尤其是不稳定型骨折。在生物力学方面,髓内钉的轴心固定承载负荷均匀,力学传导更合理,疲劳断裂的风险更低。在解剖重建结构上,首先,髓内钉更贴近股骨距,容易获得后内侧的支持,同时减少了三角吊臂样结构的力臂,增加了骨折固定后的抗剪切能力,减少了内置物承受的应力;其次,髓内钉近端宽大的金属支撑结构,可以作为股骨外侧壁的有力补充,重获其稳定性。在手术创伤和临床预后方面,经皮微创化操作,术中失血少,手术时间短,而且术后并发症少,住院时间短,可满足早期下地负重活动。尽管如此,髓内固定也有其不足之处,包括术中透视条件要求高,医师X线职业暴露风险高,翻修较困难等。

六、髓内钉的固定理念

1.概况　早在20世纪80年代,髓内钉固定便开始用于治疗股骨转子间骨折。随着其技术的提高和设计的不断完善,髓内钉已经从第一代发展到第四代,其在生物力学稳定性和临床预后上取得了长足的进步和提高。该固定方式越来越被骨科医师接受和喜爱。据统计,在美国,髓内钉治疗转子间骨折的比例从2009年的23%,提高到2016年的67%。

髓内钉固定理念对股骨近端骨折的治疗,乃至整个长骨骨折治疗理念的发展都具有里程碑式意义。髓内钉依然采用髓外固定系统的髋部滑动加压螺钉,使可控的骨折断端加压优势得以保留。同时,股骨近端骨折的髓内钉固定方式具有微创、软组织干扰小、保护血运好、愈合率高等优点。术中扩髓,不仅能起到刺激骨膜的作用,还可以实现骨折断端的植骨,对骨折愈合具有促进作用。髓内钉的手术操作技术容易掌握、切口小、出血少。相比以 DHS 为代表的髓外固定系统,髓内钉主钉的近端部分具有重建外侧壁的作用,显著增强了骨折近端的稳定程度。这些潜在的优势使得髓内钉治疗股骨转子间骨折取得了满意的临床预后,并成为治疗的首选。

2.主要的髓内钉类型

(1)Gamma 钉:20 世纪 80 年代早期,Gamma 钉引入并应用于临床。它由髓内主钉及与其交联的头颈螺钉构成,头钉实现对股骨近端骨折块加压,而远端辅以交锁固定,加强了防旋锁定和阻止髓内钉下沉的作用。但是,早期 Gamma 髓内钉直径过大和 10°外翻角容易造成股骨近端的医源性骨折,过大直径的头端锁定也会增加髓内钉断裂的风险。经历数次的设计改变,在第一代 Gamma 钉的基础上设计生产了第三代 Gamma 钉,近端直径由 17mm 减为 15.5mm,外翻角由 10°变为 4°,近端头顶直径降低到 10.55mm,且无须扩髓,适用于各型股骨转子间骨折。随着其在临床上的广泛应用,相关缺点也逐渐显现,如抗旋能力差,近端拉力螺钉易切除股骨头,主钉与远端锁钉处应力集中,导致锁钉断裂甚至股骨干骨折等。

(2)股骨近端髓内钉:为了克服 Gamma 钉对近端旋转控制不足,在借鉴经皮加压钢板(PCCP)近端双钉设计特点基础上,设计生产出股骨近端髓内钉(proximal femoral nail,PFN)以治疗股骨转子间骨折。其将 Gamma 的单枚头钉改为两枚滑动螺钉,上方较粗的螺钉为拉力螺钉,下方略细的螺钉为防旋钉,主钉采用 6°外翻角。其优势在于:①近端 2 枚螺钉增加了把持力、防旋能力,可减少螺钉切割、断钉、穿出等并发症的发生;②增加了远端螺钉与主钉尾部的距离,减少了应力集中导致的假体周围骨折。然而,临床应用不久后,广泛出现的近端拉力钉切出,防旋钉退钉的"Z"字效应,使其发展受到了很大的制约。

(3)股骨近端防旋髓内钉:经历头顶的双钉设计失败后,股骨近端髓内钉又重新回归到头钉的单钉设计。之后,股骨近端防旋髓内钉(proximal femoral nail anti-rotation,PFNA)被推出。其采用螺旋刀片设计的单头钉,解决了旋转、滑动和骨质压缩这 3 个问题。其优势在于:①PFNA 创新性地使用螺旋刀片来代替拉力钉,避免了"Z"字效应的出现;②螺旋刀片具有宽大的表面积和递增芯直径,不需要预先钻孔可直接打入,大大简化了头钉置入的操作;③螺旋刀片通过挤压自旋转进入股骨头,在减少骨量丢失的同时,还可对周围骨质起到挤压填塞的作用,牢靠地固定了股骨头颈部分;④螺旋刀片与头钉自动锁定,抗旋转能力和抗拔除能力更强,降低了骨质疏松症患者螺钉切出的风险。以上的设计优势,使 PFNA 特别适用于合并重度骨质疏松的老年骨折患者。通过广泛临床应用发现患者的预后良好,术后 1 年的骨折愈合率近 90%。

然而,基于欧美人设计的这一款髓内钉系统,在亚洲人群使用过程中,却遇到很多问题。亚洲人群的股骨干直径、股骨颈长度和直径更小,大转子的高度较低,外偏角转折点较高,骨干前弓曲率也更小,使 PFNA 的几何构型与亚洲人群股骨结构不匹配。过于粗大的近端,容易增加外侧壁医源性骨折的风险和复位的困难。主钉尾端极易超过股骨生理前弓曲顶端,增加假体周围骨折发生的可能。远端锁定过长的尾端还会在患者行走时与大腿周围软组织发生摩擦,导致术后大腿外侧疼痛。

因此,根据亚洲人的解剖特点,推出了更适合于亚洲人股骨近端解剖结构的 PFNA Ⅱ。其设计的主要优势是将主钉近端外侧的几何形状由圆形改为平面设计,使主钉更易插入髓腔中央,减少了主钉对外侧壁的压力,降低了对内侧皮质撞击的可能,同时降低了主钉插入髓腔时再骨折及复位丢失的风险。此外,其主钉的外翻角由 6°改为 5°,外翻角转折点升高,有利于进钉和减少对外侧壁的损伤(国人大转子的高度较低)。

(4)联合加压交锁髓内钉系统:联合加压交锁髓内钉系统(triGen InterTan Hip Fracture Nailing System,Inter-TAN)是 Smith-Nephew 公司于 2009 年针对股骨近端骨折设计的新型髓内钉装置。其主要特点为近端的双子头钉和远端的音叉样结构。InterTAN 的近端头钉为联合交锁双钉,加压螺钉的螺纹齿与拉力螺钉相嵌套,互相维持,产生了更好的防旋效果,避免产生"Z"字效应;两枚头颈螺钉通过螺纹紧密连接,产生线性加压,提高了头钉的把持力。远端的音叉样设计能有效地分散远端的应力,减少远端假体周围骨折的风险和术后大腿疼痛的发生。此外,其主钉近端采用近似梯形横截面设计,可加强主钉在髓腔内的旋转稳定性,增加了对外侧壁的支持作用。但是,在临床应用中,不少研究人员发现 InterTAN 过于复杂的头钉操作过程,会增加手术操作难度和时间,术中出血也会随之增多;医师的学习曲线相对较长;近端的梯形设计在增加稳定性的同时,对近端扩髓的要求更高。扩髓不足,可能会导致主钉的插入困难,反而会增加难以调整的旋转畸形,这在年轻患者中尤为明显;充分扩髓,可能会增加股骨近端医源性骨折的风险,这在重度骨质疏松的老年患者中风险更高。

(5)转子间加强型髓内钉:转子间加强型髓内钉(trochanteric fixation nail advanced,TF-NA)主钉规格较 Synthes 公司前期产品(PFN、TFN、PFNA)具有明显改进。主钉近端设计为更为纤细的 15.66mm 直径,且近端外侧进行了工艺上切削操作,使外侧面更为平整,主钉外翻角为 5°(传统髓内钉为 6°)。以上参数的改进使术中置入 TFNA 主钉更简便,并减少了髓内钉对股骨近端外侧皮质的干扰,避免股骨近端假体周围骨折的发生。髓内钉头钉为一个整体,相较于 PFNA 分体式设计具有更强的结构刚度。头钉螺旋刀片的旋转加压过程通过配套的置入器械实现。螺旋刀片的刀刃数量由传统的 4 条改为 3 条,头钉尾部的凹槽及辅助置钉器械的特殊标识,保证螺旋刀片置入后形成倒三角形状:2 个底角朝上,托住股骨头,1 个顶角朝下。这样的构型可以避免负重时偶发的单一刀刃对股骨头骨质的切割。头钉末端设计有孔洞结构,与头钉的中空轴线相通。针对严重骨质疏松的老年患者,可通过头钉尾端向股骨头内注射骨水泥,以增加头钉在股骨头内部的把持力。推荐注入骨水泥不超过 6mL,这样既保证足够的把持强度,又能避免股骨头坏死的发生。TFNA 的头钉在主钉内的锁定固定装置与 TFN 类似,通过主钉近端的插销锁定,维持头钉在股骨近端的位置,并具有一定距离的滑动空间。

3.髓内钉固定后骨折断端的二次稳定理论 在理解骨折断端二次稳定理论前,需要明确以下几个概念。

(1)望远镜型移位:DHS 中的拉力螺钉在实现颈干固定的同时,还可以实现与股骨干钢板在 135°角的套筒中滑动,这种滑动的方式称为望远镜效应。由于髓内钉保留髋部拉力螺钉,应用髓内钉固定股骨转子间骨折可以观察到股骨头颈与拉力螺钉(或螺旋刀片)共同向外滑动,早期文献将这种现象称为"股骨干内移",近期的文献称之为"望远镜型移位"。

(2)初次稳定:骨折导致骨皮质失去原有的连续性,经手术治疗后,通过复位、固定恢复原有解剖结构和力学稳定性,获得了初次稳定。

(3)二次稳定:骨折固定后在髋周肌肉的收缩运动及负重行走作用下,骨折块与骨端之间,或者骨端与内置物之间,进一步接触、契合、夯实,最终获得新的力学稳定性。

对于绝大多数骨折,特别是稳定型骨折,经过复位固定后骨折断端可以直接接触对合获得稳定,二次稳定现象并不明显。但对于不稳定型骨折,除了骨折断端直接接触外,骨折断端还可以通过与内置物接触获得支撑,实现二次稳定。其主要表现在:股骨颈干角的改变、骨折部位压缩所造成的股骨颈短缩及股骨头颈部沿固定器械主轴的旋转运动。

髓外固定时(以 DHS 为例),大转子外壁不完整,或潜在不稳定型骨折在固定时造成医源性大转子外壁骨折,或大转子外壁较薄近端骨块接触后有可能造成该部位继发性骨折,使患者失去了二次稳定机会,最终可导致内固定失败。

而髓内固定属于中心性固定,主钉插入髓腔内,不稳定型骨折,股骨近端发生望远镜型移位时,除了骨折断端可以直接接触外,尚可与主钉钉体接触构成支点,获得二次稳定。由此可见,髓内固定不需要对内侧骨块解剖复位固定,不干预内侧的生物学环境,自然增加了骨折的愈合率。中国人民解放军总医院(301 医院)创伤骨科通过动态 X 线片和 CT 测量连续观察了 150 例转子间骨折术后的再稳定情况,发现骨折的愈合与骨折断端的二次稳定密切相关。因此,由于髓内固定能够获得有效的二次稳定,使其适用于任何类型的骨折固定,尤其是在不稳定型骨折固定中表现优异。

七、髓内钉的手术技术

以 PFNA 为例介绍股骨近端髓内钉固定技术。

1.术前准备和体位　本手术对体位要求较高,只有正确的体位和良好的透视角度才能获得最佳的复位。对于高龄患者,推荐使用局部神经阻滞麻醉;其他患者根据个体情况选用全身麻醉或硬膜外麻醉。

患者仰卧位于可透视的牵引床上,牵引床的优势在于能够解放医师的双手以进行持续稳定的轴向和旋转复位。患者平卧于下肢牵引床上,两腿分开,双足固定于可内外旋的牵引脚踏板上。健侧肢体伸直外展或屈膝、屈髋、外展、外旋位稍微对抗牵引;患肢通过外旋外展位牵引,然后内旋内收复位骨折,并维持牵引。应注意对双下肢和会阴部保护,良好松软的衬垫能够避免双足和会阴区在持续牵引时受压出现损伤。上半身偏向对侧,患者患侧臀部尽量靠近手术台边缘,同侧上肢应该悬吊于胸前,并将上身向健侧倾斜 10°~15°,患肢内收 10°~15°以显露进针点,为手术操作提供更好的空间。这一点对于肥胖患者尤其重要。

体位摆放好后,应准备 C 形臂或 G 形臂做术中透视准备。应在患肢消毒铺巾开始前,调整影像增强器的位置,以便术中获得准确的透视角度。如果采用 C 形臂进行透视,还应检测在前后位和侧位转换过程中健侧肢体是否会对其有阻挡。推荐使用 G 形臂,它能够同时获得前后位和侧位像的影像学表现,明显减少术中透视和手术时间。标准的前后位影像要求图像采集器与患者躯体的水平面相垂直。侧位影像要求图像采集器应与股骨颈的纵轴同处一个平面,并与股骨颈纵轴垂直,即影像采集器与地面呈 10°~30°的倾斜角,同时与下肢轴线成 40°。

采用侧卧位对股骨转子间骨折进行手术和固定也是一种有效的方法,对于无牵引床的医院而言,是一种很好的选择。该体位有以下优点:①术前准备简单,无须牵引床的安置及影像增强器准备;②避免牵引床相关的并发症,包括会阴部压伤、下肢神经牵拉伤等;③不需要进行术前复位;④容易确认髓内钉的进钉点。该体位更适用于单纯的单侧股骨转子间骨折。当合并其他部位骨折和损伤时,如脊柱骨折、对侧肢体骨折、骨盆骨折、胸腹部外伤,是该体位使用的禁忌证。

使用侧卧位时,应注意以下问题:①体位准备时,应牢固稳定骨盆,便于术中复位和确认透视角度;②双下肢之间应放置好衬垫,有利于维持下肢中立位;③手术时至少需要额外1名医师对肢体进行牵引复位;④骨折复位依然是所有手术步骤的第一位,因此可在预置头颈螺钉的部位先行予以有限切开,用于辅助复位;⑤术中透视要求更高,应用全透视骨科床进行手术,正确识别健侧和患侧的头颈部和大转子影像,避免出现透视死角及将健侧影像误认为患侧影像,导致进钉点和头颈螺钉定位错误。

2.骨折复位 骨折复位必须在髓内钉固定之前完成。任何试图借助髓内钉复位,或插入髓内钉后再行复位往往会徒劳无功。对于大多数转子间骨折,只需要足部轻度内旋,持续牵引即可复位。复位过程中髋关节内收还是外展位、屈曲位或内收位,取决于骨折的类型及其所造成的畸形。如果不能实现骨折的闭合复位,有限切开直接复位是非常必要的。

复位完成后,须在透视下检查复位效果。转子间骨折复位的标准如下:①髋关节前后位像上,内翻<5°,外翻<20°。对于内翻畸形的复位严格程度明显高于外翻畸形。这是因为适度的外翻可以减少偏心力矩,从而减少内置物的剪切应力和肢体的短缩畸形(图2-6);②侧位像上,成角<10°;③旋转移位<15°(复位技巧参考股骨干骨折部分)。

图2-6 转子间骨折复位的标准

良好的骨折复位或适度的外翻可以减少偏心力矩,从而减少内置物的剪切应力和肢体的短缩畸形;轻度的内翻畸形会降低骨折固定的稳定性,导致头颈部内翻,下沉甚至旋转,导致手术失败

对于A1.3型的骨折,由于小转子附着于近端骨折块,髂腰肌的牵拉导致近端骨块极度外旋,并向前侧、向内侧移位,所以该类骨折靠牵引难以复位。因此,可以采用以下复位方法:①有限切开,通过一把复位钳,一端置于小转子附近,一端置于远端骨折块外侧,钳夹复位;②在股骨近端骨折块打入2枚粗克氏针作为摇杆,下压并推向近端辅助复位;③在股骨近端前内侧插入顶棒,向后下方加压复位骨折;④线缆捆绑技术。对于非常不稳定的骨折,由于骨折复位后容易发生再移位,可以打入克氏针临时固定。对于逆转子间骨折,可参见股骨转子下骨折复位的辅助复位技巧(见股骨转子下骨折部分)。

值得注意的是,当骨折复位完成后,在后续置钉过程中由于不恰当的操作,依然有可能造成骨折断端分离,多发生于逆转子间骨折。如果术中没有及时发现,使断端在分离位置上

固定,负重时骨折断端的接触减少,不能有效分担应力载荷,应力将全部集中在内固定装置上,会增加骨折不愈合或内固定断裂的风险。为避免该情况的发生,应适时放松患肢牵引,并在透视下确定骨块之间获得接触,方可完成拉力螺钉加压和远端锁定等操作。

3.进钉点 由于外翻角型顺向髓内钉广泛用于临床,因此大转子顶点是目前最常用的进钉点。确认正确的进钉点是髓内钉技术的最重要一环,它既可以保证骨折生物力学稳定性,又可以避免不必要的软组织损伤。应该注意的是,不同的内固定器材由于其外翻角度设计不同,进钉点也有所差异。尽管大转子顶点进钉具有手术操作时间短、术中透视次数少、术中失血少、软组织损伤小等优势,但仍会造成周围肌肉附着点的损伤。因此,如何正确选择进钉点非常重要。

首先选择正确的手术切口。手术切口的体表投影沿股骨干轴线向近端延伸,越过大转子画线,以其与经过髂前上棘垂直于地面的直线交点为中心做切口。如果患者较胖,可以适当向近端延长切口,避免过厚的软组织影响操作。逐层分离皮下组织至阔筋膜,切开阔筋膜,寻找大转子顶点。

其次应在影像增强器监视下寻找正确的进钉点。前后位显示进钉点位于大转子顶点或稍偏内侧。侧位显示进钉点的方向与股骨髓腔平行。解剖学上,进钉点应位于股骨大转子中部,因为该部位是股骨大转子的“裸区”,能够最大限度地避免对周围肌肉附着点的损伤,尤其是臀中肌。该区域前方与臀小肌止点相邻,后方与臀中肌止点相邻,近似圆形,直径约为21mm;外面观显示该区域中心位于大转子顶点下方11mm和大转子中线偏前5mm的交点处,面积约为354mm^2。

最后进钉点偏外是最常发生的错误。常见的原因包括错误的进钉点选择、肥胖患者软组织的阻挡、体位准备不足、手术铺单的影响、扩髓时保护套筒使用不当。在偏外的进钉点插钉,一方面会导致复位丢失,出现髋内翻;另一方面置入股骨头内的螺钉位置会偏高,增加了头颈螺钉切割的风险。充分的体位准备、准确的解剖认识、良好的透视配合和合理的扩髓都可避免该问题的发生。

4.扩髓 在骨折尚未复位之前,切勿扩髓,否则即使调整位置,髓内钉仍然会沿着错误的方向进入。正确插入导针后,准备近端开口扩髓。一般常用电动近端开口扩髓钻沿导针进行扩髓。对于严重骨质疏松患者,有时也可考虑使用手动扩髓钻或开口凿。对于不稳定型骨折患者,当选择长的髓内钉固定时,应根据患者的年龄、髓腔的宽度决定是否需要对股骨干进行扩髓。

在扩髓过程中维持骨折复位非常重要,并应避免开口外移的发生:①在此过程中,需要施加一个向内的力量来维持复位,否则容易造成大转子部位的骨折再次移位;②应在套筒保护下进行扩髓操作,过程中向躯体侧推压套筒,避免髓腔开口和扩髓过程中铰刀逐渐外移,造成钉道偏向外侧;③扩髓的过程要求“快钻慢进”,也就是要求高转速,但不能向远端用力顶着钻,使靠扩髓钻自身旋转磨锉进入髓腔,避免扩髓钻经骨折线挤入髓腔,加重骨折移位,引起髋内翻畸形,同时降低了骨折内固定后的稳定性。

导向套筒还能够保护软组织,避免术后出现切口内脂肪液化。

5.主钉的置入 对于大多数患者,应选择标准长度的股骨近端髓内钉。对不稳定型转子间骨折,尤其是逆转子间骨折,髓内钉会承受更大的应力,推荐选择更长的髓内钉。长髓内钉可将应力更多地分布到股骨干上,避免局部应力集中所致的并发症。

徒手插入主钉,如果遇到阻力可以旋转手柄。尽量不要锤打入钉,这有可能造成医源性股骨干骨折或近端骨折。应在术中透视下确定主钉的深度和旋转。在"股骨颈侧位"上,调整手柄的角度,使其位于股骨颈的正侧方。在前后位上,要保证恢复>130°的颈干角。如果颈干角<130°为髋内翻,此时应该退出头钉导针,并稍稍外展患肢或牵引健侧患肢,调整完成后进一步插入主钉,再次钻入头钉导针。

6.头钉的植入

(1)螺旋刀片的置入和骨折断端加压:主钉位置满意后,使用导向套筒打入头钉导针。透视下确认导针的正确位置:前后位像上,应当平行于股骨颈轴线,位于股骨颈长轴中线偏下的位置,其尖端位于软骨下骨表面 5mm;侧位像上,平行股骨颈轴线,位于股骨颈中线部分。测量导针深度,螺旋刀片的长度应为测量深度数减去 10mm。

敲击螺旋刀片至股骨头软骨下骨。注意在打入头钉过程中逐渐松开牵引。完全松开牵引后,进行骨折断端加压,加压方式如下:①大多数情况下,通过旋转手柄锁紧螺旋刀片,可实现加压;②在头钉尾部旋入术中加压螺栓,反向旋转套筒上的限位螺栓,让套筒尾部与术中加压螺栓接触,进一步旋转,用瞄准臂为支点实现术中加压。完成加压后,须注意螺旋刀片的加压空隙是否消失。当间隙消失后,螺旋刀片才能锁定而不能旋转。如果该空隙不能完全消失,需要重新置入螺旋刀片。

(2)头钉的选择:对于合并严重骨质疏松患者或老年患者,推荐选用螺旋刀片。其优势在于:①能够同时解决防旋和承重;②螺旋刀片直接打入,不需要预先钻孔,不会造成骨质丢失;③螺旋刀片对其周围的松质骨造成挤压,可以夯实疏松的骨质,使其变得更加结实、密集,增加螺钉的锚合力。对于中青年患者,推荐选用普通螺纹头钉,因其股骨颈内骨质较好,如果直接打入螺旋刀片很可能造成股骨颈的医源性骨折。

(3)头钉置入位置的评价:拉力螺钉在股骨头中的位置是影响转子间骨折内固定稳定性最重要的因素之一,尤其对于合并重度骨质疏松的高龄患者。骨折复位不良,尤其侧位上骨折复位不良,是导致头颈螺钉位置不良的主要原因。一般认为股骨头颈内螺钉的位置应当中线偏下,偶尔还可以偏后,确保螺钉的上方及前方可以保留更多的骨质。评价头钉位置最常采用尖顶距(TAD),其可以对股骨头内拉力螺钉的深度和中心化程度进行准确评估,并预测手术是否成功。

尖顶距是指在矫正放大率后,正、侧位 X 线片上所测得的拉力钉尖端到股骨头顶点距离的总和(图 2-7)。头颈螺钉在正、侧位影像上均位于软骨下骨 10mm 以内,并在股骨头的中央,才能避免尖顶距过长,减少螺钉的切出率。一般要求头颈螺钉的尖顶距<25mm。研究发现,TAD<20mm 可能会增加头钉内侧切出的风险;TAD>30mm 可能会增加头钉近端切出的风险。

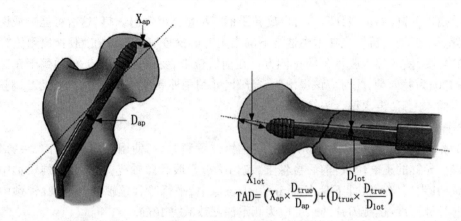

$$TAD=\left(X_{ap}\times\frac{D_{true}}{D_{ap}}\right)+\left(D_{true}\times\frac{D_{true}}{D_{lot}}\right)$$

图 2-7 尖顶距（TAD）示意

X_{ap}是指前后位 X 线片上拉力钉尖端到股骨头顶点的距离；X_{lot}是指侧位 X 线片上拉力钉尖端到股骨头顶点的距离；D_{true}是指拉力钉的实际直径；D_{ap}是指前后位 X 线片上拉力钉的直径；D_{lot}是指侧位 X 线片上拉力钉的直径

7.远端锁钉的置入 使用导向器锁定远端锁钉,无论是稳定型还是不稳定型转子间骨折,推荐采用静力锁定。远端动力锁定或多枚螺钉锁定都可能会增加假体周围骨折的风险。这是因为这种锁定方式会使内置物的尖端产生应力集中,导致骨折发生。对于有 2 枚远端交锁螺钉的髓内钉,可选择近端 1 枚螺钉交锁,远端钉孔旷置,减少应力集中。由于转子间骨折患者通常不需要取出内固定物,因此大多数情况下不需要置入尾帽。冲洗后逐层缝合切口。

八、术后处理

任何接受了髓内钉固定手术的患者都应允许其进行术后负重功能锻炼。医护人员不仅应协助患者早期下地活动,助其恢复回归家庭和社会的信心,而且应对患者及其家属和陪护人员进行家庭教育,预防跌倒再骨折。

推荐术后第 1 天应该完成 X 线和髋关节 CT 三维重建的影像学评估。这有利于医师更准确地判断骨折复位情况和拉力螺钉在股骨颈的位置,从而决定患者术后处理计划。一般来说,术后第 1 天早晨,一方面嘱患者开始下肢肌肉等长收缩训练和股四头肌训练。另一方面,要求患者处于坐姿,这不仅有利于降低肺部并发症的风险,还有利于为下一步患者下地负重活动提前做准备(避免直立性低血压)。影像学评估完成后,患者在医师指导下由患者家属或陪护人员协助其在助行器保护下下地负重活动。

在固定稳定的前提下,关于早期是完全还是部分负重功能锻炼,目前存在争议。尝试部分负重时,下肢肌肉会在髋部产生相当大的压力。此外,床上活动和使用便盆所产生的应力和正常行走时所产生的应力相当。甚至,足踝关节运动也会对股骨头产生较大的继发于肌肉收缩的负荷。有研究表明,股骨转子间骨折内固定术后不限制负重并未增加并发症的发生。因此,推荐对于固定稳定型的骨折,不需要限制负重功能锻炼。对于复杂的不稳定型骨折,推荐术后 1 个月进行下地负重功能锻炼,且应在严密影像学检查基础上逐渐增加负重锻炼。

术后的康复不应仅局限于骨折,还应关注下肢血栓的预防、骨质疏松的治疗、跌倒的预防和内科疾病的管理。术后5周内建议口服抗凝药物预防下肢深静脉血栓。钙剂和骨化三醇可治疗骨质疏松症，特立帕肽的使用不仅可以治疗骨质疏松，还有利于骨折愈合。当骨折愈合后加用双膦酸盐类药物，加强对骨质疏松的治疗，降低再骨折风险。重视家庭教育，增加患者室内外活动时的保护措施，预防跌倒。内科疾病的控制也有利于减少骨折不愈合风险，并减少跌倒的发生。

九、术后并发症及其预防策略

采用髓内钉固定髋部骨折具有明显的力学优势，包括经内置物近端向股骨距应力传导更充分，轴向固定使内置物作用力臂更短和所承受的应力更小，软组织和骨膜干扰更少，手术时间和住院时间更短，围术期输血需求更少，术后行走功能更好，肢体短缩发病率更低。尽管如此，随着髓内钉在临床上的广泛应用，也带来了一系列新的髓内钉相关并发症，其发生更多与手术技术相关。常见的并发症将在下面分别介绍。

1.内科并发症　由于发生股骨转子间骨折多为老年患者，其内科并发症发生和加重是这类患者围术期最常见的并发症。即使患者术前一般情况良好，且不合并明确的内科疾病，内科并发症的发病率仍高达20%。认知功能障碍和神经系统病变是围术期比较常见的并发症，其更容易发生在术后，往往持续时间较短。急性肾功损害发病率约为25%，贫血的发病率高达45%，心血管疾病和血栓的发病率约为5%。心力衰竭和心肌梗死是患者死亡的最常见原因。医院获得性肺炎和尿路感染也会影响患者的预后，其所继发的血源播散性感染会导致内置物松动和骨折不愈合。值得注意的是，如果患者在术后发生胸部感染，其30天内的病死率可高达50%。

2.对位对线不良　对位对线不良是髓内钉固定失败常见的原因之一，包括复位丢失、机械力学稳定性不足、髋内翻畸形、拉力螺钉的切出及髓内钉远端的假体周围骨折。任何在冠状面>5°、矢状面>10°、轴面>15°的移位都可能导致髋关节内压力分布异常，最终导致手术失败或关节退变加速。不正确的进钉点也可能会增加外侧皮质的间隙，加重髋关节内翻畸形。当逆转子间骨折线向转子下延伸时，更容易出现内翻、旋转和短缩畸形。

根据其发生时间，可将其分为原发性和继发性。原发性的力线不良发生于患者即刻离开手术室后，其往往是不正确的进钉点和骨折复位不良所致。术者精细的外科技术是避免该并发症发生的关键。骨折的复位不能仅通过简单的髓内钉插入来实现。在进钉之前，应实现良好的骨折复位并选择正确的进钉点，这对于反转子间骨折尤为重要。不对称肌肉牵拉会导致外侧入路的大转子顶点的进钉点困难，增加力线对位不良的风险，因此有时可以考虑梨状窝入路的梨状窝进针点。继发性的力线不良是发生在术后某一时段，因骨折块移位所致。常见的原因包括严重的骨质疏松症，对不稳定的骨折髓内钉类型选择不当，过早的动力化，患者对术后严格负重限制依从性不够。静力锁定、合适髓内钉的直径和严格的限制负重可减少这类并发症的发生。

3.头钉切出　头钉切出是指由于颈干角变小使头颈部分内翻和旋转，从而导致拉力螺钉从股骨头中切出（图2-8）。据文献报道，其发病率为1.0%~6.3%。是导致该部位髓内钉失败的主要原因，约占85%。导致其发生常见的原因包括患者年龄、骨质量、骨折类型、复位程度、拉力螺钉的位置、内置物的设计和髓内钉角度的选择。

图 2-8　在股骨颈内不正确的拉力螺钉位置导致头钉切出

　　预测该并发症最常见的四大因素:不稳定型的骨折、骨折复位欠佳、股骨颈内拉力螺钉位置不理想和髓内钉的设计。其中最重要的是骨折复位和拉力螺钉在股骨颈内的位置。良好的骨折复位是骨折内固定的前提,理想的拉力螺钉位置在正位像上应位于股骨颈中下区域,在侧位像上应位于股骨颈正中。其中侧位像居中尤为重要。如果前3种因素同时存在,可大大增加头钉切出的风险。头钉切出并发症在复杂的不稳定型骨折中更为常见,因为该型骨折的解剖复位更困难,从而导致在股骨颈内合适的头顶位置难以实现。避免其发生的关键在于:详细的术前规划,正确的骨折评估和分型,以及准确的手术技术。

　　4.假体周围骨折　假体周围骨折常发生于髓内钉远端,是一种严重的并发症。应用早期设计的髓内钉治疗骨折时,这种并发症更为常见。第一代 Gamma 钉其假体周围骨折的发病率是髓外固定装置的 4.5 倍,这可能和其近端过大的外翻角,髓内钉没有正常的生理前弓和远端动力化交锁螺钉相关(图 2-9)。随着髓内钉设计的进步和外科技术的提高,现代髓内钉的外翻角为 4°~6°,使得髓内钉和股骨近端解剖结构更加匹配。相比动力锁定,远端交锁采用静力锁定更能减少该型骨折的发生。有些髓内钉的远端为音叉样设计,能有效分散远端的应力,也可减少远端假体周围骨折的风险。选用髓内钉的长短和假体骨折的发病率没有必然联系。

图 2-9　早期 Gamma 钉

由于其远端双螺钉设计,导致局部应力集中,继发假体周围骨折

　　此外,还有一种比较少见的术中假体周围骨折并发症——股骨前方皮质的撞击和穿出,多发生于身材矮小(身高<160cm)且伴股骨前弓较大的患者。周密的术前规划和选择偏后的进钉点可避免该并发症的发生。

　　5."Z"字效应和逆"Z"字效应　2002 年,有学者报道这种特殊的并发症。其发生于特定设计的髓内钉系统,该款髓内钉有两枚独立的头颈螺钉,如 PFN(图 2-10)。由于股骨近端

复杂的力学传导方式,有时双钉滑动加压难以实现,因此出现了"Z"字退钉,即下方的螺钉向外侧移位、骨折内翻畸形和上方螺钉穿出股骨头。逆"Z"字效应是指上方的螺钉向外侧移位,下方的螺钉向内侧移位。这类并发症的生物力学原因尚不清楚,但是骨折复位后存在的内翻畸形、进钉点选择不当和股骨内侧失支撑都可能是其重要的危险因素。

图 2-10　PFN 固定术后

由于双拉力螺钉设计导致同时滑动加压失败,继发"Z"字效应和逆"Z"字效应

6.拉力螺钉向骨盆内移位　拉力螺钉向骨盆内移位是一种少见的并发症,其主要和拉力螺钉的位置不良有关,多见于不稳定型骨折(图 2-11)。拉力螺钉穿透骨盆会带来严重的后果,如乙状结肠穿孔、腹膜后脓肿形成和神经血管损伤。其发生可能和髓内钉设计本身有关,也可能是一种特殊的逆"Z"字效应。

图 2-11　拉力螺钉向骨盆内移位

7.内置物断裂　髓内钉断裂主要发生于主钉和交锁螺钉交界处,也可发生于主钉本身。发生的原因可能和早期过度负重活动有关,也可能与骨折延迟愈合或不愈合导致髓内钉所承受的循环负荷时间过长有关。通过增加髓内钉的长度和直径,或使用特殊交锁固定的螺钉可以降低内固定断裂的风险。

8.感染　感染的发病率为 1.1%~3.2%。由于髋关节周围软组织包裹良好且开放性骨折发生率低,因此该部位的感染发病率明显低于其他部位的髓内钉手术。感染的危险因素包括开放性骨折、预防性抗生素延迟、伤口愈合不良、手术时间过长、之前接受过外固定架固定,以及内科并发症等。

感染的治疗对医师和患者都是巨大的挑战。术后急性期感染,建议立即行冲洗和清创,全身应用抗菌药物。如果在彻底清创的基础上,没有内置物松动和骨折不稳定的迹象,可以保留髓内钉。一旦感染无法控制,保留髓内钉会大大增加手术失败的风险。应严密观察病情和内置物的稳定性,必要时取出髓内钉并采用其他固定方式。

9.骨折延迟愈合和不愈合　延迟愈合和不愈合的发病率为 1% ~ 2%。如此低的发病率得益于:①解剖学特点:股骨转子间丰富的血运和良好的松质骨结构;②手术方式:闭合复位髓内钉的广泛应用减少了对骨折断端血供和软组织干扰。骨折不愈合的发生多是由于患者的个体因素,如高龄患者所带来的骨折愈合能力严重下降、内科疾病(尤其是内分泌系统疾病)及其相关用药等。其他危险因素还包括复杂的不稳定型骨折、严重骨质疏松、内置物位置欠佳、开放性骨折、吸烟等。

如果发生骨折不愈合,建议行翻修手术。髓内钉动力化可增加轴向负荷和股骨断端的压力,有促进骨折愈合的可能。但目前对该方法仍存在较大争议。推荐更换更粗、更长的髓内钉或髋关节置换术。

10.神经血管损伤　神经血管损伤发生在术中,常为医源性损伤。过度牵引,以及导针、钻头、螺钉尖端和螺旋刀片都可能会损伤神经血管,移位的骨块也可能会造成该损伤。

血管损伤最常受累的是股深血管,其次是股浅血管、臀上血管和腹壁下血管。由于患者多为老年人群,其下肢常伴有不同程度的动脉硬化,此类血管内皮脆性增加,易发生破裂出血或血栓形成,导致急性下肢缺血性病变。医源性的血管损伤可分为出血性疾病(由锐器所致,如克氏针、导针、钻头、螺钉尖端和刀)和栓塞性疾病(由拉钩、牵开器或钳子所致)。应根据不同的血管损伤情况进行治疗。对于急性出血,可采用选择性的血管栓塞术。对于假性动脉瘤形成,可行切开进行修复。

股神经、坐骨神经和臀上神经更易受累。移位的小转子骨块可能会损伤股神经,髋关节周围的异位骨化会损伤坐骨神经,通过牵引床骨折复位置钉的过程也会损伤臀上神经。治疗的关键在于解除物理压迫。

第二节　股骨转子下骨折

一、流行病学

股骨转子下骨折是一种发生于股骨干的特殊骨折,通常认为其是发生于从小转子下缘至其远端 5cm 之内的骨折。该骨折多发生于以下三类人群:①年轻患者,多由高能量损伤所致;②老年骨质疏松患者,多由低能量损伤所致;③不典型骨折,多为长期服用或一次性高剂量使用双膦酸盐类药物的骨质疏松患者。值得注意的是,该区域也多发病理性骨折,据统计,17% ~ 35%的股骨转子下骨折是病理性骨折。

二、应用解剖

由于骨折近端和远端强大肌肉力量的牵拉导致骨折畸形严重且复位困难,使股骨转子下骨折的治疗具有很大的挑战性。骨折断端移位的特点,源于骨折后近端、远端骨块所受到的肌肉张力不平衡。股骨近端由于髂腰肌、臀中小肌和短外旋肌群的牵拉,多发生屈曲、外展、外旋畸形。股骨远端由于大收肌和长收肌的牵拉,多发生短缩和内收畸形。

股骨转子下区域不仅是股骨近端松质骨和股骨干皮质骨的交界处，而且是股骨干处应力传导最为集中的部位。转子下内侧和后侧骨皮质承受很高的压力，外侧皮质承受很高的张力，因此，粉碎性骨折十分常见。这种双侧不对称的力学特征决定了髓内钉轴心固定比钢板偏心固定更有力学优势。髓内钉固定，尤其是股骨近端髓内钉固定，不仅能提供更好的机械力学稳定性，还可有效地减少内置物和骨折断端微动。

三、损伤机制和临床评估

1.损伤机制 对于年轻患者，导致转子下骨折通常为高能量损伤，常见的原因包括车祸伤、高坠伤、工业生产事故等。对于老年骨质疏松患者，导致该骨折通常为低能量损伤，最常见的原因就是跌倒。对于发生不典型骨折的患者，其多合并长期的双膦酸盐用药病史，骨折的损伤机制和老年骨质疏松患者相似，但有时也可为自发性骨折。此外，转子下骨折还可发生于股骨颈骨折空心钉内固定术后。由于空心钉直径为 6.5～7.3mm，3 枚螺钉削弱了股骨近端张力侧皮质的坚固性，从而造成股骨转子下骨折。因此，为了避免该类骨折的发生，建议螺钉在股骨外侧皮质的位置不应低于股骨小转子水平。

2.临床评估

(1)骨折的评估：通常骨折后患肢活动受限明显，不能负重，伴下肢短缩畸形。仔细询问患者病史，除外肿瘤转移造成的病理性骨折。该骨折常合并较大的出血量，局部常表现为明显的水肿和淤血，应注意患侧下肢腿围变化，动态监测血红蛋白及血容量变化，警惕休克的发生。尽管开放性骨折和血管神经损伤的情况并不常见，但还是应进行详细的体检，以评估是否发生这些情况。

(2)相关损伤的评估：对于高能量损伤所致的转子下骨折，应警惕合并脏器损伤的可能，评估是否存在头、胸、腹和盆腔脏器损伤。如果存在，应遵循生命支持治疗的原则先挽救生命。在成功的复苏治疗后，才可以考虑行骨折的确定性手术。如果复苏后生命体征仍不稳定，应遵循损伤控制原则，先行外固定架或骨牵引，防止局部肌肉挛缩。除了全身情况，还应检查是否合并其他骨折，包括股骨颈骨折、骨盆骨折、髋臼骨折、脊柱骨折等。

对于低能量所致的老年转子下骨折，因其多数为跌倒所致，应明确跌倒的原因。昏厥、癫痫发作、胸痛、呼吸困难等是常见的老年跌倒的病因，应详细询问患者及其家属。跌倒过程中，有无损伤头、颈部导致颅内出血或颈部骨折脱位，也是评估检查的重要一环。除此之外，跌倒时应了解患者有无保护性上肢支撑，这可能会继发桡骨远端骨折、肱骨干骨折、肩关节骨折脱位。

3.影像学评估 该病的诊断主要依靠 X 线检查。应摄患侧髋关节和股骨的正侧位及骨盆正位片。髋关节正位片判断骨折近端外展畸形的情况，髋关节侧位片判断骨折近端外旋和屈曲畸形的情况。还应该辨识骨折线是否累及梨状窝、大转子、小转子，这对于内固定物的选择非常重要。股骨的正侧位片应包含膝关节，用于判断股骨的长度、髓腔峡部的直径和合并损伤的情况。骨盆正位片能够获得健侧髋关节的影像，有利于明确患者颈干角的大小，从而选择合适的股骨近端髓内钉。如果考虑为不典型骨折，必须评估对侧转子下区域的皮质厚度，明确是否存在骨折或发生骨折倾向。如果通过 X 线检查不能获得足够的术前信息，应行 CT 检查。这样一方面有利于判断骨折线和临近结构的解剖关节，另一方面可以明确是否存在股骨颈骨折和骨盆环损伤。

四、骨折分型

由于转子下骨折的复杂性,其相应的骨折分型也较多。目前已报道的股骨转子下骨折的分型系统有 15 种,最常用的分型系统有以下两种:AO/OTA 分型(图 2-12)和 Seinsheimer分型(图 2-13)。这两种分型系统都关注于骨折近端的完整性、骨折块的几何形态和骨折的粉碎程度。通过这些分型系统有利于提高对骨折的认识和明确对内置物的选择。这两种分型最大的区别在于 AO/OTA 分型仅将小转子下 3cm 以内定义为转子下区域,而 Seinsheimer分型则将小转子区域一并定义为转子下区域。

31-A3. 1   31-A3. 2   31-A3. 3

32-A1. 1   32-A2. 1   32-A3. 1

32-B1. 1   32-B2. 1   32-B3. 1

图 2-12 AO/OTA 分型系统

该分型将股骨转子下骨折分为横断、斜形和粉碎性骨折 3 种类型

图 2-13　Seinsheimer 分型系统

Ⅰ型,任何转子下骨折移位<2mm。Ⅱ型包括三种亚型:Ⅱa型,两部分横断骨折;Ⅱb型,两部分螺旋形骨折,小转子位于骨折近端;Ⅱc型,两部分螺旋断骨折,小转子位于骨折远端。Ⅲ型包括两种亚型:Ⅲa型,三部分螺旋形骨折,小转子为第三部分的骨折块;Ⅲb型,三部分螺旋形骨折,外侧蝶形骨块为第三部分。Ⅳ型:四部分或更多部分的骨折。Ⅴ型:累及股骨转子间的转子下骨折结构特征

五、治疗原则

股骨转子下骨折作为一种特殊的股骨干骨折,应遵循"干性骨折"处理原则选择手术治疗。非手术治疗仅适用于以下情况:①全身情况不能耐受麻醉和手术;②患者拒绝手术;③受伤前长期卧床已丧失活动能力的患者。非手术治疗的方法推荐采取屈髋90°的股骨髁上牵引。手术治疗的目的包括获得良好的复位(尤其是内侧),有足够力学稳定性,允许患者更早进行功能锻炼和有更高的骨折愈合率。固定方式的选择应最大限度地减少围术期全身并发症、术中出血量、软组织的剥离,降低感染和深静脉血栓的发病率。

目前,股骨近端髓内钉是股骨转子下骨折的首选治疗方式。其他可用的手术方式包括钢板(传统的钢板、动力髁钢板、DCS 和股骨近端锁定加压解剖钢板)和外固定架。应根据损伤的特点、骨折的类型和患者健康状况,选择合适的内固定物。所选用的内置物应操作简单、创伤小,并具有能耐受股骨近端高张力和高压力的力学结构特征。

髓内钉适用于各种类型的股骨转子下骨折,具有手术创伤小、髓外软组织血供保护好、出血少、手术时间短等优点。此外,由于髓内钉为轴心固定,有利于对抗股骨近端的高张力和高压力结构特征,可以允许患者进行早期功能锻炼。但是,使用髓内钉时最大的缺点是骨折闭合复位困难且技术要求高,旋转和内翻畸形不能得到纠正往往是手术失败的重要原因。

切开复位钢板螺钉内固定的优势在于能够直接实现骨折块的准确复位,尤其是内侧支撑的完整性。但是这种解剖复位并不意味着更好的临床预后和更高的骨折愈合率。相反,相应的术后并发症更多,包括骨折块周围血供破坏严重、手术时间长、骨和软组织感染率高、负重功能锻炼晚,以及内置物去除后再次骨折风险高。因此,钢板一般作为该部位骨折不愈合时翻修手术的选择,内固定物推荐选用 DCS 和股骨近端锁定加压解剖钢板。外固定架很少作为最终手术治疗方案用于股骨转子下骨折,对于多发伤患者损伤控制时,其可以作为临

时固定方式。

六、髓内钉的固定理念

作为股骨转子下骨折的治疗首选,髓内钉(尤其股骨近端髓内钉)的优势有:①具有更好的生物力学优势,能够有效地对抗旋转、轴向和剪切负荷;②更小的手术创伤,有利于骨折愈合;③允许早期进行负重功能锻炼,其住院时间更短和术后并发症更少。

股骨近端锁定方式的进步和提高是髓内钉固定获得临床成功的关键。根据其近端锁定方式的不同,将髓内钉分为单枚锁钉(从大转子指向小转子)、重建钉(指向股骨颈的双枚螺钉)、交叉锁钉(一枚向股骨颈方向,另一枚向小转子方向)和头颈螺钉(位于股骨头颈内粗大头钉,如 Gamma3、PFNA、InterTan 等)。对于合并重度骨质疏松的患者,应选用大直径的头颈螺钉以获得更好的力学稳定性。对于骨质较好的年轻患者,不推荐选用头颈螺钉,而应选择直径较小的重建钉或交叉锁钉,以减少对股骨颈内骨质和血供的破坏。

尽管髓内钉适用于绝大多数孤立的转子下骨折(即使是 Gustilo ⅢA 型开放性骨折),但也应认识到其在临床使用中的局限性和不足。当出现以下情况时,应谨慎选择或不选择髓内钉固定。

1.多发伤患者　外固定架是损伤控制外科中重要的组成部分,也是对于生命体征不稳定患者早期临时固定的首选。当患者生命体征不稳定、复苏延迟时,过早地使用髓内钉固定,会使髓腔压力增高、大量脂肪入血,增加肺部并发症的风险。应在成功复苏,血流动力学和心肺功能稳定后,再行髓内钉固定。分期手术、延迟使用髓内钉、减少扩髓操作、选择小直径的髓内钉或选择其他固定方式是避免其发生的相关措施。

2.多部位长骨干性骨折　多个长骨干骨折,尤其是双侧股骨干骨折,同时都选用髓内钉固定可能并不是正确的决策。因为这样会明显增加骨髓入血的量,增加 SIRS 和肺栓塞的风险,从而对患者造成不必要的伤害。

3.Gustilo Ⅲ型开放性骨折　这类损伤常伴有严重的骨与软组织污染、软组织的破坏和缺损,在彻底清创和软组织修复覆盖的基础上,是选择一期还是二期的髓内钉手术存在困难,需要有丰富经验的高年资医师进行决断。一般来说,Gustilo ⅢB 和 ⅢC 或是污染特别严重的患者不建议行一期髓内钉固定。

4.骨折不愈合　对于骨不连患者,需要综合评估骨不连的类型、畸形程度,选择合适的固定方式。对于不合并畸形的患者,更换更粗、更长的髓内钉可以提供更好的力学稳定性和有效的自体植骨。对于合并畸形的患者,常需截骨矫形和广泛植骨,选择钢板固定可能会容易成功。

5.个体解剖结构差异　股骨前倾角过大、颈干角过小、股骨颈过短、股骨前弓过大、股骨干髓腔过小都会影响内置物的选择。如果现有的髓内钉系统不能与之匹配,也是髓内钉的手术禁忌证。

6.生长发育活跃的儿童和青少年　顺行股骨近端髓内钉不仅会破坏股骨近端生发中心,还可能导致股骨头缺血坏死。因此,对于年龄<8 岁的患儿,推荐采用弹性髓内钉;>8 岁的患儿,可以考虑使用强度更大的髓内钉。选用髓内钉时建议使用外翻角更大的髓内钉类型,以避开近端的骺板。

七、髓内钉的手术技术

1.术前准备和体位　　由于短小的股骨近端骨折部分受强大肌肉牵拉,往往畸形严重。因此,患者如无明显禁忌,推荐选用全身麻醉和肌肉松弛剂,有利于术中复位。常用的体位有两种:侧卧位不上牵引床和仰卧位联合牵引床。它们各有利弊,应根据医院的条件、医师的习惯选择和患者病情选择合适体位进行手术。骨科医师应当熟悉这两种体位复位理念上的差异。

当选择侧卧位不上牵引床时,应将患者置于全透视骨科手术床上,患肢稍屈髋屈膝,此时臀中肌、髂腰肌放松,由助手移动牵引骨折远端,恢复与近端的位置关系。该体位的优点在于:①进钉点的显露方便,适用于病理性肥胖患者;②造成骨折近端的肌肉处于松弛状态,复位更容易实现。该体位的缺点有:①侧位透视较为困难,需要一定的经验;②旋转畸形不易控制;③多发伤患者,尤其是合并脊柱骨折、胸腹腔脏器损伤时,并不适合选用侧卧位。

当选用仰卧位联合牵引床复位时,患者取平卧位,固定骨折远端,用器械操作调整近端位置,进行闭合复位或有限切开复位(见股骨转子间骨折部分)。股骨转子下骨折不能依靠牵引床提供复位,仅为提供良好透视所需的体位,因此不必过度牵引患肢,避免因牵引造成肌肉收缩导致骨折块进一步移位加重。其他术前准备和透视要求见股骨转子间骨折部分。

2.骨折复位　　大多数情况下,可以实现骨折的闭合复位,矫正旋转、成角畸形,恢复肢体长度。所选用的体位不同,其骨折复位原则明显不同。无论何种体位,在扩髓和置钉前,必须实现复位。旋转、成角、长度复位标准见股骨干骨折部分。当骨折的近端和远端部分未能复位便行髓内钉的置入时,会造成骨折断端间的接触明显减少,最终导致骨折延迟愈合、不愈合或内固定失败。

侧卧位时,骨折复位的原则是远端对近端。复位的难点在于控制旋转,应透视下调整,纠正旋转畸形(具体方法见股骨干骨折复位部分)。仰卧位联合牵引床时,骨折复位的原则是近端对远端。虽然对于转子间骨折,通过牵引床内旋和牵拉肢体远端可以实现骨折复位,但是这种方法并不适用于转子下骨折。这是因为通过闭合复位内旋牵拉肢体远端并不能影响骨折近端的位置,反而会加重患肢内旋畸形。因此,患肢稍牵引,足极度内旋,以保持髌骨朝向正上方。这样可以方便术中纠正旋转移位。同时,了解股骨近端骨折移位的方向和机制是转子下骨折复位的基础:①当小转子骨块附着于股骨远端时,近端骨块移位相对简单,主要是外展移位;②当小转子附着于股骨近端时,近端骨块移位较为复杂,同时存在外展、外旋、屈曲移位。因单纯牵引不能纠正畸形,须对近端骨折块采取辅助复位操作。

常用的闭合辅助复位操作技术有以下几种。

(1)手法复位:对于较小外展、屈曲移位,向内、向下压迫骨折近端,进行复位。

(2)顶棒技术:在近端骨块外侧和前方经小切口分别置入两枚顶棒,下压并向内顶推复位。

(3)Schanz针/摇杆技术(见股骨干骨折部分)。

(4)骨钩复位技术:远端向内移位的骨折,可以在远端使用骨钩,同时近端配合顶棒进行复位。

(5)复位"金手指"(见股骨干部分)。

(6)阻挡钉技术:由于股骨近端髓腔宽大,可以通过阻挡钉技术纠正内翻和屈曲畸形。

一枚阻挡钉从前后方向置入髓内钉预计轨迹的内侧,控制内翻畸形;另一枚阻挡钉从侧方由外向内置入髓内钉预计轨迹的后方,控制屈曲畸形(见股骨干部分)。

当通过以上手段无法实现闭合复位时,应果断行切开复位内固定术。常用的方法有:①复位钳:近端外展畸形的骨折,可以用点状复位钳,沿大转子和股骨干方向临时固定;②线缆捆绑技术:通过股骨外侧2~3cm 的切口,在股骨的背侧和腹侧分别置入线缆通道装置;在确认骨折复位满意后,将背侧和腹侧的通道装置连接收紧;通过线缆通道置入足够长度的线缆或钢丝,然后移除线缆通道装置;连接线缆收紧器,在透视下逐渐收紧线缆或钢丝实现骨折复位固定。这些方法通常用于长斜形和螺旋形骨折。当转子下骨折为简单横形骨折时,很难通过以上方法进行有效的复位和稳定。可以通过复位钳夹持骨折近端,将其复位至正常的解剖位置,而暂时不处理骨折远端,这样便于确认正确的进钉点位置和近端扩髓。

对于后内侧皮质粉碎的股骨转子下骨折,无论是采用闭合辅助复位技术,还是有限切开复位,都应避免在复位时对内侧骨块使用较大的拉钩,或直接分离其表面的软组织,否则会增加骨折延迟愈合或不愈合的风险。

3.进钉点　正确的进钉点是维持复位和手术顺利的关键(图2-14)。由于转子下骨折的稳定性比较差,不恰当的进钉点位置和方向会导致骨折复位后的再次移位。例如,进钉点偏外时,会使髓内钉在插入过程中指向过度偏内,从而使股骨近端部分过度被髓内钉挤向内侧造成内翻畸形。正确的术中正侧位透视影像,对于判断是否获得最佳进钉位置是必要的(见股骨转子间骨折部分)。

图2-14　在冠状面上将股骨干分为三份,进钉点应在前中1/3交汇水平

不同的内置物、股骨近端解剖结构和骨折类型,其进钉点也会不同。对于高位的转子下骨折,进钉点应偏内以提高髓内钉对近端的把持力。对于骨折线经梨状窝的转子下骨折,进钉点偏外能够避免髓内钉经骨折线固定,减少对骨折愈合的干扰。

4.扩髓　骨折复位完成并获得稳定的维持是扩髓开始的前提。因为近端髓腔宽大,即使导针通过骨折断端插入到股骨远端,其过细的直径也无法维持骨折复位,骨折近端依然处于屈曲畸形。这时进行扩髓会造成股骨近端后方皮质过度磨损,甚至缺损,从而减少骨折断端间的接触,增加复位困难,并降低了内置物的稳定性。

正确的进针点确认后,应用空心弯曲的尖锥(鏨)或电动近端开口扩髓钻沿导针进行扩髓。通常选择股骨髓腔全长的髓内钉进行固定,因此应在透视下在股骨远端确认导针的位置。对于髓腔较窄的年轻患者,可从直径8.5mm 的软钻开始,每次递增0.5mm 直径,直至比预计置入的主钉直径大1.5mm 为止。扩髓时,用力要均匀温和,用力过大会带来新的移位或对股骨远端前侧骨皮质带来损伤,导致术中或术后的股骨髁上骨折。扩髓时,可以局部反复移动,以去除小的碎片。仰卧位扩髓时,容易偏向外后侧导致进针方向改变从而引起内翻,因此应注意使用套筒把持软钻的方向,保护外后侧皮质。

5.主钉的置入　连接主钉和导向器,注意固定螺丝一定要旋紧,否则置入头钉的导向会不准确。对有前弓角度的解剖型长重建钉,置入时应先将导向器置于大腿前方,使前弓角适合入钉处的外翻角度。在透视监视下通过骨折断端。在置入主钉的后 1/3 时,逐渐旋转导向器 90°至大腿外侧。注意在旋转主钉时,应透视检查骨折断端是否存在旋转移位,如果出现旋转移位,应拔出主钉,纠正旋转移位后重新置入主钉。如有需要可以在导向器上连接打砸器,用锤子轻轻敲入主钉。

6.头钉的置入　连接瞄准器和套筒,正侧位透视下钻入两枚导针,使针尖位于软骨下 5mm。调整其置入的深度,确保两枚重建钉均可置入股骨头颈内。如果发现导针成"强斜位",即从股骨颈下方进入而头端位于股骨头上部,则可能是近端骨块存在内翻畸形,也可能是选择主钉颈干角偏大。调整并拧入相应长度的重建钉至软骨下 5~10mm。重复上述步骤,拧入第二枚重建螺钉(图 2-15)。

图 2-15　头钉的置入

A~C.安装瞄准器和套筒,打入导针后用阶梯钻开髓,然后拧入重建螺钉;D.如果发现重建螺钉成"强斜位",即从股骨颈下方进入而头端位于股骨头上部,则可能是近端骨块存在内翻畸形

7.远端锁钉和尾帽置入　远端锁钉和尾帽置入同股骨干骨折部分。

八、术后处理

除了骨折断端缺乏接触或节段性骨缺损患者外,大多数患者允许其早期进行负重功能锻炼。负重量的大小取决于骨折类型和骨质量。术后 6~12 周,允许患者进行 10~15kg 部分负重活动。术后 1 个月、2 个月、3 个月、6 个月、12 个月复查 X 线明确骨折愈合情况,根据骨折愈合的进展和患者的耐受程度逐渐增加负重量。

九、术后并发症及其防治策略

过去的研究显示,股骨转子下骨折的手术并发症发生率高达 21%。随着内置物设计的改进和手术技术的规范,相应的并发症有所减少。常见的并发症包括畸形愈合、骨不连、感染、血肿、局部疼痛和内置物失败。其中以前三种并发症最为常见,髓内钉术后因这些并发症的再手术率高达 4.7%。

1.畸形愈合　股骨转子下骨折畸形愈合的实际发病率远高于目前的临床报道。畸形愈合分为 3 种,即旋转畸形、患肢不等长和内翻畸形。其中,以内翻畸形对临床预后的负面影响最大。股骨近端外侧不完整、后内侧皮质粉碎失支撑、骨折复位不良、进钉点偏外等,都有可能造成内翻畸形。内翻畸形不仅会减弱髋关节外展肌肉的力量,影响髋关节功能,还会伴发明显的下肢短缩和旋转畸形,增加头钉切出的风险。

解剖复位和正确的髓内钉操作技术是避免该并发症的关键,必要时果断地有限切开复

位也可以减小畸形愈合的概率。术中可根据大转子顶点和股骨头中心的关系判断是否存在内翻畸形。两者在一条水平线上,颈干角即可在130°左右,如果大转子顶点明显高于股骨头中心,则提示存在内翻畸形。避免畸形愈合的具体措施有:①髋内翻畸形,应避免进钉点过度偏外;在扩髓前和扩髓过程中,实现并维持骨折复位;②旋转畸形,在内固定物置入前应完成复位;术前评估对侧髋关节的前倾角度选择合适的内置物;③患肢短缩畸形,在内固定物置入前应完成复位;术前测量健侧股骨长度作为参照。

如果畸形严重,患者可能需要接受截骨矫形手术。应根据原有内置物的种类、骨质量、有效骨量和股骨头内骨缺损的位置,选择合适的内置物用于截骨矫形术。其中,DCS是一种较为理想的选择。其优势在于:①该钢板可以跨越整个截骨区域,并位于其近端;②相比髓内钉,实现内翻、旋转和长度复位更容易;③DCS的头钉通常置于股骨头的下方,该区域一般受原有内置物干扰较小,骨量保留更多。

2.骨不连 早年,采用髓外固定治疗股骨转子下骨折时,术后骨不连的发病率高达20%。随着髓内钉的广泛应用,骨不连的发病率明显降低,有文献报道约为1%。骨不连常由以下原因造成:①由于周围强大的肌肉牵拉,导致该部位的骨折极不稳定;②该处骨折多为高能量损伤,其继发的周围软组织损伤多较为严重;③作为解剖结构的交界区域,该部位的血供较少,骨折愈合能力本身较弱;④手术复位过程中,闭合复位不满意或切开复位剥离过度,也会影响骨折愈合。

骨不连的治疗方法较多,应根据骨折的畸形程度选择合适的治疗方案。如果骨折的力线良好,内置物未失效,可以保留髓内钉行附加钢板治疗。如果骨折畸形严重或是内置物失效,应行更换内置物+截骨矫形术。多个临床研究结果显示,骨折近端只要能获得足够的稳定性,骨折愈合的概率就大大提高。对于萎缩型骨不连或合并骨缺损时,还应充分植骨治疗。当原有内置物头钉切出继发骨折近端骨缺损严重时,对于老年患者可行关节置换术。

3.感染 感染是转子下骨折术后最严重的并发症。感染的治疗不仅非常困难,而且常继发骨折不愈合。对于术后早期的感染,应该在保留内置物的基础上,彻底清创,并静脉选用敏感抗菌药物治疗。对于慢性感染,应移除原有内置物,彻底清创和创腔灌洗,并使用髓内抗生素占位器。必要时可采用外固定架临时固定。术后静脉选用敏感抗感染药物治疗。待感染控制后,再行确定性手术。

第三节 股骨干骨折

一、流行病学

股骨干骨折的年发病率为(10～37)/10万,占成年人股骨骨折的36.27%。按照AO分型,A型占70.26%,B型占18.17%,C型占11.57%。按照骨折部位,股骨干中段骨折最常见。由于被肥厚的肌肉软组织所包裹,开放性骨折并不多见,只占约2%。股骨干骨折发病具有年龄和性别高特异性,常发生于15～29岁年轻男性(中位年龄27岁)和70～94岁老年女性(中位年龄80岁)。

股骨干骨折多由高能量损伤所致,如车祸、高坠伤、枪伤或爆炸伤,以年轻患者多见。这些患者往往合并多发伤。1/3 交通伤合并股骨干骨折的患者常伴发胸部、颅脑、骨盆和对侧下肢的骨折。高坠伤合并股骨干骨折患者,其脏器损伤发生率为 3%。双侧股骨干骨折往往合并其他系统的损伤,病死率高达 1.5%~5.6%;死亡的主要原因包括严重的肺挫伤、肺炎、脂肪栓塞、ARDS 和心力衰竭。高暴力损伤和开放性骨折同样会增加骨折延迟愈合和不愈合,以及邻近关节僵直的风险。股骨干骨折的失血量为 0.5~1.5L,其中 1/3 的患者住院早期需要接受输血治疗。筋膜间室的发病率为 1%。

老年患者多由跌倒所致,约占整体发病人群的 25%,多为螺旋形骨折,常是单侧单发骨折。由于患者多为高龄老人,其合并疾病较多,尤其是重度骨质疏松。除了外伤,部分患者的骨折发生比较隐匿,可能是转移性病理骨折或不典型骨折。转移性癌症最常累及的长骨为股骨,其中股骨近 1/3 受累的人群占 50%。不典型骨折在股骨干骨折中的年发病率为 1‰。

二、应用解剖

按照 AO/OTA 分型,股骨干骨折定义为发生于股骨小转子下方以远至股骨内收肌结节近端 5cm 以内的骨折。股骨小转子下方以远 5cm 以内定义为股骨转子下骨折,其作为一种具有特定解剖学特点和力学特性的股骨干骨折,将单独介绍。

股骨是人体最长和最坚韧的骨骼,周围被最丰厚的肌肉软组织所覆盖包裹。股骨的解剖形态包括 12°~15° 的生理性前弓,以及 125°~130° 的颈干角。髓内钉设计有适合前弓角度的弯曲;采用髓内钉固定时,必须维持此角度,严格避免向后成角畸形。股骨粗线是确定股骨复位的重要解剖标志。在股骨粗线位置,营养血管进入股骨,因此要避免使用大的 Hoffman、Bennett 等拉钩,减少骨膜的剥离,保护股骨干的血供。

股骨的髓腔起自股骨小转子水平,最远至股骨远端髁间窝皮质线末端前方,其近端延长线通过梨状窝,远端投影点位于后交叉韧带止点的前方(图 2-16)。按照 AO/OTA 分型,根据髓腔的大小,将股骨干分为近端非峡部区域、峡部区域和远端非峡部区域(图 2-17)。髓腔自股骨大转子至股骨外上髁连线近端 1/4 处开始狭窄,直至连线中点远端 1cm,此线中点近侧 2~3cm 处是髓腔最狭窄的部位。不同区域的髓腔直径,会影响髓内钉型号的选择、交锁螺钉固定的数量及手术最终获得的力学稳定性,从而影响骨折愈合的结果。

髁间窝皮质线

注意,此处有前交叉韧带通过

图 2-16　股骨髓腔远端投影点位置

股骨髓腔远端位于髁间窝皮质线末端前方,其近端延长线通过梨状窝,其远端投影点位于后交叉韧带止点前方

图 2-17　股骨干髓腔分区

按照 AO 分型,根据髓腔的大小,将股骨干分为近端非峡部区域、峡部区域和远端非峡部区域

股骨的力学特点是内侧骨皮质承受到压应力,而外侧骨皮质承受牵张应力。受力模式决定了髓内钉轴心固定是临床上最优的固定方式。而采用钢板偏心固定时,由于其安放在张力侧,一般要求压力侧骨皮质完整且连续,否则容易形成吊臂样不稳定,导致骨折不愈合或钢板螺钉断裂(图 2-18)。

图 2-18　钢板偏心固定

钢板偏心固定时,由于其安放在张力侧,对压力侧骨皮质完整性要求较高,否则容易形成吊臂样不稳定,导致骨折不愈合及钢板断裂

股骨周围由三组主要的肌群包裹,包括前方的股四头肌,背侧的股二头肌和半腱半膜肌,以及内侧的内收肌群。各肌肉群的功能不同,导致了不同的骨折平面,断端移位方向不

相同:①臀中肌、臀小肌,附着于大转子,作用为外展、屈曲、外旋髋关节;②髂腰肌,附着于小转子,作用为屈髋、外旋;③股四头肌,包括股直肌、股内侧肌、股外侧肌和股中间肌,除股直肌起自髂前下棘和髋臼上部跨越髋关节、膝关节外,其余起自股骨仅跨越膝关节,主要作用是伸膝;④内收肌群,附着于股骨粗线及其内侧唇,主要作用是髋关节内收,同时有轴向的牵引分量;⑤后侧肌群,包括股二头肌、半膜肌和半腱肌,主要作用是伸髋、屈膝。

股骨干的血供主要来自股深动脉的滋养动脉。其由骨干的近端和后侧的股骨粗线进入髓腔,供应骨内膜,提供髓腔内骨皮质内 2/3 的血供。骨膜外血管提供骨皮质外 1/3 的血供。髓内钉固定时,扩髓会不可避免地损伤髓内血供,而髓外的血供得到了保障。同时,髓内的血供可以在术后 2~6 周自我修复,这样就为骨折愈合提供了进一步保障。

三、损伤机制和临床评估

1.损伤机制　股骨干骨折大部分是由外伤所致,分为高能量损伤和低能量损伤。高能量损伤常见于年轻患者,包括两个方面:①直接暴力,如车祸伤、挤压伤、枪伤和爆炸伤等,骨折类型多为横断或粉碎性骨折;②间接暴力,为杠杆作用、扭转作用,如高空坠落、疲劳行军等。低能量损伤常见于老年患者,如跌倒、病理性骨折,多为斜形或螺旋形骨折。此外,部分骨折比较隐匿,且不伴明确的外伤史。其中,有一部分是溶骨性或破骨性转移癌所致;还有一些是骨质疏松患者长期口服双膦酸盐类药物,导致的不典型骨折。

2.病理生理变化　股骨干是人体最坚韧的长骨,其骨折的发生往往是高能量损伤所致。同时,应重视其另外一个重要的解剖学特点,即包裹股骨的是全身最丰厚的肌肉软组织结构。当发生骨折时,会同时伴发大量的肌肉软组织损伤和坏死,并同时释放大量的炎症因子,如激酶、白介素和肿瘤坏死因子,这是激发机体一系列病理生理反应(SIRS、ARDS、MOF、MODS)的基础。因此,有学者提出了"早期确定性手术"(early total care,ETC)的治疗理念,期望通过急诊稳定骨折来减轻或阻断继发性的全身炎症反应。

当患者为多发伤时,全身的其他器官损伤也会增加炎症因子的释放,并诱导和加重全身炎症反应。有研究发现,肺脏是全身某些炎症因子释放最多的器官。因此,相比单发的股骨干骨折,多发损伤(尤其是伴发肺损伤)患者发生 SIRS 的概率会大大增加。基于该理论,有些学者并不赞同对股骨干骨折的处理遵循 ETC 原则,他们认为早期附加的骨折固定手术(特别是扩髓髓内钉手术),作为二次打击,可能增加炎症因子的释放,激活粒细胞和内皮细胞的活性,提高肺的通透性,最终导致 ARDS 和 MODS 发生。在此基础上,损伤控制骨科(damage control orthopedics,DCO)被提出指导股骨干骨折的外科治疗,尤其对于多发伤患者。

3.临床评估　既然股骨干骨折存在诱发严重全身炎症反应的风险,对其局部和全身进行全面有效的临床评估则尤为重要。无论是遵循 ETC 还是 DCO 原则,股骨干骨折都是急诊手术的指征。早期有效的复苏能够降低并发症发生,增加手术的安全性。

详细询问病史,判断受伤机制,明确是单发骨折还是多发伤。股骨干骨折典型表现包括疼痛、畸形、肿胀、活动受限、患肢短缩等。股骨干骨折平均失血量可>1200mL,监测生命体征,评估血流动力学的稳定性。除此之外,还应仔细评估局部软组织损伤的程度及下肢神经血管情况。如果患肢远端动脉搏动不能触及,应及时行血管超声检查。

对于高能量损伤造成的骨折,须重点排除脊柱、骨盆髋臼、股骨近端、胫骨近端、膝关节、颅脑损伤、盆腹腔实质或空腔脏器等合并伤(表 2-1)。40%的患者合并同侧膝关节韧带和半月板损伤。2.5%~6%的患者合并同侧股骨颈骨折。当患者合并同侧髋关节脱位、骨盆髋臼骨折,和(或)合并同侧浮膝损伤时,常提示其他脏器合并伤的存在,应仔细排查和处理。严重的脏器损伤、血流动力学紊乱及局部肌肉软组织毁损,可能会威胁到患肢的存活和患者的生命,并影响到相应的临床决策。

表 2-1 严重创伤患者的急救分期

分期	伤后时间	临床表现及救治措施
急性期	1~3 小时	临床核心内容是复苏和评估患者全身情况,包括呼吸支持、抗休克、必要的胸腔穿刺、止血等;需要急诊处理的骨科情况,包括骨筋膜室综合征、血管损伤、无法复位的髋关节脱位和开放性骨折
初始期	1~48 小时	肢体创伤的手术多在这一时期内完成,包括合并血管损伤、骨筋膜室综合征切开减压和骨折的外固定架固定
第二期	2~10 天	患者一般状况有所好转,但应避免长时间的手术
第三期	数周至数月	终极固定和重建手术在患者情况稳定后进行,还包括术后处理治疗

4.影像学评估　高能量所致的股骨干骨折,常合并胫骨、髌骨、股骨近端、髋臼等部位骨折,必须拍摄包含膝关节和髋关节的股骨全长 X 线片。如无法拍摄股骨全长 X 线片,则应分别对髋关节、股骨干及膝关节进行正、侧位摄片检查。必要时可行 CT 扫描,详细了解骨块情况。怀疑血管损伤者可行血管超声、造影或增强 CT 血管重建检查以明确诊断。

四、骨折分型

对于股骨干骨折的描述一般基于以下三个方面:骨折部位(近端非峡部、峡部、远端非峡部)、骨折的形态(横形、斜形、螺旋形、节段性)及粉碎程度。这也是骨折分型的基础,其中最经典的分型是 Winquist-Hansen 分型(图 2-19)和 AO 分型(图 2-20)。

0级　Ⅰ级　Ⅱ级　Ⅲ级　Ⅳ级

图 2-19　Winquist-Hansen 分型

0 级,无粉碎;Ⅰ级,小的楔形或粉碎性骨折,断端皮质接触至少 50%;Ⅱ级,大的楔形或粉碎性骨折,断端皮质接触至少 50%;Ⅲ级,大的楔形或粉碎性骨折,断端皮质接触少于 50%;Ⅳ级,粉碎性骨折,主要骨折断端间无皮质接触

图 2-20 股骨干的 AO 分型

A 型为简单骨折;B 型为楔形骨折;C 型为复杂骨折

　　Winquist-Hansen 分型的主要依据是骨折粉碎程度。该分型的提出就是为了指导髓内钉的临床使用,尤其是是否选择交锁固定,以及静态或动态锁定。对于 0 和 I 型骨折髓内钉固定后可以不使用交锁固定;对于后面三种类型的骨折,由于断端旋转和短缩稳定性较差,推荐使用交锁固定。随着研究和随访对交锁固定的肯定,目前临床上应用髓内钉固定时都推荐使用交锁固定,所以该分型逐渐退出临床应用。现在,AO 分型是股骨干骨折最常推荐使用的分型系统,其不但根据骨折的形态和粉碎程度将骨折分为 A、B、C 三型,还根据骨折部分再分为相应的亚型,这有利于临床医师对骨折进行区分并制订相应的外科治疗计划。

五、治疗原则

　　任何成人股骨干骨折,都是不稳定型骨折。除了不能耐受手术外,所有患者都应接受手术治疗。股骨干骨折是有急诊手术指征的,延迟固定会增加患者的病死率和住院时间。目前手术治疗方式有三种:髓内钉、钢板和外固定架。其中髓内钉是治疗选择的"金标准",具有并发症发病率最低,骨折复位丢失量少的优点,其适用于绝大多数的患者。

　　髓内钉固定包括顺行固定和逆行固定两种方式。其中顺行髓内钉适用于大多数股骨干骨折,而逆行髓内钉也是一种非常好的替代手段。后者主要适用于以下情况时的股骨干下

1/3 骨折:同侧股骨颈、股骨转子、髋臼、髌骨或胫骨干骨折;双侧股骨干骨折;病理性肥胖患者;怀孕妇女;全膝关节置换术后假体周围骨折;同侧膝关节以远截肢患者的股骨干骨折。

当然髓内钉不能解决所有的股骨干骨折患者,钢板和外固定架也有其更适宜的人群和情况。钢板螺钉内固定的手术适应证有以下几方面:①髓腔狭窄;②股骨畸形;③因感染或先前的非手术治疗出现髓腔闭塞;④骨折线向远、近端延伸至转子周围或股骨髁区;⑤合并血管损伤或筋膜间室综合征的股骨干骨折,探查血管或筋膜间室减压时,同时实施钢板固定;⑥股骨干髓内钉术后骨不连;⑦严重开放伤,髓腔污染严重。

外固定多作为临时固定或辅助固定,是损伤控制手术的重要组成部分,其手术适应证包括:①修复躯体同侧的动脉损伤,同时进行外固定稳定骨折;②软组织严重污染的损伤,其他固定可能妨碍行二次清创;③股骨干骨折伴大段骨缺损。

对于多发伤的患者,应根据整体病情对股骨干骨折做相应的治疗(表 2-2)。应根据具体情况遵循 ETC 或 DCO 原则。目前,没有明确的证据证明 ETC 会增加围术期并发症的发生,而一些亚组的多发伤患者可从 DCO 中获益。早期有效的复苏能够降低髓内钉固定围术期的风险。在此基础上,对于一些合并明显胸部和颅脑损伤的患者,采用髓内钉固定也是安全的。

表 2-2　多发伤患者合并股骨干骨折的处理原则

患者病情	治疗原则
病情稳定	遵循 ETC 原则,采取终极内固定的方法治疗骨折(如髓内钉)
病情不稳定	仅进行必要的快速挽救性手术,并尽快地转入 ICU,复杂的肢体重建等工作推迟到患者病情稳定
边缘状态	谨慎采取手术,加强监护,并遵循 DCO 原则
濒死	经复苏后仍然病情危重,甚至存在死亡三联征;应立即转送 ICU 病房进行有创监测,同时开始高级生命支持治疗,仅在床旁进行快速的肢体外固定

六、髓内钉的固定理念

目前,成人股骨干骨折采用髓内钉固定是临床治疗的首选,其最大的优势在于轴心固定。经典的髓内钉固定理念是指将一根坚强没有弹性的钉插入到一个相对软的有弹性的组织中,通过两者之间接触所产生的摩擦力实现稳定。随着对股骨解剖和生物力学的研究进展,越来越多的治疗原则和理念应用于髓内钉的设计。这其中贡献最大的是德国医师提出的弹性锁定、扩髓和交锁三个重要的概念,这些被以后的学者进一步丰富、实践和发展,为现代髓内钉技术奠定了坚实的基础。

1.股骨的生物力学优势　正常活动时,股骨承载三方面的负荷:轴向、侧方和扭转负荷。股骨所能承受的轴向负荷最强。有研究发现,予以股骨单纯轴向加压,导致骨折所需的载荷至少要 6230N。因此,侧方和扭转应力是导致股骨干骨折常见的原因,分别只需要 21.2N·M 和 183N·M 的载荷就可能会导致股骨干骨折。基于股骨生物力学特点和管状解剖学特点,髓内钉固定治疗股骨干骨折是一种更为理想的选择。由于髓内钉轴心固定的优势,使其对称性地承载了来自横断面的力矩,从而可以很好地对抗侧方应力。而交锁固定技术弥补了髓内钉对抗扭转稳定性的不足。

（1）弹性锁定：弹性锁定是传统 Kuntscher 髓内钉的固定原理。它是通过髓内钉连接骨折的远、近端，通过骨和髓内钉之间的接触面积及其所产生的摩擦力来实现骨折的稳定。为了增加髓内钉的弹性，研究者对髓内钉进行了以下的技术改进：①将实心钉设计成空心钉；②将钉的横断面设计成三叶草形；③增加了一条纵形缝隙。这样的改进，既保留了髓内钉抗弯强度，又使其插入的过程更加容易。但是，由于股骨干髓腔呈沙漏状，所以只有峡部简单骨折才能获得确切的固定。

（2）扩髓：为了增加髓内钉对骨折固定的稳定性，Kuntscher 提出了扩髓技术。通过扩髓可以增加股骨干髓腔的直径，从而引起了以下力学效应：首先，增大的髓腔可以增加骨和髓内钉之间的接触面积和摩擦力；其次，扩大了髓内钉的手术适应证范围，靠近髓腔峡部的近端和远端可以采用髓内钉固定；最后，增加的髓腔允许使用直径更大的髓内钉，从而增加其抗弯和抗扭转强度。然而对于粉碎性骨折，弹性锁定和扩髓都无法克服髓内钉固定后短缩畸形的发生，也无法提供足够抗扭转强度。

（3）交锁：为了解决髓内钉抗轴向和扭转应力的不足，交锁固定技术被引入应用于临床。该技术是指通过骨和螺钉孔拧入螺钉，将髓内钉锁定于骨结构上，形成骨–髓内钉–螺钉结构。这样使得弹性锁定的理念在稳定型骨折断端中的作用变得并不重要，取而代之的是骨–髓内钉–螺钉结构。该结构能够有效地对抗轴向和扭转应力，即使是用于峡部粉碎性骨折或非峡部骨折，也可以为骨折断端提供足够的稳定性。

交锁螺钉的直径、数量和方向都会影响到骨折固定的稳定性。研究表明，增加交锁螺钉的直径会明显增加其疲劳强度，直径增加 20%，螺钉的疲劳强度增加 70%。还有研究采用螺旋形锁钉用于交锁固定，和传统螺钉相比，其硬度增加 41%，强度增加 20%。这一螺旋形交锁螺钉尤其适用于重度骨质疏松的老年患者。尽管有研究证实顺行髓内钉远端 1 枚和 2 枚交锁螺钉在对抗轴向和扭转应力方面不存在明显差异，但还有很多不确定因素会影响交锁螺钉数量的选择，如股骨干远端的骨折、粉碎性骨折、重度骨质疏松和患者的康复期望。因此，骨折每一端使用至少 2 枚交锁螺钉可能更为稳妥，其所构建的结构能承载更大的载荷。有时，如果交锁螺钉为单平面平行交锁，即使增加其使用数量，对于非峡部骨折和峡部粉碎性骨折，髓内钉依然无法控制骨折断端的摆动，有学者将这种摆动不稳定称为"雨刷器效应"。之后，多平面交锁固定的技术被引入，其不仅可以避免"雨刷器效应"的发生，还可以使髓内钉更加适用于靠近股骨干两端的骨折，甚至是股骨远端关节内骨折。

2.髓内钉固定后生物学优势　由于髓内钉的进钉点远离骨折区域，所以采用闭合髓内钉技术有利于保护骨折断端的血肿，且不破坏骨外膜的血供。此外，扩髓也对骨折愈合有促进作用：①扩髓过程中所产生的碎屑对骨折的愈合有良好的骨诱导和骨传导作用；②扩髓所产生的热效应还会刺激增加骨外膜及其周围软组织血供，从而加速骨折愈合；③扩髓过程中对骨内膜血供的破坏是可逆的，2~6 周后其血供会重建，不会对骨折愈合产生不利影响。因此，髓内钉固定术后会产生足够多的骨痂，提高骨折愈合率，并减低了内固定取出后再骨折的风险。

七、髓内钉的手术及时

1.顺行髓内钉固定技术

（1）体位：可选择仰卧位、侧卧位及是否使用牵引床。各种体位都存在一定的优缺点

（表2-3）。对于单发的股骨干骨折,推荐使用仰卧位合并牵引床,或侧卧位。对于多发伤患者,尤其是合并同侧肢体多发骨折或双侧股骨干骨折时,推荐使用仰卧位。侧卧位合并牵引床,由于牵引装置组装复杂且术前体位准备及消毒时间过长,目前临床上使用较少。

表2-3 股骨干骨折手术体位的优缺点

体位	仰卧位	侧卧位	仰卧位合并牵引床
优点	①术前体位准备简单快速;②多发伤需要多部位手术时不需要重新消毒铺巾;③术中可参照健侧股骨减少畸形发生	①进钉点确认容易;②消毒铺巾简单	①持续有效地牵引;②减少对助手的需求高
缺点	需要助手牵引复位	①不适合多发伤患者,尤其是脊柱、胸部和颅脑损伤;②术中透视困难;③骨折旋转畸形发生率高	①牵引床引起的并发症;②术前准备时间长,并增加麻醉时间;③过度牵引和旋转畸形发生率

牵引床的优势在于能够提供持续有效的轴向牵引力。但使用牵引床也会带来一些不良的并发症,应引起临床医师重视,其主要为:①术前准备时间、手术整体时间和麻醉时间增加;②断端过度牵引和旋转畸形的发生率更高;③阴部神经和男性勃起功能障碍;④健侧肢体的筋膜间室综合征。应根据患者病情,合并损伤的严重程度,多发骨折的部位和严重程度,选择有利于简化手术过程,提高复位标准的手术体位。

（2）进钉点:常用的进钉点有两种——梨状窝和股骨大转子。正确的进钉点是获得和维持复位的关键。不同的内置物类型,其进钉点也会不同。判断是否获得最佳进钉位置的关键在于术中正侧位透视影像。正位像上,髓腔的沿线通过梨状窝,即为梨状窝进钉点;外侧入路进钉点位于股骨大转子尖附近,其具体位置视髓内钉的外翻角度而定。侧位像上,由于股骨干前弓的存在,梨状窝进钉点位于中后1/3;以大转子进钉点位于前中1/3（图2-21）。错误进钉点的位置和方向会导致骨折复位后的再次移位。

图2-21 股骨大转子进钉点

经梨状窝的髓内钉,更符合轴心固定的原则。但是,其也会带来一系列的问题:①当进钉点过于偏内时,存在医源性股骨颈骨折风险;②过度的髋关节内收,虽然有利于进钉点的确定,但是会导致髂胫束的张力增高,导致复位困难;③扩髓会损伤髋部周围肌肉,影响髋关节功能;④扩髓会带出大量的骨碎屑,增加了髋关节周围异位骨化的发生率。

因此,作为股骨顺行髓内钉梨状窝进钉的替代方式,股骨大转子进钉点广泛应用于临床。选择该进钉点,可以减少对髋关节周围肌肉的损伤,操作更加简单,缩短了手术时间和透视暴露时间。但是,该进钉点也带来了新的问题:①潜在的医源性股骨近端骨折(内外侧壁);②对于近端非峡部骨折,骨折复位常不满意,导致髋内翻畸形;③股骨大转子解剖变异大和不同厂家的髓内钉其近端外翻角差异,导致进钉点确定困难;④经外侧入路术后功能随访结果和理论上功能不符,63%患者可以正常行走,只有45%的患者髋关节可以主动正常屈曲活动。

(3)骨折复位技巧

1)侧卧位复位技巧:在扩髓及置入髓内钉之前,必须先复位。术中由助手牵引患肢并屈髋,在透视下调整远端对近端,让导针通过骨折断端进入远端髓腔完成复位。测量患肢长度,与术前测量的健侧肢体比较,确认肢体长度的恢复。

此方法难点在于控制旋转,应在透视下调整,纠正旋转畸形。首先,透视膝关节,调整双髁后侧连线重叠,此后膝关节维持位置不再变动;然后,旋转 C 形臂 $10° \sim 15°$(或设计好的股骨颈前倾角),透视股骨近端,此时股骨颈和股骨干应在同一轴线上。

2)平卧位复位技巧:患肢稍牵引,骨折远端内旋,保持髌骨朝向正上方。熟悉股骨干骨折移位的方向和机制是骨折复位的基础。但由于肌肉牵拉的作用,单纯牵引不能纠正畸形,须对近端骨折块采取辅助复位操作。

(4)常用的复位辅助技术

1)Schanz 针/摇杆技术:利用原有已存在的临时外固定架针,或术中在骨折远近端分别拧入 1 枚 Schanz 针,将其作为摇杆控制骨折移位,实现骨折复位。骨折近端部分的 Schanz 针应在股骨偏后位拧入,避免阻挡导针;骨折远端部分的 Schanz 针只要远离骨折线拧入即可。一旦导针通过骨折线进入远端部分,应去除 Schanz 针,准备扩髓。

2)股骨牵开器:股骨牵开器对于骨折复位也非常有用。值得注意的是,近端 Schanz 针固定位置不能阻挡髓内针的插入。如果近端 Schanz 针前后方向固定,应位于股骨内侧;如果近端 Schanz 针水平方向固定,应位于股骨前方。

3)复位"金手指":这种复位"手指"是由三部分构成,即近端的手柄使骨折操作变得更加容易;中空的管道有利于保留导针;远端略带弯曲且平坦的尖端有利于完成复位或引导导针通过骨折断端到达远端骨折块。

4)尖锥技术:通过尖锥将主骨块推向有利于骨折复位的方向。但是,股骨干是圆柱状且表面光滑,尖锥可能会滑脱并引发潜在的神经血管损伤。因此,在股骨干上行单皮质钻孔,然后安置尖锥,可以避免上述风险的发生。

5)预弯的圆头导针:应用预弯的圆头导针,在透视下插入移位的远端骨折块髓腔内,旋转导针后协助复位。

6)阻挡钉技术:详见后文阻挡钉技术。

7)双反牵引顺势复位技术:张英泽院士及其团队创新性设计出一种用于骨折复位的牵引架,并提出双反牵引顺势复位技术的理论。该技术主要是通过牵引装置将力以骨折端为中心向两侧牵拉,主要依靠骨折周围的软组织挤压进行复位,这项技术即为张氏牵引技术。

(5)扩髓:一般来说,对于所有患者都应选择扩髓。其有以下优势:首先,扩髓后可以使用更粗的髓内钉,提供了更好的初始稳定性;其次,扩髓可以减少骨折延迟愈合和不愈合的发生率;最后,扩髓减少了置入髓内钉的阻力。

尽管如此,不正确的扩髓技术也会带来以下几方面问题。

1)偏心扩髓:可以导致一部分骨皮质变薄,从而影响愈合甚至导致疲劳骨折。

2)扩髓钻头嵌顿或断裂:如果转速慢导致扩髓钻卡住,应由有经验的医师取出。而扩髓钻头在髓腔内断裂等工具的毁损是严重的并发症。

3)骨的热坏死:对于股骨干中部髓腔狭窄的患者(9mm或以下),应避免过度扩髓,否则可能导致髓腔内细胞的过热坏死。

4)脂肪栓塞:快速插入扩髓钻会导致髓腔内压力升高。这有可能导致肺部的脂肪栓塞,甚至肺功能衰竭。

5)仰卧位近端扩髓:容易偏向外后侧导致进钉方向改变,导致髋关节内翻畸形。

因此,扩髓时应遵循逐级递增的原则,尤其是对于髓腔较窄且峡部皮质更厚的年轻患者和多发伤患者。应从最小直径8.5mm开始,每次递增0.5mm直径,直至比预计置入的主钉直径大1.5~2mm。扩髓的技术要点包括以下几方面:①用力要均匀温和,用力过大会带来骨折再次移位,或对股骨远端前侧骨皮质带来损伤导致医源性骨折;②可以局部反复移动,以去除小的碎片;③缓慢插入扩髓钻,并且在每次扩髓之间停留足够的时间,以保证髓腔内压力恢复正常。

(6)主钉的选择和置入:无论骨折线的位置和骨折粉碎程度,都应选择股骨全长髓内钉。其置入的顺序和技巧如下(图2-22)。

图2-22 主钉的置入顺序和技巧

A.置入主钉时首先让导向器位于大腿前方;B、C.在插入主钉时逐渐向侧方旋转,至插入后1/3时旋转至大腿外侧,必要时可连接打砸器,用锤子辅助置入主钉;D、E.在旋转导向器时,透视检查骨折断端是否存在旋转移位,并在交锁螺钉固定前纠正

1)连接主钉和导向器,注意固定螺丝一定要旋紧,否则在置入头钉时导向不准确。

2)对有前弓角度的解剖型长重建钉,置入时应先将导向器置于大腿前方,使前弓角适应无菌绷带、电刀连线等,自患侧的髂前上棘、髌骨和第1趾、第2趾间隙作连线调整力线及旋转。这种方式对于仰卧位合并牵引床或侧卧位,比较难以实现。因此,更精确的旋转调整可以借助术中C形臂透视辅助完成。

当小转子完整时,将患肢及健肢平放,保证髌骨朝向前方,透视并存储健侧肢体的小转子形状,然后透视患肢的小转子形状并与健侧相对比。如果小转子形态较健侧小,则说明近端存在内旋;如果小转子形态较健侧大,则说明近端存在外旋。调整旋转角度后,保证患肢

髌骨朝向前方,重新透视,双侧小转子形态一致说明旋转畸形已经纠正。

当小转子不完整时,应当透视股骨远端髁的标准侧位像,两髁完全重叠,记录此时 C 形臂角度。在该角度基础上,外旋 C 形臂 10°~15°并稳定患肢和固定机臂,然后透视股骨近端,如果股骨颈和股骨干长轴在一条直线上,说明旋转畸形已经纠正。对于 A 型股骨干骨折,可以透视骨折断端,观察近端和远端髓腔直径和皮质的厚度,若骨折两端存在差异,则说明存在旋转畸形。调整角度后断端的髓腔直径和皮质厚度一致,说明旋转畸形已经纠正。

(7)远端锁钉的置入

1)应用"满圆"技术,在透视下锁定远端螺钉。调整 C 形臂的投照角度,使锁定孔成为正圆。在圆孔中心,做一小切口。

2)置入与钻头等粗的克氏针,并使针尖端接触骨面,保持一定倾斜,仔细调整克氏针尖端的位置,保证其尖端在锁定圆孔中央。采用克氏针替代钻头的优势在于,克氏针锐利的尖端扎在骨面上不易滑脱,容易操作。

3)透视下确定针尖端与锁定孔在同一轴线上,针的边缘正好套在锁定孔内,或正好将其充满。

4)钻透双层皮质,测量后选择合适长度的螺钉,拧入髓内钉远端锁孔。

5)推荐采用静态锁定固定。如有必要,可在远端应用多平面锁定,以获得更好的稳定性。

6)对于 A 型和 B 型骨折,应当回敲断端加压。

7)远端螺钉应穿过对侧皮质 2~3 个螺纹。螺钉过短,可能发生锁钉松动甚至退出,影响内固定稳定性。如果螺钉过长,可能会刺激对侧软组织,引起疼痛不适。

(8)近端锁钉和尾帽的置入:根据需要和髓内钉的设计不同,可以选择多种锁定方式。同时,为了防止骨痂长入主钉尾端造成内置物难以取出,应当置入相应长度的尾帽。

2.逆行髓内钉固定技术

(1)体位:相比顺行髓内钉,逆行髓内钉对体位要求不高,一般在全透视骨科手术床上取仰卧位即可,不需要使用牵引床。其体位为:患者仰卧于全透视的手术床上,患侧膝关节后方适当垫高使其屈曲 40°左右,小腿中立位。患侧膝关节僵直为逆行髓内钉的禁忌证。健侧肢体存在可能会影响透视,因此推荐使用以下方法摆放对侧肢体:①半截石位,即将其置于产科腿架上,髋关节屈曲外展位固定;②进行侧方透视时,将其通过无菌被单临时垫起,使髋膝关节屈曲;③也可在消毒铺巾前用体位垫将健侧肢体垫起;④部分透视床可分别调整双下肢的体位,可将健侧肢体降低,使之低于患肢,从而避开透视。

(2)切口:使用马克笔标记髌骨外形,自髌骨下缘正中向远端做一长为 2~3cm 的纵向切口。纵行劈开髌韧带,或用剪刀在髌韧带内侧锐性分离后向外侧牵开髌韧带,进入关节腔,术者的手指可以摸到髁间窝和髌骨。然后在透视下确定进钉点。

(3)进钉点:应在透视下确定进钉点,而不是根据解剖结构确认。侧位像,可见股骨双髁重叠,此时最重要的透视标志是髁间窝皮质线(Blumensaat 线),进钉点位于在 Blumensaat 线的末端前方。笔者推荐在该点的基础上,再向前轻微移动,移动距离为计划使用髓内钉半径,这样可以避免在开口时损失后叉韧带附着点。正位像,进钉点应在髓腔中心的延长线上,而股骨髓腔延长线和股骨髁水平连线处成角小于 90°。因此,建议进钉点位于股骨髁间窝正中或轻度偏内(图 2-23)。

图 2-23　逆行髓内钉的进钉点

（4）骨折复位：在扩髓前必须完成大致的骨折复位，复位技巧见顺行髓内钉部分。

（5）主钉的置入：导针跨过骨折断端，用空心钻沿导针逐步扩髓至小转子水平。测量所需髓内钉长度，徒手插入髓内钉。在置入髓内钉导针、扩髓时，应屈膝40°左右。屈膝度数过小，容易损伤胫骨结节；屈膝度数过大，容易损伤髌骨下极。

髓内钉近端位置：骨折线位于股骨干远端的骨折，髓内钉必须通过股骨干峡部；股骨干粉碎性骨折须将髓内钉插至小转子水平。

髓内钉远端位置：埋入关节软骨下，避免突出关节面，否则会损伤髌骨的软骨面。根据髓内钉尾端沉入骨内的深度选择适当长度的尾帽，尾帽不应埋入过深，以免骨折愈合后髓内钉取出困难。

（6）交锁螺钉的固定：应首先完成远端锁钉的固定。远端锁定应用导向器锁定，近端锁钉技术遵循"满圆"技术。近端锁定前，参照健侧肢体，调整患侧肢体的长度、力线、成角和旋转畸形。

由于股骨远端的形态在横断面上呈梯形，因此在透视时，长度合适的锁钉会呈现出股骨远端骨内的现象。如果不加以注意，容易造成锁钉过长，突破内侧皮质，造成远期疼痛。因此，透视时应将患肢远端内旋30°，投射内侧髁皮质的切线位。

近端锁定时应避免损伤神经血管。前后方向上锁钉时可能损伤邻近的股神经和旋股内侧动脉分支。相比在股骨小转子水平或其远端锁钉，在小转子水平以近进行操作会降低这种风险。钝性分离至骨面，并且钻孔时使用套筒，对于降低该风险非常重要。同时由于该处的肌肉软组织很丰厚，拧入锁钉时可能出现锁钉尾部与改锥分离脱落入软组织的风险。有些生产厂商生产的螺钉拧入装置存在自锁功能，能够避免该问题的发生。如果没有该装置，螺钉尾部用可吸收缝线固定后再行拧入操作。

（7）闭合伤口：关闭伤口前应触诊股骨髁间进钉点是否存在髓内钉凸起，以及彻底冲洗关节内的骨屑，避免产生游离体。

3.阻挡钉技术　阻挡钉多应用于股骨干峡部粉碎性骨折、非峡部骨折和老年骨质疏松性骨折。这些骨折的特点在于骨折两端的髓腔相比髓内钉的直径更大，导致髓内钉在宽大的髓腔内过度摆动，从而造成骨折复位困难，并继发成角和旋转移位，最终增加骨折畸形愈合和不愈合的风险。针对这些患者,阻挡钉具有皮质骨的功能,可以缩小髓腔,产生以下两种作用。①复位:合理地设计阻挡钉的位置,有助于引导髓内钉向正确的方向插入,利于骨折复位;②力学稳定:通过阻挡钉缩小髓腔直径,从而增加骨-髓内钉-螺钉结构的强度和刚度,提高了机械稳定性。

阻挡钉在髓内钉插入前后都可以使用。当需要矫正的力线差异不大时,可以在髓内钉插入后使用。当力学差异明显时,常需要取出已插入的髓内钉,然后在合理的位置拧入阻挡钉,引导髓内钉沿正确的方向插入实现骨折复位。

此外,阻挡钉可以矫正错误的进钉点,纠正内翻和(或)成角畸形。例如,顺行髓内钉治疗股骨干近端非峡部骨折时,当进钉点偏外或偏前,主钉插入后会出现髋关节内翻畸形或股骨干向后成角畸形。此时,即使重新选择正确的进钉点,也会由于宽大的髓腔导致髓内钉过度摆动,使纠正髋内翻失败。有时,由于原有通道的存在,重新寻找进钉点会出现困难。而阻挡钉的存在,可以避免髓内钉在近端髓腔内冠状面的摆动,或是阻挡导针进入原有错误的进针通道,实现对畸形的纠正和骨折的稳定。

对于简单骨折,阻挡钉可以将剪切应力转变成压应力。以斜形骨折为例,轴向加压可以在骨折断端区域产生剪切力,并导致移位,减少骨折断端的接触面积。这样,不仅会增加内置物断裂的风险,而且会对骨折愈合造成负面影响。针对该情况,可以使用阻挡钉,不仅可以阻止骨折侧方移位,维持或提高断端接触,还可以将剪切应力转变成压应力,从而促进骨折愈合。

4.开放髓内钉技术　对于新鲜骨折不推荐使用该技术。因为髓内钉技术会破坏髓内血供,进行切开、环扎等操作会进一步破坏髓外血供,影响骨折的正常愈合。开放髓内钉技术仅用于开放性骨折伴髓腔污染的患者,对髓腔内进行清创冲洗及内固定。

目前,开放髓内钉技术的主要适应证为股骨干骨不连。注意如果采取开放髓内钉技术,骨折愈合时间会延长,感染和骨折不愈合概率会增加,应该相应地延长下地负重时间。

八、术后处理

术后处理必须根据每个患者合并损伤的情况、骨折类型、固定的稳定性进行个体化实施。如果骨折固定稳定且患者一般情况良好,术后根据耐受情况逐渐增加负重。术后第1天,患肢行股四头肌等长收缩锻炼,膝关节被动功能锻炼。第1~2周,床边非负重下行膝关节功能锻炼。第3~4周,拄拐下地,患肢部分负重,继续行膝关节功能锻炼。静态锁定时,患肢负重不应超过自身体重的50%。影像学检查提示骨折愈合后,才允许患者进行全负重功能锻炼。

九、术后并发症及其预防策略

1.神经损伤　导致神经损伤的常见原因包括:过度牵引(术前和术中)、手术入路选择不当、粗暴的复位操作、交锁螺钉固定,其中最常见的原因是过度牵引。牵引引发的神经损伤以腓总神经最多。相比胫骨结节牵引,术前采用股骨髁上牵引导致神经损伤的概率较低。术中除骨折复位时间外,其余手术流程应尽量减少牵引时间,这样也可以降低神经损伤的风险。牵引所导致的神经损伤往往预后较好,90%的患者术后1年内能够完全恢复。

选择梨状窝作为进钉点时,切口过于偏后或偏远端时,会导致臀上神经损伤,最终导致臀中肌和臀小肌的肌力下降及髋关节外展无力。笔者推荐采用侧卧位且不用牵引床,髋关节屈曲后可以使手术切口远离神经,从而避免损伤。逆行髓内钉行皮肤切口,尤其是延长切口时,可能会损伤隐神经的髌骨下分支。该神经的损伤会导致髌骨下方感觉障碍和痛性神经瘤形成。后者的形成可能会增加膝关节功能锻炼的疼痛感,降低功能锻炼依从性,增加关节僵直的风险。邻近髌骨下极的小切口,以及小心的组织分离可以减少该损伤。

粗暴的复位操作也会引发神经损伤,多见于之前骨折处理方式不当所致的股骨短缩畸形。恰当地使用复位工具是减少该类情况发生的关键。交锁螺钉固定所致的神经损伤多见于长的逆行髓内钉近端交锁固定,股神经的分支受累最为多见。小心地分离组织和使用保护套筒有利于减少神经损伤。同时,应使近端锁钉孔位于股骨小转子以近,也能够避免其发生。

2.血管损伤　血管损伤的发生率约2%,常见于骨折移位明显和股骨远1/3骨折的患者。术中发生血管损伤比较少见。逆行髓内钉近端前后方向交锁螺钉固定时,存在损伤旋股内侧动脉横支和降支的风险。因此,采用以下措施能够降低该风险:①小心地分离组织和使用保护套筒;②应使近端锁钉孔位于股骨小转子近端。如果术后发现血管损伤且存在失血性休克,应立即进行血管造影,行选择性血管栓塞治疗。

3.筋膜间室综合征　由于大腿只有两个间室,且间室内容量较大,所以筋膜间室综合征发生率较低,发病率为1%~2%。常见原因包括:外伤、正性肌力药物、扩髓、牵引床使用时间过长、手术时间过长、体位摆放错误、血管损伤后或修复后的再灌注损伤。其中,扩髓会导致出血增加,并将髓腔内容物释放到间室内,这可能会造成筋膜间室综合征。关于这种扩髓所致的筋膜间室综合征假说,至今为止没有确凿的证据支持。相关研究显示,扩髓的过程会临时增加间室内压力,但术后未能检测出持续的压力升高。

当舒张压和间室内压力差小于30mmHg时,应立即行筋膜间室减压术。大多数情况下,只需要通过股骨外侧切口切开外侧肌间隔进行减压。如果外侧减压后,间室内压力仍比较高,可能会需要辅助内侧切口行内收肌间室减压术。

4.医源性骨折　医源性骨折最常见的是股骨颈骨折,常由于进钉点错误、近端开口过度扩髓及暴力插入髓内钉所致。值得注意的是,股骨干骨折合并同侧股骨颈骨折的发病率高达9%。但是,如果术中发现股骨颈骨折,应仔细分析原因,辨认是术前已存在的骨折还是术中医源性骨折。此时,术前股骨近端CT平扫+三维重建就显得尤为重要。避免发生医源性骨折的关键在于,骨道开通的方向应在髓腔的延长线上。这样可以减少髓内钉插入时的张力和压力。如果发生医源性股骨颈骨折,应在髓内钉的前方向股骨头内固定两枚螺钉。如果发生其他医源性骨折,只要不降低髓内钉固定的稳定性,通常静力多枚螺钉交锁固定就可以获得足够的稳定性。

5.畸形　股骨髓内钉术后畸形包括三个方面:成角、短缩和旋转。成角畸形是指在冠状面或矢状面上成角>5°;短缩畸形是指患肢相比健侧短缩>2cm;旋转畸形是指股骨内外旋>15°。关于何种程度的畸形会给患者带来短期或长期的问题,目前还不清楚。畸形所带来的问题受多重因素的影响:畸形的程度、发现畸形的时间、患者的期望值和需求,以及并发症的严重程度。

成角畸形多发生于股骨近端非峡部骨折,多由于术中复位欠佳和进钉点选择错误,以及术后内侧缺乏支撑继发的畸形所致。最有效的治疗方式是正确使用阻挡钉技术。短缩畸形多见于股骨粉碎性骨折，应将健侧作为参考，术前详细的测量计划和术中准确的透视是有效手段。旋转畸形最准确的评估方式是术后CT。一旦诊断旋转畸形，且患肢在内外旋过程中不能通过中立位，应尽快手术矫正。可以采用两枚克氏针，分别固定于骨折线远、近端骨块上，根据术前测量的旋转畸形将这两枚克氏针成角固定。去除断端一侧的交锁螺钉后，旋转肢体远端。当两枚克氏针平行后，即完成旋转矫正，然后再次固定该螺钉。

6.内置物失效　内置物失效常意味着医师和患者将面临严重的挑战。尤其是当主钉发生断裂或弯曲时，其常伴发愈合相关问题（骨折延迟愈合和不愈合）及机械负荷过大的问题（疲劳损伤、急性外力损伤）。这种情况下，常需要行翻修手术。

7.骨折延迟愈合和不愈合　股骨干骨折髓内钉固定术后延迟愈合和不愈合的发生率为1%～12.5%。相比扩髓髓内钉，非扩髓技术会增加骨折延迟愈合和不愈合的概率（4.5倍）。目前临床常用的治疗方法包括髓内钉动力化、阻挡钉技术、更换髓内钉、附加钢板、外侧单钢板/双钢板技术、Ilizarov牵张成骨技术（表2-4）。无论采用何种手术方式治疗骨折不愈合，都应遵循以下原则：提高机械力学稳定性，改善骨折愈合的生物学环境，消除骨折断端的间隙，控制感染。在此基础上，根据患者骨折不愈合的特点和医师个人所熟悉的手术方式，选择合理的治疗策略。

表2-4　髓内钉固定术后骨折延迟愈合和不愈合治疗方式的优缺点

手术方式	愈合率	适应证	优点	缺点
附加钢板	>95%	各种类型的无菌性骨不连	更加简便、快速和有效的方法	双皮质螺钉固定困难，钢板长度和螺钉数量的选择存在争议
双钢板	>90%	各种类型的无菌性骨不连	固定强度大且牢固	手术创伤大，时间长，髓内和髓外的血供破坏大，愈合时间长
阻挡钉	—	选择性治疗肥大型骨不连	手术创伤小，操作简单	适应证狭窄
动力化	<60%	简单骨折，之前髓内钉固定良好	手术简单	治疗成功率低，且常伴下肢短缩畸形
更换髓内钉	53%～90%	无菌性；不合并骨缺损的患者，尤其是肥大型骨不连	损伤较小，操作简单	适应证狭窄
Ilizarov技术	80%～90%	各种类型骨不连，尤其是感染性	损伤小，术后可以早期进行负重功能锻炼	带架时间长，外架相关并发症多

第四节　股骨远端骨折

一、流行病学

股骨远端骨折是指股骨远端 9cm 以内的骨折,年发病率为(4.5~11.7)/10 万人,约占全身骨折的 0.4%,占股骨骨折的 4%~6%。股骨远端骨折大多数为股骨髁上骨折,粉碎性骨折多见,开放性骨折占 5%~10%。本病发病呈双峰分布,青年男性多因高能量损伤所致,老年骨质疏松患者多为低能量损伤所致。随着人口老龄化的加重和膝关节置换术后患者的增多,该部位骨折的发病率逐年增高。股骨远端骨折人群中,老年患者占 85%。在假体周围骨折患者中,初次关节置换术后股骨远端骨折的发病率为 0.7%,关节置换翻修术后其发病率为 1.7%。

二、应用解剖

股骨远端骨折分为股骨髁上骨折和股骨髁间骨折。股骨髁上骨折是指骨折线位于股骨干骺端结合部和股骨髁之间的区域,未累及关节面。该部位是管状皮质骨和不规则松质骨的移行区,容易发生骨折。股骨髁间骨折是指骨折线经髁间区域,累及关节面。该部位髁间窝是股骨内外侧髁中间的凹陷部分,为力学薄弱区域,是该骨折易发生的重要原因。股骨远端周围血供丰富,在骨折稳定固定的基础上,一般都可以实现愈合。

股骨远端骨折复位重建成功的重要标准是恢复下肢的轴线,并预防内翻畸形。下肢的轴线有 3 条:躯体长轴线、股骨力学轴线和股骨解剖轴线(图 2-24)。股骨力学轴线是从股骨头中央到膝关节中央的连线,该轴线与躯体长轴成 3°夹角。股骨解剖轴线,即股骨干的长轴轴线,是股骨梨状窝与股骨髁间窝前交叉韧带止点前方 1cm 处的连线,该轴线与躯体长轴成 9°夹角。股骨远端的外翻角对于控制内翻畸形非常重要。由于股骨内侧髁较外侧髁向远端延伸,使股骨的解剖轴线与胫骨的解剖轴线存在约 6°的夹角,即股骨外翻角。骨折复位时需要恢复及维持此角度。文献报道,超过 15°的外翻角度或任何内翻角度,都会引起或加速膝关节创伤性骨关节炎的发生。

股骨远端形状极不规则,正确地认识其解剖结构对于骨折的复位、钢板的放置、螺钉分布及其长度的选择非常重要。股骨远端在髁上区域由柱形逐渐变化为扁形,再形成股骨髁的形态。在横断面上,从远端向近端观察股骨远端呈梯形。相比股骨内侧髁,外侧髁前缘更向前凸,从而形成从外前到内后 10°倾斜。此外,股骨内外侧皮质向前方中线汇聚,分别形成 25°和 10°的倾斜角。固定股骨髁间骨折时,靠近前表面的螺钉,应自外上向内下倾斜 10°。从前向后置入螺钉固定股骨后髁的 Hoffa 骨折时,螺钉应平行于内外侧髁的倾斜面,内侧倾斜 25°,外侧倾斜 10°。不仅如此,术中透视时也应考虑这些倾角的存在,避免造成螺钉过长所致的对侧软组织和韧带激惹。从侧方观察股骨髁前半部分与股骨干相连接,后髁向后方延伸。因此,内固定物应固定在股骨髁的前半部分,避免偏心固定导致骨折移位和内置物失败。此外,术中复位髁间骨折时,由于股骨远端的梯形形态,应使用大的复位钳钳夹股骨髁中部,避免加重骨折分离移位(图 2-25)。

图 2-24　下肢的轴线:躯体长轴、股骨力学轴线和股骨解剖轴线

图 2-25　点式复位钳固定位置,错误的加持位置会加重骨折分离移位

　　股骨远端被多组肌肉包绕和附着,这些肌肉组织会导致各种骨折畸形。腓肠肌内、外侧头分别起始于股骨内、外侧髁后方,使骨折远端向后移位;骨折线延伸至髁间时,内、外侧头分别牵拉造成两髁旋转移位。前方的股四头肌和后方的腘绳肌收缩牵拉胫骨近端,顶推股骨远端,造成短缩畸形。大收肌止于股骨内上髁近端内侧面的收肌结节,造成内翻畸形。髂胫束止于胫骨外侧 Gerdy 结节,引起外翻畸形。因此,通常在腘窝后方垫枕轻度地屈曲膝关节,有利于骨折复位。

　　股骨远端后方分布着重要的血管和神经,移位的骨折块或是不正确的螺钉方向会造成严重的血管和神经损伤。在腘窝上方,血管神经束从收肌裂孔穿出;在腘窝后方,血管神经束直接贴附于股骨远端腘面。这些血管和神经位置固定,活动性差,远侧的骨折块在肌肉的牵拉下向后移位,导致血管神经损伤。

三、损伤机制和临床评估

　　1.损伤机制　在轴向负荷基础上,合并存在外翻、内翻或旋转暴力是股骨远端骨折发生的主要机制。骨折发生的双峰分布是其主要特点。年轻患者多由高能量损伤所致,外力直

接作用于骨折部位,多见于车祸伤和高坠伤。这类患者的骨折常移位明显且粉碎严重,有时会合并软组织损伤,甚至发生开放性骨折。合并骨质疏松的老年患者由低能量损伤所致,多见于不同原因所致的意外跌倒,而跌倒的原因应是临床医师关注的重点。此外,随着膝关节置换手术的增多,在术中对股骨远端过度修整可能是导致假体周围骨折的重要原因。

2.临床评估　对于怀疑发生股骨远端骨折的患者,应详细采集病史和进行体格检查。首先应询问致伤机制,明确为高能量或低能量损伤。典型的临床表现为局部疼痛、肿胀。如果骨折移位明显,患肢常伴发短缩和外旋畸形。检查膝关节周围皮肤软组织,是否存在挫伤、淤血、水肿,甚至开放伤。如存在开放性损伤,应明确其是否与关节腔相通。血管神经的检查和评估非常重要。腘窝部位肿胀,肢体苍白,皮温下降,足背脉搏消失提示血管可能损伤,需行血管超声、血管造影或增强 CT 血管重建。肢体麻木、感觉异常、双下肢感觉不对称等均提示神经损伤。小心对骨折进行复位并尽早固定患肢,有利于避免神经血管二次损伤的发生。对于高能量损伤的患者,注意评估是否存在失血性休克,并明确头、胸、腹、盆腔脏器等合并损伤的情况。此外,应判断是否合并同侧肢体其他骨折,如髌骨骨折、胫骨平台骨折、胫骨干骨折、股骨颈骨折、髋臼骨折。多学科协作早期有效地复苏和维持血流动力学稳定,对多发伤患者的救治至关重要。

3.影像学评估　应行膝关节和股骨正侧位对股骨远端骨折进行诊断。健侧肢体侧位片有助于制订术前治疗计划。如果为高能量损伤,还应行骨盆和同侧髋关节的 X 线检查,以排除合并伤是否存在。对于累及关节面的骨折推荐行 CT 平扫+三维重建,这是对 X 线检查的重要补充,有助于诊断及制订术前治疗计划。CT 不仅可以明确关节内骨折的粉碎程度,还有助于发现隐匿性骨折。文献报道,股骨远端骨折中 38.1%包含冠状面骨折,仅靠 X 线片诊断,漏诊率高达 31%。通常不需要常规进行 MRI 检查,但当怀疑韧带及半月板损伤时,MRI 检查能早期明确诊断。

四、骨折分型

目前最常用的骨折分型系统为 AO 分型。根据骨折是否累及关节面,分为关节外骨折、关节内骨折和孤立的单髁骨折。根据骨折移位程度、方向和粉碎程度,进一步分为相应的亚型。根据分型的结果决定手术治疗方案的选择。尽管如此,一些临床可见到的骨折类型并不能在该分型系统中找到相应的位置;另一些分型未能纳入考虑的因素可能会影响治疗方案的选择和患者的预后,包括骨质疏松的程度、软组织受累的程度、神经血管损伤情况、同侧肢体骨折的类型(髌骨骨折或胫骨平台骨折)和多发伤情况。因此,应对每个患者及其骨折特征进行个体化评估,最终确认合适的治疗方案。

五、治疗原则

早在 20 世纪 60 年代,大部分的股骨远端骨折都采用石膏和牵引进行非手术治疗,67%～90%的患者获得了基本满意的临床预后。然而,随着手术技术和内固定设计的进步,越来越多的患者开始接受手术治疗。手术治疗的成功率随之逐年提高,60 年代达 52%～54%,70 年代达 73.5%～75%,80 年代达 74%～80%。目前,如果患者的一般情况允许,且无明显的手术禁忌,几乎所有的股骨远端骨折都应行手术治疗。

1.非手术治疗　非手术治疗仅适用于以下情况:①无移位的骨折且患者的依从性良好;②受伤前长期卧床的患者;③合并严重内科疾病的患者,尤其是心肺衰竭的患者。非手术治疗常用的方法为闭合复位联合骨牵引,是否行石膏或支具固定应视骨折的类型而定。因为非手术治疗需要长期卧床,对于老年患者或多发伤患者并不适用。并且,该方法还会带来一系列严重的并发症,包括肺栓塞、下肢深静脉血栓、肺炎、压疮、尿路感染等。

2.手术治疗 手术治疗是最常用的治疗方法。常用的固定方式包括:钢板(LISS 钢板、股骨髁钢板、角钢板、动力髁钢板)和逆行髓内钉。无论采用何种固定方式,都应实现以下目标:①关节面解剖复位,坚强固定;②恢复股骨的长度、力线、外翻角和旋转畸形;③干骺端尽量采取间接复位,减少软组织损伤;④术后早期进行功能锻炼,避免膝关节僵直,并使患者恢复合理且舒适的步态。

每种固定方式都有其优缺点,术者应根据骨折类型、患者自身的特点、医师的经验及医院的硬件条件选择合适的治疗方式。一般来说,钢板适用于各种类型的骨折,尤其是 B 型和 C3 型骨折。而髓内钉适用于 A 型、C1 型和 C2 型骨折。相比钢板螺钉固定,逆行髓内钉固定更适用于以下情况:病理性肥胖、漂浮膝损伤、合并同侧股骨颈骨折、膝关节假体周围骨折和严重骨质疏松。而对于发生在极远端如关节面以上 2~3cm 的骨折或累及关节面的粉碎性骨折,不推荐采用逆行髓内钉固定。

六、髓内钉的固定理念

早在 20 世纪初,就开始采用钢板治疗股骨远端骨折。20 世纪 40 年代,AO/ASIF 推荐采用角钢板固定,术后允许患者早期进行功能锻炼,保护关节软骨,预防膝关节僵直,也取得了一定的成功。20 世纪 70 年代后,手术治疗逐渐取代非手术治疗,成为股骨远端骨折治疗的主要选择,钢板则是最主要的内固定方式。

然而,采用钢板固定时存在以下问题:①远端锁定螺钉进入关节内,不恰当的钢板放置位置、不正确的透视角度和螺钉长度的测量错误,会导致远端锁定螺钉穿入关节腔内或刺激对侧韧带肌肉软组织;②近端锁定螺钉切出,近端锁定螺钉偏心固定,导致螺钉的工作距离减少和螺钉切出;③骨折延迟愈合或不愈合,应用 LISS 固定股骨远端骨折,过于坚强的固定减少了骨折块之间的微动,抑制了骨痂的生长,甚至造成骨不连。此外,还有手术创伤大、出血多、植骨率和二次手术率高等问题。因此,髓内钉作为一种轴心固定方式,力学优势明显,且手术创伤小,逐渐引起临床医师的关注。

1987 年,Green 和 Seligson 开始讨论采用髓内钉治疗低能量所致的老年股骨髁上骨折。他们希望采用一种经皮微创的方式插入髓内钉,并通过准确的导向设计完成交锁螺钉的固定。1988 年,第 1 例逆行髓内钉治疗股骨远端骨折获得成功。该髓内钉设计特点为 10~12mm 的直径,150~200cm 的长度,远端有 80° 后倾角。其交锁螺钉更靠近远端关节面,螺钉直径 6.5mm,并配备体外导向设计用于固定交锁螺钉。由于 Green、Seligson 和 Henry 在该钉设计和应用中的贡献,将这种髁上髓内钉命名为"GSH"髓内钉。早期临床结果显示,髓内钉作为一种经皮微创手术方式可用于股骨远端骨折的老年患者,允许患者早期进行功能锻炼,改善膝关节功能。在老年患者中取得成功后,他们又开始将这种髓内钉应用于高能量损伤的年轻患者,结果同样令人满意。

当然,随着一种新方法应用于临床,不可避免地会带来一系列的问题,主要分为以下两个方面:生物学并发症和内固定设计相关并发症。一些医师担心经过膝关节置入髓内钉,会损伤膝关节交叉韧带。后续的解剖学研究却显示,逆行髓内钉的进钉点位于交叉韧带附着点的前方,术中操作不会损伤该结构。还有学者担心关节内手术操作会增加关节僵直的风险,但临床随访结果显示膝关节屈曲活动范围只会轻度减少。而关于关节感染风险增加的担心,在后期临床实践中也未能被证实。

当逆行髓内钉广泛应用于年轻或活动需求量大的患者时,一些并发症开始陆续出现,包括髓内钉断裂(尤其是经锁定孔处断裂)、螺钉松动移位和髓内钉下沉。因此,研究者对逆行髓内钉的远端设计进行改进。最早的变化就是同时减小远端锁定孔和交锁螺钉的直径,增加螺钉孔数量。这种设计只是延迟了髓内钉断裂,并未避免其发生;除此之外,该设计反而降低了髓内钉对重度骨质疏松骨折的把持力。同时,又有研究发现远端的前弓设计不仅会增加复位困难,还会导致折弯处应力集中,增加断裂风险。因此,逆行髓内钉远端由弯钉改为直钉,由单平面锁定改为多平面锁定或螺旋刀片进行固定。这样不仅更符合髓腔本身形态,简化操作,而且增大了接触面积,提高了抗旋转性能。生物力学试验表明,股骨远端逆行髓内钉固定生物力学性能优秀,轴向负荷下刚度大于 LCP 和 DCS 等内固定器材;当远端锁定远端锁入 4 枚螺钉,可以提供与 LCP 近似的抗旋转刚度。

然而,随着钢板微创化技术的提高,逆行髓内钉的一些传统优势也在消失。钢板既可以实现经皮微创固定,也可以实现生物学弹性固定。因此,何种固定方式更优依然存在争议。国外学者报道了逆行髓内钉和钢板在治疗股骨远端骨折的长期随访结果。通过对 22 名患者的回顾性分析发现:①在二次植骨方面,两组间存在显著差异,髓内钉组 9%,钢板组 67%;②在畸形愈合方面,两组间存在显著性差异,髓内钉组 0,钢板组 42%;③在膝关节功能和感染率方面,髓内钉组优于钢板组,但是没有统计学差异;④在 SF-36、SMFA 量表评价方面,两组间没有差异。还有学者进行了一个小样本随机对照试验,比较逆行髓内钉和 95°股骨髁角钢板两者之间的差异,结果显示在术中出血、手术时间、伤口感染、住院时间、膝关节功能和SF-36 量表方面两组间没有明显差异。最近,在美国进行的多中心随机对照试验比较了锁定钢板和逆行髓内钉在治疗股骨远端骨折上的优缺点。前期随访的临床结果显示:①在术后畸形方面,髓内钉组 22%,钢板组 32%,其中钢板组 87%的患者存在外翻畸形;②术后功能方面,髓内钉组也优于钢板组,但两组间没有显著的统计学差异。

总之,对于 A 型和部分 C 型股骨远端骨折,无论是否合并骨质疏松,逆行髓内钉都是锁定钢板的一种标准替代方式。在术后畸形、膝关节功能和并发症方面,逆行髓内钉可能优于钢板。

七、髓内钉的手术技术

股骨远端骨折逆行髓内钉手术操作和股骨干骨折部分存在很多相似之处,是股骨干骨折髓内钉临床应用的延伸和扩展。但是,该部位的手术技术也有其独特之处,手术成功的关键在于以下两方面:①正确的进钉点和初始扩髓通道;②在髓内钉置入固定过程中维持骨折复位。以下几方面结合股骨远端的解剖特点和骨折类型,介绍逆行髓内钉的手术操作技术。

1.手术入路　对于 A 型骨折,可以采取股骨干骨折相应章节介绍的微创入路;对于 C 型骨折,首先可采取髌旁入路行切开复位并固定关节面骨折块。应用 4.5mm 空心拉力螺钉固定关节内骨折,将 C1 型、C2 型骨折转化为相应的 A 型骨折,注意拉力螺钉的位置应避免阻挡即将置入的髓内钉和交锁螺钉。

2.髓内钉长度的选择　推荐选择股骨全长的髓内钉,该钉长度应超过股骨干峡部至小转子水平甚至在小转子以上。这样不仅可以增加力学稳定性,而且能够避免假体周围骨折的发生。

3.阻挡钉技术 由于股骨远端髓腔宽大且位于松质骨区域,没有骨干峡部的约束,即使直径更大的髓内钉依然不能很好地控制其摆动和成角。因此,阻挡钉技术对于获得和维持骨折复位非常重要。通常选用4.5mm的皮质骨螺钉作为阻挡钉。其置入的位置取决于骨折移位的方向。通常阻挡螺钉放置于骨折远端骨块,斜形骨折长度较短的一边。若骨折稳定性极差,可应用2枚螺钉置入髓内钉的路径两侧。阻挡钉在股骨远端骨折的应用原理如下:①当进钉点可以提供支撑时,应在干骺端骨折移位的凹面临近骨折线的位置上置入1枚阻挡螺钉,建立稳定的三点固定;②当进钉点过宽或不完整时,在干骺端骨折移位的凸面,远离骨折线的位置再置入1枚阻挡螺钉,作为第三个支撑点。

4.交锁螺钉的固定 逆行髓内钉固定股骨远端骨折时,至少须在远端锁入2枚螺钉,以提供足够的抗旋转能力。对于骨质疏松患者,推荐锁入4枚远端螺钉或使用宽大的螺旋刀片。对于简单或稳定型的骨折,近端固定1枚交锁螺钉就可以提供足够稳定性;对于粉碎性骨折,近端应固定2枚交锁螺钉。

为了提高髓内钉的抗旋转性能,Synthes公司设计了用于髓内钉的角稳定锁定系统(angle stable locking system,ASLS),通过螺钉的3个不同直径和膨胀套管,分别固定于髓内钉的远端和近端,增加稳定性。

5.关节腔冲洗和关节囊缝合 内置物固定后,应对膝关节腔进行灌洗和抽吸,将关节腔内的淤血和碎屑清理干净,避免产生机械性摩擦和异位骨化。对于关节囊切开的患者,必须完整修复关节囊。

八、术后处理

对于关节内骨折,原则上鼓励进行早期功能锻炼。对于意识清醒的患者,建议行温和的主动功能锻炼;对于昏迷或无法配合治疗的患者(如精神障碍或智力低下),可进行连续的被动功能锻炼。如果允许,可以实施早期的步态训练。负重功能锻炼的时机和程度取决于术中固定的稳定性。如果骨折固定稳定,对于关节内骨折,推荐术后10~12周开始部分负重;对于关节外骨折,推荐术后4~12周开始部分负重。

九、术后并发症及其防治策略

随着手术入路和内置物设计的改进,股骨远端骨折术后临床预后越来越好。但是,这些并不是临床预后满意的保障,骨科医师必须对局部的解剖特点、不同内置物的固定原则和愈合过程有科学的认识。手术相关的并发症有以下几方面。

1.畸形愈合 任何超过5°的畸形都会影响膝关节的功能和下肢步态。其中,内外翻畸形对功能影响最大,其会造成内侧或外侧间室压力增高,继发骨关节疾病。前后成角、旋转和短缩也可能会对步态及远期日常生活的舒适性造成不良影响。尽管畸形愈合的发病率在逐年下降,但由于经皮微创技术的广泛应用,间接复位且骨折断端不显露,使对线不良的发生率明显增高。

预防的关键是术中良好的复位和准确的透视技术。对于股骨远端粉碎性骨折,恢复肢体长度存在一定困难,全身麻醉下应用肌松剂有利于牵引复位恢复肢体长度,另外与健侧肢体比较,也可以避免肢体短缩。置入阻挡螺钉,可以减少冠状面上复位不良。在矢状面上,由于腓肠肌的牵拉作用,导致骨折断端向后成角。因此,术中应屈膝并在骨折断端成角下方垫一厚的衬垫协助并保持复位;或从前方在远端骨块内打入一枚 Schanz 螺钉作为摇杆协助复位。旋转复位应在透视下纠正,透视技术详见股骨干骨折部分。

2.骨折不愈合　即使采用生物学固定模式,股骨远端骨折术后骨不连仍然存在。钢板术后骨不连的发病率为 15%~20%;逆行髓内钉术后骨不连发病率相对较低,不超过 10%。开放性骨折、肥胖、糖尿病、不锈钢材质的钢板、感染及内置物长度过短都是导致骨折不愈合的独立危险因素。手术治疗不仅要解决骨折愈合的问题,还要治疗或预防膝关节僵直。目前常用的治疗方式为股骨远端角钢板,但这种偏心固定方式在骨缺损明显时容易出现内置物断裂。双钢板或更换髓内钉联合附加钢板能够提供更优的力学稳定性,有利于骨折的愈合,并已获得初步的成功,尤其适用于重度骨质疏松和假体周围骨折的患者。

3.膝关节僵直　膝关节僵直也是术后常见并发症之一。外伤导致的关节内骨折和手术操作所致的股四头肌损伤是导致膝关节僵直的主要原因。一般来说,累及关节面的股骨远端骨折,术后膝关节屈伸功能少许的丢失是合理的和可接受的。术后膝关节功能锻炼的标准应达到屈曲 110°,伸直 0°。术中应实现骨折稳定固定,并小心仔细地保护膝关节周围韧带和软组织,为提高患者术后功能锻炼的依从性提供最好的准备。术后应尽早进行关节主动活动,如果超过 1 个月还不能达到膝关节活动范围的目标,可以辅助相应的物理治疗。一旦发生膝关节僵直,应考虑在麻醉状态下实施关节松解手术或股四头肌成形术。

4.感染　导致感染发生的常见原因包括高能量损伤导致骨块失活,开放性骨折,过度的手术剥离和固定不稳。对于闭合性骨折,术后感染率为 3%~16%,而开放性骨折术后感染率高达 25%。如果明确存在深部感染,应予以彻底清创和灌洗,并辅以创面负压吸引或抗生素骨水泥置入。根据细菌培养和药敏结果,选择敏感抗菌药物静脉治疗 3~6 周。如果内置物未见松动,应保留其直到骨折愈合;如果内置物松动失效或有难治性感染,应立即取出,并采用外固定架临时固定。

5.内置物相关并发症　股骨远端皮肤软组织覆盖较薄,尾帽过大的远端交锁螺钉、远端螺钉拧入过浅或长度过长穿出内侧皮质都会刺激膝关节周围软组织,引发局部疼痛或弹响,并在活动时加重,最终影响患者的日常活动。因此,为了避免这些并发症,骨科医师必须准确地测量螺钉的长度,并正确地掌握股骨远端梯形解剖结构及其相应的透视角度,以确定螺钉的位置。对于存在明显不适的患者,尤其是活动需求量高的年轻患者,可以考虑在骨折愈合后取出内置物。但是,对于老年患者,即使存在以上并发症,由于麻醉和手术风险往往超过取出内固定所带来的益处,因此应谨慎掌握内固定取出的指征。当内固定取出后,患者应在腋杖保护下活动 4~6 周,完全的日常活动量应根据患者个体差异推迟至术后 3~6 个月。

6.创伤性关节炎　对于累及负重关节面的骨折,常会影响膝关节正常功能。关节面的不平整可导致早期骨关节炎。复位不良导致的内外翻畸形也会增加该病发生的风险。然而,股骨远端骨折后创伤性关节炎的发病率目前尚不清楚,缺乏相关的长期随访文献报道。一般来说,对于单间室严重的骨关节炎,可以行截骨矫形术或单髁置换术。对于累及两间室或三间室的重度骨关节炎,需要行全膝关节置换术。

第三章　胫骨骨折

第一节　胫骨近端骨折

一、流行病学

胫骨近端骨折包括累及关节面的平台骨折、未累及关节面的干骺端骨折及胫骨干近1/3骨折。由于关节内骨折须解剖复位并坚强固定,多采用钢板螺钉内固定术。因此,本节重点介绍髓内钉在胫骨干近1/3和未累及关节面的干骺端骨折。该部分骨折发生率并不高,仅占胫骨骨折的7%~12%。80%的骨折多由交通伤所致,约1/3的胫骨近端骨折合并2~3级的软组织损伤,且复杂性、粉碎性骨折相比胫骨干中远段更为常见。

二、应用解剖

胫骨近端横断面为三角形,干骺端连同内外侧平台在尺寸上大于骨干。在外侧,与腓骨头在后外侧形成近胫腓关节。前方突出形成胫骨结节,其上有髌韧带附着。近端表面除外髓内钉的进钉点之外,其余均为关节面,进钉点与胫骨髓腔中心线在同一条直线上。

干骺端被一层薄的皮质骨所包绕,里面填充着松质骨。由于骨密度低下且干骺端宽大,容易发生髓内钉主钉固定不确切,并难以维持骨折复位。无论采用何种内固定,这个现象是普遍存在的,尤其常见于骨质疏松患者。

胫骨近端只有后方和外侧覆盖肌肉组织。前内侧的骨质就在皮下,容易导致此处出现开放性骨折和皮肤破坏。即使是在闭合骨折,此处的皮肤很容易损伤,并且有限的软组织覆盖也减少了骨膜对于胫骨的血供,但这点对于骨折愈合时间尤为重要。

此外,胫骨近端周围附着大量的韧带组织,这些结构都可造成骨折移位明显及复位困难。在前方,附着于胫骨结节的髌腱牵拉近端骨折部分向前成角移位;在后方,腘绳肌肌腱和小腿三头肌牵拉骨折远端部分向后成角移位。当采用标准的髌下入路置入髓内钉时会造成畸形加重。在内侧,附着于前内侧鹅足的缝匠肌、股薄肌和半腱肌容易造成骨折外翻移位;在外侧,小腿前方间室内附着于近端骨块的肌肉(如胫骨前肌和趾长伸肌)可加重外翻畸形。除了以上软组织结构,胫骨近端还包括膝关节侧副韧带和前后交叉韧带。任何导致这些结构的损伤合并胫骨骨折都可导致膝关节不稳定。

由于以上韧带结构的存在,使胫骨近端周围血管神经位置相对稳定,外伤时组织退让的空间较小,损伤的风险高。胫后动脉附着在胫骨近端的后方,骨折的移位可能会导致血管损伤。腓总神经绕过腓骨颈远端下行至胫腓关节,高能量损伤导致腓骨近端骨折可能损伤该神经。血管神经的医源性损伤也可能会发生:①当从内向外固定成角交锁螺钉会存在损伤腓总神经的风险;②在胫骨近端后方置入 Poller 钉时可能会损伤胫后神经血管。

三、损伤机制和临床评估

1.损伤机制

（1）直接暴力：80%为交通伤。常见的受伤机制为行人被行驶的机动车（如摩托车或电动自行车）直接撞击在膝关节下方，从而导致胫骨干骺端骨折。这种骨折伴有严重的软组织损伤，并应警惕骨筋膜室综合征的发生。

（2）间接暴力：多由韧带的牵张力导致撕脱性骨折。

2.临床评估　对于年轻患者，由于高能量损伤所致胫骨近端骨折，患者通常伴有致命伤。要注意观察皮肤、软组织和血管神经是否存在损伤。明显的出血和肿胀容易导致小腿出现筋膜间室综合征。文献报道，对于胫骨近端骨折，约7%患者伴有筋膜间室综合征，因此必须时刻警惕小腿间室压力的变化。相比胫骨干中远1/3的骨折，胫骨近端骨折严重软组织损伤的发生率要高2倍，粉碎性和复杂性骨折的发病率更高。因此，对于该部位骨折，制定治疗策略时要充分考虑到软组织损伤程度，从而更好地设计手术入路和内固定物置入种类。

3.影像学评估　X线是最常规的检查，标准的膝关节前后位、侧位片可以诊断大多数的胫骨近端骨折。如果怀疑骨折线累及关节，应行CT平扫+三维重建。一方面通过矢状面重建，能够提示胫骨近端骨折诊断的准确性，协助判断骨折块来源和移位程度；另一方面通过冠状面重建，能够提示关节面压缩情况。磁共振成像同样也很重要，可用于评估软组织结构和骨性结构，尤其是侧副韧带、半月板及交叉韧带的损伤情况。

四、骨折分型

胫骨近端骨折最常用骨折分型为AO/OTA分型。该分型系统根据骨折的形态位置、形态特征进行分类。

1.A型为关节外累及干骺端的骨折　A1型为撕脱骨折；A2型为干骺端的简单骨折；A3型为干骺端的粉碎性骨折。

2.B型为部分关节内骨折　B1型为单纯劈裂骨折；B2型为单纯压缩骨折；B3型为劈裂-压缩型骨折。

3.C型为完全关节内骨折　C1型为关节内和干骺端骨折均为简单骨折；C2型为关节内简单骨折，干骺端粉碎性骨折；C3型为关节内和干骺端均为粉碎性骨折。髓内钉技术主要用于A2型和A3型胫骨近端骨折（图3-1）。胫骨干近1/3骨折也是髓内钉的手术适应证，该骨折的分型参照干性骨折的AO/OTA分型。

A型　A1　A2　A3

B型　B1　B2　B3

C型　C1　C2　C3

图 3-1　AO/OTA 分型中 A2 和 A3 型骨折的详细分型

五、治疗原则

绝大多数胫骨近端骨折需要行手术治疗。手术治疗的目标是恢复下肢的长度、旋转和力线,并在术后允许患侧膝关节的早期锻炼。如果骨折复位不良,如内外翻>5°,或向后成角>5°,或向前成角>10°,都会严重影响患肢功能,导致患者步态异常和行走障碍,远期患者可能发生创伤性骨关节炎。常用的固定方式有 3 种,即钢板、髓内钉和外固定架。胫骨近端骨折由于近端的骨折块相对短小,远端的骨折块相对更长。因此,无论采用何种方式固定,都会形成一个长而大的力臂,在内固定物上产生强大的弯曲负荷。在骨折愈合过程中,需要警惕内固定物松动和断裂。

在制定手术治疗策略前,需要详细评估骨折类型、软组织损伤程度和其他伴随损伤。对于软组织损伤严重的患者,需要分期行手术治疗,首先采用临时的外固定来稳定软组织后,然后合理地安排治疗策略。

在这 3 种固定方式中,钢板螺钉内固定是最常用的选择。该固定方式具有抗扭转和弯曲稳定性更好,直视下复位更容易等优势,尤其是双钢板固定技术。然而钢板的置入需要过大的组织剥离,会增加骨折延迟愈合、不愈合,伤口愈合不良,骨和软组织感染等风险。因此,目前临床上更多采用微创接骨板(MIPO)技术在胫骨外侧置入钢板。外固定架主要用于合并严重软组织损伤的胫骨近端骨折,是分期治疗重要的组成部分,主要作为一期临时固定使用,其中跨膝关节外架最为常用。一旦软组织条件允许,应尽早解放膝关节并更换固定方式。对于一些无法采用内固定的患者,Hybrid 外架或 Ilizarov 环形外架也可作为最终确定性固定方式。髓内钉主要用于不累及关节面的胫骨近端骨折和胫骨干近 1/3 骨折。骨折复位丢失、外翻畸形和向前成角畸形是髓内钉术后最常见的并发症。一些手术技术,如半屈曲位髌上或髌旁置钉、阻挡钉技术、附加钢板、多平面交锁锁定螺钉设计等,有利于减少相关并发症的发生。

六、髓内钉的固定理念

髓内钉技术已经成为胫骨干骨折手术治疗的"金标准"。然而,对于胫骨近端骨折,采用钢板还是髓内钉固定仍然存在争议。采用髓内钉固定胫骨近端骨折存在很多困难。早期髓内钉术后存在并发症多、畸形愈合率高、临床愈合差等问题,使很多临床医师反对采用髓内钉治疗胫骨近端骨折。早期两个关于髓内钉术后的临床研究相继发表,同时都指出髓内钉治疗胫骨近端骨折的局限性和不足。研究显示,胫骨近端骨折髓内钉术后畸形率高达58%(7/12),而该研究所纳入的全部胫骨骨折髓内钉术后畸形率只有12%。有学者随访了采用髓内钉治疗的32例胫骨近端骨折患者,临床结果术后畸形愈合率更高,达84%(27/32)。早期髓内钉术后畸形主要包括两大类:近端骨折块向前成角畸形和外翻畸形。畸形的发生和很多因素相关,包括髓内钉置入的体位和入路、对进钉点解剖位置认识的不足、手术技术的不规范及髓内钉的自身设计缺陷(表3-1)。然而,由于髓内钉自身突出的生物学优势(微创、骨膜剥离少、软组织干扰小)和生物力学优势(轴向稳定性好、更适合下肢骨折),使临床医师没有放弃对髓内钉的设计改进和技术理念更新。

表3-1 导致近端骨折块向前成角和外翻畸形的原因

畸形类型		相关原因
近端骨折块向前成角畸形	解剖学因素	①髌腱向上牵拉近端骨折块;②腓肠肌和腘绳肌肌腱共同使骨折块屈曲;③后方皮质不完整缺乏支撑和阻挡
	技术因素	①进钉点过于偏向前方和远端;②髓内钉的进钉角度过于偏后;③前方皮质矢状位上扩髓不是同心圆
	髓内钉的自身因素	髓内钉近端的Herzog弯弯曲过长所致的"楔形效应"
外翻畸形	解剖学因素	①附着于鹅足的肌腱牵拉近端骨块;②小腿前外侧间室内肌肉的牵拉
	技术因素	①进钉点过于偏内侧;②髓内钉的进钉角度过于偏外;③扩髓时在冠状面不是同心圆

髓内钉的设计缺陷是导致骨折复位固定失败的主要原因之一。胫骨髓内钉早期的设计其近端存在一个Herzog弯。研究发现由于这个弯曲长度较长,当该弯曲后方顶点位于骨折线水平或其以远时会造成骨折向前成角移位,这被称为"楔形效应"。基于该发现,以后髓内钉设计时尽可能缩短Herzog弯并更加靠近近端,可以避免楔形效应的发生(图3-2)。此外,早期髓内钉的近端交锁螺钉数量少或动力化设计也是导致固定失效的原因。这是因为胫骨近端主要由松质骨组成,对螺钉的把持力要求高,仅1枚交锁螺钉并不能维持有效的复位和提供早期功能锻炼所需的力学稳定性。因此,髓内钉的近端采用了多平面多枚交锁螺钉设计,并且为了提高稳定性还增加了交锁螺钉的成角锁定设计。生物力学研究显示,这种近端交锁螺钉设计能够最大限度地减少复位丢失,并提供比早期髓内钉更好的机械稳定性,这一力学优势在骨质疏松患者中表现得更为明显。

图 3-2　楔形效应

A.当采用髓内钉固定胫骨近端骨折时,早期髓内钉近端的 Herzog 弯设计较长,当该弯曲顶点位于骨折线水平或其以远时会造成骨折线向前成角移位,这被称之为"楔形效应";B.基于该发现,后期髓内钉设计时尽可能缩短 Herzog 弯并更加靠近近端,可以避免楔形效应的发生;C.胫骨近端髓腔宽大,髓内钉固定后仍出现骨折端前后移位

　　Krettek 等首次提出了 Poller 钉技术(阻挡钉技术),并将其应用于髓内钉治疗胫骨非峡部骨折。但发现由于胫骨两侧的干骺端过于宽大,导致髓内钉常不按照预定的通道置钉。因此,Krettek 等采用在干骺端预置螺钉的方式,人为设定"皮质骨"位置并缩窄了髓腔,引导髓内钉主钉沿正确的路径进入髓腔,并达到矫正畸形的目的(图 3-3)。后续的临床研究显示,髓内钉联合阻挡钉治疗胫骨近端骨折,能有效地减少畸形发生率。相关的生物力学研究也显示,使用阻挡钉可以增加髓内钉-骨结构 25% 的固定强度。

图 3-3　阻挡钉技术在胫骨近端骨折髓内钉固定术中的应用

　　经典胫骨髓内钉手术体位采用膝关节屈曲位固定,这一体位会使髌腱张力增高,导致胫骨近端骨折部分向前移位加重,增加术中复位困难度及术后骨折畸形愈合的发生率。因此,Tometta 等提出了膝关节伸直位(膝关节屈曲 15°～20°)复位骨折并置钉的理念,通过该体位可以最大限度地松弛股四头肌肌腱,减小其对近端骨折块的牵拉。其研究结果显示所有患者均未发生明显的向前成角畸形(<5°)。之后,其他学者也报道了伸直位经髌上入路置钉,通过改进胫骨髓内钉置入过程中的配套器械,很好地保护了髌股关节面的软骨结构,并减少了关节内扩髓所带来的骨碎屑。

　　在这些成功经验的基础上,膝关节伸直位置钉(经髌上入路或经髌旁入路)成了解决胫骨近端骨折复位不良的重要手段并被临床广泛接受。除了平衡伸膝装置力量的优势外,经

该体位置钉还有以下优点:①在膝关节伸直状态下,胫骨近端骨折的复位和维持更加容易,这对于胫骨干多段骨折尤为重要,减少了术者对助手的要求;②由于软组织处于松弛状态,导针置入、扩髓和置钉过程中周围的软组织干扰更小,术中更容易获得正确的置钉位置;③术中透视时更容易获得正确的膝关节正侧位影像;④由于避开了对髌骨下方髌腱、滑囊和隐神经髌下分支的干扰,有利于减少膝关节疼痛的发生;⑤当胫骨近端周围软组织条件差或是开放性骨折时,经髌骨上方入路可以降低切口愈合不良和感染的风险。

随着髓内钉技术的进步,胫骨近端骨折术后的畸形率可以控制在8%以下,并获得和钢板螺钉内固定相似的临床预后。然而,对于胫骨近端骨折,髓内钉和钢板何种技术能够使患者获得更好的预后尚不清楚,关于这两种手术方式的临床对照研究也很少。有学者回顾分析了56例胫骨近端骨折,其中22例采用髓内钉,34例采用钢板,均为经皮微创置入内固定物。结果显示,在骨折愈合率、畸形愈合率、复位不良率、感染率等方面两组间未见统计学差异。但是,钢板组中有15%的患者因为内固定物激惹而行内置物取出术,这是髓内钉组的3倍(5%)。值得注意的是,该临床研究的证据等级较低,且没有更有说服力的研究证实这两种方式的优势和不足。因此,对于胫骨近端骨折,临床医师应根据个人的经验、手术技术的熟悉程度、医院的客观条件及患者局部的软组织损伤程度选择合适的手术方式。

七、髓内钉的手术技术

以下主要以半屈曲位置为例介绍髓内钉的应用和手术技术。

1.术前准备和体位　对于胫骨近端骨折,髓内钉固定时可采用膝关节屈曲位或伸直位。体位的选择应根据医院客观条件和医师的认知水平而定。笔者推荐采用膝关节半伸直位,即膝关节轻度屈曲15°。可以在膝关节后方放置一个小圆枕,或采用可透视的体位垫将膝关节适当屈曲并垫高整个小腿。后种方式更具优势,即将膝关节以下垫高使患肢和健侧肢体不在同一平面上,更便于术中透视,并减少了对助手手法牵引的需求。

2.骨折复位　骨折复位必须在确定进钉点和扩髓之前完成。这是因为干骺端骨折使用髓内钉固定时,不像在胫骨干骨折时一样,一旦进钉点确定后,髓内钉穿过峡部的过程可作为很好的辅助复位工具,使下肢的力线和旋转得到很好的控制与恢复。而干骺端粗大且以松质骨为主,髓内钉既无法作为复位的辅助工具,又无法维持骨折复位。当在干骺端入钉时,髓内钉倾向于选择一个偏离胫骨轴线,朝向后方皮质的轨道;当主钉沿着这个倾斜方向并到达后方皮质时,其通道随着远端骨折块的后方皮质向远端改变。因此,近端骨折块会出现倾斜,造成骨折断端向前成角。同时,由于骨折块上的肌肉和肌腱的牵拉作用,胫骨近端骨折的移位方向倾向于外翻和前屈。这两个畸形必须在安置髓内钉之前予以纠正。常用的骨折复位手段包括经髌上或髌旁入路进钉、阻挡钉、复位钳、股骨牵开器、单皮质附加钢板。这些方式可以单独或联合应用,以达到骨折复位和维持复位的目的。

(1)经髌上或髌旁入路进钉:具体详见入路部分内容。

(2)阻挡钉:阻挡钉的主要作用是将胫骨干骺端髓腔变窄,并将其作为侧骨皮质来保证髓内钉的正确置入。一般来说,螺钉应当在安置髓内钉和扩髓之前置入,以用来控制矢状位和冠状位的力线。此外,也可以在髓内钉置入后再拧入阻挡钉,这样可以提高固定的力学稳定性。推荐采用直径较粗的螺钉作为阻挡钉,扩髓和置入主钉过程中会使直径过小的螺钉(<3.5mm)发生弯曲或断裂,造成螺钉失效。有时,也可以使用斯氏针或克氏针作为临时阻

挡钉,在完成远、近端交锁螺钉固定后再将其去除。阻挡钉的置入位置和骨折线的距离十分重要,应至少距离骨折线1cm,避免发生医源性骨折。

为了预防骨折断端向前成角,应在冠状面放置一枚阻挡钉,位于在近端骨折块后方用来减少髓内钉后方的空间,减少屈曲和向后的力量,避免髓内钉朝向后方皮质。同样,在矢状位安放阻挡钉,可以减少外翻成角。值得注意的是,对于严重骨质疏松患者或是骨折线过于靠近近端时,阻挡钉的把持力会明显下降,使得该钉的引导复位和维持复位作用失效。

(3)复位钳:虽然经皮点式复位钳已经成功用于胫骨干或远端骨折复位和维持复位,然而该技术在胫骨近端骨折应用方面并不常见。由于胫骨近端后方和外侧存在重要的神经血管,使用复位钳复位骨折时应警惕医源性损伤。对于开放性骨折,在骨折断端直视的前提下,血管神经损伤的风险较小。此外,还需要注意避免局部组织受压所致的组织坏死,应控制并减少复位钳钳夹皮肤软组织的时间。局部辅助小切口联合宽的复位钳可能会减少该并发症的发生率。

(4)股骨牵开器:①应放置于小腿内侧,便于畸形矫正;②近端的斯氏针应遵循近端阻挡钉的置入方式,即在冠状面置入1枚斯氏针预防骨折断端向前成角;③远端的斯氏针应避开髓内钉预定的置入轨迹;④骨折两端的斯氏针应平行于胫骨远、近端关节面,并位于髓内钉预置轨迹的后方;⑤有时需要同时在外侧使用牵开器或外固定架辅助复位。

(5)单皮质附加钢板:对于某些骨折复位和维持困难的胫骨近端骨折,可以在置钉前,在胫骨近端骨折块的内侧放置一块单皮质钢板来维持骨折复位。该方法尤其适用于开放性骨折和一部分闭合性骨折。如果用于闭合性骨折,应尽可能采用微创放置钢板,减少干扰骨折断端,这是因为切开放置钢板容易将骨折断端的血肿流失。使用1/3管形钢板或其他短钢板(4~6孔钢板),放置于胫骨近端骨折块前方、前内侧或后内侧,跨越骨折两端,保证骨折两边至少各有2枚单皮质螺钉。钢板可以在髓内钉置入后取出或留在骨折处作为预防进一步畸形的发生,但一般须将单皮质螺钉更换为双皮质固定(图3-4)。

图3-4　采用单皮质附加钢板辅助固定胫骨近端骨折

3.入路　胫骨髓内钉所采用的手术入路包括经典的髌下入路(劈开髌腱或经髌腱内侧)、髌旁(内侧或外侧)入路和髌上入路。后两种入路是为伸直位或半伸直位置钉所采用的入路。

(1)经典的髌下入路:详见胫骨干骨折部分。

（2）髌旁入路有两种：经内侧髌旁入路和经外侧髌旁入路。经内侧髌旁入路更为常用，原因包括以下几点：①对于大多数患者，内侧支持带和关节囊更为肥厚和坚韧，便于重建和组织愈合；②由于外侧支持带相对松弛，术中容易将髌骨牵拉或翻向外侧；③该入路是全膝关节置换术手术入路的一部分，减少了后期可能的翻修手术造成的额外手术创伤。在实施前，应在体表确定髌骨、胫骨结节和髌腱的体表投影，内侧髌旁入路的手术切口体表投影为从髌骨内侧缘近 1/3 处开始，沿髌骨缘向远侧延伸至髌腱内侧缘。依次切开皮肤、皮下组织、内侧支持带和关节囊。之后，将髌骨向外侧牵拉，并辨认胫骨平台前缘、股骨滑车及其滑膜结构。确定好进钉点后，在透视引导下，经髌旁入路置入导针、扩髓和髓内钉。

（3）髌上入路：详见胫骨干骨折部分。

4.进钉点　对于任何一个髓内钉手术来说，选择一个正确的进钉点是最为重要的。理想的进钉点位于胫骨髓腔正侧位的轴心线的延长线与胫骨近端皮质的交点处。该点位于膝关节腔的髁间嵴处。如果采用该进钉点，容易导致前交叉韧带胫骨止点处。由于这个原因，胫骨髓内钉被设计成在矢状面上向前方弯曲进而能在胫骨近端前方皮质进钉。在胫骨近端骨折，胫骨平台和骨折线之间的距离很短。这就意味着，在有限的距离里要通过多平面的骨性锁定来维持骨折固定的稳定性。因此，该进钉点应越靠近近端越好，最好位于胫骨平台处但在膝关节腔之外。

在影像图上，正确的进钉点在正侧位像上应位于胫骨外侧棘的内侧，在侧位像上应位于胫骨关节面的前缘。获得正确的 X 线片是进钉点正确的前提。临床上常用的 X 线片有两种：①在前后位像上，腓骨头被胫骨外侧皮质平分为相等的两份；在侧位像上，股骨远端内外髁完全重叠（图 3-5）；②在前后位像上，可见明显突起的胫骨内外侧棘突（"Twin Peak"像）；在侧位像上，可见胫骨内外侧平台线重叠（图 3-6）。

图 3-5　胫骨近端的正侧位 X 线片

在前后位像上，腓骨头被胫骨外侧皮质平分为相等的两份；在侧位像上，股骨远端内外踝完全重叠

图 3-6 胫骨近端的正侧位 X 线片

在前后位像上,可见明显突起的胫骨内外侧棘突;在侧位像上,可见胫骨内外侧平台线重叠

在解剖学上,正确的进钉点在正位上位于外侧平台棘旁边内侧一点,侧位在棘的正前方,由于这一区域远离关节面和前交叉韧带附着点,被称为"安全区"。安全区的平均宽度为(22.9±8.9)mm(12.6~56mm),位于胫骨平台中线的外侧(9.1±5)mm,胫骨结节中央外侧的3mm。

导针或扩髓钻均可用于确定进钉点的位置。无论采用何种体位及置钉方式,均推荐采用导针。这对于采用标准的膝关节屈曲位经髌下入路置入髓内钉尤为重要。采用导针确定进钉点要比扩髓钻更准确,导针更容易调整顺应胫骨髓腔轴心并和胫骨前皮质平行。

任何偏离安全区进钉都会增加置钉的难度和骨折复位不良的风险。进钉点偏内侧容易导致骨折外翻,偏外容易导致骨折内翻。进钉点偏低一方面会增加髓内钉经后方皮质穿出的风险,另一方面可能会导致胫骨结节医源性撕脱骨折。进钉点偏高可能会破坏胫骨平台关节面,并损伤半月板前脚和半月板间韧带。因此,胫骨髓内钉进钉点的选择应遵循以下3个原则:①进钉点应适当偏外;②进钉点应在胫骨平台关节面的前缘;③应在矢状面上使髓内钉、导针和扩髓钻置入的方向与胫骨前皮质线相平行。

5.扩髓、置钉和交锁螺钉固定技术　详见胫骨干骨折髓内钉技术章节。

八、术后处理

对于未累及关节的骨折,若骨折固定术后非常稳定,允许患者在术后第1天就可以进行负重活动;对于不稳定型骨折,如胫骨近端干部粉碎性骨折,早期不允许完全负重,可鼓励进行部分负重功能锻炼,6周后方可完全负重。

对于累及关节的骨折,通常前6周不允许负重。术后即刻开始膝踝关节活动。锁定钉动力化不是必需的,仅在骨折延迟愈合的患者才给予动力化。

九、术后并发症及其防治策略

1.骨折复位不良　胫骨近端骨折复位不良的诊断标准为内外翻成角>5°,向前或向后成角>10°,短缩移位>10mm,旋转畸形>10°。该并发症多发生于早期的髓内钉固定术后,以向前成角畸形和外翻畸形最为常见。随着新的器械和技术出现后,如阻挡钉、附加钢板、股骨牵开器、临时外固定架和伸直位置钉等,术后骨折复位不良率已<8%,与经典的髌下入路置钉相似。

骨折复位不良和畸形愈合有可能和创伤性膝关节骨关节炎相关。此外,骨折的位置、畸形严重程度及患者个体因素(体型、活动水平、遗传倾向等),也是膝关节骨关节炎发生的原

因之一。一些研究长期随访了胫骨骨折髓内钉术后畸形愈合患者的预后,发现虽然影像学上表现出骨性关节炎,但患肢功能并未明显受影响,且患者并未表现出十分严重的临床症状。

2.髌上入路置钉的并发症 虽然越来越多的研究结果推荐对于胫骨近端骨折采用髌上入路进钉,然而其相关的潜在并发症依然引起临床医师的关注。可能的并发症包括髌股关节软骨损伤、扩髓碎屑关节腔残留、髓内钉取出困难等。

医源性的髌股关节面损伤是临床最为关注的问题。有学者对尸体膝关节进行的生物力学研究显示,尽管髌上入路会明显增加髌股关节的压力,但这种压力仍然远低于软骨细胞发生坏死及膝关节屈曲所产生的压力。还有医师采用关节镜评估髌上入路置钉术后髌股关节面情况,也未发现明显的软骨损伤表现。有研究比较了髌上入路和髌下入路置钉其他膝关节面的损伤,并未发现髌上入路置钉会增加其他关节面软骨损伤的风险。在扩髓碎屑残留方面,目前并无临床报道发现与其相关的膝关节并发症。当需要取出髓内钉时,一般应经髌下入路取出。

3.膝前痛 膝前痛是胫骨髓内钉最常见的并发症之一,经典的髌下入路髓内钉术后发病率可高达86%。常见的原因包括内置物近端激惹、关节内结构损伤、髌腱及其后方脂肪垫损伤、隐神经损伤等。随后,髌上入路被提出并应用时,由于可避免损伤隐神经髌下分支和胫骨近端组织分离,有研究者认为该入路是能够解决膝前痛的途径之一。有人回顾性分析了74例髓内钉治疗胫骨干骨折患者,经髌上入路的36例,经髌下入路的38例。结果显示,尽管髌上入路组的进钉点更易确定,骨折复位更加容易,但两组在膝前痛发生率方面未见统计学差异。还有人比较了两种入路的差异,髌上入路组84例,为胫骨近端或远端骨折;髌下入路组101例,为胫骨干骨折。在膝前痛方面,临床随访结果未发现两组间存在统计学差异。国外一项前瞻性非对照研究显示,经髌上入路置钉,没有患者表现出膝前痛。然而该研究也存在明显缺陷,一方面失访率高达34%,另一方面随访时间只有1年。基于以上研究,经髌上入路置钉并没有明显增加膝前痛的发病率,然而尚无法得出其能够较髌下入路明显改善和降低患者术后膝前痛的发生。

第二节 胫骨干骨折

一、流行病学

胫骨干骨折是最常见的长骨骨折。正常人群中,年发病率为26例/100 000人。男性41例/100 000人/年,女性12例/100 000人/年。男性多于女性,常见于年轻男性和老年女性,男性高发年龄31~40岁,女性41~50岁。交通伤是导致该部位骨折最常见的原因。

二、应用解剖

胫骨干大致呈三棱形,前缘上部锐利,下部较为圆钝,在胫骨远端逐渐转化为近似四边形结构。胫骨干上1/3呈三角形,下1/3略呈四方形,前、内、外三个嵴将胫骨干分成内、外、后三个面。中1/3是三角形和四方形骨干移行部,直径最细,该部位是骨折好发部位。胫骨的前内侧面仅有皮肤覆盖,易发生开放性骨折。胫骨干并非完全平直,而是有一向前外侧形成10°左右的生理弧度。成人胫骨长度30~47cm,髓腔直径8~15mm,长度和髓腔的大小影响髓内钉的尺寸。绝大多数的胫骨骨折是累及胫骨骨干的骨折。

胫骨的血液供应分为髓内和髓外血供。由于胫骨内侧皮肤薄,仅有皮肤、皮下、骨膜覆盖的区域,骨皮质的血供几乎全部来自髓内血供。髓内血供来源于胫后动脉分出的滋养动脉,在胫骨中 1/3 近端后侧斜穿进入胫骨,随后向近端及远端发出分支,与干骺端骨内膜血管相吻合。胫骨外侧和后方区域有肌肉、韧带附着,其皮质外 1/3 部分血供来自髓外血管(即骨膜内血管)。因此,在显露、清创等手术过程中,应尽量保持肌肉、韧带在胫骨表面的附着,减少软组织剥离。

小腿有 4 个毗邻的筋膜间室,其内的肌肉、血管、神经被骨骼、筋膜、骨间膜所包围,扩张空间受到限制。小腿外伤后容易造成间室内压力增高,引起血运障碍,严重者可导致神经和肌肉坏死,甚至急性肾衰竭。小腿筋膜间室综合征好发于前间室及后深间室。

三、损伤机制和临床评估

1.损伤机制 胫骨干骨折主要是由外伤所致,包括以下两个方面。

(1)直接暴力

1)高能量损伤:多发于交通伤,常为横断性、粉碎性或移位明显的骨折,伴软组织严重损伤。

2)折弯暴力:多为蝶形、短斜形或横断骨折,或粉碎性骨折,软组织损伤严重。常伴有骨筋膜间室综合征或骨折开放。

(2)间接暴力

1)扭转损伤:较低的高度坠落,足部固定、小腿扭转。多为螺旋形骨折,很少发生粉碎性骨折及伴有严重的软组织损伤。

2)应力骨折:为疲劳性损伤,伤后数周才有影像学表现。多见于两类人群,即部队新兵和芭蕾舞演员。

2.临床评估 了解病史和损伤机制对于治疗方案的选择有着重要作用。对于多发伤患者,应首先进行全身状态评估,通过患者或可靠的目击者来了解详细受伤史,除外有威胁生命的合并损伤和全身多发性骨折,特别是需要检查邻近的膝关节和踝关节是否受累,避免漏诊。由于胫骨位置表浅,骨折后症状明显,对于骨折的进一步评估见下文胫骨干骨折的影像学评估部分。

基于胫骨缺乏肌肉软组织包裹的特点,软组织条件的评估对于胫骨干骨折尤为重要。接诊患者后,应除去所有现场的临时固定物,进行皮肤和软组织损伤状况的评估。根据是否为开放性骨折,应选择不同的软组织损伤分级标准(表 3-2)。

表 3-2 开放性骨折软组织的 Gustilo-Anderson 分级

分级	特征
Ⅰ级	低能量损伤,皮肤裂伤<1cm,伤口清洁或轻微的污染
Ⅱ级	通常为低能量损伤,皮肤裂伤>1cm,无广泛的软组织损伤、肿胀、撕脱

(续表)

分级	特征
Ⅲ级	高能量损伤,分为三个亚型: ⅢA:广泛软组织挫伤、肿胀,但有足够的软组织覆盖,即使裂伤伤口<1cm 也属于该类型 ⅢB:广泛软组织缺损,没有足够的软组织覆盖,伴有骨折端外露、骨膜剥脱,常伴有伤口严重污染 ⅢC:合并需要手术修复的血管损伤

当骨折移位明显,应警惕血管神经的损伤。体格检查是判断血管损伤的方式之一,应注意比较患肢和健侧肢体远端动脉搏动和毛细血管充盈时间。当体格检查提示患肢有异常时,应复位骨折,检查患者踝肱指数或血管超声情况;当患肢远端无脉及出现缺血症状时,应行 CT 血管成像检查,或急诊造影检查,明确血供损伤情况,并尽早手术,固定骨折并修复血管损伤。此外,当腓骨小头骨折时,应除外腓总神经损伤;当胫骨近端骨折移位明显,要警惕胫神经损伤情况。

当胫骨干骨折发生时,需要警惕筋膜间室综合征。筋膜切开减压宁早勿晚、宁可错切也不能延误,否则后果严重。以下情况的出现常提示筋膜间室综合征:①患肢出现张力性水疱,且足趾被动牵拉痛并进行性加重;②间室压力>30mmHg,间室压力低于舒张压 30mmHg。此时,需要行急诊手术,行间室的切开减压。此外,还可通过周围神经的检查来判断哪一个间室出现明显的压力增高(表3-3)。

表3-3 不同小腿间室及其相应的神经损伤情况

间室	受累神经	运动障碍	感觉障碍
前间室	腓深神经	趾背伸	第 1~2 趾背
外侧间室	腓浅神经	足外翻	足背外侧
后深间室	胫神经	趾跖屈曲	足底
后浅间室	腓肠神经	踝跖屈	外踝

3.影像学评估 胫腓骨全长 X 线正侧位可以对绝大多数胫骨干骨折做出诊断,X 线片应包括邻近的膝踝两个关节。通过该检查应明确以下情况:①确定骨折的部位及形态,是否合并膝关节和踝关节损伤;②是否存在隐匿性骨折线,术中有无再移位的可能性;③是否为粉碎性骨折;④是否合并骨质疏松、肿瘤转移及陈旧性骨折;⑤骨折块间移位的距离,提示骨块间有无软组织卡压;⑥软组织内是否存在气体影,排除开放性骨折及特异性感染,如气性坏疽等。对于疲劳性应力骨折,当 X 线检查不能确诊时,应通过 ECT 或 MRI 检查协助诊断。如果怀疑存在动脉血管损伤,应行 CT 血管成像、血管造影或超声检查。

四、骨折分型

通常使用 AO/OTA 分型系统:该系统按照骨折线的形态和骨折粉碎程度及合并的腓骨骨折的位置,将胫骨骨折分为 A、B、C 三型(图3-7)。

图 3-7 胫骨干骨折的 AO/OTA 分型

A 型.简单骨折;B 型.楔形骨折;C 型.复杂骨折

五、治疗原则

对于胫骨干骨折,只有出现以下情况时可以考虑行非手术治疗:①患者因严重的内科并发症或严重外伤导致无法耐受麻醉;②患者拒绝手术治疗。推荐采用长腿管型石膏固定。由于非手术治疗后患者临床预后差,常伴发较高的并发症发病率,包括骨折不愈合,畸形愈合,骨折愈合时间长,重返工作时间长。当骨折非手术治疗失败,导致骨折断端出现:内翻/外翻畸形>5°;前后成角畸形>10°,向后成角比向前成角更难被接受;旋转畸形 0°~10°,内旋比外旋更难被接受;短缩畸形>10mm,需要行手术治疗。

对于绝大多数胫骨干骨折,都需要行手术治疗。手术治疗时机与策略的制定,必须考虑和评估患者全身情况与局部皮肤软组织条件。当出现以下情况时,应行急诊手术:患肢毁损伤,开放性骨折,血管神经损伤,筋膜间室综合征,断肢再植。除上述急诊手术指征以外,其他手术时机均应综合考虑患者的全身状况及局部的损伤因素。如果患者受伤后就诊及时,且有手术指征,此时局部软组织尚未出现明显的肿胀、水疱,手术应尽快进行,因为延期手术往往会加重软组织损害。对于严重多发伤的病史,通常按照治疗顺序首先进行挽救生命的治疗,其次行保肢治疗,最后才是骨折的固定。手术时机极其重要,它对治疗的最终结果会产生很大的影响。如果患者伤后 8~24 小时就诊,此时患肢往往明显肿胀,皮肤可有张力性水疱,排除开放性骨折和骨筋膜室综合征后,应将手术延期7~14天,待皮肤条件允许后再行手术。

髓内钉是目前胫骨干骨折治疗的金标准,如无明确禁忌证,均应采用髓内钉固定。钢板内固定对软组织条件要求较高,已经不作为胫骨干骨折的首选治疗方法。但是,对于累及踝关节和胫骨平台的螺旋形、长斜形或粉碎性骨折,使用钢板固定可以同时获得骨干部和关节面很好的解剖复位及坚强固定。对于开放性骨折,特别是伴有软组织缺损的胫骨骨折,采用外固定架治疗仍可以稳定骨折断端,便于进行各种皮瓣转移、创面覆盖等治疗。一期行外固定架临时固定,最终使用髓内钉固定,可减少外固定架固定时间,并减少感染等风险。在拆除外固定架后,清创、冲洗、抗生素治疗,使针道愈合后再置入髓内钉,以减少感染风险(图3-8)。

图3-8 胫骨干骨折的手术治疗策略

六、髓内钉的固定理念

过去的20多年间,多种治疗方式应用于临床治疗胫骨干骨折,包括髓内钉、钢板、外固定架和石膏外固定。对于不稳定型骨折,由于石膏外固定并不能矫正和维持骨折复位,因此临床医师多倾向于选择手术治疗。在众多手术治疗技术中,髓内钉由于其明显的力学和生物学优势,成为胫骨干骨折的首选治疗方案。

相比钢板、外固定架和石膏外固定,髓内钉不仅能够改善骨折复位质量,明显降低畸形愈合率和再手术率,并且允许患侧膝关节进行早期功能锻炼,使患者术后快速康复,尽快重返工作岗位和社会。这些髓内钉的优势已经被多项前瞻性临床研究和系统评价所证实。而新一代的胫骨髓内钉由于加入多平面交锁螺钉固定的设计,使其适用于更多类型的胫骨干骨折,如多节段骨折、骨折合并血管损伤、骨折合并筋膜间室综合征、外固定架或石膏外固定失败、开放性骨折,以及骨折合并大段骨缺损(>5cm)。

胫骨骨折多为高能量损伤所致,常伴大段骨缺损。这种骨缺损可以发生于外伤现场急性骨丢失,也可以发生于开放性骨折清创术后。这种骨缺损会导致胫骨结构完整性丧失,给患者和医师带来巨大的困难。针对该情况,手术治疗不仅必须获得有效的稳定性,而且要求尽可能减少手术创伤和软组织剥离。髓内钉固定恰恰能够满足这种临床需求。

对于开放性骨折,术后感染是髓内钉固定最担心发生的问题,早期的临床研究显示,胫骨开放性骨折髓内钉术后感染率高达62%。然而,该结果受到学者的质疑,有医师认为开放性骨折术后感染的发生和众多因素有关,包括不恰当的清创和皮肤软组织封闭技术,合并发生筋膜间室综合征导致局部血供进一步受损,以及扩髓所致的局部热坏死。因此,之后有学者采用非扩髓髓内钉一期固定开放性胫骨干骨折,在精细软组织处理下,即使是对于 Gustilo ⅢB 型骨折,依然可以获得良好的临床预后和很低的感染率(3%)。在该成功经验的基础上,感染的有效控制也会大大提高髓内钉术后骨折的愈合率。对于胫骨开放性骨折,髓内钉术后骨折愈合率可达 95% 以上,其中 Gustilo Ⅲ 型开放性骨折可达 50%。

对于胫骨干开放性骨折采用髓内钉固定,应尽早开始经验性应用抗生素预防感染,并给予破伤风抗毒素注射。清创和冲洗是处理开放性骨折伤口的核心内容。尽量在伤后 6 小时内进行清创,Gustilo Ⅲ 型开放性骨折患者需要急诊手术。清创时,应尽量不用止血带,避免由此进一步减少受累组织的血液供应。对于 Gustilo Ⅰ 型至 ⅢA 型开放性骨折,如果有活力的组织足够闭合伤口,可以间断缝合,一期闭合伤口,并予以髓内钉固定。

对于胫骨干多节段骨折,髓内钉固定同样是安全有效的。通过静力多平面交锁固定技术,髓内钉可以更好地对线对位,有利于维持下肢的长度和旋转控制。在获得力学稳定性的基础上,允许患者进行早期负重和邻近关节功能锻炼。

胫骨髓内钉置钉之前是否需要扩髓仍然存在争议。扩髓髓内钉的优势在于通过使用更大直径的髓内钉,可以使骨和髓内钉之间获得更多的接触,从而提供更强的力学稳定性,而且降低内固定物断裂的风险。除此之外,扩髓产生的骨泥堆积在骨折断端,相当于"自体内植骨"。然而,扩髓技术的劣势在于可造成局部骨的热坏死,这种情况可见于:①髓腔狭窄的年轻患者(直径<6mm);②扩髓时应用止血带者;③使用钝的扩髓钻进行扩髓。解剖学研究表明,对于胫骨,66% 的血供来自髓内,因此相比股骨使用扩髓髓内钉,扩髓所致的髓内血供破坏对胫骨影响更大,有可能会造成骨折延迟愈合或不愈合。同时有研究得出不同的结论,其发现尽管扩髓破坏了骨内膜的血供,但 6 周后骨内膜的血供可以完全自我重建。动物实验表明,相对于过度扩髓,非扩髓和有限扩髓更有利于骨折愈合。但是,临床对照研究尚未发现两者之间在骨折愈合方面存在明显差异。

尽管如此,出现以下情况时,应视为髓内钉应用的禁忌证:严重的软组织损伤,明确合并骨感染,生长发育期的骨折患者,非常狭窄或不存在髓腔(如骨硬化症)的成年患者,以及胫骨干骨折合并同侧平台粉碎性骨折。

七、髓内钉的手术技术

以下将从髌下入路和髌上入路置钉两部分讨论髓内钉在胫骨干骨折中的手术技术。

1.经髌下入路置钉

(1)术前准备和体位:在全身麻醉或硬膜外麻醉下,患者仰卧于骨科小腿手术牵引床上,或在全透视骨科手术床上采用碳纤维全透视三脚架。患肢维持于膝关节屈曲 90°~110°,小腿支柱位于大腿远端(非腘窝),保证髌骨朝向正上方。目前,碳纤维全透视三脚架在临床上更为常用,相比传统的牵引床,该方式具有以下优点:①术前准备简单,无须额外跟骨牵引;②膝关节屈曲角度更大,有利于显露进钉点位置;③术中透视更加容易;④对大多数骨折,复位更加容易。

(2)手术入路:经髌下入路置钉包括两种手术入路:经髌韧带入路和经髌韧带旁入路。

1)经髌韧带入路:体表投影为髌骨下极与胫骨结节连线上(胫骨嵴内侧 3mm),沿髌腱的中线纵向切开,不做分层剥离。在置入导针、扩髓和髓内钉时,应注意采用套筒保护髌韧带(图3-9)。

图3-9　经髌韧带入路的切口体表投影示意

2)经髌韧带旁入路:体表投影为沿髌韧带内侧,自髌骨下极至胫骨结节水平,纵向切开,不做分层剥离。在髌韧带内侧纵向切开伸肌支持带扩张部,使用拉钩将髌韧带牵向外侧,同样用套筒保护髌韧带。

(3)骨折复位:骨折复位必须在髓内钉置入前完成。由于胫骨1/3位于皮下,可以直接触及胫骨嵴和胫骨内侧面,因此骨折手法复位和对位对线结果的确定往往较为容易。除手法复位外,常用的复位技术还包括以下几种:①点式复位钳经皮复位;②有限切开经皮下协助复位;③股骨牵开器复位;④有限切开撬拨复位;⑤摇杆技术;⑥金手指复位杆复位。

(4)进钉点:进钉点的位置在胫骨嵴内侧约3mm,沿胫骨长轴的沿线同胫骨平台前缘的交点上,注意进钉点位置不要高于胫骨平台,否则有损伤半月板及其韧带的可能。可在正侧位透视协助下决定进钉点位置:前后位位于胫骨平台外侧嵴的内缘,侧位位于胫骨平台前缘(图3-10)。

图3-10　髓内钉进钉点

A.进针点的位置在胫骨嵴内侧约3mm,沿胫骨长轴的沿线同胫骨平台前缘的交点上;B.透视下观察进钉点的位置示意:侧位在胫骨平台前缘,前后位在胫骨平台外侧嵴的内缘

(5)主钉的置入:首先放置导针,在进钉点处触摸胫骨平台前缘,将导针放置于胫骨平台前缘的稍前方。之后,钻入导针,使其沿胫骨长轴进入髓腔,将导针近端推向后方,协助导针沿胫骨长轴方向进入。在导针位置满意后,可以沿导针应用开口钻钻开骨皮质,或透视引导下用弯尖锥锥开皮质。

插入直圆头导针,导针远端5cm范围内弯曲15°,旋转导针,控制导针进入方向,通过骨

折断端进入远端髓腔。插入球头导针后,在透视下调整位置,确保导针正侧位均位于髓腔正中。

自9mm开始用软钻扩髓,直至感受到皮质骨摩擦声,头的直径应较髓内钉直径大1~15mm。髓内钉进钉点宁高勿低,可使用导针、空心钻、皮肤保护器等工具准确扩开近端皮质。注意仔细操作每一个手术步骤,否则可能超范围扩大前侧皮质。如果进钉点过低,扩髓时还可能损伤髌韧带止点;如果使用硬质扩髓钻,有可能损伤胫骨后侧皮质(图3-11)。

图3-11　软钻扩髓

A.应用导针、空心钻、保护器扩近端皮质,注意避免前侧皮质过度扩髓;B.使用软钻扩髓,因硬质扩髓钻有可能导致后侧皮质穿透

沿导丝置入髓内钉,在透视下确定髓内钉穿过骨折线后,拔除导针,透视确定髓内钉手柄方向正确(即髓内钉远端沿髓腔轴线进入胫骨远端),术者保持这一方向,可以用滑锤将髓内钉轻轻锤入胫骨远端。

(6)锁钉的置入:应用"满圆"技术,徒手锁定远端交锁螺钉。调整C形臂,使髓内钉远端锁钉孔成"满圆"后,进行远端瞄准锁定。近端锁钉一般通过瞄准器锁定。在确保骨折断端充分接触或加压的基础上,进行多平面锁定,远、近端均固定2~3枚交锁螺钉。推荐采用所有交锁螺钉均采用静力锁定。远端螺钉锁定后,如果为A型骨折或B型骨折,建议髓内钉回敲,使骨折断端加压利于骨折断端愈合。安装尾帽利于封闭髓腔、减少出血及防止骨或软组织长入,便于髓内钉取出。冲洗后,缝合切开的髌腱,逐层关闭切口。

2.经髌上入路置钉　对于胫骨干粉碎性骨折、多节段骨折,推荐采用经髌上入路置钉,有利于术中骨折复位和维持。

(1)术前准备和体位:详见胫骨近端骨折部分。

(2)手术入路:患者取仰卧位,患侧膝关节伸直位(轻度屈曲15°~30°)。手术开始前,在皮肤上用记号笔标记出髌骨的轮廓、关节线和胫骨结节,用来协助确认入路体表投影。切口在髌骨上极1cm处,做一长1.5~2cm纵向切口。暴露股四头肌肌腱,沿肌腱中心线纵向切开。为了更好地置钉,切口应允许一根手指进入髌骨下方和膝关节。如果不能实现,根据髌骨的活动度,需要在内侧或外侧支持带处多做一个附加切口,这样可以使髌骨呈现半脱位状态,也能通过器械将髌骨抬高。

(3)骨折复位:详见经髌下入路置钉。

(4)进钉点:放置导针,理想的进针点正位上位于胫骨平台中心外侧9mm处和胫骨结节

稍外侧,侧位上位于前方关节边缘的前缘。在髓腔内,导针必须位于髓腔各个方位的正中央。

(5)主钉和交锁螺钉的置入:在正侧位验证了导针的正确位置后,插入保护套筒。透视下确保保护套筒位于胫骨的上方,以避免对膝关节产生医源性损伤。一些器械需要用克氏针将套筒固定在胫骨平台上,这样可以避免在扩髓时套筒出现滑动。如果套筒没有固定,必须在每次扩髓之前常规检查套筒的位置。使用短扩髓钻沿导针和套筒在胫骨髓腔扩 4~6cm 深度。如果导针不在髓腔的中心或扩髓钻过于偏下,可能会有穿透后方皮质的风险。然后,用球钻扩髓至骨折端并到达胫骨远端。透视确认导针位于髓腔内,在干骺端骨折,导针必须位于远端骨折块的中央。

测量所需髓内钉长度,注意不要过长。扩髓前,应先将骨折复位。扩髓时应时刻注意要用套筒保护,避免损伤关节。通常扩髓套筒要比髓内钉大 1~1.5mm。扩髓完毕后,在置钉之前,须将保护套筒移除。髓内钉近端通过瞄准系统锁定,远端采用徒手技术锁定。

安置完尾帽后,可伸进手指确保关节内触及不到髓内钉,同时可检查髌骨和股骨软骨的损伤。最后用生理盐水彻底冲洗关节腔,确保将碎屑和残余血液去除。

八、术后处理

术后功能锻炼和康复主要取决于患者不适的程度及骨折的类型。对有锁钉的髓内钉固定,早期负重比较安全。一般来说,稳定型骨折术后第 1 天即可负重。对于静力型固定的粉碎性骨折,应借助支具,尽早采用保护下负重,通常至术后 6~8 周,X 线片上显示有一定骨痂形成后完全负重。

九、术后并发症及其防治策略

1.骨折不愈合 胫骨干骨折容易出现并发症。骨折周围由于缺乏软组织覆盖和保护,容易出现骨折不愈合。尽管治疗策略有所改进,但胫骨干骨折延迟愈合和不愈合仍然是一个很大的问题。髓内钉术后骨折不愈合率为 5%~33%,多数患者需要行二次手术以实现骨折愈合。再次接受手术的患者还需要面对额外的康复和无法重返工作岗位,进而导致潜在的资源损耗。

此外,髓内钉扩髓尽管可以显著提高股骨干骨折的愈合率,但对胫骨干骨折的疗效仍存在争议。一项 Meta 分析指出,扩髓髓内钉治疗胫骨闭合性骨折,相比较于非扩髓髓内钉来说有着更高的愈合率。然而对开放性胫骨干骨折却并非如此。对于开放性骨折来说,骨膜从骨皮质上剥脱和严重的软组织损伤有可能会破坏局部血供。因此,保护髓内血供尤为重要,但是扩髓会破坏髓内血供,增加骨折不愈合的风险。然而,这一假设并未被临床实践所证实。

为了避免不必要的手术干预,应在胫骨干骨折术后 6 个月未见愈合,且连续三次 X 线未见愈合进展。术前需要进行彻底的检查来评估骨折不愈合的原因和确定治疗策略。感染的原因是首要的评估方面。感染的重要预测因素包括红细胞沉降率(ESR)、C-反应蛋白(CRP)和白细胞计数。感染概率随着这三个预测值升高而增加。常用的辅助治疗包括超声和电磁场刺激。但这些方法并没有被发现可减少急性骨折不愈合或延迟愈合的发生率。手术治疗策略应遵循骨不连治疗的四大原则,提高骨不连断端的稳定性,并改善骨折愈合的生物学环境。更换髓内钉、钢板或环形外固定架联合自体骨植骨术是常用的有效治疗方式。

2.畸形愈合　骨折复位后对位对线不良和畸形愈合是多因素作用的结果,包括选择不正确的进钉点,错误的髓内钉置入角度,在置钉前没有实现良好的骨折复位和维持,旋转评估不足,累及近端的胫骨干骨折缺乏足够的后方皮质支撑,粉碎性骨折,内外后方间室肌肉的牵拉,髌股关节的牵拉,以及髓内钉长度不足等方面。

骨折复位后的对位对线不良分为原发性和继发性两种情况。原发性复位不良是由手术技术不良导致术中骨折复位不良。继发性复位不良是指在术后功能锻炼和康复过程中发生的骨折复位丢失。这主要是由于交锁稳定性不足和(或)交锁螺钉直径与锁定孔之间不匹配所致。

3.膝前痛　胫骨干骨折髓内钉固定术后最常见的并发症是膝前痛,其发病率可达57%。尽管大多数患者的疼痛为轻至中度,但这明显地影响了患者的生活质量。膝前痛的发生是多因素作用的结果。一个可能的病因是对关节内结构的医源性损伤。不准确的进钉点可能给关节内结构带来损伤风险。另一个可能病因是在扩髓时对软骨表面的损伤。手术入路对髌腱结构的破坏可能会造成膝前痛。因此,有研究推荐采用髌腱旁入路或髌上入路。对于经髌腱切口和髌腱周围切口是否对膝前痛有影响尚有争议。一项生物力学试验发现,无论是经髌腱切口还是髌腱周围切口,髌骨关节的接触压力都增加了。髌上入路也并未明显减低膝前痛的发生(详见胫骨近端骨折部分)。去除髓内钉在改善膝盖疼痛方面有不同的结果。然而,很少有患者在取钉之后可以完全没有疼痛。

4.感染　闭合胫骨干骨折,使用髓内钉固定与其他内固定方法感染率无明显差异。髓内钉术后感染往往是局部的,位于骨折处,通过正确治疗可以治愈。扩创、清除脓腔及坏死组织,充分引流,保留髓内钉固定,只要没有脓液,即使有少量分泌物,骨折仍可实现愈合。骨折愈合后,去除髓内钉同时扩髓,清除脓性膜,切除窦道。对严重干扰患者,则应行扩创、死骨去除,取出髓内钉,更换内固定物或其他固定方式。

5.筋膜间室综合征　筋膜间室综合征常继发于胫骨骨折。胫骨干骨折后该病的发病率明显高于近端骨折或远端骨折。该病常发生于年轻患者,且运动员的发病率更高。开放性骨折的存在并不能降低筋膜间室综合征发生的风险。当合并胫骨平台内侧髁骨折脱位(Schatzker Ⅳ型)会大大增加筋膜间室综合征的发生风险。在确定治疗前7~14天,可采用临时稳定的外固定架固定胫骨,并时刻警惕筋膜间室综合征的发生。

经典的筋膜间室综合征表现为感觉异常、麻痹无力、无脉搏、皮温下降、被动牵拉痛和苍白。这些临床表现的同时出现意味着肢体发生了不可逆的肌肉和神经损伤。然而,早期最常见和可靠的临床表现只有感觉异常和与预期不成比例的足踝被动牵拉疼痛。这些迹象出现意味着患肢小血管受压,此时这种肢体缺血是早期和可逆性,应立即行急诊筋膜切开术,以避免和减少不可逆损伤。

以下两种情况应注意警惕:①昏迷患者的筋膜间室综合征的诊断。如果患者处于昏迷或气管插管术后无法准确表达的状态下,筋膜间室综合征的诊断往往较为困难。此时,对间室内压力连续测量非常必要。错误的测量方法和技巧可能导致不正确的结果,误导医师判断。即使使用正确的技术,40%的读数具有差异性。因此,动态连续的临床体格检查观察也很重要,应注意患肢远端的循环状态及间室压力的触诊;②髓内钉术后医源性筋膜间室综合征。手术时间长、复位时过度牵引、过度扩髓等都可能会造成间室内压力增高。在每次髓内钉固定术后,必须评估间室内压力。如有压力明显增高,就需要行切开减压术。

第三节　胫骨远端骨折

一、流行病学

胫骨远端骨折有很多种定义,有的将峡部以远的胫骨骨折定义为胫骨远端骨折;有的认为是胫骨远端 1/3 的骨折或是胫骨远端第 4 节和第 5 节段骨折,不包含胫骨远端关节面骨折。临床上,AO/OTA 分型标准则更为常用,认为胫骨远端干骺端位于一个正方形方格中,边长为胫骨远端关节面最长的距离。有文献报道,成人胫骨远端骨折占所有骨折的 0.7%,占胫骨骨折的 37.8%。本病常见于年轻人,通常为男性;也较常见于合并严重骨质疏松的老年患者。

二、应用解剖

胫骨横截面上,由骨干向干骺端方向,胫骨的形状由三角形趋向于圆形。同胫骨近端一样,干骺端外面是一层薄的皮质骨,里面填充着松质骨。由于骨密度低下,会使螺钉固定更加有挑战。然而,骨质的情况和患者年龄及其活动度密切相关。在 50 岁以下的患者中,骨质情况一般较好,螺钉固定强度较好。此外,胫骨的髓腔形状像个沙漏,有着两头宽大的干骺端和中间狭窄的骨干,对于干骺端骨折来说,髓内钉固定的难度也比胫骨干骨折要高很多。

腓骨位于胫骨后外侧,并和胫骨远端一起构成远胫腓关节和踝关节。两者通过主远胫腓联合韧带和远端骨间膜紧密相连。高能量损伤时,胫骨远端骨折的同时常合并腓骨骨折。在术中,腓骨的对位对线良好复位同样有利于胫骨远端骨折的复位和固定。

胫骨远端只有后方和部分外侧覆盖有肌肉组织,超过一半的周径只有皮肤和肌腱覆盖。因此,相比胫骨干部和近端,胫骨远端更容易合并严重的皮肤软组织挫裂伤和开放性骨折。此外,有限的软组织覆盖也减少了骨膜对于胫骨的血供。因此,髓内血供对骨折的愈合显得更为重要,因此,过度的扩髓可能会造成骨折延迟愈合和不愈合。

胫骨远端的血供主要来源于胫前动脉和胫后动脉。外侧 1/3 骨皮质的血供是由骨膜供应的,来自骨膜血管网。内侧 2/3 的胫骨远端血供来自髓内滋养动脉,是胫后动脉的分支。除了动脉,胫骨远端还有隐神经和大隐静脉经过,该静脉和神经的主要分支在距离内踝尖 10cm 的胫骨后侧皮质处相交,然后通过距离内踝尖约 3cm 的前方皮层。手术过程中,应注意保护,避免发生医源性损伤。

三、损伤机制和临床评估

1.损伤机制　胫骨远端骨折的损伤机制和胫骨干骨折相似。对于年轻患者,多为高能量损伤,如交通事故或运动中损伤。对于老年患者,多为低能量损伤,如跌倒、摔倒等。

2.临床评估　对于年轻患者,由于高能量损伤所致胫骨远端骨折,患者通常伴有致命伤。处理这些致命伤时应遵循高级创伤生命支持(advanced trauma life support,ATLS)原则。必须仔细询问病史,注意观察皮肤、软组织和血管神经是否存在损伤;必须仔细地检查下肢软组织情况,及早识别即将发生的皮肤损伤和尽早复位骨折,可降低转换为开放性骨折的风险。

软组织损伤的征象包括水肿、瘀斑、水疱和开放性骨折,干骺端的骨折损伤程度往往较骨干骨折重。胫骨远端开放性骨折约占20%,胫骨内侧仅有皮下组织覆盖,是最容易出现开放性损伤的部位。然而,胫骨远端骨折筋膜间室综合征的发生率较骨干要低,但也应时刻警惕其发生的可能性。

3.影像学评估 X线检查是必需的,有助于明确损伤分型和确定手术治疗方案。X线检查应包括胫骨远端和踝关节(踝关节正侧位和踝穴位)、胫骨全长和膝关节。当骨折累及关节面时,CT平扫+三维重建能够获得较X线片更多的细节。通过对损伤部位的重建,能够增加对胫骨远端骨折诊断的准确性,协助判断骨折块来源,是否累及关节面及移位方向。

四、骨折分型

胫骨远端骨折通常伴有高能量损伤,对其分型时应同时对骨折和软组织情况进行分型,这对学术交流、研究、诊断和治疗策略的确定都有很大帮助。软组织损伤分型可根据Gustilo-Anderson(开放性骨折)或Tscherne-Gotzen分型(闭合性骨折)来判断。

常用的骨折分型为AO/OTA分型(图3-12)。该分型系统是根据骨折的形态位置等进行分类。胫骨远端关节外骨折分型为43(4-胫骨,3-远端干断端)。其中,A型为关节外累及干骺端的骨折,包括A1型(关节外简单骨折)、A2型(楔形骨折)和A3型(关节外粉碎性骨折),是髓内钉固定的主要适应证。剩下的B型和C型骨折包含了关节面的移位和压缩等,通常选择钢板、螺钉及外固定架固定。当然,对43-C1型和43-C2型骨折,部分医师认为在关节面解剖复位和螺钉稳定固定基础上,髓内钉固定同样可以获得很好的临床预后。

图3-12 胫骨远端骨折的AO/OTA分型

五、治疗原则

胫骨远端骨折可发于任何年龄阶段。一方面,低能量损伤会造成干骺端和远端螺旋形骨折;另一方面,高能量撞击会导致复杂的粉碎性骨折。即使最不严重的骨折类型,也容易发生皮肤软组织问题。对于高能量损伤所致的胫骨远端骨折,还需要详细评估患者的全身情况,治疗的早期应遵守 ATLS 原则。

胫骨远端闭合性骨折非手术治疗适应证为:初始骨折短缩<15mm,手法复位后在任何平面上成角畸形<5%。但如果胫骨骨折,腓骨是完整的,不推荐采用非手术治疗,因为腓骨的支持作用,后期可能出现内翻畸形。若采取非手术治疗,采用长腿石膏托固定,膝关节屈曲7°、踝关节背伸 90%。只要患者能够承受疼痛,可以允许患者在拐杖的辅助下活动。文献报道,非手术治疗出现畸形愈合的发生率约为 13.1%,判定畸形愈合的标准为:任何平面成角畸形>70 或短缩超过 12mm。

大部分的胫骨远端骨折均须行手术治疗。术前应首先确认骨折分型,软组织损伤和下肢的伴随损伤。手术方式可采用钢板或髓内钉处理。对于开放性骨折或软组织损伤严重的患者,需要临时的外固定稳定软组织后,再合理地安排治疗策略。应仔细评估下肢的血管神经情况,一旦有血管损伤情况,立刻行急诊手术治疗,在骨折复位和稳定的前提下修复血管损伤。

骨折的手术治疗时机是治疗成功的关键因素之一。对于开放性骨折,传统上建议 6 小时以内要完成清创手术,但并没有明确的文献能够支持这一说法,早期在伤后 3 小时内应给予输注广谱抗生素是至关重要的,能够减少感染的发生率。对于闭合性骨折,Tscheme-Gotzen 分型为 0 型和 I 型骨折可以在 24 小时内给予固定。对于 II 型和 III 型骨折,文献表明大多数术者倾向于等待软组织情况稳定后才考虑予以手术处理。

由于干骺端和骨干最狭窄部位的直径不一,远端骨折块过短等因素均会对骨折块的复位稳定造成潜在影响。因此,无论采用何种手术方式,面对不同的骨折类型,内固定需要有持续维持骨折复位的能力,以便骨折获得愈合。

六、髓内钉的固定理念

早在 1940 年,就有医师采用髓内钉用来治疗胫骨干骨折。髓内钉固定不仅能够减少假关节和畸形愈合发生,同时允许骨折断端有充足的微动来形成足够的骨痂进而达到愈合。然而,早期髓内钉的使用仅限于胫骨远端关节面以上 5cm 处骨折,对于胫骨远端骨折更多采用传统的 DCP 或 LC-DCP 钢板治疗。

对于胫骨远端骨折,早期使用髓内钉治疗的局限性在于骨与髓内钉之间的接触面少,进而可能导致骨折固定不牢靠。胫骨干骺端的宽大,由于髓内钉置入,会出现远端骨折块的"雨刷效应",与钢板相比,减少了内固定的稳定性。当骨折远端的皮质接触不良时,较高比例的机械负荷由主钉承受,并传递到远端螺钉,导致远端螺钉与干骺端之间的负载分担较差,这可能使髓内钉对胫骨远端骨折的抗扭转和抗弯曲应力不足,最终导致内固定的失效或骨折复位丢失。

随着髓内钉的改进和技术的进步,这一限制显然不存在。髓内钉固定术后同样有着很高的愈合率,并且软组织损伤更小。很多技术用来增加骨-髓内钉结构的稳定性,包括腓骨固定、多平面交锁螺钉、交锁锁定螺钉和阻挡钉等。

然而,髓内钉和钢板,哪一个能够提供更好的临床预后,尚存在争议。早期,骨折是否累及关节面,以及关节面的骨折程度是手术方式选择的关键,即髓内钉只应用于 AO/OTA 分型中的 A 型骨折。由于采用髌下入路,膝关节过度屈曲,置钉术后畸形愈合率明显高于钢板。

之后,随着髓内钉设计的改进(如专家型胫骨髓内钉、ETN)和技术进步(如半伸直位经髌上入路置钉、阻挡钉技术等),使骨折复位和主钉进钉更加容易,且允许更靠近胫骨远端关节面置入更多的多平面交锁固定,从而使髓内钉成功用于胫骨远端骨折。这也使内置物的选择决策变得更具有争议。尤其是随着经皮微创钢板置入技术的出现,使过去开放式钢板置入的一些缺点(如骨膜剥离、软组织损伤)得以克服,并扩大了其在胫骨远端骨折的应用。既往髓内钉的一些优势,包括软组织剥离小、骨折断端不显露、骨外膜损伤小等,可能被经皮微创钢板置入技术所抵消。

因此,许多关于钢板和髓内钉之间的前瞻性随机对照研究已经发表,结果显示髓内钉和钢板治疗胫骨远端骨折的效果基本类似,仅在感染率方面有所差异。研究发现,在髓内钉组,骨折不愈合、畸形愈合、需要再次手术等方面要显著增高,但在最终的临床功能预后方面则无显著差异。而在踝关节、膝关节疼痛等方面,髓内钉组要差于钢板组。还有研究发现,钢板治疗组,后期需要二次手术的患者数量更多。而其他的研究则发现,髓内钉治疗组手术时间更短,功能恢复更好,并发症更少。生物力学研究显示,胫骨扩髓髓内钉术后的力学稳定性要明显优于非扩髓髓内钉和锁定钢板固定,该研究结果也支持术后患者可以更早地进行负重功能锻炼。此外,相比钢板,髓内钉对软组织条件要求更低,如果计划采用钢板固定,需要等踝关节周围软组织肿胀消退和皮肤皱褶试验阳性。

目前尚无证据表明髓内钉相比钢板临床优势更优,两者都可以获得良好的预后。整体来说,相较于钢板,髓内钉固定能够减少额外的软组织损伤和骨膜的剥离。骨折类型和骨质量的好坏决定了髓内钉固定的预后。对于稳定型骨折,当主钉准确地放置在胫骨解剖轴线上时,可以允许患肢早期负重。当远端骨折块足够大且骨质量好时,联合 $2\sim3$ 枚多平面交锁螺钉的髓内钉固定能够获得稳定的固定。值得注意的是,腓骨骨折固定或腓骨未发生骨折时,骨折延迟愈合或不愈合风险更高。

由于胫骨远端骨折对髓内钉的临床技术要求更高,严格掌握髓内钉的手术适应证是成功的关键。当前,髓内钉的最佳适应证为胫骨远端关节外骨折(AO/OTA 分型 43-A1-3型),且骨折远端骨量好,能够实现 $2\sim3$ 枚交锁螺钉的固定。其相对适应证为:胫骨远端累及关节面骨折(AO/OTA 分型 43-C1-2 型);皮肤较薄的、软组织情况较差的老年患者;糖尿病患者伴有伤口愈合问题;非手术治疗失败的患者。其禁忌证包括:远端累及关节面骨折(AO/OTA 分型 43-B 型和 43-C3 型);胫骨远端关节外骨折(AO/OTA 分型 43-A 型);骨折线距离关节面太近,不能固定 $2\sim3$ 枚螺钉;膝关节置换手术患者;屈曲挛缩(<90°);严重的髌股关节炎导致患侧膝关节屈伸活动障碍(屈曲<90°,或髌股关节间隙过于狭窄);胫骨骨髓炎活动期;进钉点处软组织感染;髓腔过于狭窄无法使用髓内钉。

七、髓内钉的手术技术

胫骨远端骨折髓内钉固定的绝大多数手术技术和胫骨干及近端骨折相似,因此,以下不再重复描述,主要介绍髓内钉在胫骨远端骨折中的注意事项。

1.常用的骨折复位技术

(1)股骨牵开器或外固定架:股骨牵开器能很好地提供长度和力线的维持,并控制下肢在术中的情况。不同之处在于,远端 Schanz 钉固定于距骨或跟骨上,且平行于踝关节。尤其适用于胫骨骨折粉碎程度较严重的病例。

（2）点式复位钳：使用经皮点状复位钳对螺旋形或斜形骨折有所帮助。复位钳可经皮复位胫骨远端骨折并临时维持复位。使用复位钳时要注意复位钳部位的皮肤需切开小口以方便复位钳放置，同时有利于后期预防复位钳和皮肤接触的下方出现血肿。

（3）阻挡钉：阻挡钉有利于骨折复位，并同时引导导针、扩髓钻和主钉进入指定的区域和位置，使主钉的位置和胫骨髓腔的长轴保持一致。

（4）临时辅助钢板：使用方法类似于胫骨近端骨折，但必须警惕软组织损伤过大和髓内髓外血供同时被破坏所致的骨折延迟愈合和不愈合，这在胫骨远端骨折的发生风险更高。有学者将该技术用于复杂性粉碎性骨折或骨折不愈合患者，此时钢板将永久置入体内，而不是临时固定（图3-13）。

图3-13　临时辅助钢板

辅助钢板作为胫骨远端骨折髓内钉术后失败患者的翻修手术方式，使用前用去除腓骨侧钢板，便于术中畸形矫正

（5）膝关节半伸直位经髌上入路置钉：有利于控制胫骨，简化复位和术后透视，并且不影响腓骨骨折的操作，有利于骨折复位和置钉。这和对胫骨近端骨折的临床意义同样重要。

（6）AO/OTA分型中43-C1-2型胫骨远端骨折：如果骨折线累及胫骨远端关节面，应首先复位关节内骨折并予以稳定固定。空心钉固定是最常用的方法，螺钉分布应避开髓内钉主钉和交锁螺钉的通道（图3-14）。

图3-14　空心钉固定

对于累及关节面的胫骨远端骨折，使用髓内钉固定时，在关节面解剖复位基础上应首先采用1~2枚空心拉力螺钉固定关节内骨折，将C1型骨折转化为A型骨折，之后再完成髓内钉交锁螺钉的固定

2.导针的置入 当采用髓内钉固定胫骨远端骨折时,其和胫骨干骨折不同,骨折不会随着髓内钉的置入发生自主复位。因此,应在影像增强器监视下确保导针在正侧位上位于中心(和胫骨髓腔长轴一致),从而使后续的扩髓和置钉均位于髓腔中轴线上,避免出现明显的对位对线不良和畸形愈合。导针顶端给予稍微折弯会有很大的帮助。导针在扩髓时必须和胫骨关节面保持为直角,这样可以减少冠状面的畸形。

3.远端交锁螺钉固定 远端锁定螺钉是用来提供胫骨远端冠状位和矢状位的稳定性,从而控制长度和旋转。对于胫骨远端骨折,早期的髓内钉无法提供足够的稳定,因此,医师通过修改远端锁定机制来达到更多的远端稳定性。这项技术已经被证实用在不影响远端关节的胫骨远端骨折是非常可靠的。新一代的髓内钉,可以在胫骨远端关节面 15mm 处置入多方面锁定螺钉。3 个锁定孔分别在髓内钉尖端上方 5mm、15mm 和 25mm 处。

推荐先行远端骨折块的交叉交锁固定。在钻孔和交锁螺钉置入过程中会造成骨折再次移位,这一点值得注意并需要在透视下多次确认骨折位置。远端推荐采用 2~3 枚锁定螺钉,能够增加髓内钉的疲劳属性和减少内固定失败的发生,有助于复位并维持骨折稳定直至骨折愈合(图 3-15)。

图 3-15 髓内钉置入后,下肢力线接近正常,远端采用 3 枚螺钉固定

4.腓骨骨折固定 在胫骨远端骨折时,腓骨骨折的固定能够增加踝关节的稳定性,有利于促进骨折复位和骨折愈合。腓骨固定的绝对指征是下胫腓联合损伤,但要警惕出现外翻畸形。当胫骨远端骨折出现难以控制的在旋转对位和矢状位力线不良时,腓骨固定对骨折复位固定更具有重要意义。但有文献报道胫骨远端骨折采用钢板或髓内钉骨折后是否需要进行腓骨的钢板固定目前仍存在较多争议。研究发现,腓骨钢板固定腓骨骨折后可以在复杂的胫腓骨远端骨折中提供下肢的外部力线支撑,有利于下肢胫骨长度恢复的控制。还有研究比较了髓内钉或钢板治疗胫骨骨折时固定或不固定腓骨的情况,发现尽管腓骨钢板在胫骨骨折复位过程中会有所帮助,但腓骨骨折钢板固定术后胫骨骨折不愈合率更高。

八、术后处理

术后建议患者在无负重条件下立即进行膝关节和踝关节屈伸活动。对于稳定型骨折,如横形骨折,稳定固定后可以进行患肢部分负重功能锻炼,此时负重不应>20kg。术后 4~6 周,根据骨折类型和骨折愈合情况允许患者逐渐增加负重量。

如果骨折断端存在明显间隙,应在术后 4~6 周尽早实施髓内钉动力化。对于非体力工

作者或简单稳定型骨折术后,允许患者术后 6~12 周后重返工作岗位;对于重体力工作者或复杂性骨折术后,建议患者术后 1 年后才可以重返工作岗位。如果存在明显的内置物激惹,在骨折愈合后可以考虑取出髓内钉。骨折愈合必须同时满足临床和影像学愈合两个标准,髓内钉取出建议在术后 18~24 个月。

第四章　外固定支架在骨科领域的应用

第一节　外固定支架概述

骨外固定技术简称骨外固定(external skeletal fixation, ESF),通过体外固定调节装置经皮穿针,通过骨针与骨构成一种复合系统,属于临床微创手术。其通过骨针传导的应力造成骨断端微动,从而刺激骨组织的再生与重建,用以解决临床骨损伤疾病中其他技术无法解决的难题。随着外固定技术的不断发展与改进,现已被广泛用于治疗各种复杂骨折、骨缺损、骨不连及肢体的延长及畸形矫正等内固定技术难以解决的问题。外固定技术的出现迄今已有170多年的历史,它是骨矫形外科史的里程碑,在解决了传统医学方法无法解决的难题的同时促进了现代医学的发展,尤其在骨折治疗中具有独到之处。

一、国外的外固定支架发展进程

自1840年法国医师Malgaigne率先尝试在骨上穿入钉子,而把外露的钉尾固定在金属带上,通过皮带来调整骨折断端的位移从而固定骨折,这是最早的应用外固定原理治疗骨折。随后他首次完成外固定装置——髌骨骨折钳夹式固定器。比利时的Albin Lambotte提出了外固定器的概念,并自行设计出一种单边外固定装置,积极推广和宣传,真正地推动了骨外固定装置在临床的实用化,因其对骨科外固定的贡献,被誉为"骨折治疗外科之父"。骨外固定装置虽有其优点,但是随后的针道感染、稳定性差等问题使外固定受到众多学者的质疑而难以推广。Judet首次将外固定针完全贯穿骨两侧皮质,而且同时提出预防感染的重要性。随后Hoffmann设计出一种称之为骨整复器的外固定装置,这是一种球状关节固定器,由于应用简便、固定牢固,引起了医学界的广泛关注。由Muller设计出的AO管状外固定支架的问世,由于设计的可自由组装成多种构形,加大了临床应用的灵活性。Ilizarov在提出"张力-应力法则"后又提出了牵张成骨(DO)的概念,由他研制的多孔性全环式Ilizarov环形外固定支架解决了多方向、多平面穿针等临床难题。两大主要医学难题的解决使外固定支架治疗骨折成为一种公认的方法而被传开。如今国际上各个学者发明的骨外固定器类型迥异,但其临床应用大都遵循着DO的力学原理。美国学者Taylor等研制出一种数字化的空间框架,并将其命名为泰勒空间支架。这是首次出现的完全借助计算机软件参与完成的骨折复位支架,该支架通过计算机可精确改变支架的空间结构以达到治疗四肢骨折的目的,且其力学稳定性可靠。

二、我国外固定支架的发展进程

近几十年,我国外固定技术的发展突飞猛进。李起鸿等在Ilizarov的全环式外固定支架的基础上进一步改进,设计出半环槽式外固定支架并应用于临床。刘国平等设计出一种机械牵引复位机和沟槽式外固定支架用于骨折复位,并提出了经皮直接进针、扇形固定等新方法。由夏和桃等自创研究所,相继研制出一系列各具特色的组合式外固定支架,主要用于骨的牵引延长及矫形,国内外固定技术自此迈上了新的阶段。

三、外固定支架的分类及其各自优缺点

1.按空间基本构型分类

(1)环形外固定装置全环式外固定架:具有代表性的是 Ilizarov 外固定器。此外固定器呈全环包围整个患肢,多针以一定角度组成交叉固定,构成多平面,承受张力的克氏针可提供良好的力学稳定性。若 Ilizarov 技术结合骨搬移治疗,固定、植骨和组织修复通过一期手术均可实现,且力学性能稳定,可早日促进骨折的愈合。不足之处是体积庞大、繁杂、笨重,且操作较复杂,骨针放置较多。半环式外固定支架:以 Fisher 外固定器、国内李起鸿的半环槽式外固定器为代表。以后者为例,该装置在 Ilizarov 外固定器基础上改进,在保证三维方向稳定性的前提下简化了模型装配的复杂程度,使其同样可实施多平面的弹性固定及多向性穿针,生物力学效果好,尤其适用于严重开放性骨折,各种骨不连及肢体延长等的治疗。

(2)平面外固定装置单边式外固定支架(或称半针式):具有代表性的有 Hoffman 式外固定支架、Bastiani 式外固定支架等。以 Bastiani 式外固定支架为代表,此装置为装配简单,特点为无须穿透整个患肢的软组织,该支架结构轻巧,且可携带支架早期负重活动,常用于急性创伤所致的骨折。于仲嘉等在 Bastiani 外固定架基础上改良了一种单平面固定系统,其增加了带夹支架与附件,可自由装配构型,具有轴向牵拉及加压功能。但单边式外架不足以穿入骨质的针必须平行或接近平行才可以正常使用,且需要专门配套器械;从力学角度分析,平行的固定方法不如其他方式稳定;单边构形造成的骨断端的受力为偏心受力,只能满足骨折冠状面上的加压,其抗扭转、抗弯曲力差。

(3)双边式外固定支架(或称全针式):主要以 Charnley 式、Anderson 式、Wagner 式为代表。双边式支架特点为骨针贯穿整个骨与软组织及皮肤。骨断端两侧的受力呈对称性,骨折断端处的稳定性有所加强。但双边支架的进针要求更高,稍有偏差会造成两侧连接不协调以至于力学稳定性差;虽然张启明等在总结经验基础上研制了可多向性穿针的外架,但单平面的构型使其抗前后弯曲力与扭力的能力较差;钢针穿透的肌肉会对相关关节活动的灵活性造成一定的影响。

(4)三边式外固定支架:代表如 AO 式三角式外固定器,较单、双平面外架构型稳定,且可通过全针与半针相结合的形式以 2~3 平面固定,此类构型的外固定装置力学稳定性较好,但安装复杂,调节性较差。混合外固定装置以 Vidal-Adrey 式、夏和桃组合式外固定装置为代表,可根据临床需要自由组合成多种构型,为不同类型的骨折固定、肢体矫形等提供最优解决办法。但构型不同,稳定效果各异,缺点因构型而异。智能数字化支架以泰勒空间支架为代表,将该支架与特殊软件相结合,可精确治疗多种骨折的移位、骨不连、畸形矫正等。但需配套的计算机软件和培训,临床使用价格昂贵。

2.按在临床治疗中具备的功能分类 按外固定支架在临床治疗中具备的功能分类分为:①单纯固定的外固定器,如 Hoffmann 单平面外固定支架,在骨折复位后行外固定术固定骨折断端;②兼备整复和固定的外固定器,如李起鸿等的半环槽式外固定器,在行骨折复位固定后还可以进行简单的调整,纠正偏差,但是调节的灵活性较差;孟和的复位固定器附有矫正板,经皮加压固定骨折断端同时可起到小夹板作用,增加整复效果,但同样由于其单平面固定,抗剪切变形及前后弯曲能力较差,使用时需严格筛选适应证,同时需切忌对皮肤的挤压力过大而造成患肢血运受阻;③骨延长外固定支架类可在轴线上延长或者缩短骨距;

④矫形外固定支架连接杆可以跨关节固定,且可在关节处活动,用于关节瘢痕挛缩的松解治疗或预防关节僵硬或肢体挛缩等情况。

第二节　外固定架在开放性骨折中的应用

开放性骨折是创伤骨科较为棘手的问题之一,常因骨折固定与伤口关闭之间的矛盾而发生伤口关闭困难、骨折不愈合、骨感染等临床问题。有的会因久治不愈合而最终截肢,特别是开放严重、骨折粉碎、伤口严重污染的开放性骨折。影响此类骨折治疗成功与否的关键因素,是如何同期骨折固定与创面修复。以往的观点,特别是内固定技术,更多侧重于彻底清创和皮瓣修复,虽在临床实践中获得很大进步,但未从治疗理念和技术层面解决根本问题,往往因勉强使用使伤情更趋复杂。笔者根据以往的临床经验和体会,以及近年来对骨外固定条件下组织再生重建理论的研究与总结,对严重开放性骨折的清创、骨折固定和创面修复问题,提出以下基本处理原则。

一、伤口反复清理术

严重开放骨折的清创是治疗开放性骨折的基础。传统的清创术强调"彻底清除、宁左勿右"的原则,其主要目的在于防治感染的发生。临床中对潜在污染和软组织坏死,既难以评估,也很难做到彻底清除,使感染的潜在威胁和遗留难以修复的创面成为临床棘手问题。国内有学者在20世纪90年代,应用朱通伯教授介绍的开放骨折反复清理技术,治疗严重开放性骨折,特别是就诊晚、污染重、病情危重的患者200多例,无1例发生骨与创面感染,为后期的创面修复奠定了良好基础,使创面处理简单有效。就诊时间超过8小时的Ⅱ~Ⅲ度开放性骨折,清创步骤如下。

1.首次清创

(1)清洗创口:麻醉成功后(可能时使用止血带)先行常规方法清创,如皮肤消毒,创面止血,肥皂水刷洗伤肢和除污,大量清水冲洗创面等。

(2)创口清理:清洗创口重新皮肤消毒、铺巾,清除伤口污物和已坏死的组织,包括污染的无活性的骨折块。对不能肯定是否坏死的软组织尽可能保留,对有组织连接的碎骨块也不要切断,不强求清创的"彻底性"。

(3)清创结束用5mg/L聚维酮碘溶液纱布填充伤口3~5分钟,放松止血带进行创面止血,将粉剂抗生素撒在油纱布上充填、覆盖伤口,并适当加压包扎。

(4)术后处理:抬高伤肢,根据首次清创和术后切口渗出及体温等情况确定下一次清创的时间。

2.二次伤口清理　二次伤口清理的时间,可在首次清创后24~72小时进行。

(1)二次清理伤口的目的:①观察首次伤口清理效果;②清理残留坏死组织或脓苔;③用软组织覆盖裸露的骨面;④必要时可进行植骨术;⑤可能时关闭创面。

(2)创口清理的方法:先用过氧化氢溶液和生理盐水冲洗创面,切除坏死组织,用刮勺刮除脓苔,消除炎性残腔,然后再用5mg/L聚维酮碘溶液纱布填充伤口3~5分钟,抗生素盐水冲洗创面,根据清理情况决定关闭伤口或是否进行再次清理。

3.再次伤口清理

(1)再次伤口清理的方法:按照二次清理的方法反复对伤口再次进行清理,一般在二次清理后48~72小时即可进行。绝大多数开放伤口经过再次清理即可关闭伤口,若仍不能关闭伤口者,可进行再次伤口清理。可如此反复多次,直至创面清洁与修复。

(2)裸露骨面的处理:确认创口基本清洁时,对裸露的骨面尽可能用肌肉组织覆盖,必要时可将肌肉行纵向剖开或翻转的方式覆盖创面。

(3)植骨术:对于严重粉碎并伴有部分骨缺损的骨折,在确认创口基本清洁后,可进行自体松质骨植骨术。

二、毁损性肢体伤的骨外固定治疗

大量临床资料证明伴有软组织损伤、污染严重的粉碎性骨折,勉强使用内固定时,内固定物一旦外露,骨感染基本难以避免,而应用骨外固定则无此顾虑。其原因有以下几方面。

1.充分利用骨外固定 利用桥架式固定方式对各种复杂、大段粉碎性骨折、大面积软组织损伤和已有感染的骨折,可实施有效固定而不增加骨感染的机会,不妨碍皮肤创面的处理。

2.可以远离创伤处穿针固定 骨外固定模式最大限度符合微创原则,不加重骨折的原始创伤,有利于损伤组织的血供重建和生物学进程的快速修复,提高损伤局部的生物学活性和抗感染能力,避免骨感染的发生。

3.治疗便利 给创口的外处理带来方便,外科换药是关闭开放骨折创面的手段之一,是临床常用的方法。在骨折固定后,有些创面因位置原因不便于处理,如肢体后侧的创面,在骨外固定条件下,可以对患肢进行架空,既可方便创面换药,又可避免创面受压,做到骨折固定和伤口处理两不误,为严重开放性骨折的愈合创造了有利条件。

4.骨折固定方式

(1)骨外固定结合简单内固定:对斜形骨折、螺旋形骨折等简单骨折,在骨外固定进行整体骨折固定后,为增加骨断端的稳定性,在不加重损伤和不发生内固定物外露的前提下,可结合局部的简单内固定如拉力螺钉局部固定。

(2)坚强固定:对大段粉碎性骨折,可选择 X-EF-Ⅰ半环式构型、半环三角式构型或 X-EF-Ⅱ环式构型、环式三角式构型实施坚强固定。如果骨折粉碎范围大,近骨折线处又不能穿针时,应在骨折的远近两端适当增加钢针数量或钢针直径。创面修复后再实施适应性固定刚度固定,直至骨折愈合。

(3)短缩加压固定:对骨缺损长度小于 2cm 且软组织条件允许的骨折,可以直接进行加压固定。

(4)牵伸固定:是指对伴有节段性骨缺损的骨折,进行以维持肢体长度为目的的牵伸固定。采用此种固定时可以根据软组织损伤的具体情况,酌情采用以下处理方式:①维持原肢体长度的牵伸固定,适用于软组织损伤不严重或胫骨骨折腓骨完整的骨折;②肢体短缩固定,根据软组织损伤情况,酌情将肢体短缩,直至方便伤口闭合后再进行骨折固定。对于牵伸固定遗留的肢体短缩问题,可以择期进行骨延长术,以恢复肢体长度。

三、伤口闭合原则

1.一般原则　在二次清创或再次清创后,酌情采取一期无张力下的直接缝合,但对无把握一期关闭的创口,可进行延迟或二期闭合。

2.创面关闭方法

(1)直接缝合:对于能够直接缝合或减张缝合的伤口应直接关闭创面,但不要勉强,以避免因缝合张力过大而引起皮肤坏死。

(2)自然愈合:对于没有骨外露、骨感染和较小的创面,可进行外科换药,使创面自然愈合。

(3)缩骨缝合:对严重粉碎性骨折,可酌情清除部分碎骨片后实施加压固定,缩短骨长度时可以直接缝合创面。当骨的短缩长度大于 2cm 时应进行骨延长术,恢复肢体长度。

(4)皮肤牵伸术:对于缺损较大的皮肤创面可以采用骨外固定皮肤牵伸术进行创面修复。具体方法有肢体皮肤纵向牵伸术,肢体皮肤横向牵伸术和肢体皮肤多向牵伸术。

(5)其他修复创面的方法:①植皮术修复创面,如游离皮片植皮术关闭创面;②局部转移皮瓣或肌皮瓣关闭创面;③岛状皮瓣或肌皮瓣关闭创面;④吻合血管的游离皮瓣或肌皮瓣关闭创面;⑤小腿交叉皮瓣修复创面。

第三节　骨外固定在感染性骨缺损中的应用

20 世纪 70 年代,Ilizarov 开创了应用环式外固定器治疗感染性骨不连骨缺损的先河,使感染性骨不连骨缺损的治疗取得了前所未有的、令人鼓舞的成果。这一技术概念很快在世界范围得到应用。

骨外固定治疗感染性骨缺损的基本概念,是在彻底清除病灶的基础上,根据"原位再生、因势利导、同期治疗、优化重建"的治疗理念,应用骨段延长与加压固定、皮肤牵伸、畸形矫正和肢体延长等骨外固定和骨科综合技术,实现最终的治疗目标。使用时应综合分析,系统研究,规范操作和精心管理。

一、治疗原则

1.治愈感染　通过彻底的病灶清除,开放换药、充分引流的创口处理原则,使感染治愈的同时,尽可能避免感染复发。

2.修复缺损　通过骨段延长技术,修复骨缺损,且无须植骨。

3.断端愈合　骨外固定加压固定技术,可确保缺损端获得骨性愈合。

4.创面愈合　开放换药的创口自然愈合原则和皮肤牵伸技术,使创面自然愈合或应用皮肤牵伸术,修复更大面积的皮肤缺损。

5.治疗并发症　感染性骨不连,往往因为反复治疗和久治不愈,致使骨长度丢失、关节畸形或肢体短缩等并发症的发生。严重创伤引起的感染性骨不连骨缺损,有时也会伴有大面积皮肤缺损。如何根据组织原位再生原理,应用骨与皮肤同步牵伸术,皮肤牵伸术、畸形矫正术和肢体延长技术同期治疗相关并发症,也是彰显骨外固定技术优势的关键环节。如针对外伤性足下垂畸形,可以增加跟骨弹性牵伸器,通过逐步牵伸,恢复踝关节的负重功能;对大于 5cm 以下的肢体短缩畸形,在实现骨缺损断端对合后,也可在加压固定的同时,继续利用骨段延长进行肢体延长,使肢体等长。实施肢体延长时,应根据肢体短缩的长度,决定具体的肢体延长原则,若肢体短缩大于5cm,应按照肢体延长的原理和原则,进行肢体与骨段延长术,以免不加区别地随意进行大幅度肢体延长而诱发相关并发症,特别是邻近关节的脱位、畸形和关节软骨的损伤。

必须指出,骨外固定治疗感染性骨缺损,除了彻底地进行感染病灶的清除外,重在充分发挥再生修复和骨外固定优势——再生修复的生物学修复骨缺损的新概念与骨外固定"因势利导"的控制论,实现同期治疗和自然愈合的一种治疗策略和思维模式。新的治疗理念,为治愈感染、封闭创面、修复缺损和断端愈合提供了全方位的技术保证。骨外固定治疗感染性骨缺损,既能彻底治愈感染,又避免复发;既能保证骨缺损的修复,又不需要骨源;既可避免截肢之苦,又能重建肢体功能和良好的外观,而且大幅度缩短疗程、降低医疗代价,易为患者接受,广受骨科医师的青睐。

临床实践中,既要遵循基本准则,也要灵活发挥,应用关键技术治疗主要问题的同时,也要应用相关技术处理并发症。

二、治疗要点

1.病灶清除术　作为治疗感染性骨不连的主要技术手段,已成为共识。具体的病灶清除概念,则因治疗观念和采用的具体技术不同,存在一定差异。在感染性骨不连的病灶清除术中,往往受到传统病灶清除观念的影响,或因对骨外固定条件下病灶清除原则缺少了解,或担心过多的骨切除会给治疗带来困难,以及对感染灶清除的彻底性难以确定等原因,采取"见好就收"的清除原则,容易导致感染治愈不彻底。对病灶清除应有足够的认识,才能有效治愈感染。骨外固定条件下的病灶清除原则是"宁右勿左",使传统的病灶清除概念发生了新的变化,为彻底治愈感染创造了有利条件。病灶清除的基本要点如下。

(1)切除皮肤窦道和炎性瘢痕:感染性骨不连,一般均有皮肤窦道、创面和炎性瘢痕。术中应将其一并切除,无须顾及切除后创面的修复问题。若骨缺损范围小于3cm,感染程度较轻,也可将骨断端适度短缩后将皮肤切口缝合。

(2)去除固定物:已经实施固定的感染性骨不连,应将固定物完全拆除,并对固定处的螺钉孔进行认真清理,对已有感染的螺钉孔更应仔细清理,并以聚维酮碘纱布擦拭。固定物若为外固定器,不要勉强使用,应更换更为合理的外固定器构型。

(3)死骨或炎性骨的清除原则:对因慢性骨髓炎而形成的死骨或炎性骨的处理,坚持"宁左勿右"的病灶清除原则,对难以判断正常与否的骨组织,宁可切除。

(4)处理感染腔内的窦道:基本清创后应认真检查腔内有无残留的窦道,一旦发现可用刮匙将坏死或炎性组织刮除,并以聚维酮碘纱布擦拭有以下几方面。

(5)创口敞开:感染腔的处理,原则上不进行缝合关闭,病灶清除后以无菌纱布(或油纱)填充骨缺损端的腔隙,进行适度的加压包扎。

2.开放换药　感染性骨不连病灶清除的创口处理原则,是采取开放式外科换药。不主张采用传统的创面修复技术过早闭合创口,以免创口过早闭合残留感染灶,影响感染的彻底治愈。病灶清除后即使没有显著的皮肤缺损,也应实施开放式伤口换药的原则,而不宜直接缝合伤口。

术后第一次换药不宜过早,应在术后第七天,以免过多的操作影响创面修复的生物学进程。因为清除彻底后的创口比较清洁,一般无脓性分泌物,换药的主要目的是以清除残余的坏死组织和查看腔内有无潜在的窦道。具体方法:去除创口内填充纱布后,以过氧化氢溶液或稀释两倍的聚维酮碘溶液、生理盐水冲洗创口,用无菌纱布填充即可。术后进行严格认真的伤口外科换药,换药间隔时间可视创口清洁程度而定,通常每周一次即可。换药时要确保引流通畅,遵循由深至浅(窦道)、由里向外(创口)、顺其自然的愈合原则。

3.创面封闭 感染性骨不连所遗留的腔隙与创面,无须进行其他任何软组织创面修复技术,尽可能在下述条件下获得修复。

(1)清创遗留的腔隙,会随着骨段延长与骨断端的加压填充作用,以及软组织新鲜肉芽的生长,创口逐之缩小变浅,直至创面瘢痕愈合。

(2)随着骨延长和皮肤的牵伸作用,创口皮缘也随之生长和缩小,直至自然对合,创面封闭。

(3)大面积皮肤缺损或创面,可应用皮肤牵伸延长术,进行创面修复。

4.改善全身状况 改善全身营养状况,使骨折愈合与生物反馈机制呈现正效应,对于短缩骨缺损的治疗时间也有重要意义。

第四节 胫骨横向骨搬移治疗糖尿病足

据统计,5%~10%的糖尿病患者会出现糖尿病足,25%的糖尿病足患者在患病过程中由于神经病变使下肢保护功能减退,大血管及微血管病变使动脉灌注不足致使微循环障碍而发生溃疡和坏疽,糖尿病足是糖尿病多种严重并发症中的一个,因其致残、致死给糖尿病足患者及家庭带来了巨大痛苦,同时增加了社会压力。糖尿病足目前的治疗较难,对于较轻病例主要应用药物和局部换药治疗,对于溃疡面积较大甚至合并部分坏疽的患者,如果条件允许,可考虑游离皮瓣术、血管搭桥术、血管内膜切除术,经皮血管腔内成形或支架置入术虽可取得一定效果,但保肢效果不佳。近年来随着 Ilizarov 术被证实了在肢体牵拉区域可促进大量血管、微血管再生,从而改善患肢血液循环,与此同时 Ilizarov 胫骨横向骨搬移术也成为治疗糖尿病足的一种神奇方法,若适应证掌握得当,有效率高达 90%以上。利用 Ilizarov 生物学原理进行胫骨横向骨搬移,该技术进入临床应用以来,在治疗糖尿病足等疑难病方面疗效显著,但也有许多问题存在,所以导致有的糖尿病足患者予以胫骨横向骨搬移痊愈,有些则以失败告终,究其原因主要是临床手术医师对其原理机制、手术适应证、系统的治疗方案不熟悉导致。

一、生物学机制原理

1.Ilizarov 技术"张力-应力"法则 Ilizarov 技术不仅是外固定和缓慢牵张,更是组织的再生。在持续缓慢的牵张力作用下,能激发细胞增生及生物合成,骨骼,以及肌肉、神经、血管、皮肤等软组织都能得到再生修复,这是骨搬移、骨不连、骨髓炎、肢体矫形的理论基础,动物实验研究表明有许多因子参与修复组织,骨搬移形成的机械牵张力促进毛细血管新生及组织再生,术后血管造影也证实新生毛细血管网同周围血管吻合成交通支。

2.促进基质细胞衍生因子-1a(SDF-1a)的分泌 胫骨横向骨搬移对重度糖尿病足进行缓慢持续牵张力的作用,刺激骨髓干细胞及在 SDF-1-CXCR4 轴介导下使创面再生修复。

3.诱导 SDF-1a 的表达及 EMT　通过对过去研究结果的总结,研究人员决定将研究重点放在伤口愈合过程中的关键参与者角化细胞和成纤维细胞上,或许促进角化细胞的迁移及上皮间充质转化(EMT)的形态改变是促进损伤修复的关键,通过产生纤维细胞以修复由创伤和炎症造成的组织损伤。研究显示皮肤伤口愈合的细胞因子,SDF-1a 可以使角化细胞由上皮形态向成纤维形态转化,可使 E-钙粘蛋白表达的减少和波形蛋白表达的增加,从而促进了 EMT 的发生。也就是说,其发挥作用靠的是促进成纤维细胞中 SDF-1a 的产生,间接推动了角化细胞的上皮间充质转化(EMT)这个损伤修复途径,从而促进了伤口的愈合。

二、适应证、禁忌证及并发症

1.适应证　①Wagner 分期≥2 期;②腘动脉好;③掌握 llizarov 外固定架固定术;④患者依从性好,保肢愿望强烈;⑤无严重凝血功能障碍;⑥心、肺、肾功能能耐受麻醉手术。

2.禁忌证　①吸烟患者:因烟碱可使血管收缩,并且动物实验表明烟草浸出液可致实验动物动脉发生炎症病变,从而阻止了血管的形成;②下肢动静脉彩超显示下肢大血管病变:目前对下肢大血管有病变的患者行胫骨横向骨搬移大多数效果不佳,这可能因为胫骨横向骨搬移相当于制造微骨折,可使搬运部位周围组织血管破裂出血,从而局部引起无菌性炎症反应,缺血坏死细胞释放产物引起局部毛细血管增生扩张形成血管网,但这种重建的新生血管网必须在下肢大血管通畅情况下才能长久存在,否则末梢血运势必不佳。

3.并发症　如同其他纵向骨搬运一样会出现皮瓣坏死,当然截骨的过程中会出现医源性骨折,术后钉道护理不及时易出现钉道感染问题。另外对接点断端因软组织嵌入、低毒性感染等导致不愈合可能。

三、治疗方案

1.术前注意事项　多学科协同诊疗控制感染,加强营养支持治疗的同时,控制血糖<10mmol/L;对于创面坏死组织应及时彻底清创,但是对坏死组织周围组织不扩大清创,接着 VSD 覆盖创面,应用敏感抗生素 1 周;同时行下肢动静脉彩超、下肢 CTA 排除下肢大中动脉阻塞。

2.手术方式　麻醉生效后,在小腿胫骨前内侧设计一弧形切口,长 12~15cm,以胫骨中下 1/3 为截骨区,切开皮肤,全层切开,锐性切开骨膜,向胫骨两侧完整剥离掀起骨膜,确定长 10~12cm、宽 1.8~2.0cm 的长方形搬移骨窗范围后,电刀烧出截骨块边缘,沿着标记线截骨,先用电钻钻孔,然后薄骨刀截断骨皮质,注意切勿过度撬动骨块,需保持骨内膜完整,截骨完成后安装外固定架,在骨窗内拧入 2 枚 3mm 搬移外固定针,用于搬移骨块,在骨窗近、远端胫骨侧各拧入 2 枚 4mm 的外固定针,安装并调整胫骨搬移架并拧紧针夹,标记骨搬移方向,逐层缝合骨膜,皮下组织及皮肤,术区敷料包扎。

3.术后注意事项　有学者建议术后 5~7 天开始行骨搬移,每天牵出 1mm,分 3~4 次完成,横搬骨块牵出 21mm 即 21 天后,此位置维持 3 天后复查 X 线片,并开始回搬 1mm/d,21天后结束搬移。固定 4~10 周,复查 X 线片,待骨窗初步愈合后拆除外固定架。有学者建议术后第 5 天开始骨搬移,每天向外搬移 1mm,分 3~4 次完成,2 周后复查 X 线片,维持 3 天后每天往回搬移 1mm,分 4 次完成(手风琴技术),4 周后胫骨骨窗搬移回原位,维持 6~8 周 X线片复查后拆除外固定架,整个疗程共 10~12 周。术后用医用酒精擦洗钉道口预防钉道感染。术后随访:复查患肢皮温,CTA 复查,踝肱指数,丝绒试验。

把握好适应证和禁忌证,在糖尿病内科治疗为基础的前提下,胫骨横向骨搬移是糖尿病足患者保肢及创面愈合的有效手段。但是目前报道随访临床病例及实验病例数均较局限,尚缺乏多中心的大宗病例及远期随访疗效观察。搬移时长及速度均缺乏循证医学证明的统一标准。

第五章　肩关节损伤

第一节　肩部撞击综合征

一、肩峰撞击综合征

1.解剖与生物力学　人类胚胎学研究发现,在第5~6周的胚胎中肩峰开始出现。出生后一般肩峰有2个骨化中心,这些骨化中心在18~25岁时融合、骨化。如果肩峰骨骺在成年后仍未能骨化融合,则为肩峰骨骺未闭。肩峰位于肩关节上方,由肩胛冈向外延伸形成。肩峰下间隙是指位于肩峰下表面与肱骨头之间的一个自然解剖间隙。其中肩峰、喙肩韧带及喙突构成了喙肩弓。这一结构形成了肩峰下间隙的穹顶。位于喙肩弓和肱骨大结节之间的是肩袖肌腱、肱二头肌长头腱及肩峰下滑囊。其中肩峰下滑囊位于肩袖肌腱表面,从肩峰内侧向外延伸至三角肌深处。这一滑囊结构可以减小肩袖肌腱与肩峰及喙肩韧带下表面之间的摩擦。

2.病因与发病机制　肩峰撞击的概念最早由 Meyer 在 20 世纪 30 年代提出。他认为,来自肩峰下表面的摩擦是造成肩袖及肱二头肌长头腱退行性变、撕裂的原因。Neer 于 1972 年提出,肩峰的不同形态可能与肩峰下的摩擦和撞击有关。他认为,肩峰的前部 1/3 是这种摩擦发生的最重要部位。另外,喙肩韧带及肩锁关节也会导致肩峰撞击。肩峰撞击导致的炎症主要发生在肩峰下滑囊、肩袖肌腱及肱二头肌长头腱。Neer 提出了肩峰撞击综合征的分期:第 1 期为肩峰下水肿和出血,多发生于小于 25 岁的患者,病理表现为肩峰下滑膜增生,常有无菌性炎症反应;第 2 期为纤维化和肌腱炎,多发于 25~40 岁的人群,病理表现为肩峰下滑囊的纤维化和肌腱病;第 3 期为骨赘形成和肌腱撕裂,40 岁以上患者较多,病理表现以肌腱撕裂为主。Neer 认为,95%的肩袖损伤由撞击综合征逐渐进展而来,从而确立了肩袖损伤的外撞击理论(机械性因素)。有人研究了肩关节上举时肩峰下间隙的变化,发现在肩胛骨平面做外展上举时,肱骨和肩峰的间隙逐渐变窄,在上举 60°~120°时两者之间最接近。只有肩峰的前部会在上举过程中与肱骨发生碰撞。另外,肩峰的形态对肩峰下间隙的影响也很明显,有人研究了 140 例尸体标本,对肩峰的形态进行了描述,在冈上肌出口位上,可以把肩峰的形态分为 3 型:Ⅰ型为平坦形,占所有标本的 17%;Ⅱ型为弧形,占所有标本的43%;Ⅲ型为钩形,占所有标本的 40%。存在Ⅲ型肩峰的患者中 70%都合并肩袖损伤。

3.临床评估

(1)病史与临床表现:由于肩关节在外展及前屈时肩峰下间隙最为狭窄,因此罹患肩峰撞击综合征的患者多在进行过顶活动时(如梳头、在高处放置物品等动作、自由泳等,此时肩关节常处于前屈上举 70°~100°)出现疼痛症状。疼痛多位于自肩锁关节至三角肌外侧附着点的区域之间,这可能是由于肩峰下滑囊分布于该区域。许多患者会感到夜间痛。

(2)体格检查:与所有骨科疾病的检查一样,肩峰撞击综合征的临床检查应包括视诊、触诊、动诊、量诊的基本步骤。通常肩关节的被动活动并不受限。有时患者肩关节上举或肩关节内旋使手触摸后背时有活动受限。但这种活动受限往往是由于做这些动作时患者感到疼痛,而非由于关节粘连导致的活动受限。在肩关节前屈上举超过 70°时会出现疼痛弧。许多患者会主诉,将上举的肩关节缓缓放下,当经过 70°~100°的疼痛弧范围时,也会有明显疼痛。触痛点常位于冈上肌在大结节的止点,以及肱二头肌腱沟邻近肩峰前缘附近。

肩峰撞击综合征的特殊检查主要包括 Neer 撞击试验、Jobe 空罐试验、Hawkins-Kennedy 撞击试验。

(3)影像学检查:对于肩峰撞击综合征患者,应常规拍摄撞击系列 X 线片,包括标准的肩关节正位 X 线片、冈上肌出口位 X 线片及腋位 X 线片。借助 X 线片,可以明确患者的肩峰形态、肩峰外缘及大结节表面是否存在硬化、增生和骨赘,以及患者是否同时合并肩峰骨。未闭、肩锁关节退行性变等。这些影像学表现与手术具体操作密切相关。在严重肩峰撞击综合征患者中,可以在冈上肌出口位上看到肩峰前缘沿喙肩韧带走行的牵拉骨赘,往往需要通过手术予以解决。

由于疼痛的干扰,合并肩袖损伤的肩峰撞击综合征患者的临床体格检查有时难以明确诊断,需要 MRI 或 B 超帮助判断肩袖的情况。

(4)诊断与鉴别诊断:如患者主要症状为活动中的肩关节疼痛,体格检查中上述体征呈现阳性结果,特别是 Neer 撞击试验阳性则肩峰撞击综合征的诊断就会比较明确。

首先需要鉴别是否合并肩袖损伤。两者从症状到体格检查表现均非常相似。必须通过 MRI 或 B 超检查,明确肩袖肌腱的完整性。另外一个临床上比较常见且容易混淆的是冻结肩。典型的肩峰撞击综合征患者的肩关节活动无明显受限,但在活动过程中会出现疼痛症状。而冻结肩的典型症状是,肩关节在各个活动方向上的主动、被动活动均受限。在活动角度接近受限的极限角度时,患者感到疼痛。从 MRI 片上看,肩峰撞击综合征的炎症信号位于肩袖肌腱表面及肩袖肌腱内,而冻结肩的炎症信号常位于腋窝部关节囊及肩袖间隙内,可有喙肱韧带和盂肱下韧带增厚的表现。

4.治疗

(1)治疗原则:肩峰撞击综合征患者应首选非手术治疗,包括改变运动方式、理疗及康复治疗、非甾体抗炎药的应用及肩峰下封闭等。当规范的非手术治疗无效时,可考虑手术治疗。

(2)非手术治疗:规范的非手术治疗应包括减少日常生活中会刺激肩关节产生疼痛的动作、非甾体抗炎药的应用、理疗及康复治疗。康复治疗中,应注意锻炼前、后部肩袖肌力以代偿冈上肌功能;锻炼肩胛带肌肉以改善肩胛骨位置;如患者存在肩关节后方或后下关节囊挛缩而导致肩关节内旋受限的情况时也应注意纠正。

肩峰下封闭注射也是一种有效的非手术治疗方式。比较常用的封闭治疗方案是:采用复方倍他米松注射液(得宝松)1mL、1%利多卡因 4mL、1%的罗哌卡因 5mL,由肩峰前角下 2cm 处注射入肩峰下间隙,浸润肩袖肌腱及肩峰下滑囊周围。但一般认为,应该避免反复进行封闭注射,以防止肩袖肌腱脆化。

(3)手术治疗

1)适应证:在非手术治疗 6 个月仍未能见效或效果不理想的情况下,疼痛与力弱等症状影响患者日常生活及工作时,才考虑手术治疗。少数情况下,既往曾有大结节骨折畸形愈合(X 线正位片上显示大结节上移)造成肩峰下间隙的狭窄,如果患者后期出现疼痛与力弱,可以首先考虑进行手术治疗。

2)禁忌证:①未接受过规范非手术治疗,尤其是合并肩关节活动受限而未接受过康复练习的患者;②合并不可修复性肩袖损伤和肩袖损伤修复后难以确保愈合的患者,不应实施肩峰成形术,因其会破坏阻止肱骨头向上方移位的最后一道解剖屏障——喙肩韧带,从而严重影响患者的日常生活。

3)手术方法与技术:Neer 首先提出肩峰撞击综合征的病理机制及诊断方法,同时建议做肩峰成形术治疗对非手术治疗无效的肩峰撞击综合征患者。Neer 所提出的肩峰成形术的方法,包括切除肩峰前部及外缘突出的骨赘,同时切除喙肩韧带,最后将三角肌止点牢固地修复至肩峰前、外缘。关节镜下肩峰成形术时可置患者于侧卧牵引体位或沙滩椅位。一般需要使用后方入路及肩峰下外侧入路。术中首先需要行彻底的滑囊清扫,清除增生的肩峰下滑囊。通常会发现喙肩韧带增厚,甚至有明显的磨损。

年轻患者可能肩峰没有明显的骨赘,喙肩韧带也只有增生而没有明显的磨损。这种情况下,不一定需要切断喙肩韧带的止点,而仅仅做肩峰及喙肩韧带下表面软组织清理和将肩峰磨平即可。对年龄较大的患者,该手术应包括肩峰下滑囊的清扫,切断喙肩韧带以显露肩峰前角,并将肩峰前部下表面打磨成形。

行肩峰成形术时,可将关节镜镜头置于后方入路,打磨头置于肩峰下外侧入路。这就要求肩峰下外侧入路的位置可以满足经其进入的器械与肩峰下表面平行(图 5-1)。如肩峰前角有明显的骨赘,则应将其磨平。如没有明显的骨赘,一般可以磨去约 4mm 的前角骨质。比较容易判断所需磨去肩峰骨量的方法,是采用切割模具法进行肩峰成形。这时,需将关节镜置于肩峰下外侧入路,磨钻从后方入路进入肩峰下间隙;以肩峰后缘及肩峰后部下表面为切割模具的参考平面,向前打磨,将整个肩峰下表面变为平坦的 Bigliani I 型肩峰。

图 5-1　定位肩峰下外侧入路

在做肩峰下外侧入路前,先用硬膜外针头确定合适的通道位置。针头刺入后如能与肩峰下表面平行,则为合适的位置

4)术后处理:术后患侧肩关节以颈腕吊带制动。术后第 1 天开始进行肩关节被动活动,在疼痛可耐受的前提下进行肩关节前屈上举及内旋、外旋活动;1~2 周后拆除吊带,开始辅助性主动活动;3 个月后开始肌力训练,并逐步恢复正常体育运动。

5)手术疗效:由于 Neer 认为肩峰下撞击是导致肩袖肌腱病的重要原因,因此肩峰成形术一度被作为治疗肩峰撞击综合征的标准方法。该方法要求将肩峰下间隙中的增生滑膜尽可能完全去除,并将肩峰前下角的骨性增生切除,将 II 型、III 型肩峰转变为 I 型肩峰,以彻底

消除肩袖损伤的机械性因素。肩峰成形术的临床报道成功率可达到70%~90%,对治疗效果的客观评分和主观评分在术后25年时仍可达到82%和90%。但肩峰切除的范围与临床结果之间一直缺乏明确的关联。

近年来肩峰成形术这一传统方法不断受到挑战。有人认为,肩峰下骨赘是肩袖出现病变的继发性表现,即是肩袖病变的结果而非原因,因此肩峰成形术无法从根本上消除肩袖损伤,而行单纯肩峰下减压就已足够。还有人认为,肩峰撞击综合征只是肩袖肌腱病的临床表现,因此肩峰成形术本身无必要。有学者对合并肩袖肌腱病的肩峰撞击综合征患者仅做肌腱清创术而未进行肩峰成形术,平均随访114个月后,发现总的治疗成功率为79%。有学者报道,与单纯关节镜下清创相比,镜下清创+肩峰成形术无论在疼痛缓解还是功能恢复上均没有显示出明显差异。其他学者也曾报道对肩峰撞击综合征患者进行肩峰成形术,术后平均12年的随访并未发现这一治疗方法与非手术治疗相比,在客观功能评分和经济花费上有明显的优势。

由于缺乏令人信服的大宗病例随机对照前瞻性研究,目前仍无法对肩峰成形术和肩峰减压术治疗肩峰撞击综合征做出科学的评判与比较。理论上,如果肩峰撞击综合征仅仅是由于外撞击的因素产生,行肩峰成形术可以获得较为满意的治疗效果;如果肩峰撞击综合征的发生是由于软组织病变的内在因素产生,则治疗效果往往不太满意。

二、喙突撞击综合征

1.解剖与生物力学　肱骨头及大、小结节表面覆盖着肩袖肌腱,在肩关节运动时,它们在肩峰下间隙内滑动。在喙突和小结节之间存在一个狭窄的间隙,在CT片横断面上可清楚地看到这一间隙。据报道,在肩关节处于体侧休息、前臂内旋位时,喙突尖和小结节最凸出的部位之间的平均距离为(8.7±2.4)mm。在肩关节处于前屈内旋位时,这一距离减小至(6.8±2.9)mm。在肩关节前屈内旋位时,喙突和小结节间的软组织会发生褶皱,使该间隙狭窄,特别是在钩状的喙突尖和肩胛下肌腱最厚的部位(盂肱上韧带和盂肱中韧带所在部位)。

肩胛下滑囊在肩袖间隙部位与盂肱关节相交通。该滑囊包裹肩胛下肌腱的上缘。由于该滑囊的存在,使肩胛下肌腱看起来像关节内结构。

肩袖间隙是指冈上肌腱前缘与肩胛下肌腱上缘之间的间隙,其表面有喙肱韧带附着。该间隙内血运及神经支配丰富的脂肪及滑囊组织被认为可能产生许多病变。

2.病因与发病机制　喙突和肱骨头间隙容积减小可能是由于骨性间隙缩小或内容物体积增大。

(1)喙肱间隙减小的常见原因:①创伤源性,如喙突、小结节或肩胛颈的骨折;②医源性,如治疗肩关节前向不稳在肩盂前缘植入骨块。

(2)喙肱之间内容物体积增大往往更加常见,但也更加难以诊断。临床上可以见到肩胛下肌腱撕裂后,肱二头肌长头腱向内脱位后,会明显减小该间隙;肩胛下肌内有钙化灶或囊肿。

3.临床评估

(1)病史与临床表现:患者往往感觉到肩关节前方钝痛,向臂部肱二头肌区域放射。做肩关节的前屈、内收或内旋动作时疼痛加重。

(2)体格检查:在喙突附近及喙肱间隙处软组织可有明显压痛。有时,患者会有改良

Hawkins-Kennedy 撞击试验阳性的表现。做该检查时,将患者肩关节置于外展内旋位,检查者扶着患侧肘关节,将其逐渐内收。此时,如患者随着肩关节的内收出现肩关节前方疼痛则为阳性。患者常同时合并肩胛下肌肌力下降和肱二头肌长头腱病变相关体征(Speed 征和 Yergason 征)阳性。诊断性封闭是辅助诊断的有效手段。封闭时需在喙突下间隙注入局麻药。如能在 CT 或声引导下进行封闭注射,则能提高注射的准确性,注射时患者取坐位,上肢置于体侧极度外旋位,防止封闭肩胛下肌腱及肱二头肌长头腱。可由体触及喙突尖外缘,注射器针头即刺向喙突外侧,如推药时感到明显阻力,则稍稍退针后再注入。封后立即再次行体格检查,观察之前阳性的体征是否转阴,以此判断诊断是否准确。

(3)影像学检查:通过 CT 检查研究发现,健康的人处于体侧休息位时的喙肱间隙为 8.7mm,而肩关前屈时该间隙减小至 6.8mm。采用动态 MRI 检查喙肱间隙,发现无喙突撞击症状的人,其喙肱间隙一般在 11mm 左右;有症状的人,其喙肱间隙会缩小至约 5.5mm。进一步的形态学研究需要 CT 轴位或 MRI 横断位上测量更多的有关喙突的数,包括喙突指数、喙肱间隙等。喙突指数是测量突尖端距肩盂关节面切线的距离(图 5-2)。喙肱间隙是测量喙突尖和肱骨头软骨下骨之间的最小距离(图 5-3)。其他关于喙突撞击有意义的影像学提示包括小结节或喙突内囊肿形成或骨髓水肿。

图 5-2 喙突指数

图 5-3 喙肱间隙

4.治疗

(1)非手术治疗:在决定手术之前,应进行至少 3 个月的非手术治疗。目前探讨喙突撞击的非手术治疗效果的研究极少。康复治疗应注意对肩胛带肌力及肩袖肌力的练习。还需要注意评估患者姿态的异常,如胸小肌是否存在紧张,胸椎活动度是否受限。应注意避免反复的体前内收动作,以防止症状加重。有研究认为,封闭治疗对缓解症状很有帮助。

(2)手术治疗:在非手术治疗无效的情况下,可考虑进行喙突成形术治疗。该术式可切开或在关节镜下完成。目前,更多的报道集中于关节镜下喙突成形术。在关节镜下可以比较容易地将肩袖间隙及喙突下的滑囊组织清理干净,将喙突下表面打磨变薄以增宽喙肱间隙(图 5-4)。特别要注意的是,所有的操作均应在喙突内缘以外进行,以避免对血管和神经造成损伤。

图 5-4　喙突成形术术中

A.显露喙突下表面;B.喙突成形术。HH:肱骨头;Co:喙突;G:肩盂

第二节　肩袖损伤

一、解剖与生物力学

肩袖是由冈上肌、冈下肌、肩胛下肌和小圆肌 4 块肌肉的肌腱组成的一个袖套样结构,包绕肱骨头,止于肱骨的大、小结节。

肩袖的肌肉在肩关节的正常生理活动中起重要的稳定和动力作用。稳定作用是由于肩袖对三角肌的协同作用,维持肩关节运动中心,在各项活动中盂肱关节得以保持稳定;动力作用则分别在前屈上举,外旋、内旋及内收、外展过程中随着肩关节处于不同的位置起着不同的力作用。在肩袖肌腱止点周围有一圈增厚隆起的组织,这便是肩袖索。这一结构是由喙肱韧带在肩袖肌腱止点处的缺血区周围延续形成的,像吊桥一样使作用于肌腱的应力分散,从而保护肩袖止点。因此,当出现肩袖损伤时,只要范围不是很大,其所传导的应力仍能通过肩袖索传导到损伤周边完整的肌腱,从而作用于肱骨头,完成大多数活动。

二、临床评估

1.病史与临床表现

(1)病史:导致肩袖损伤的主要因素是外伤性因素和退行性因素。外伤性因素包括急性创伤和慢性磨损,慢性磨损来源于肩峰下撞击、肩关节不稳等因素造成肩袖的损伤。退行性因素主要是指随着年龄增长引发的肌腱退行性性变,是从肌腱病变到肌腱完全断裂的一个过渡阶段。

(2)临床表现:肩袖损伤的主要临床表现为肩关节疼痛和活动受限。患者主诉疼痛的区域通常在肩关节前外侧或外侧。起病缓急、持续时间及疼痛程度因人而异,差异较大。疼痛症状一般在活动时加重,尤其是做过顶动作时,休息时常减轻。肩袖损伤患者特征性表现为疼痛弧,抬肩到 60°~90°时疼痛明显,过了则不痛了。活动受限以上举和内旋摸背受限最常见。有些患者,尤其是一些巨大肩袖撕裂患者,可以出现"假性麻痹",特征性表现为主动活动受限而被动活动受限不明显,但在肩袖损伤后继发性肩关节粘连患者中,主动和被动活动也可表现为相同程度的受限。有些患者肩关节活动时有响声及力弱的表现。

2.体格检查

(1)一般检查:体格检查应包括视诊、触诊、动诊、量诊 4 个基本步骤。在急性肩袖损伤

患者中,外观并不会有明显异常,但是在病程较长患者中可以看到冈上肌或冈下肌的萎缩。触诊时将手放在患者肩关节上方,被动活动肩关节,在一些肩袖损伤患者中能触摸到捻发感。触诊需检查肩锁关节和大结节及结节间沟的压痛,对应是否存在肩锁关节病变、撞击或肩袖损伤及肱二头肌长头腱病变。

(2)活动度检查:肩关节活动度包括前屈上举、体侧外旋、体侧内旋,这3个方向的活动度能基本代表肩关节各方向的活动度。活动度检查应该包括主动活动度和被动活动度检查,并将患侧和健侧进行对比。

在巨大肩袖损伤患者中,当残留的肩袖组织无法再拮抗三角肌的收缩时,肱骨头失去固定的力量,当患者试图将臂前屈上举时,肱骨头会随之滑动,三角肌失去力矩作用,从而出现上举不能的"假性麻痹"现象。当患者出现此现象时,提示损伤的肩袖难以重建。

(3)肌力检查及特殊试验:有关肩袖的肌力检查及特殊试验详见其他章节。

3.影像学检查

(1)X线检查:X线检查用来评估肩峰形态、肱骨头和肩盂、肩峰的关系。在正位片上,大结节的硬化、增生及局限性骨密度降低,甚至囊肿形成,都是肩袖损伤的重要间接征象。

有学者认为肩峰的增生、硬化及骨赘的形成是肩袖损伤后的继发性改变。因此,如果在慢性患者冈上肌出口位X线片上观察到明显的肩峰下骨赘,或者弧形及钩形肩峰,是肩袖损伤的有力提示。

通过X线检查可以观察肩峰下间隙,正常人为7~13mm,如果间隙明显减小或者肱骨头相对肩盂出现明显上移,都提示巨大肩袖损伤(图5-5)。

图5-5 巨大肩袖损伤时肱骨头上移X线影像

巨大不可修复肩袖损伤患者会出现继发的退行性关节炎病变,在X线片上不仅能看到巨大肩袖损伤的征象,如肱骨头明显上移,还可以看到关节的退行性性变。

(2)B超检查:B超检查是一项无创、经济、准确性较高的方法,具有能够动态观察的优势,并且可以同时检查双侧肩关节。B超可较为敏感地显示肩袖全层断裂。

(3)MRI检查:MRI检查是目前在诊断肩袖疾病中最常用的检查方法,对全层肩袖损伤的敏感性和特异性分别高达96%和98%,因此成为目前判断肩袖损伤最为有效的辅助检查方法。

斜冠状位可以很好地判断冈上肌损伤的情况,T_1像可以显示肌腱完整性的丧失,但T_2像更为清晰,尤其是T_2压脂像,去除了脂肪组织的干扰,可以清晰显示冈上肌撕裂后在局部造成的水样高亮信号影。在斜冠状位上还可以观察肌腱向内侧回缩的程度。

横断位MRI可以辅助判断肩胛下肌、冈下肌及小圆肌的损伤情况。在MRI上观察到肱二头肌长头腱半脱位或脱位的情况,应该高度怀疑肩胛下肌腱部分撕裂或全层撕裂。这些病变一般在 T_2 像上更容易分辨。

Goutallier 曾发表基于 CT 检查的肩袖肌肉脂肪浸润情况的分级标准,但近年来这一分级标准更多是在肩关节 MRI 检查中。0 级:无脂肪浸润;1 级:CT 或 MRI 片上可看到肌肉内少量脂肪条带;2 级:脂肪量少于肌肉量;3 级:脂肪量与肌肉量一样多;4 级:脂肪量多于肌肉量。3 级和 4 级提示肌肉脂肪化程度较重,肌腱质量差,手术中有缝合不上的可能。

4.肩袖损伤分型 肩袖损伤有多种分型方法,主要根据肩袖损伤的深度、撕裂的大小、肌腱的质量等因素进行分型。如根据肩袖损伤的深度,可分为肩袖部分撕裂和肩袖全层撕裂。

Ellman 曾将肩袖部分撕裂按位置和深度进行划分。目前为止,这是应用最为广泛的一种分类方法:A 型为关节面部分撕裂,B 型为滑囊面部分撕裂,C 型为肌腱内部分撕裂;Ⅰ 级为厚度≤3mm 的撕裂,Ⅱ 级为 3~6mm 的撕裂,Ⅲ 级为>6mm 的撕裂(图 5-6)。

图 5-6 肩袖部分损伤

A.关节面部分撕裂;B.滑囊面部分撕裂;C.肌腱内部分撕裂

肩袖全层撕裂又可根据两种不同方法进行分型。北美地区较多采用按损伤最大前后径的 Post 分型:①小撕裂,直径<1cm;②中等撕裂,直径 1~3cm;③大撕裂,直径 3~5cm;④巨大撕裂,直径>5cm。另一种为 Gerber 分型:①中小型撕裂,仅涉及 1 条肩袖肌腱;②巨大型撕裂,涉及 2 条或以上肩袖肌腱;③不可修复性撕裂,涉及 2 条或以上肩袖撕裂,肌腱回缩明显,并且 MRI 显示肌腱内脂肪浸润,术中松解后在外展 60°时仍不能将肩袖组织拉至肌腱止点处。

5.鉴别诊断 要注意将肩袖损伤与肩关节的其他疾病相鉴别,如钙化性肩袖肌腱炎、冻结肩等。前者往往疼痛更为剧烈,X 线片即可鉴别;后者往往表现肩关节的主动和被动活动度减少且一致,而不像肩袖损伤,主动活动度明显小于被动活动度。肩袖损伤所致的肩关节后方疼痛、斜方肌疼痛或者沿肘关节放射至手指的疼痛需注意与颈椎病及心脏病所致的疼痛相鉴别。

三、治疗

1.治疗方式

(1)非手术治疗适应证:①适用于所有肩袖损伤、未接受过规范的非手术治疗,尤其是合并肩关节活动受限而未进行康复练习的患者;②坚持非手术治疗 3~6 个月的患者;③依从性较差的患者;④合并内科疾病无法耐受手术的患者;⑤日常生活不受限制的高龄患者;⑥巨大肩袖损伤、肌腱质量差、无法确保手术效果且对肩关节功能要求低的高龄患者。

（2）手术治疗适应证与禁忌证

1）适应证:①急性损伤患者有明确外伤史、肩关节脱位病史,应择期手术;②慢性损伤患者有明显症状,且经过非手术治疗 3~6 个月效果不佳;③MRI 显示损伤的肌腱出现回缩,以及在斜矢状位上发现肌腹内出现脂肪浸润时,应尽早行手术治疗。

2）禁忌证:①急、慢性感染;②疼痛不明显,生活无明显受限的患者;③无法配合术后康复治疗的患者;④合并内科系统疾病、手术风险大或并发症多的患者,如难以控制的糖尿病、帕金森病等;⑤烟瘾大的患者。

2.非手术治疗　非手术治疗包括牵拉等柔韧性练习、应用非甾体抗炎药、避免刺激性动作、严格监督下的康复训练。物理治疗中冲击波、超短波对部分患者有一定的疗效,其他物理方法就目前的报道未见有明显疗效。对于肩袖损伤厚度≤50%的患者,可以尝试单次注射糖皮质激素:复方倍他米松注射液 1mL+1%盐酸罗哌卡因 2mL+2%利多卡因 2mL+0.9%注射用生理盐水 5mL,肩峰下注射。但到目前为止,仍缺乏高等级的循证医学证据支持这一方法。

富血小板血浆（PRP）注射是目前生物治疗的发展之一,对肩袖部分撕裂,尤其是肌腱内部分撕裂有一定疗效。

3.手术治疗　肩袖损伤手术治疗的原则包括解剖修复,即需要尽可能将肩袖组织缝回到原解剖止点,因此术者需要对肩袖的解剖形态与位置有深入了解;在缝合过程中应避免肌腱承受过大的张力,影响愈合过程;同时需要处理合并损伤,如肩峰下骨赘、肱二头肌长头腱病变等。

（1）肩袖部分损伤的手术治疗

1）滑囊面部分撕裂:绝大多数滑囊面的肩袖损伤都与撞击综合征密切相关,因此行肩峰下减压是必要的。如果经判断肩袖损伤为 Ellman Ⅰ 级,对肌腱进行单纯清创便已足够;如果损伤程度为 Ⅱ 级、Ⅲ 级,则应对其进行修补。如果损伤的肩袖存在明显的分层,即上层肩袖撕裂,而下层保留完整,肌腱在大结节的止点完好,可以用高强缝合线仅对上层撕裂部分进行边-边缝合。另一种方法是,将此类损伤转变为肩袖全层撕裂后进行修复,这样可以保证缝合后的肩袖处于一致的张力状态,而不会在肌腱之间存在肌纤维的扭曲。

2）肌腱内部分撕裂:提示存在肌腱内撕裂的一个征象是"气泡征"。将长穿刺针头刺入怀疑部位的肌腱内,注入无菌生理盐水,此时肌腱如存在撕裂,会随着液体的注入出现类似气泡一样的隆起,证明该部位缺乏连续的肌腱纤维。对于肌腱内的撕裂,建议将其转变为上表面或全层撕裂,彻底清创后再进行修复。

3）关节面部分撕裂:与滑囊面撕裂一样,深度 50%的关节面损伤,可以简单清创;深度≥50%的关节面损伤,需要进行"经肌腱"式的修复或转变为全层损伤后进行修复。"经肌腱"方式进行修复的具体步骤为:①在盂肱关节内对损伤部分进行清创后经过肩峰下向大结节拧入缝合锚钉,之后使用套管针从肩峰下间隙穿过分别定位于损伤的内侧缘,引入导引线;②从前方通道将导引线和锚钉尾线抓出,将导引线与尾线系紧后经皮肤带出导引线与尾线;③重复以上步骤使锚钉的另一根尾线穿过关节侧损伤的外侧缘;④在肩峰下找到锚钉尾线,分别打结后关闭损伤间隙。

（2）肩袖全层损伤的手术治疗

1）单排缝合：是在大结节顶点，即肩袖的最外缘缝合肌腱。小型和中型肩袖损伤，接受单排缝合或双排缝合的患者，在最终功能恢复上无显著性差异。

技术要点：从后外侧入路进行观察，从后方、前方及前外侧入路操作。对损伤的肩袖进行彻底松解与清创后，肩关节内收位，以组织抓钳将肩袖在无张力状态下拉回到大结节原解剖止点，检查肩袖的活动度。在这一过程中如果发现肩袖组织张力较大，则需要进一步进行松解。紧贴肩峰外缘将缝合锚钉植入大结节，以与关节面成 45°为宜。如果需要 1 个以上的锚钉才能将肩袖的外缘完整拉回到大结节顶点上，建议可以从后向前逐个植入锚钉，并留一定间距。利用过线装置将锚钉尾线穿过肌腱组织，打结缝合以修复肩袖。

2）双排缝合：与单排缝合的"点接触"方式不同，双排缝合是利用两组锚钉将肩袖以"面接触"的方式贴覆在大结节骨床上。经研究证实，这一方法可有效地降低再撕裂率，因此对于大型肩袖损伤推荐使用。

技术要点：在对肩袖松解及清创后，掀起肌腱，在大结节上紧邻关节面的偏外侧 1mm 处植入内排锚钉。将尾线以"褥式缝合"方式全部穿过肌腱组织，然后在大结节顶点上打入外排锚钉，分别打结缝合。外排锚钉的尾线可以通过"简单缝合"方式打结。

3）缝线桥技术：由于双排缝合过于烦琐，近年来，越来越多的医师更愿意采用"缝线桥"技术完成改良的双排缝合。

技术要点：内排锚钉的置入与传统双排缝合一样，尾线以"褥式缝合"方式穿过肌腱后直接打结。内排两组锚钉相距一定距离，尾线穿过肌腱组织时应尽量确保分布均匀，避免因缝线间距不均导致打结后部分肌腱形成"狗耳朵样"或"鸟嘴样"隆起。之后分别选择内排 2 个锚钉的一根尾线，从外侧入路引出。体外穿过外排专用螺钉的钉眼后一边抽紧尾线，一边将之置入大结节顶点远端 1~1.5cm 骨皮质深处并锁紧，将肩袖通过挤压的方式覆盖在大结节表面。

（3）肩胛下肌损伤的手术治疗：除去体格检查及影像学检查，关节镜下如果见到肩胛下肌上缘、盂肱上韧带和喙肱韧带一起向内侧脱垂，构成所谓的"逗号征"，即可诊断为肩胛下肌撕裂（图 5-7）。

A   B

图 5-7 逗号征

A.关节镜下自后向前观察；B.横断位显示"逗号征"原理

如果发现肩胛下肌存在损伤，可通过 CT 横断位及术中旋转活动判断是否存在喙突撞击，必要时需进行喙突成形术，扩大肩胛下肌走行中的间隙。与冈上肌损伤相同，肩胛下肌的损伤也有程度上的区别，有部分撕裂和全层撕裂；全层撕裂通常需要行积极的手术治疗。

技术要点:缝合方法分关节内缝合法及肩峰下缝合法。①关节内缝合法:常用于部分撕裂的缝合,镜头在后侧入路,最好用70°关节镜。将肩袖间隙打开,暴露联合腱外侧,在喙突尖下20mm左右,联合腱外缘建立辅助入路等;②肩峰下缝合法:常用于全层撕裂,镜头放置在外侧入路,建立2个前方通路;除标准的前方入路外,也可以选择建立联合腱外缘辅助入路。打开肩袖间隙,打磨小结节骨床,使之新鲜化后,在垂直于肌腱的方向上将锚钉植入小结节。以同样方法前方入路经正常肌腱组织抓持缝线并引出体外,完成打结以缝合修复肌腱组织(图5-8)。

图5-8　关节镜下修复肩胛下肌

A.小结节拧入锚钉;B.尾线分别穿过肩胛下肌正常肌腱组织;C.打结缝合修复肌腱

4.巨大及不可修复肩袖损伤的治疗

(1)部分修复:部分巨大肩袖损伤无法解剖重建时,可采用部分修复的方法恢复一定的功能,并可有效缓解疼痛。对肩袖进行部分修复时,应仔细判断其张力,避免向外侧过度牵拉肌腱,造成过度的负荷。以单排缝合的方式将肌腱止点适当内移,并在骨床上做微骨折等新鲜化处理,适当缩小损伤面积,恢复肌腱的力偶作用。这种术式的生物力学原理:巨大肩袖损伤的部分修复重新创建了肩袖前部和后部的力偶,就像一个"吊桥系统",让力量经过肩关节传导,并且把肱骨头稳定在肩胛盂内,从而增加三角肌提供的前屈上举力量。

(2)完全修复:有一些巨大肩袖损伤由于损伤的时间短、肌腱质量良好,尚可完全修复。这需要彻底将粘连的肌腱组织进行松解,进一步正确判断撕裂类型,将肌腱组织在无张力的前提下缝合回原解剖止点。具体的缝合技术如前述。另一个需要提到的技巧是边缘对合技术。这项技术适合"U"形撕裂的肩袖,通过边成边缝合将撕裂肌腱的前、后叶关闭,这样就将一个较大的"U"形损伤转变为一个较小的新月形损伤,然后即可通过简单缝合进一步完全闭合损伤的肌腱(图5-9)。

图5-9　边-边缝合

A."U"形较大的肌腱损伤;B.边成边缝合将大的"U"形损伤转变为小的新月形损伤;C.行简单缝合解剖修复肩袖

(3)肌腱移位:对于因疼痛造成功能明显下降的肩袖损伤,以及进行初期重建成功率很低的患者,可以考虑肌腱移位术。以背阔肌代替不可修复的后上型巨大肩袖损伤,以胸大肌代替不可修复的前上型巨大肩袖损伤。但其效果并不确定,一般越年轻的患者往往效果越好。

技术要点:背阔肌移位大多需要切开手术或者关节镜结合切开手术完成。切开手术主要用于背阔肌的安全游离。患者取侧卧位,术者沿其外缘向腋窝后缘做后方腋路切口,寻找背阔肌肌腹部分,沿其走行自远向近端小心分离,在其深面可观察到走行其间的血管和神经,充分松解并避免过度牵拉,予以妥善保护。沿背阔肌外侧缘逐步向上,可以找到其在肱骨干前内侧的肌腱附着点。沿肱骨干仔细剥离背阔肌腱,并以缝合线缝合作为牵引使用。从前外侧探查肩袖的切口,充分游离三角肌下滑囊,将背阔肌腱的牵引线带出,然后将背阔肌腱固定在肱骨大结节上。这一步骤也可通过关节镜完成。缝合的方式有多种,既可以做骨髓道缝合,也可以用缝合锚钉做单排、双排重建,具体方法视术者的习惯而定。

(4)补片与上关节囊重建:近年来,不断有报道采用多种组织移植的方法治疗巨大肩袖损伤,短期疗效较为可喜。所选择的材料包括自体组织、同种异体组织、异种组织及人工合成组织等,但仍缺乏高等级的循证研究证实其长期效果。手术的关键是通过常规方法尽可能恢复肩袖的力偶作用,在其基础上,利用商用补片、阔筋膜、异体肌腱组织等覆盖其上以起到加固作用(图5-10)。目前,也有术者采用肱二头肌长头腱对损伤肩袖修复进行加强,在国际上被称作"Chinese Way"上关节囊重建。

图5-10 补片技术

A.巨大肩袖损伤,肌腱无法拉回原解剖止点;B.借助补片技术加固缝合

(5)反肩关节:反肩关节作为巨大及不可修复肩袖损伤的一种治疗方式,尤其是针对高龄患者,疗效可靠,但不在本章讨论范围之内。

四、肩袖修复术围术期相关问题

1.肩袖修复术后康复 肩袖修复术后用颈腕吊带保护6周,巨大肩袖损伤修复后可用外展包保护。如果缝合确实,可在术后第1天开始被动功能活动,强调前屈上举与外旋活动;3周后可开始加入被动内旋活动;6周拆除吊带后开始辅助的主动活动,并辅以肌肉等长收缩训练;术后3个月如果活动度恢复满意,可以开始肌肉力量的训练,并逐步恢复正常生活活动。有研究表明,尽管在早期活动度恢复有所差异,但从长期看制动3~6周后再开始被动功能活动的患者与术后即刻活动的患者无论在功能上还是活动度上均无明显差异。肩

胛下肌损伤的术后康复过程基本一致:术后 2 周开始被动功能活动,6 周开始主动活动,3 个月后开始抗阻肌肉练习。

2.肩袖修复术后并发症及预防

(1)过度治疗:不是所有的肩袖损伤都需要手术治疗。一些肩袖损伤患者经过严格的非手术治疗后可以明显改善生活质量,尤其是一些对生活质量要求不高的高龄患者。通过非手术治疗,控制疼痛即可达到较为满意的治疗效果。此外,在从事过顶运动的职业运动员这一特定人群中,如果存在部分肩袖损伤,手术治疗的效果并不理想,应尽量采用非手术治疗。

(2)肩袖愈合不良与再撕裂:临床报道,肩袖修复术后再次撕裂的发生率,小型肩袖损伤为 25%～35%,大型肩袖损伤可达到 90%。导致修复后的肩袖再次撕裂的原因有 3 个:①患者再次遭受创伤;②生物学因素,包括年龄、初始撕裂的大小、是否存在脂肪浸润或肌肉萎缩、是否合并糖尿病、是否吸烟、术前是否存在活动度受限;③技术性因素,包括不稳定的缝合、粘连松解不足导致肌腱张力过大、过度或不足的康复治疗。对于巨大肩袖损伤,即使术者再努力,仍无法完全避免再撕裂的发生。但如果能较好地恢复力偶作用,即使出现再次撕裂,对大多数患者的疗效仍然优于术前。

(3)术后肩关节活动受限与疼痛:建议在术前与患者充分沟通,并适当进行活动度的恢复训练。在活动度良好的基础上再进行肩袖修复,可有效避免肩关节术后活动受限。此外,对于术前合并活动度受限的患者,手术中应常规松解肩袖间隙处的喙肱韧带、盂肱中韧带和盂肱下韧带,为术后活动度恢复创造机会。同时,不要忽视肩袖损伤的合并问题,无论在盂肱关节内还是肩峰下间隙,应彻底检查肩峰的形态、肩锁关节的病变、关节囊及盂唇是否存在损伤、是否合并上盂唇前后(SLAP)损伤等,以免影响治疗效果。

(4)手术技术因素

1)锚钉失效:主要原因是由于患者患骨质疏松症。内排锚钉可适当内移至贴近关节面的大结节处,往往骨质相对较好;外排锚钉可尽量放在大结节顶端以远。另一个办法是更换直径更大的锚钉,如以直径 6.5mm 代替 5.0mm 锚钉。如果在打入锚钉时出现骨床的破坏,可放弃使用锚钉改用经骨道进行缝合。

2)"狗耳朵样"或"鸟嘴样"畸形:为避免在缝合后形成肌腱隆起于骨床上,需要对肌腱损伤的形态判断清楚,力争进行解剖修复,使得肌腱恢复到原来的解剖位置上。在用刺穿器或缝合钩刺穿肌腱时,应保证每次刺入的位置适中、间距平均,这样可以使缝线穿过肌腱后平均分布。

第三节　肩关节不稳

一、解剖与生物力学

肩关节是全身活动范围最大的关节,其稳定性主要依靠静态稳定机制和动态稳定机制来维持。

1.肩关节静态稳定机制

(1)关节骨性结构:解剖上肱骨头关节面有 30° 的后倾,这对于平衡关节周围肌肉力量显然是很有意义的。目前对于关节面的对应关系对关节的稳定程度影响的研究主要集中于肩盂侧。一般认为肩盂的大小、解剖形态对于关节的稳定性都很有意义。肩盂关节面有5°的向上倾斜,对防止肱骨头向下方脱位很有意义。这可以从肩盂发育不良的患者易出现肩关节不稳这一现象上得到证实。

(2)关节面几何学形态的适合性:肩盂只与25%～30%的肱骨头关节面发生接触,但两者在几何学形态上却具有高度的适合性。研究发现,肱骨头凸面与关节盂凹面的曲率半径相似,并且由于关节软骨厚度的影响,使两者的关节面较X线所测量的骨性标志具有更好的适合性,从而保证了肩关节旋转中心与肱骨头的曲面中心相重叠。如果关节面的适合性被破坏,关节旋转中心与肱骨头的曲面中心发生偏离,肩外展时轻度的旋转就可能造成脱位。

(3)关节囊韧带盂唇复合体:肩关节囊的生物学组成与全身其他关节的关节囊一致。试验表明,对小于40岁的年轻人若要使肩关节脱位需2000N的外力,相比之下使肘关节脱位只需1500N的外力。随着年龄的增长,脱位所需外力下降,但这种下降的趋势在肩关节更加明显。肩关节的关节囊很薄而且有很大的冗余,这种关节囊的冗余程度与遗传相关,不同的人各不相同。因此,每个人的关节松弛程度不同。如果关节过于松弛,则好发肩关节不稳。肩关节的韧带包括盂肱上韧带、盂肱中韧带、盂肱下韧带及喙肱韧带,这些结构由Flood在1829年首次加以详细描述。

总之,肩关节囊及韧带组织是肩关节周围的重要静态稳定结构。盂肱下韧带又是其中最重要的部分。整个关节囊韧带复合体作为一个整体,通过协同的作用来保持肩关节的稳定。

(4)关节腔内负压:盂肱关节腔内的压力为4mmHg,可以产生真空机制,将关节囊牵向关节腔压迫肱骨头,起稳定作用。在中等程度的活动范围内,尤其是在肩处于外展中立,关节囊韧带松弛状态时,腔内负压机制在对抗肱骨头下方移位中起重要作用。

(5)凹面-挤压机制:肩盂边缘附着纤维软骨结构的盂唇,使关节盂窝的深度增大50%,同时增加了关节盂的面积。由于盂唇具有吸盘样作用,加上肌肉收缩产生的压力,肱骨头被压入关节盂和盂唇构成的臼窝内,这种凹凸配合的凹面-挤压机制明显提高了关节的稳定性。

(6)肩肱平衡机制:所谓肩肱平衡机制,是指肱骨头在与关节盂的相对运动中,为了防止脱位,肱骨头必须始终位于关节盂的臼窝内。生物力学研究表明,完整的盂缘是肩肱平衡的基础。另外,作用于肱骨头关节应力的力线必须通过关节盂和盂唇构成的弧面,关节周围肌肉的同步收缩是达到这一要求的前提条件。

在肩关节中等活动范围内,关节囊韧带松弛,凹面-挤压机制和肩肱平衡机制是维持稳定的两个主要因素。而它们都必须以完整的关节盂和盂唇结构为基础,因此当盂唇缺损时,如前下盂唇撕脱伤(Bankart损伤)或上盂唇前后(SLAP)损伤,该稳定机制将被破坏。肩袖损伤、肩胛带肌肉疲劳后,肌肉收缩缺乏同步,会影响肩肱平衡机制的稳定作用。

2.肩关节动态稳定机制 动态稳定结构主要包括肩袖、肱二头肌及三角肌。肩关节周围的肌肉在运动过程中收缩产生动态稳定作用,其作用机制体现在以下4个方面:①肌肉本身的体积及张力;②肌肉收缩导致关节面之间压力增高;③关节的运动可以间接使周围静态稳定结构拉紧;④收缩的肌肉本身有屏障作用。

本体感觉的感受器位于关节囊和肌腱结合部,可以传导关节的位置信息。本体感觉的信息可以反射作用于肌肉组织,使运动处于协调状态,参与了肩关节动力性稳定和肩肱节律的维持。关节囊韧带组织可感知位置、运动及牵拉,这些信号经由静态稳定结构通过反射弧传至动态稳定结构,被称为本体感觉。在复发性肩关节前脱位患者中这种本体感觉被破坏。在人的喙肱韧带、肩峰下滑囊、关节囊及盂唇组织上都发现了机械活动的感受器。对肩关节前向不稳患者在术前、术后 6 个月及 12 个月分别检测其双侧肩关节的本体感觉水平,结果发现术前患侧较健侧本体感觉降低而在术后最终恢复到正常水平。

从上述的各项研究可以看出,静态稳定结构和动态稳定结构之间紧密相关,共同对任何不利于肩关节的运动或移位做出反应。

二、肩关节前向不稳

1.病因与发病机制　肩关节是全身活动范围最大的关节,如果去掉肩盂周围的盂唇,肩盂关节面的面积约占肱骨头关节面面积的 1/4,有盂唇存在的情况下这一比例也仅为 1/3。由此可见,很小、很浅的肩盂是很难限制很大的肱骨头移位的。对于肩关节的稳定性,关节周围的软组织起到了重要的作用。对盂肱关节前方稳定性具有重要作用的是盂肱下韧带复合体。该复合体在肩关节位于体侧内收位时很松弛;在中立位外展时就像吊床一样承托着肱骨头;当肩关节处于外展、外旋位(最容易出现肩关节前脱位的体位)时,盂肱下韧带前束及腋窝部就转至肱骨头前下部,此时如果受到自后向前的暴力,导致该复合体断裂,则肱骨头就会出现前脱位。这种断裂最容易发生在该韧带位于前下盂唇侧的起点处,即 Bankart 损伤。但也可能发生在韧带实质部,即前关节囊撕裂,还可能发生在韧带的肱骨侧止点处,即盂肱下韧带肱骨侧撕脱(humeral avulsion of glenohumeral ligament,HAGL)。

有人在尸体标本上复制出 Bankart 损伤,但他们发现单纯的 Bankart 损伤仅会使肱骨头的前移增加,并不能使尸体标本出现肩关节前脱位。生物力学研究发现,盂肱下韧带的断裂可发生在肩盂侧止点(40%)、韧带实质部(35%)或肱骨侧止点(25%)上。与韧带断裂同时伴随的还有明显的韧带拉伸和延长。从这些研究可以看出,单纯的 Bankart 损伤并不足以导致肩关节前脱位。Bankart 损伤和盂肱下韧带的拉伸和延长一起,是导致肩关节前向不稳的最常见病理基础。

2.临床评估

(1)病史与临床表现:肩关节前向不稳患者往往有肩关节反复前脱位或半脱位病史。初次脱位前多有外伤史。此后,每当肩关节处于外展、外旋、后伸位时,容易出现肱骨头向前方的脱位或半脱位。早期的肩关节脱位多与运动或外伤有关,但此后随着脱位次数的增多,肩关节前方骨及软组织结构损伤加重,肩关节可能极不稳定,日常生活动作即可能导致脱位。肩脱位关节发生时,患者多有明显疼痛,肩关节有空虚感,多数患者需至医院进行手法整复。患者在肩关节未脱位时症状往往不明显,但脱位次数较多的患者在上肢处于外展上举位时有明显恐惧感。

现有的研究表明,初次脱位后是否会发展成复发脱位,与初次脱位时患者的年龄有关。初次脱位年龄小于 20 岁,复发率为 95%左右;初次脱位年龄 20~30 岁,复发率为 79%;初次脱位年龄 30~40 岁,复发率为 50%。由此可见,初次脱位时越年轻,脱位越容易复发。

在询问病史时,还需要注意询问患者既往脱位次数;每次脱位是否必须手法复位,还是可以自行复位;是否经常参加体育活动,爱好什么样的体育活动。这些因素都与患者肩关节骨、软组织损伤的严重程度及治疗后复发脱位的概率紧密相关。

需要特别注意的是,癫痫患者可因癫痫发作导致肩关节出现脱位,而且患者常不愿意提及其癫痫病史。但对于这类患者,在癫痫未得到控制时进行手术是十分危险的。因而对肩关节不稳患者进行病史采集时,需要特别注意询问相关病史。

(2)体格检查

1)肩关节活动度检查:进行体格检查时,首先应对患者肩关节功能进行全面检查。了解患者肩关节活动度的情况,包括前屈上举,体侧外旋、内旋,体前内收、外展,90°内旋、外旋等各个角度的活动范围。其中,外展90°外旋时,由于此时肩关节所处位置为较容易发生前脱位的位置,因此检查者应做好保护,防止患者出现肩关节脱位。检查关节活动度时,应首先检查患者的主动活动度,要求患者向上述各个方向主动活动并测量其活动度。如果患者活动受限,检查者可进行关节被动活动度的检查,以比较主动和被动活动度之间是否有差异,从而考虑其活动受限的原因是什么。

2)肩部肌肉力量检查:对包括三角肌、冈上肌、冈下肌、小圆肌、肩胛下肌、肱二头肌、肱三头肌在内的肌肉力量测试也是非常必要的,可以由此判断患者是否存在因肩关节脱位合并臂丛损伤或肩袖损伤的迹象。颈椎功能方面的检查也是非常必要的,因为颈椎病导致肩关节出现明显症状并不少见。

3)恐惧试验和复位试验:是诊断肩关节前向不稳最重要的体格检查方法。

4)Gagey试验:可以评估盂肱下韧带松弛程度。患者处于坐位,检查者一只手放在患者肩关节上方以稳定肩胛骨,另一只手扶住患者肘关节,使其肩关节被动上举,测量关节被动极度外展的活动范围。在固定肩胛骨的前提下,关节被动极度外展活动范围超过105°,可能提示盂肱下韧带延长和松弛。部分患者可能同时出现疼痛。

(3)影像学检查:X线检查主要针对与肩关节不稳相伴随的骨性损伤。一些特殊的X线投照体位有助于医师更加清楚地观察这类患者中常见的肩盂前下缘的骨缺损或骨折,以及肱骨头的Hill-Sachs损伤。近年来,三维CT技术不断成熟及推广,目前已被越来越多地应用于相关骨性损伤的临床评估中。

对于肩关节前向不稳患者,进行三维CT检查时,判断肩盂骨性损伤的情况非常重要,因为这对医师选择手术方案至关重要。在CT上需要观察肩盂前部是否存在骨缺损或肩盂前缘骨折。对肩盂前缘的骨缺损,需测量其占肩盂的比例,如缺损超过肩盂面积的20%以上,则需考虑骨移植类手术以恢复肩盂骨性结构。

1)对肩盂缺损的评估:Sugaya等首先提出在三维CT上测量肩盂骨缺损的方法,目前该方法在国际上应用比较广泛。测量时,需首先通过三维CT处理软件,将患者的肱骨头影像去除。然后旋转肩胛骨,将肩盂正对检查者,形成肩盂的Enface-view。依据解剖学研究,正常人的肩盂下部以关节面中央的软骨裸区为圆心,为一正圆。裸区至肩盂前缘、后缘及下缘的距离近似。因此,在肩盂前缘骨缺损患者的肩盂Enface-view上,可以依据仍保持完整的肩盂后缘及下缘画出一正圆,而这即为在肩盂出现缺损前其下部的正常形态。将现有肩盂的面积与之相比,就可以得出肩盂骨缺损的大小及其占正常肩盂大小的比例。

2)对肱骨头骨性缺损的评估:除了肩盂的骨性损伤,肩关节前向不稳患者还常存在不同程度的肱骨头后上方凹陷性骨折(Hill-Sachs损伤)(图5-11)。但肱骨头骨性损伤的评估较肩盂的评估更加困难。因为该损伤在肱骨头上的位置、宽度、深度、方向等因素均有可能对患者术后肩关节的稳定性有明显的影响。

图 5-11　肱骨头 Hill-Sachs 损伤

箭头所指处即为肩关节脱位复位后,肱骨头后上方凹陷性骨折(Hill-Sachs 损伤)

A.啮合型与非啮合型:早期的观点认为,导致肩关节前向不稳的主要病理基础是肩关节前方稳定结构的损伤,肱骨头后上方由于反复脱位导致的压缩性骨折 Hill-Sachs 损伤并不会明显影响关节的稳定性。但 Burkhart 首先对这一观点提出了质疑。他在针对肩关节前向不稳术后失效的翻修手术中发现,有些患者虽然初次手术时修复的 Bankart 损伤已经愈合,但由于肱骨头后上方巨大的压缩性骨折,导致在肩关节外展、外旋时肩盂前缘仍会卡入肱骨头骨缺损内,从而出现复发脱位。根据肩外展 90°外旋时肱骨头凹陷与前方肩盂是否啮合,Burkart 将 Hill-Sachs 损伤分为啮合型和非啮合型两大类。如果在术中关节镜检查时,肩关节外展 90°逐渐外旋的过程中,肩盂前缘会卡入肱骨头压缩性骨折内,则这种 Hill-Sachs 损伤即为啮合型 Hill-Sachs 损伤,需要手术处理。

B.在轨型与脱轨型:近来,比较完善的评估方法是 Yamamoto 和 E.Itoi 等提出的肩盂轨迹法及由此发展而来的在轨及脱轨概念。早在 2007 年,Yamamoto 和 E.Itoi 等在正常尸体标本上测量了在肩关节处于不同外展角度、极度外旋后伸位时,肩盂在肱骨头上的运行轨迹。他们发现,该轨迹的内缘距离肩袖止点内缘的距离为肩盂宽度的 84%。此后,他们通过应用动态 MRI 检查,在健康志愿者中重复了该项研究,并将该距离修正为肩盂宽度的 83%。考虑到许多这样的患者肩盂均存在不同程度的骨缺损,在 2014 年,G.D.Giacomo、E.Itoi 和 S.S.Burkhart 提出了在轨及脱轨概念。他们在术前的三维 CT 上测量 Hill-Sachs 损伤内缘至肩袖止点内缘的最大距离 HSI,肩盂下部虚拟正圆的直径 D 及肩盂前缘骨缺损高度 d(图 5-12)。肩盂轨迹宽度为 0.83D-d。如果 HSI<0.83D-d,则意味着 Hill-Sachs 损伤为在轨型,可行 Bankart 修复术,恢复前下方关节囊韧带的完整性,术后不会出现复发脱位。反之,如 HSI≥0.83D-d,则意味着该损伤的内缘延伸至肩盂轨迹内缘以内,即使术中修复前下方软组织,且该组织恢复至正常状态,在肩关节外展、外旋时肩盂会落入 Hill-Sachs 损伤内,这样的 Hill-Sachs 损伤即为脱轨型,需要手术处理。该方法的最大优势在于将肱骨头和肩盂侧骨性损伤作为统一整体进行考虑。如果肩盂骨缺损大,会相应减小所计算出的肩盂轨迹宽度,从而使 Hill-Sachs 损伤更易变成脱轨型。

图 5-12　在轨型与脱轨型

A.肩盂轨迹=0.83D-d(D:肩盂直径;d:肩盂前缘骨缺损高度);B.如患者的 Hill-Sachs 内缘至肩袖止点内缘最大距离小于肩盂轨迹,则 Bankart 修复术后不会出现复发脱位;C.如患者的 Hill-Sachs 内缘至肩袖止点内缘的最大距离大于肩盂轨迹,则 Bankart 修复术后会出现复发脱位;D.如因肩盂前缘存在骨缺损,使肩盂轨迹变窄,从而导致患者的 Hill-Sachs 内缘至肩袖止点内缘的最大距离大于肩盂轨迹,则 Bankart 修复术后也会出现复发脱位

(4)诊断与鉴别诊断:如果患者有明确的肩关节外伤后脱位、复位及此后多次脱位的病史,体格检查时恐惧试验呈阳性,影像学检查有肩盂前下缘的骨折或骨缺损,以及肱骨头的 Hill-Sachs 损伤,则不难得出肩关节前向不稳的诊断。

但对于发作时无典型肩关节完全脱位的患者,常需要通过详细的病史询问、仔细的体格检查并结合影像学检查综合分析,才能得出正确的诊断。

发生在老年人中的肩关节前向不稳,还需要特别注意患者的肩袖功能状态。除了盂肱韧带以外,肩袖肌肉也是非常重要的肩关节稳定结构。在年轻患者中,由于肩袖肌肉及肌腱质量好,往往不易在肩关节前脱位时发生明显损伤。但老年人的肩袖肌肉质量较差,脱位时很容易合并明显的肩袖损伤。单纯的巨大肩袖损伤会导致患者肩关节不稳,即使此时患者的盂肱韧带并没有明显的损伤。

另外,肩关节前向不稳还需与肩关节后向不稳和肩关节多向不稳相鉴别。在进行体格检查时,需要特别注意不稳定的方向,以及是否合并多发关节松弛的情况。

3.治疗

(1)治疗原则:对于肩关节曾出现过 2 次以上的前脱位或半脱位、肩关节前向不稳诊断明确的患者,因非手术治疗很难恢复关节的稳定性,且前脱位会增加前方组织的损伤,因而建议尽早进行手术治疗。

(2)非手术治疗:多次脱位的肩关节前向不稳患者通过非手术治疗关节能够恢复稳定的概率很低,而反复脱位会导致关节内软组织和骨性损伤加重,不利于手术修复,因此,这种情况下非手术治疗的价值有限。但对于初次脱位患者来说,有可能通过非手术治疗尽可能降低之后的复发脱位率。目前的研究显示,初次脱位复位后,传统的内旋位固定不会降低之后

的复发脱位率。通过尸体标本、影像学研究及临床研究证实,在初次脱位后,将肩关节固定在外旋10°位3周,会降低之后的复发脱位率。他们推测,这是因为外旋位时,紧张的肩胛下肌腱会将撕脱的前盂唇组织压迫至肩盂前缘,从而使其有一定机会愈合。但也有一些研究者认为,外旋位制动和内旋位制动在后期的复发脱位率方面没有显著性差异。因此,这方面还需要更多的研究验证。

(3)手术治疗

1)关节镜下 Bankart 修复术:由于导致肩关节前向不稳最常见的损伤是 Bankart 损伤,以及前关节囊和盂肱韧带的拉伸和延长,因此,直接修复撕脱的盂唇并紧缩前关节囊和盂肱韧带是处理这类损伤的解剖型修复手术的核心内容。以此为目的的 Bankart 修复术是 Bankart 在1923年所发表的论文中首先描述。此后,人们发现这一手术治疗肩关节前向不稳的成功率很高,且并发症较少,因而这一技术在世界范围内逐渐得到广泛应用,成为治疗肩关节前向不稳的经典术式。但经典的 Bankart 修复术是通过切开手术来完成的,对患者的损伤较大。随着关节镜的出现,许多骨科医师尝试采用微创的技术来完成 Bankart 修复术,但许多尝试并不成功,术后复发率较高。直到1993年,在关节镜下采用带线锚钉进行 Bankart 修复的手术技术才由 Wolf 等首次报道。此后,随着骨科医师对这一镜下 Bankart 修复的手术技术不断改进,手术指征不断优化和更加牢固的内固定锚钉的出现,目前镜下 Bankart 修复术已成为全世界范围内最广泛应用治疗肩关节前向不稳的手术技术。

关节镜下 Bankart 修复术,可采用"沙滩椅"位或侧卧牵引体位完成。术中处理的要点是修复盂肱下韧带前束在肩盂前下缘的止点,也即修复前下盂唇。缝合时还需要收紧因反复脱位所造成的盂肱下韧带前束及前关节囊的拉伸和延长。

术后需嘱咐患者佩戴颈腕吊带,患肢内旋位制动6周。6周后患者即可取掉颈腕吊带,以患肢做日常活动,并开始肩关节被动及辅助的主动活动度练习。

术后3个月,可开始关节终末牵拉及肩袖肌力练习。但术后半年内应避免参加体育活动。至患肢活动度完全恢复且在肩关节外展、外旋位无任何恐惧感时可恢复术前体育活动。

与传统的切开 Bankart 修复术相比,关节镜下 Bankart 修复术具有以下优势:①手术创伤小;②术中不需要切断肩胛下肌腱;③可发现并同时处理关节内其他病变;④手术对患者的关节活动度影响较小。但文献报道,切开 Bankart 修复术后患者肩关节复发脱位率一般均低于10%,而关节镜下 Bankart 修复术后患者肩关节脱位的复发率为4%~17%。许多研究证实,手术时患者的年龄、性别、手术前脱位次数,患者的体育运动水平,术中用来修复盂唇损伤的锚钉数量,肩盂是否存在明显骨缺损,是否合并明显的肱骨头 Hill-Sachs 损伤,是否合并明显的韧带松弛等,均可能明显影响关节镜下 Bankart 修复术后复发脱位率。另外,有研究证实,比起 Bankart 损伤,前方盂唇韧带复合体骨膜下袖套状撕脱(anterior labroligamentous periosteal sleeve avulsion,ALPSA)损伤的患者,其术后复发脱位率更高。有学者总结了可能导致关节镜下 Bankart 修复术后复发脱位的风险因素:①患者手术时年龄<20岁;②参与竞技水平的体育活动或接触性体育活动;③参与强力过顶位的体育活动;④肩关节过度松弛;⑤在X线正位片上,肩关节外旋位时仍可看到 Hill-Sachs 损伤;⑥在X线正位片上肩盂前下缘边缘消失。他们因此提出了肩关节不稳严重程度评分(instability severity index score,ISIS)系统(表5-1)。他们发现,如果患者术前的 ISIS 评分>6分,则患者在关节镜下 Bankart 修复术后的复发脱位率>70%。这一评分系统对在术前综合评估患者术后复发脱位的风险并选择合适的治疗方法时,很有参考意义。

表 5-1　ISIS 评分标准

预后因素	评分
患者手术时年龄	
≤20 岁	2
>20 岁	0
参与体育活动水平或接触性的体育活动	
专业的	2
业余爱好	0
参与体育活动的类型	
接触性或强力过顶位的体育活动	1
其他	0
肩关节松弛度	
肩关节过度松弛	1
正常松弛度	0
在 X 线正位片上 Hill-Sachs 损伤情况	
肩关节外旋位时仍可看到 Hill-Sachs 损伤	2
肩关节外旋位时看不到 Hill-Sachs 损伤	0
在 X 线正位片上肩盂形态	
肩盂前下缘边缘消失	2
肩盂形态正常	0
总分	10

2)前关节囊撕裂的关节镜下修复术:有时,对肩关节前向不稳患者进行手术治疗时,术中会发现前关节囊及盂肱韧带本身有明显的撕裂。这种关节囊的撕裂可能单独出现,也可能和盂唇撕裂同时存在。这时,在修复时需要注意,锚钉的尾线应跨越关节囊撕裂处,这样打结后可同时关闭前关节囊的撕裂口。

3)HAGL 损伤的关节镜下修复术:Nicola 等首先描述了 4 例存在盂肱下韧带自肱骨侧起点处撕脱损伤的病例。Wolf 等将其命名为 HAGL 损伤。一般研究均认为,在肩关节前向不稳定的患者中 HAGL 损伤的发病率很低。早期的相关文献均认为由于其所在位置较难处理,因而需采用切开手术对其进行治疗。但随着关节镜技术的不断进步,目前全关节镜下手术也可以很好地修复 HAGL 损伤。

该损伤发病率较低,但临床上遇到创伤性前脱位的患者,如果没有发现明显的 Bankart 损伤,一定要想到可能存在 HAGL 损伤。术中需在关节囊和盂肱韧带在小结节上的止点处植入缝合锚钉,修复关节囊。

4)肩关节前方骨性 Bankart 损伤修复术:骨性 Bankart 损伤是指与肩关节前向不稳相伴随的肩盂前缘骨折。在肩关节前向不稳患者中,这类损伤的发生率很高。采用关节镜下复位,缝合锚钉固定的手术技术多数情况下可有效治疗合并骨性 Bankart 损伤的肩关节前向不稳。当肩盂前缘骨折块不大时,单排锚钉的修复就可以达到满意的生物力学强度;如果前方骨折块很大,则需要采用双排锚钉固定的技术。

采用单排缝合锚钉固定肩盂前缘骨折块时,锚钉尾线的一端应从骨块深方带过并穿过与肩盂前缘骨块相连的前关节囊组织(图 5-13)。还可以采用特殊的缝合钩刺穿骨块,带过缝线,这样能保证缝锚钉对骨块的有效复位和固定。

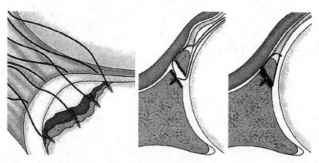

图 5-13 采用单排缝合锚钉修复骨性 Bankart 损伤

采用双滑轮技术固定肩盂骨折块时,需要使用双排锚钉。内排缝合锚钉应置于骨折床面内缘,其尾线需穿过与骨块相连的盂肱韧带和前关节囊。在肩盂关节面上置入普通的带线锚钉,采用肩袖缝合常用的双滑轮技术,将内、外排锚钉的尾线之间打结,从而形成双排固定(图 5-14)。还可以将内排锚钉的尾线穿入较小直径的专用外排挤压钉中,拉紧缝线后,将其挤压固定在肩盂关节面上。两种方法相比,前者稍复杂,应用时应保证内排锚钉的尾线穿过组织后可自由滑动,而其优点是打结时可以调节线结两端缝线的张力,从而调整骨块的姿态。

图 5-14 采用双滑轮技术对肩盂前缘骨折块做双排固定

目前,许多研究表明,合并骨性 Bankart 损伤的患者如在关节镜下采用缝合锚钉修复损伤,则术后复发脱位率并不会明显升高。现有报道中采用关节镜下缝合锚钉固定治疗合并骨性 Bankart 损伤的肩关节前向不稳患者,其术后复发率在 0~8%。有研究认为,这是由于修复的肩盂前缘骨折块愈合后会明显增加肩盂骨性结构面积。从相关的研究看,手术修复后肩盂面积对手术成功非常重要。若术前 CT 检查显示肩盂残留骨量小,肩盂前缘骨折块面积也小,两者相加小于肩盂下部正圆的 80%,则关节镜下骨性 Bankart 修复术后肩关节不稳的复发率仍较高,需考虑骨移植类手术。

5)Hill-Sachs 损伤的处理:对于巨大肱骨头的骨性损伤的处理也是目前临床上一个争议较大的话题。现有的治疗方法主要包括:①采用骨或骨软骨移植,甚至是假体置换的方法对缺损进行填充;②采用肱骨近端旋转截骨技术改变肩关节运动过程中肱骨头与肩盂的接触部位;③通过关节囊的紧缩限制关节活动;④通过将后方肩袖肌腱填充固定入肱骨头的骨性损伤内,从而使其变为关节外结构,防止在运动过程中出现肩盂前缘卡入肱骨头缺损内的现象。这几种处理方法中前两种手术创伤大,而第3种方法又会对肩关节活动造成明显影响,因此应用仍较为局限。第4种方法目前已形成比较成熟,微创的关节镜下操作技术即关节镜下 Hill-Sachs Remplissage 术,且手术可和前方 Bankart 重建术同时实施,对患者影响较小,因而近年来被越来越多的临床医师所采用。从目前的临床报道来看,关节镜下 Bankart 修复辅助 Hill-Sachs Remplissage 术可有效地治疗合并巨大 Hill-Sachs 损伤的肩关节前向不稳患者。文献报道术后复发脱位率为 0~15%。手术不会明显影响患者的肩关节活动度,且手术本身十分安全,并发症发生率很低。

6)合并明显肩盂骨缺损的肩关节前向不稳的修复:大量的生物力学研究及临床研究均显示,如果肩关节前向不稳患者合并巨大的肩盂骨缺损会明显降低关节镜下 Bankart 修复术的成功率,导致患者术后复发脱位率升高。目前国际上较公认的观点是;如肩盂的骨缺损在 20%~25%,单纯的镜下 Bankart 修复术后复发率很高,此时宜选择骨移植类的手术重建肩盂的骨性结构。

治疗存在明显肩盂骨缺损的肩关节前向不稳患者,可选择的手术方式有以下几种:①喙突尖端的截骨移植术,即 Bristow 术;②喙突主体的截骨移植术,即 Latarjet 术;③自体或异体骨移植术,即 Eden-Hybinette 术。其中,以 Latarjet 术应用最为广泛。Latarjet 在 1954 年首先报道了一种通过喙突截骨移位来治疗复发性肩关节前脱位的手术方法。在描述手术方法时,他提到行喙突截骨,将带有联合腱的喙突骨块穿过肩胛下肌腱后固定于肩盂前缘。此后,对该术式做了进一步的改良和定型,从而形成目前标准的手术步骤。术中,需在喙锁韧带止点前方、喙突弓背弯曲的最高点截断喙突(图 5-15A)。水平劈开肩胛下肌腱,纵向切开前关节囊,显露肩盂前下缘(图 5-15B)。将喙突骨块下表面紧贴在肩盂前下缘处并以 2 枚螺钉固定。喙突骨块的位置应位于肩盂前缘时钟 3~5 点间,喙突外缘与肩盂关节面平齐或稍低于肩盂关节面,切不可突出于肩盂关节面。最后,将纵向切开的前关节囊缝合至喙肩韧带在喙突的残端上(图 5-15C)。

图 5-15　切开 Latarjet 术

A.喙突截骨;B.肩盂显露;C.喙突固定及前关节囊修复

Latarjet 术是治疗复发性肩关节前脱位的有效方法,从目前的文献报道来看,其术后复发率在 0~8%。特别是患者存在明显肩盂骨缺损或前关节囊质量很差时,类似 Bankart 修复术这样的经典解剖修复手术术后的复发率很高,而 Latarjet 术则可以很有效地恢复关节的稳定性。因此,在治疗这类难治性的复发性肩关节前脱位患者时,Latarjet 术是国际上被最广泛应用的术式。国外研究认为,Latarjet术对肩关节稳定性的改善来源于"三重阻挡效果":①移位的喙突骨块可增加肩盂的宽度;②肩关节外展、外旋时固定在肩盂前下缘的联合腱,以及联合腱下方的肩胛下肌腱下半部可起到动力阻挡的作用;③将关节囊缝合至喙肩韧带残端上,可重建前关节囊的止点,从而起到稳定作用。

Latarjet术后对患者肩关节可能造成的不良影响,主要体现在手术后肩关节的骨关节炎可能加重这一方面。从国际上的相关报道来看,这也是这类手术后临床随访的重点。文献报道,中长期随访中患者出现骨关节炎或原有骨关节炎明显加重的概率为35%~71%。多数的研究认为,一些风险因素可能导致患者术后骨关节炎加重。其中包括:移位喙突骨块的位置过于偏外,骨块外缘高于肩盂关节面;患者术后运动水平较高;患者年龄较大,手术之前就有一定程度的关节退行性变;术中发现同时合并肩袖损伤。因此,在选择患者时,应尽可能避免在老年患者中用该术式。另外,术中防止喙突骨块固定位置偏外及突出于肩盂关节面。

Lafosse等首先描述了他们的关节镜下Latarjet术的专用手术器械及手术技术。此后,这一术式逐渐得到广泛的应用。目前越来越多的医师建议术中尽可能保护前关节囊的完整性,并在移位固定喙突后,以缝合锚钉修复前关节囊(图5-16)。

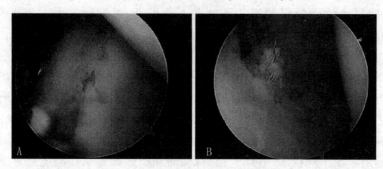

图5-16　关节镜下Latarjet术中固定喙突后修复前关节囊

A.镜下Latarjet术中用1~2枚空心钉固定喙突骨块;B.喙突骨块固定后,以缝合锚钉修复前关节囊

目前对于关节镜下Latarjet术后疗效随访的研究很少。最大宗病例系列报道了64例术后随访超过5年病例的临床疗效。其中仅1例在随访过程中出现半脱位;手术并发症方面,3例局部出现血肿,1例术后发生骨块移位,8例随访中发现固定螺钉突出后予以取出,1例因严重的关节退行性变行人工关节置换术治疗。

三、肩关节后向不稳

1.病因与发病机制　肩关节后向不稳可依据其发病原因和临床特点分为以下几类。

(1)肩关节自发性后向不稳:肩关节自发性后向不稳是指患者能够有意识或无意识地通过非对称性的肌肉收缩引发肩关节出现后方半脱位。这些患者最初肩关节并无明显异常,但随着不断牵拉后方关节囊,导致其出现后方软组织结构松弛,从而使肩关节在非自主情况下也可出现半脱位。其中一些存在精神方面异常的患者,当他们学会如何使肩关节向后半脱位后,会自主反复重复这一动作。这类患者是手术治疗的禁忌人群。另外一类肩关节自发性后向不稳患者,虽然可以自主使肩关节向后方半脱位,但并不愿意主动做这一动作,只是在检查者的要求下使肩关节向后方半脱位。随着半脱位的次数增多,后方软组织损伤加重,他们逐渐出现不能控制的肩关节后向不稳定,并对其产生明显的困扰。

（2）肩关节骨性结构发育异常：这类患者由于肩盂或肱骨近端骨性结构的发育异常，导致肩盂后倾过大或肱骨头后倾过大，从而出现肩关节后向不稳。

（3）获得性肩关节后向不稳：临床上大多数单方向的肩关节后向不稳患者，是由于反复的微创伤或一次明显的外伤，导致肩关节后方软组织或骨性结构的损伤，从而出现肩关节后向不稳。这类患者中最常见的术中发现是肩关节后关节囊非常冗余，失去了维持肩关节后方稳定的作用。这往往是由于反复的微创伤导致肩关节后关节囊拉伸延长，或一次明显外伤导致肩关节后关节囊撕裂后在较伤前延长的位置上愈合。这类患者常主诉肩关节在特定位置时有疼痛或脱位的感觉。这一位置常是一定程度的前屈位、内收位及内旋位。患者有时能回忆起某次明确的外伤事件。随着半脱位次数的增多，很多患者可以明确在某些体位时肩关节容易出现后方半脱位，但由于半脱位导致的不适症状他们并不愿意主动重复这些体位。

2.临床评估

（1）病史与临床表现：肩关节后向不稳患者典型的症状是疼痛及关节的错动感。静息时感到疼痛者不多见，这种疼痛往往发生在关节错动时。关节的错动感发生在特定的体位，出现症状之前并不一定有明确的外伤史。

（2）体格检查：Jerk 试验是检查肩关节后向不稳的特殊方法。检查者应在患者肩关节处于不同的前屈角度下进行该项检查，从而检视肩关节后下方或正后方的稳定性。

（3）影像学检查：应进行肩关节三维 CT 检查，以发现是否同时合并肩盂或肱骨头骨性结构的发育异常，或肩盂后缘骨折。

（4）诊断与鉴别诊断：由于肩关节后向不稳患者的肩关节后脱位或半脱位比较容易发生，也比较容易复位，因此许多肩关节后向不稳患者并不能明确地将症状描述为关节脱位，而是称其为"关节弹响"或"突然无力"等。这就要求医师在倾听患者主诉时要留意，这有可能是肩关节后向不稳所致。如有所怀疑，往往通过体格检查就能比较容易做出明确诊断。

另外，在明确了肩关节后向不稳后，还应检查患者是否存在其他方向的不稳、对侧肩关节的稳定性，以及是否有多发关节松弛表现，以与肩关节多向不稳相鉴别。

3.治疗

（1）治疗原则：对明确诊断的肩关节后向不稳患者可首先尝试非手术治疗。如经长期非手术治疗无效，可以考虑手术治疗。需要注意的是，对于肩关节自发性后向不稳且患者有主动使肩关节脱位倾向的，不宜进行手术。

（2）非手术治疗：非手术治疗的内容主要包括改进患者的工作、生活方式，避免重复后关节囊牵拉的动作，以及后方肩袖及三角肌肌力的练习。

（3）手术治疗：手术应针对导致肩关节后向不稳的病损进行治疗。对于明确诊断为肩关节后向不稳且术前检查未发现肩盂或肱骨头骨性结构发育异常的患者，可以选择关节镜下后方盂唇关节囊修复紧缩术来治疗后盂唇及关节囊损伤。

术后患侧肩关节应以支具制动于外旋位，这样可以放松后方紧缩的关节囊组织以利于其愈合。一般需要制动 6 周。6 周后可以用患肢进行日常生活动作，并开始辅助主动功能练习。术后 3 个月可以开始肌力练习及关节活动度的牵拉练习。从目前的文献报道来看，关节镜下后方盂唇关节囊修复紧缩术的疗效是比较令人满意的。

当肩关节后向不稳合并肩盂后方骨缺损时，可考虑进行关节镜下的肩盂后部植骨术。

术中需取髂骨骨块,将其加工成合适大小后,固定在镜下 Latarjet 术所用的双管导向套筒的前端。关节镜由前方通道观察。将导向套筒自后方通道插入关节内,置于合适位置后,用空心钉固定骨块。

四、肩关节多向不稳

1.病因与发病机制　肩关节多向不稳是指由于关节囊的过度松弛使患者的肩关节出现多个方向的不稳定。有关肩关节多向不稳的发病机制,目前仍不清楚。比较公认的假说认为其与关节囊的过度冗余及肩袖间隙组织的损伤有关。但也有一些研究认为可能与结缔组织异常及神经-肌肉控制不良有关。

2.临床评估

(1)病史与临床表现:患者往往存在明显的关节松弛,其中一些患者可能有多发关节松弛的表现,但并不是所有关节松弛的患者一定存在关节不稳。关节不稳均伴随有类似疼痛、麻木、无力及脱位等症状和主诉;关节松弛无明显临床症状及主诉。多向不稳可以是向前、向下不稳定,或是向后、向下不稳定,或是向前、向后、向下不稳定,其中绝大多数患者均存在下方不稳定。患者在出现症状前可能有明确的外伤事件,但很多患者没有明确的外伤,而是由于反复从事一些运动或训练甚至是重体力劳动,导致关节囊在反复多次的微创伤下发生改变,从而出现不稳定的症状。在问诊时还应注意询问患者是否存在家族遗传史,以除外Ehlers-Danlos 综合征(埃莱尔-当洛综合征)、Marfan 综合征(马方综合征)等遗传性结缔组织发育异常。

(2)体格检查:患者关节十分松弛,肩关节活动度非常大,如体侧外旋超过 90°以上,则意味着存在前关节囊的过度松弛。Sulcus 征是检查肩关节是否存在下方不稳定的重要体征。在患者处于坐位,患肢位于体侧时行抽屉试验检查,以明确肱骨头在肩盂内前后向移动情况。另外,以恐惧试验或 Jerk 试验来判断患者肩关节前、后向的稳定性。

(3)影像学检查:大多数情况下,这类患者的肩关节骨性结构正常,但有时三维 CT 检查可能发现肩盂的发育异常。MRI 造影检查可能发现肩关节囊的过度冗余。

(4)诊断与鉴别诊断:通过体格检查发现肩关节存在多个方向的不稳且均可导致患者的不适症状,就可诊断肩为关节多向不稳。如患者合并多发关节松弛表现,则还应排除是否存在 Ehlers-Danlos 综合征或马方综合征。

3.治疗

(1)治疗原则:对于肩关节多向不稳患者,由于其病因并不十分清楚,因此首选非手术治疗。只有当长期非手术治疗无效时,才考虑手术治疗。

(2)非手术治疗:首选的治疗方式是康复训练。非手术治疗的重点在于通过肩袖肌肉、三角肌及肩胛带肌肉的力量练习,来增强肩关节的动态稳定机制,从而恢复关节的稳定性。

(3)手术治疗:如果患者诊断明确,且经 3~6 个月的非手术治疗无效,可考虑手术治疗。但这类患者中一部分人可自行使关节脱位,对于这样的患者,需仔细鉴别其是否存在精神问题,如有,则为手术禁忌人群。对于存在 Ehlers-Danlos 综合征、马方综合征的患者,应明确其他系统受累程度,以了解手术风险。

早期的成功手术治疗方式是 Neer 和 Foster 等提出的切开下的关节囊紧缩缝合术。随着关节镜技术的不断进步,目前,越来越多的医师选择关节镜下的关节囊紧缩术对这类患者进行治疗。完成关节镜下关节囊折缝紧缩术后,还可将肩袖间隙关闭,以进一步增加关节的稳定性。

　　术后患侧肩关节应以支具制动于中立位,这样可以使盂肱关节处于前后平衡的位置。一般需要制动6周。6周后可以用患肢进行日常生活动作,并开始辅助主动功能练习。术后3个月可以开始肌力练习及关节活动度的牵拉练习。

第六章　肘关节与腕关节损伤

第一节　肱骨外上髁炎

一、基础知识

肱骨外上髁炎是一种以肘关节外侧反复疼痛为主要表现的临床疾病,俗称"网球肘"。该病与患者的工作及生活方式有关,主要涉及桡侧腕短伸肌的起点部位,桡侧腕长伸肌下表面及指总伸肌前缘也可涉及。

1.病理学　肱骨外上髁炎的病理基础为肌腱组织的退行性变,是一种肌腱病变而非常规意义上的炎症反应。病变组织由幼稚无序的胶原纤维构成,同时有分化不成熟的成纤维细胞及血管、肉芽组织长入,取代正常腱性纤维。电镜下可清晰地看到胶原纤维断裂、成纤维细胞扭曲和无功能的血管单元;肌腱内出现有收缩功能的肌纤维母细胞,而这种细胞在正常肌腱组织内很少出现。

2.病因学　目前认为急性肱骨外上髁炎与外上髁区域经受直接暴力及极度、骤然的运动有关,因此急性发病多见于体育运动过程中。慢性肱骨外上髁炎的主要病因与反复、过度的伸腕、伸指及前臂旋后运动造成的肌腱损伤有关。这一疾病更多与繁重而单一的长期劳动方式有关,易患人群包括电脑程序员、木匠、屠夫、纺织工人、经常使用重锤的工作者及经常与人握手的政治家等。

二、临床评估

1.症状　肱骨外上髁炎常隐袭起病,患者主诉外侧肘关节疼痛,腕关节背伸时可诱发疼痛,疼痛可沿着伸肌群放射;患者常感腕关节力弱,避免做握手等动作,持物困难。肱骨外上髁炎的发病年龄范围较广,男女发病比例相同。

2.体格检查

(1)触压痛:桡侧腕短伸肌起点处有压痛,压痛点位于外上髁中点远端 0.5~1cm 偏前处。

(2)特殊试验

1)抗阻伸腕试验:伸肘位前臂旋前腕关节抗阻背伸时可诱发疼痛。

2)牵拉试验:伸肘位腕关节做最大程度掌屈及前臂抗阻旋后时会诱发疼痛。

3)握力测量:握力较对侧下降或用力握拳时诱发不适。

3.辅助检查

(1)X 线检查:常规正、侧、轴位 X 线片少有异常发现,但可以排除肘关节的合并疾病,如骨关节炎、肘关节后外侧旋转不稳定等。外上髁周围出现钙化可见于 7%~25% 的病例,特别是接受过激素注射治疗的患者,但是否存在钙化与预后无关。

(2)MRI 检查:在桡侧腕短伸肌肱骨侧起点偏远处可显示高信号影,肌腱信号紊乱或完整性丧失,在 T_2 加权像上表现尤为明显。部分患者合并出现关节积液、肱桡关节滑膜增生等表现。

4.鉴别诊断　临床检查必须除外肱桡关节异常和桡神经卡压。前者在屈肘时被动旋转前臂可诱发疼痛不适,疼痛点位于肱桡关节处。后者抗阻旋后前臂或伸直中指时可诱发疼痛;由于在外上髁炎患者中约有 5% 合并桡神经症状,因此要注意避免漏诊。

三、非手术治疗

1.一般情况　肱骨外上髁炎患者的主要症状为疼痛,因此治疗的主要目标是控制疼痛,使损伤结构在组织病理学基础上得以恢复。非手术治疗包括对患者宣教、物理治疗、药物治疗、局部注射、适时佩戴支具等。但由于各种治疗手段缺乏统一规范,目前很难做出究竟哪种治疗方法最为有效。非手术治疗中放在首位的是对患者宣教,只有在了解疾病发生的原因及病变过程后患者才可能很好地配合治疗,避免在治疗过程中进行诱发症状的动作(治疗失败往往是由于症状缓解后患者未加注意,在"蜜月期"内进行既往的运动)。物理治疗包括休息(避免受伤部位的过度运动而并非严格的制动,受伤部位进行可控的功能锻炼,相邻正常关节的功能锻炼要更为积极)、冷敷、口服非甾体抗炎药、调整运动方式、肌肉力量练习及适时佩戴支具。其他的治疗方法包括超短波疗法与冲击波疗法。

2.激素注射与自体富血小板血浆注射

(1)激素注射:如果上述治疗无效,或患者不能进行康复治疗,可局部注射激素及盐酸丁哌卡因或利多卡因。尽管既往有报道认为这种治疗有效,但越来越多的证据显示,与安慰剂相比,局部激素注射并未显示出显著性疗效差异。疼痛加重、局部肌肉萎缩、皮肤色素沉着、表浅感染和肌腱断裂等是较为常见的并发症。因此,应注意避免注射点偏浅及直接注入肌腱内,并避免多次注射。

(2)自体富血小板血浆(PRP)注射:目前较为流行的自体 PRP 技术,使用方法与局部激素注射相同。尽管其在个别小规模病例研究的报道中显示存在一定的有效性,但尚缺乏科学的、循证等级较高的大宗病例随访结果,因此其效果仍有待研究。

3.应用支具　应用支具可以改善伸腕肌力及握力,具有生物力学上的优点。支具包括应力拮抗支具和腕背伸位支具,原理相同,其加压衬垫放置在外上髁远端使前臂肌肉群的收缩受到限制,降低在肱骨外上髁伸肌腱起点处产生的过大应力。

4.运动处方　对于运动员来说,应该注意改进训练方法及调整运动器材。改进训练方法的关键是,与教练员一起帮助运动员改进不正确的击球姿势。从生物力学角度分析,打网球等运动要求"甜点"位于球拍中心,偏心击球会加大扭矩,肌肉和肌腱容易负荷过度。有些运动器材可以加重肌腱的负荷,造成劳损。在选择球拍时应注意球拍的大小和重量适中、握持舒适、易掌握平衡。手柄的选择也很重要:手柄越粗,力臂越大,要根据手的大小选择手柄(测量中指指尖至掌中横纹间的距离)。另外,器材的重量、体积及柔韧程度也应与个体匹配,通常以选择球拍重量略轻、网线张力较低者为宜。

运动康复不仅应包括前臂,还应包括肩背部。一旦急性炎症反应及疼痛在适当休息后消退即可立即进行有序、渐进的肌肉力量及耐力训练。在恢复到正常的 60% 之前,最好佩戴应力拮抗支具。在完成初步的肌肉力量及耐力训练后,要对各项运动指标进行监测,直到肌肉力量、耐力全面恢复才可以进行正常强度的训练和体育比赛。

四、手术治疗

1.适应证　手术治疗适用于经非手术治疗无效或经过康复训练后仍不能缓解症状,病史超过6个月的患者。此外,部分出现外上髁前内缘的骨性增生、肌腱钙化、合并关节内病变(如滑膜嵌顿、软骨软化、游离体),存在持续痛、静息痛严重影响日常生活,以及采用一些非手术治疗可能会中断体育运动及影响工作的患者可考虑手术治疗。

2.切开手术 既往的切开手术有多种方式,应将所有病变组织一并去除。手术采用外侧切口,切开皮肤及皮下组织后,寻找桡侧腕长伸肌与指总伸肌,在两者之间进入并显露桡侧腕短伸肌,将其自肱骨外上髁起点处以锐刀剥离并翻转,判断病变组织范围后彻底切除。有人提出在外上髁骨皮质上钻2~3个深达松质骨的孔,目的是使局部形成血肿,促进血管及健康的肌腱纤维长入,但目前尚无定论该操作确实有效。将不同伸肌之间的筋膜组织缝合,逐层关闭伤口(图6-1)。

图6-1 切开手术过程

A.肘关节外侧切口;B.切开皮肤及皮下组织后,可见损伤位于桡侧腕长伸肌深方;C.在其深方显露桡侧腕短伸肌,显露病灶;D.对病灶进行清理;E.完整切除病变组织;F.缝合正常肌肉及筋膜

3.关节镜手术

(1)入路:该病的关节镜入路包括后方的软点入路、后外侧辅助入路,以及前方的近端前内侧入路、近端前外侧入路。后方的入路主要用于治疗合并的肱桡关节滑膜增生与皱襞形成,前方的内侧入路作为观察通路可很好地观察肘关节外侧的病变情况,外侧入路则是主要的操作途径。

(2)镜下所见:镜下可见桡侧腕短伸肌腱在起点偏远处存在不同程度的退行性变与损伤,其质地、颜色、完整性均与正常肌腱不同。Baker等将损伤分为3类:第1类为关节囊完整;第2类为关节囊呈线性撕裂;第3类为关节囊完全撕裂与退缩,但未发现损伤类型与预后有关。检查时如发现肱桡关节存在软骨退行性变、邻近区域滑膜增厚、出现滑膜皱襞(是引发疼痛的原因之一),需一并处理。

(3)技术要点:将近端前内侧入路作为主要的观察入路,以刨刀或射频消融刀头通过近端前外侧入路进入关节,去除外侧关节囊直至显露出桡侧腕短伸肌在外上髁的起点,以射频消融刀头从近端开始向远端逐步彻底切除该肌腱的病变部分,直至切除到正常肌腱部分为止。

4.术后康复 术后1~2天开始进行被动与主动活动,通常3~5天后可完全伸肘。注意

在软组织肿胀消退之前避免伸肘位进行屈伸腕活动。在患者可忍受的前提下可逐步恢复日常活动。术后3周内进行渐进式、不抗阻力的肌力训练;3周后在应力抵消支具保护下进行等张训练;术后2~3个月进行日常活动、工作及体育运动时均需佩戴应力拮抗支具。肌力及功能恢复的进度要依不同个体而定,对于业余网球选手,通常术后6周可以做击球动作,训练强度的增加要求渐进性与舒缓性,强调佩戴应力拮抗支具保护。康复的最后阶段是逐步向正常运动功能过渡。对于一个国家级运动员,要完全恢复运动水平需要5~6个月的时间。

5.并发症与预防　肱骨外上髁炎术后症状复发最常见的原因是患者术后康复锻炼时间过短或未接受系统的康复训练。手术失败可分两类:①Ⅰ型失败,为术后症状和体征与术前相比无变化,这主要是由于手术适应证选择不当、诊断不准确、手术不彻底,未能纠正原始病变。除对病变部位彻底切除外,应严格控制适应证,避免对依从性差的患者进行手术。加上详细询问病史以除外特殊的病因,可大大降低Ⅰ型失败的发生率;②Ⅱ型失败,为患者术后的症状和体征与术前表现不一致,这通常与手术相关,原因为肘关节不稳定、滑囊形成、关节囊损伤及术后异位骨化。Ⅱ型失败需要手术解决。

第二节　肱骨内上髁炎

一、基础知识

肱骨内上髁炎俗称"高尔夫球肘""矿工肘",是一种前臂屈肌总腱起点的慢性劳损性疾病,临床表现为肘关节内侧酸胀、疼痛和压痛。该病与运动及生活方式密切相关。

1.病理　肱骨内上髁炎的病理基础与肱骨外上髁炎基本相似,是一种肌腱组织的退行性变而非常规意义上的炎症反应。病变组织由幼稚无序的胶原纤维构成,同时有分化不成熟的成纤维细胞及血管、肉芽组织长入,取代正常腱性纤维。电镜下可清晰地看到胶原纤维断裂、成纤维细胞扭曲和无功能的血管单元;肌腱内出现有收缩功能的肌纤维母细胞,而这种母细胞在正常肌腱组织中很少出现。

2.病因　肱骨内上髁是旋前圆肌、桡侧腕屈肌、掌长肌、尺侧腕屈肌共同形成的屈肌总腱及指浅屈肌的起点。目前认为肱骨内上髁区域经受急性牵拉,过度、骤然猛烈的运动,或者反复过度的屈腕、前臂旋前运动等累积性劳损,是引发肱骨内上髁炎的根本原因。该病多见于40~60岁人群,如打高尔夫球、垒球和乒乓球等上肢频繁高强度活动的运动员,以及木工、修理工等肘部活动较多的手工业者。患病率为4%~5%,男女发病比例接近。随着人口老龄化和体育产业化,该病发病率有上升趋势。

二、临床评估

1.症状　患者典型表现为肘关节内侧屈肌总腱远端酸胀痛,疼痛逐渐局限于肱骨内上髁。腕关节屈曲时可诱发疼痛,疼痛可沿屈肌群放射;急性发作期可伴有肿胀、屈腕无力、持物困难、小指和环指有间歇性麻木感。

2.体格检查

(1)触压痛:前臂屈肌起点处存在明显触压痛点。

(2)特殊试验

1)前臂屈肌紧张试验:患者前臂置于桌上,掌面朝上,检查者对抗患者屈指和屈腕,使前臂屈肌群紧张,激发出内上髁与屈肌腱疼痛者为阳性,提示存在肱骨内上髁炎。

2)前臂屈肌腱牵拉试验:患者伸肘,腕背伸握拳,做前臂外旋或后旋时引起肘内侧疼痛者为阳性。

3)握力测量:握力较对侧下降或用力握拳时诱发不适。

3.辅助检查

(1)X线检查:一般无异常显示,但可以排除合并疾病,如骨关节炎等。少数病例后期可显示肱骨内上髁处骨膜增厚或软组织钙化。年轻棒球投手可见肱骨内上髁肥大或碎裂。

(2)B超检查:B超检查经济有效,可显示屈肌总腱肿胀,局部存在低回声或无回声区。低回声提示胶原纤维变性、断裂,而无回声则提示纤维结构撕裂。此外,还可发现内上髁附着处局部软组织水肿或积液、肌腱钙化,尺侧副韧带增厚、断裂或钙化,但诊断结果对B超医师的专业性依赖较强。

(3)MRI检查:MRI检查是肱骨内上髁炎影像学检查的"金标准"。屈肌总腱出现明显增粗,显示片状的高信号影,肌腱信号紊乱或完整性丧失,腱鞘部位软组织水肿和T_2加权像高信号是最特异性表现(图6-2)。

图6-2　肱骨内上髁炎 MRI 影像

4.鉴别诊断　本病需与尺神经病变(如尺神经炎)尺侧副韧带损伤或肘关节内侧关节内病变及神经根型颈椎病相鉴别。当尺神经炎与"高尔夫球肘"同时存在时,又称"乡村俱乐部肘"。因此,在检查肘关节内侧疼痛患者时,应始终寻找尺神经炎引起的神经体征。尺侧副韧带不稳定也必须评估,因为这也可能导致肘关节内侧疼痛。颈椎病变主要表现为上肢放射性疼痛,手及前臂有感觉障碍区,无局限性压痛,可与本病相鉴别。

三、非手术治疗

1.一般治疗　治疗目的减轻直至消除疼痛,使受损屈肌总腱与内上髁愈合,重新恢复功能。传统上以非手术治疗为主,包括健康宣教、休息、佩戴支具、物理治疗、口服非甾体抗炎药、局部注射和其他疗法等。由于缺乏规范,难以评判哪种治疗措施最有效。健康宣教能让患者了解疾病发生及发展过程,避免一些诱发的动作,有利于患者积极配合后续治疗。初期需要充分休息,避免不适当的运动,有利于损伤组织的自我修复。佩戴支具制动可以保护肘部,限制前臂屈肌的旋转,改善屈腕肌力及握力,包括应力拮抗支具及腕背伸位支具,通过限制前臂屈肌群的收缩使内上髁屈肌总腱起点处获得充分休息,从而自我修复。物理治疗包括冷敷、运动康复、肌肉力量练习，以及适时佩戴支具。急性期口服非甾体抗炎药或外用药膏按摩，可明显缓解疼痛。其他治疗包括超短波疗法与冲击波疗法、针灸治疗、中药外敷等。

2.激素注射与自体富血小板血浆注射

（1）激素注射：若患者症状未得到明显改善，可局部注射类固醇激素及盐酸丁哌卡因或利多卡因，俗称"封闭疗法"。注射到压痛最明显的部位，直达骨膜。疼痛加重及反复、局部肌肉萎缩、皮肤色素沉着、肌腱断裂等是较为常见的并发症。采用超声引导下穿刺注射，定位更准确，可提高疗效。

（2）自体富血小板血浆（PRP）注射：自体 PRP 注射是目前较为流行的促进受损肌腱或肌肉修复的技术。研究认为，PRP 治疗不仅可以有效恢复内上髁的结构和功能，还可以通过恢复的过程提高患者生活质量（如减少对麻醉药的需求改善睡眠和减轻疼痛）。但目前尚缺乏较为科学的、循证等级较高的大宗病例随访结果，其效果仍有待研究。

3.运动处方　制定运动康复训练方案，通过投掷、拉伸、悬吊等方法，对肱骨内上髁炎进行干预。如：①投掷铁饼运动，该训练可以放松肘关节，手上具有离心力，对肘关节及周围的肌肉群有一个向外拉拽的作用，同时投掷铁饼的动作可以起到一个递进性的旋前圆肌和尺侧腕屈肌的肌肉功能性锻炼；②直臂支撑双杠，可以有效拉伸尺侧肌肉，对旋前圆肌、尺侧腕屈肌都有良好的拉伸效果；③配合单杠静力引体，使肘关节通过自身体重大幅度牵拉，对肘关节起到松解作用。

四、手术治疗

1.适应证　手术适用于经非手术治疗无效或经过康复训练后仍不能缓解症状、病史超过 4~6 个月的患者。此外，部分出现内上髁前内缘的骨性增生、肌腱钙化、合并关节内病变（如滑膜嵌顿、软骨软化、游离体），存在持续痛、静息痛，严重影响日常生活及对于一些非手术治疗可能会中断体育运动及影响工作的患者可考虑手术治疗。

2.手术目的　清除肱骨内上髁周围、屈肌总腱起点等处的慢性炎症和退行性变组织，通过在内上髁处用钻头或克氏针钻 3~5 个骨孔改善局部血液供应，为局部肌腱组织提供较好的周围环境，有利于康复。

3.切开手术　手术采用内侧切口，在肱骨内上前方 1cm 处做纵向切口，视手术需要可适当延长至 1.5~3cm。切开皮肤、皮下组织后，钝性分离皮下组织直到旋前屈肌群起始部的筋膜，于肱骨内上髁远端弧形切开起始部的筋膜并在两端分别向远端延长。纵向切开肌肉，形成一个蒂部在远端、宽度约 2cm 的"U"形腱瓣。掀起腱瓣，清理去除位于旋前圆肌和尺侧腕屈肌腱中的炎性退行性变组织直至内上髁的骨面，并从腱瓣和两侧肌腱的下表面去除病变组织。用钻头或克氏针在肱骨内上髁的中间部分由远至近钻 2 个孔，在内上髁前表面钻 3~4 个浅的单皮质孔，形成微骨折，使肌腱修复处骨性表面部位的血液容易渗出，以利于肌腱的再附着愈合。最后，置入带线锚钉将腱瓣缝合固定，并将不同伸肌之间的筋膜组织缝合，逐层关闭切口。

4.关节镜　该病属于关节外疾病，随着切开手术微创化，关节镜治疗优势并不明显，但对伴有关节内病变者，可以同时处理。有报道，应用关节镜治疗可以全方位彻底消除相应的病理改变，促进病变肌腱愈合，整体与切开手术满意率相近，最大的优势是有利于早期康复。

5.术后康复　所有患者术后均给予简单吊带固定，以保持舒适。术后 2 天，开始活动范围的锻炼,根据疼痛耐受程度进行;术后2周拆线后,允许患者进行日常生活的轻度活动;术后4~6周开始进行渐进式的抗阻训练。肌力及功能恢复的进度要依据不同个体而定,训练强度的增加要求渐进性与舒缓性,强调佩戴应力拮抗支具保护。康复的最后阶段是逐步向正常运动功能过渡。对于业余高尔夫球选手,要完全恢复运动水平需要5~6个月。

6.并发症与预防　肱骨内上髁炎患者术后症状复发最常见的原因是术后康复锻炼时间过短或未接受系统的康复训练。术前严格掌握适应证,了解患者依从性,排除其他相关的肘关节病变,可以有效预防术后功能不佳。

第三节　肘关节内侧副韧带损伤

一、基础知识

1.生物力学　肘关节内侧副韧带是由前束、后束与横束构成的复合体,其中前束是最主要的内侧稳定结构。内侧副韧带在伸肘位对抗外翻应力的作用可占30%,在屈肘位则上升到55%。前束在肘关节位于30°、60°及90°屈曲时为一级稳定结构,在120°时前、后束共同作为一级稳定结构。当前束处于拉紧状态时,后束几乎不提供外翻稳定性,仅在30°时为次级稳定结构。

2.病因学　肘关节内侧副韧带的损伤可以为一次急性创伤导致,也可因为运动员长期劳损导致。在过头投掷时,内侧副韧带在早期加速及投掷晚期时,损伤危险性最高,此时上肢角速度峰值可以达到2300°~5000°/s。生物力学研究则显示内侧副韧带前束所能承受的失效扭力矩为34Nm[5],而在投掷运动时则可以达到35Nm[6]。这也解释了为什么过头投掷运动员,特别是棒球投手容易伤及此韧带。

反复的投掷动作可以导致一系列累及内侧副韧带的病变,从变薄到部分损伤再到完全断裂。在内侧副韧带失效的进程中可同时发生一系列的肘关节病变,如肱桡关节炎、尺神经病变及外翻-过伸综合征。后者是由于投掷早期加速期时作用于肘关节外翻应力及鹰嘴后内侧与鹰嘴窝之间的挤压导致。患者主要表现为肘关节后内侧伴鹰嘴边缘疼痛。这些都增加了作用于肘关节的应力,进一步导致鹰嘴尖的后方及后内侧骨赘形成,并可能存在软骨的损伤及游离体的形成。

二、临床评估

1.症状　首先临床上最常见的症状是投掷加速期的疼痛,其次是球出手后的疼痛或在击球瞬间的疼痛,85%发生在没有进行适当的热身运动后。急性损伤时可听到肘内侧"砰"的响声,伴随突发疼痛,不能再继续运动。慢性损伤通常为长期从事投掷运动,肘关节内侧反复发作的局限性疼痛,以投掷时和投掷后尤为明显;疼痛造成运动水平下降,只能维持原有水平的50%~75%。内侧副韧带损伤后,炎症反应、牵拉、摩擦及压迫都可刺激尺神经,使超过40%的患者出现神经症状(主要为感觉异常);内侧不稳定所造成的肘外翻畸形进一步牵拉尺神经,严重者可出现尺神经半脱位;后内侧增生性骨赘和肘管内增厚的炎性组织及周围肌肉的反应性增生都会导致尺神经受压。

2.体格检查

(1)一般情况:急性损伤者可出现血肿;慢性损伤者50%可出现屈肘畸形,这是针对肱尺关节后内侧撞击的一种适应性改变,通常<25°。由于投掷过程所需要的肘关节活动度在屈曲20°~120°,因此不会影响投掷运动。合并尺神经损伤者肘管区 Tinel 征阳性。

(2)触压痛:体格检查可发现内侧副韧带局部压痛(内上髁远端2cm)。

(3)特殊检查

1)外翻应力试验:肘关节屈曲30°位外翻的同时触及内侧副韧带,存在松弛(关节间隙改变>1mm)及压痛。

2)挤奶试验:患者取肩关节内收外旋位,屈肘70°,检查者握住患者患侧拇指外翻肘关节,可引出局部疼痛及内侧间隙增大。

3)运动外翻应力试验:患者肩关节外展外旋,肘关节屈伸运动过程中施以外翻应力,常在屈肘80°~120°中出现固定疼痛及关节间隙改变。

3.辅助检查

(1)X线检查:辅助检查包括正位、侧位、斜位X线片,有时可发现撕脱性骨折,对慢性损伤患者常可发现继发性改变如韧带钙化、游离体、内侧髁增生及肱骨小头的剥脱性骨软骨炎,最重要的是鹰嘴后内方骨赘形成。应力位X线片可见内侧间隙增大(图6-3)。

图6-3　肘关节内侧副韧带损伤后X线影像

A.未施加外翻应力时的内侧间隙正常;　B.施加外翻应力后内侧间隙增加

(2)MRI检查:MRI检查在斜冠状位上可显示内侧副韧带走行部位扭曲、信号紊乱(高亮信号充填)及完整性丧失。MRI片显示韧带实质部的骨化现象意味着慢性损伤的韧带部分撕裂或全层撕裂。

(3)关节镜检查:利用关节镜进行检查,患者肘关节屈曲90°,前臂旋前,施加外翻应力,如果肱尺关节张开1~2mm则存在内侧副韧带损伤(图6-4)。

图6-4　关节镜下检查内侧副韧带损伤情况

A.镜下检查内侧间隙;B.外翻时内侧间隙明显增加

三、非手术治疗

1.适应证　一旦诊断明确,应根据患者撞击的情况、功能需求、恢复运动,以及对手术和康复的意愿来制定个性化的治疗方案。内侧副韧带撕裂导致的功能异常通常只出现在过头投掷类运动员中。因此,如果普通患者能够在今后避免此类动作,则可以选择非手术治疗。

2.治疗方法　非手术治疗包括停止投掷活动休息2~4周,同时应用物理治疗,如超声脉冲电导治疗、离子电渗透治疗和电刺激疗法。接着患者开始康复过程,提升肘关节活动度、屈肌-旋前肌力量,并进行大约3个月的投掷训练。

四、手术治疗

1.适应证与禁忌证

(1)适应证:运动员及特殊职业者,如军人、警察及长期上肢重体力工作者,存在临床不适并影响生活与工作,经非手术治疗无效。

(2)禁忌证:包括内侧副韧带的无症状撕裂。考虑到MRI成像的敏感性,在无症状时发现内侧副韧带损伤情况是可能的。而无症状部分撕裂的自然病程目前并未研究清楚,不建议对该类患者手术。另外,一些运动员会改变他们的运动计划来减少对肘关节的外翻应力,这些人则不必手术。韧带重建的相对禁忌证是伴发的肱尺骨关节炎或肱桡骨关节炎。对于这些患者来说,重建会加重其关节疼痛。

2.手术方法

(1)韧带重建术:患者取仰卧位,臂外展,放置于手术台上。应用止血带止血。在内侧髁上方沿纵轴切开皮肤,长度为6cm。分离组织时要特别注意保护切口远端的前外侧皮神经。在尺侧腕屈肌的两个头之间通过钝性分离获得明确的肌肉间隙。必须掌握尺神经的走行,在术中防止对其压迫或直接损伤。

术者可根据自己的习惯从不同的位置获取自体移植物。常用的自体移植物包括同侧或对侧的掌长肌腱、趾伸肌腱及跖肌腱。

有多种移植物固定方式可以选择,包括经骨"8"字形重建、锚定技术、螺钉固定及带袢钢板固定。最常用的两种技术是经骨"8"字形重建和锚定技术。在"8"字形重建中,从近端按韧带在内侧髁上的等长点建立2条3.2mm肱骨隧道。再在内侧副韧带止点建立2条尺骨隧道。接着将移植物穿过这些隧道完成重建(图6-5)。为了约束肘关节,将关节置于60°屈曲,前臂旋后,并施加内侧应力。接着把移植物拉紧,缝合固定。

图6-5　"8"字形重建技术

在锚定技术中,在高耸结节前后建立尺骨隧道,形成2cm的骨桥。使用弯刮匙或巾钳来连接两端开口。肱骨隧道位于肱骨内上髁中心点偏前下方,建立15mm深的纵行隧道。使用小磨钻建立2条出口隧道来引出缝线。将移植物穿过尺骨隧道。移植物的两端引到等长点后维持张力,切断移植物,使用Krakow缝合或环形缝合固定两端。缝线尾端穿过2条隧道,在肘关节屈曲、前臂旋后时保持张力,最后在肱骨侧骨桥上打结(图6-6)。

图6-6　锚定技术

(2)韧带修复:对于部分韧带撕裂的成年患者,可采用直接缝合修复的方法,其手术过程与韧带重建类似。

(3)关节镜手术:在治疗内侧副韧带撕裂的患者时,关节镜依然是一项重要的工具。除了能够诊断肘关节不稳,关节镜在诊断和治疗伴发的关节内病变上依然起着重要的作用。镜下判断韧带损伤情况,如韧带实质不存在,可通过过线方式对正常肌腱紧缩缝合。

3.术后康复　术后制动2周,之后佩戴30°~100°的功能性支具,根据康复进程增加角度。从术后2个月开始停止佩戴支具,进行肘关节活动范围的进一步扩大,以及负重的腕关节和前臂的轻度强化旋转锻炼加肩关节活动,力争在术后6~8周恢复肘关节的全部活动度。在术后12周开始增强式运动特效康复,锻炼投掷动作,投掷距离从短到长,并逐渐恢复投掷强度,争取让患者在1年后回到运动场。

4.并发症　手术并发症包括:尺神经麻痹和损伤、骨隧道破坏、关节纤维化及局部疼痛综合征。自从国外学者报道其应用的手术技术以来,尺侧副韧带重建术术后并发症的发生率已显著下降,从31.25%下降至3%~15.7%。对于肘关节术后出现的尺神经症状,可通过定期随访或择期手术的方法解决,少数患者会出现尺神经功能障碍。关于骨隧道破坏,如果采用专用的工具,基本可以避免此类情况的发生。一般情况下,移植物的制备手术并发症相对较少,但也有报道掌长肌腱制备后感染或关节僵直发生率约为4.4%。其他需要再次手术的并发症主要包括后内侧骨赘增生导致的疼痛及肘关节僵直。

第四节　肘关节外侧副韧带损伤

一、基础知识

1.解剖学　肘关节由肱尺关节、肱桡关节和桡尺近侧关节组成。肘关节的稳定性由这3个关节,以及关节囊、韧带、周围肌肉和肌腱维持。肘关节主要稳定结构包括肱尺关节、内侧副韧带前束和尺侧副韧带后部;次要稳定结构包括桡骨头、关节囊和屈肌/伸肌等动力结构。在做肘关节极限运动时骨性稳定最为重要,尤其是当伸直≤20°或屈曲>120°时,而当肘关节在此范围内活动时,内、外侧副韧带是提供稳定性的主要结构。

肘关节外侧韧带复合体呈"Y"字形,由桡侧副韧带、尺侧副韧带后部、副外侧副韧带和环状韧带组成。尺侧副韧带后部是关节囊从肱骨外上髁的起点到尺骨旋后肌踏止点的腱性增厚,是限制肘关节内翻的结构,在稳定桡骨头、防止其向后半脱位或脱位时发挥作用。O′Driscoll等提出肘关节后外侧旋转不稳定的概念,该理论认为尺侧副韧带后部的受损失效至关重要,因为尺侧副韧带后部受损同时桡骨头环状韧带依然完整、桡尺近侧关节稳定性仍在,从而造成桡骨头相对于肱骨小头的旋转不稳定。目前,对于尺侧副韧带后部是造成后外侧旋转不稳定的核心结构的说法受到质疑,多个解剖学研究已证实肘关节外侧结构需要同时受损才会最终造成后外侧旋转不稳定,如桡侧副韧带、部分环状韧带和(或)伸肌结构。损伤时,整个外侧韧带复合体和外侧关节囊作为一层结构从肱骨外上髁处撕裂,这层组织通常向远端牵拉,附着在肱骨小头的关节面上,导致损伤后无法有效愈合,最终造成慢性肘关节后外侧旋转不稳定。

2.损伤机制　外伤是造成肘关节后外侧旋转不稳定最常见的原因。大部分患者是直接的肘关节脱位或者是摔倒时前臂旋后,肘关节受到外翻和轴向应力导致韧带损伤。O′Driscoll基于"损伤环"提出肘关节脱位的3阶段软组织损伤顺序:第1阶段,外侧韧带复合体,特别是尺侧副韧带后部损伤导致后外侧旋转半脱位,此阶段即为典型的后外侧旋转不稳定;第2阶段,随着暴力增大和损伤进展,前、后关节囊从外到内顺次撕裂;第3阶段,内侧副韧带撕裂,甚至肘关节固定于屈肘90°时仍会脱位。尽管肘关节脱位经常波及内、外侧韧带结构,但残留的不稳定更常见于外侧。后外侧旋转不稳定也可以由既往手术的医源性并发症造成,如治疗肱骨外上髁炎时多次类固醇激素注射,或手术中处理肘关节外侧结构时没能很好地修补尺侧副韧带后部或伸肌总腱。桡骨头切除和(或)肱骨远端骨折造成的慢性肘内翻也有可能引起后外侧旋转不稳定。

二、临床评估

1.症状　患者通常主诉肘关节外侧疼痛,尤其是当肘关节处于伸直、旋后位时,如坐在椅子上用手撑着站起来或做俯卧撑时可能还伴有一些机械症状,如弹响、交锁,尤其是在肘关节伸直40°时最易诱发。

2.体格检查

(1)触压痛:急性损伤会在局部存在触压痛及淤血;慢性损伤通常表现无异常,很难发现任何压痛点,且患者大多数能完成无痛的肘关节全程活动。

(2)外侧轴移试验:该试验是一项重要的能够确诊后外侧旋转不稳定的肘关节激发试验,与检查前交叉韧带稳定性的轴移试验类似。患者取仰卧位,前臂举过头顶,肩关节极度外旋以稳定肩关节,前臂完全旋后。外侧轴移试验从伸直、旋后的肘关节开始,此时桡骨头位于完全不稳定位置。检查者将患者肘关节慢慢屈曲,向肘关节施加一个外翻应力,同时允许前臂不必完全旋后(少许旋前)。此动作使得前臂绕着内侧副韧带前束轴移,最终在肘关节屈曲40°时由于肱三头肌的紧张而使其复位,通常能够听到弹响或触及振动。在清醒的患者中因患者本身的防备不容易诱发出轴移试验阳性结果,因此,患者在轴移试验中虽没有明显的不稳定,但只要其感觉到恐惧,仍可认为轴移试验阳性。如果患者防备太过明显,以下3个方法可以帮助检查者:①往关节内注射局麻药来减轻患者疼痛;②在X线透视下进行该试验来发现隐匿的不稳定;③在患者麻醉状态下进行该试验。

（3）扶椅试验:患者用手撑着椅子扶手站起来。在此过程中,其肘关节从屈曲逐渐变换为伸直,如果感到恐惧或脱位,即认为后外侧旋转不稳定。

3.辅助检查

（1）X 线检查:尽管诊断后外侧旋转不稳定主要依靠临床体格检查,患者仍然应当拍摄 X 线片以判断是否存在骨折、半脱位或脱位。很多后外侧旋转不稳定患者的 X 线片显示正常或轻微异常。拍摄一张侧位片很有必要,需要以此评判肱桡关节的一致性。后外侧旋转不稳定患者的侧位片显示桡骨头位于肱骨小头后面。

（2）MRI 检查:用 MRI 进行诊断仍有争议,因为并不是所有慢性后外侧旋转不稳定患者的尺侧副韧带后部损伤在 MRI 上都能被发现。但在实际操作中,仍经常使用 MRI 检查进行辅助诊断。

4.鉴别诊断　根据病史、损伤机制、体格检查、X 线片表现(特别是侧位片),必要时辅助 MRI 检查做出诊断。急性或慢性损伤可伴有桡骨头、尺骨冠状突或肱骨小头后方压缩或肱骨外上髁撕脱性骨折。此外,尚需与单纯内翻应力引起的外侧副韧带损伤鉴别。

三、非手术治疗

慢性后外侧旋转不稳定患者通常非手术治疗会失败。在无症状或症状轻微的患者中,可以尝试避免诱发不稳定的体位。然而,当外展肩关节或伴有肘关节伸直、旋后的动作时,很难避免在重力作用下肘关节受到的内翻应力,在日常生活中很多活动都需要上肢用到这样的复合动作。可以使用理疗和镇痛药物缓解症状,也可以使用限制肘关节旋后和外翻的支具,但很多患者很难长时间佩戴支具。有些患者有手术禁忌证,如骨线未闭、严重肘关节炎、广泛韧带松弛及复发性脱位,应优先尝试上述非手术治疗方法。

四、手术治疗

1.适应证　大部分慢性后外侧旋转不稳定患者需要手术治疗。急性损伤和(或)韧带质量较好的患者应优先考虑修补尺侧副韧带后部。与急性尺侧副韧带后部破裂患者不同,很多慢性后外侧旋转不稳定患者没有足够的组织来进行修补,因此需要切开采用自体或同种异体韧带进行重建。在进行修补或重建韧带之前,必须纠正可能导致外侧不稳定的骨性畸形来保证修补或重建的成功。

2.手术入路　修补或重建手术可以采取侧卧位经后方入路,也可以采取仰卧位将手臂放在手术台上使用改良 Kocher 入路。无论采取哪种皮肤切口,都可以使用改良 Kocher 入路来暴露尺侧副韧带后部。辨清尺侧腕伸肌和肘肌的间隙,通常是指一束很薄的筋膜,将其间隙锐性切开并沿着肱骨外上髁延伸,向前翻开尺侧腕伸肌,向后翻开肘肌,同时小心地将伸肌腱从尺侧副韧带后部和关节囊上分离。

3.韧带修补　急性损伤或韧带、关节囊有足够组织可供修补的患者直接行切开或关节镜下尺侧副韧带后部修补手术。

（1）切开修补:尺侧副韧带后部的修补手术可通过标准的 Kocher 入路进行。打开间隙后仔细检查韧带。通常会发现外上髁的韧带撕脱性骨折,可以将韧带复位到肱骨止点后使用缝线锚钉或经骨缝合进行固定。若采用经骨缝合,可以在尺侧副韧带后部和关节囊的肱骨端采用 Bunnell 或 Krakow 方式缝合,再将缝线穿过外上髁上钻好的肱骨隧道。若使用缝线锚钉,可以在外上髁植入缝线锚钉,再将缝线在韧带未受损的地方行水平褥式缝合。韧带在外上髁的解剖学止点和等长点位于外上髁顶点的稍后方。

(2)关节镜下修补:在内、外翻和旋转应力下,关节镜评估肱尺关节能发现关节间隙增宽,以及伴发的关节内损伤、不稳定的严重程度,并且可对关节腔进行清理。通过前上内观察入路能发现从外上髁撕脱的外侧副韧带,但很难确认是否有后外侧旋转不稳定,因为桡骨头滑向后侧从而关闭了肱桡间隙。前内观察入路也被用来观察肱桡关节是否有骨软骨损伤。后间室是评估旋转不稳定最好的位置,通过软点观察入路,采用后上外和正外侧通道,植入锚钉,尾线以水平褥式或 Mason-Allen 方式缝合打结固定尺侧副韧带后部(图6-7)。

图6-7 关节镜下尺侧副韧带后部修复

A.手术入路;B.锚钉修补;C、D.术中肘关节正、侧位 X 线片

4.韧带重建 在慢性后外侧旋转不稳定患者中通常用到自体或同种异体韧带重建。因为慢性损伤,韧带组织往往质量很差且无法修补。目前可供选择的自体移植物包括掌长肌腱、股薄肌和肱三头肌筋膜。本节介绍以下两种重建技术。

(1)重叠覆盖技术:Nestor 描述了一种采用改良 Kocher 入路的经骨隧道和重叠覆盖技术。打开间隙后,接着获取制备自体移植肌腱(以同侧的掌长肌腱为例)。首先,建立尺骨和肱骨侧隧道,使用小钻头在紧贴尺骨旋后肌嵴后方的位置钻2个孔。需要注意两孔应间隔7mm 以上,以避免骨折的发生。可使用骨凿或刮匙将2个孔连通。通过将临时的缝线穿过尺骨隧道可以找到肱骨侧的等长点。在缝线上做记号,保证此点在肘关节完全伸直和屈曲时都能保持张力,标记此等长点,为肱骨侧隧道的钻取做准备。此等长点通常位于外上髁顶点的稍后方。将肌腱穿过尺骨隧道。用 4.5mm 钻头在外上髁等长点的稍后方和稍近端钻对接孔。使用 3.5mm 钻头在前方和后方钻取近端以在外上髁上获得一个"Y"形的骨隧道。将肌腱穿过骨隧道,折返后用不可吸收 1 号线与自身缝合。打结折叠缝合紧缩关节囊。

(2)锚定技术:由 Jones 等提出的保全缝合的方法通常被称作锚定技术。常使用掌长肌

腱作为自体移植物,但相比于重叠覆盖技术,该技术不需要使用那么长的移植物。同样使用前述的改良 Kocher 入路。当找到撕脱或损伤的韧带后,使用不可吸收 1 号线在肌腱的一端行 Krackow 或锁边缝合。在紧邻伸肌腱后方边界的稍前方纵向剥离关节囊和伸肌总腱,以此暴露旋后肌嵴和外上髁。使用 4mm 钻头在尺骨上相隔 1~2cm 钻 2 个骨孔。第 1 个骨孔紧邻旋后肌嵴,第 2 个骨孔在环状韧带基底部近端 2cm,使用骨锥打通 2 个骨孔连成骨隧道供移植物穿过。等长点的位置用 Nestor 描述的方法确定。使用 4mm 牙科钻在等长点的稍前上方和稍后上方钻 2 个深度 15mm 的出口骨孔,使用刮匙连通 2 个骨隧道。同样用不可吸收 1 号线缝合关节囊的前后方,在移植物安放好后根据需要进行折叠缝合。将移植物穿过尺骨隧道,使用过线器将缝合过的肌腱端穿过肱骨隧道并从后方缝线孔中引出。肘关节屈曲 30°~40°,反复抽动移植物避免打皱。将移植物的游离端贴近肱骨隧道口来确定最终的长度。标记长度,并用不可吸收 1 号线在标记处缝合。使用过线器将肌腱和关节囊的缝线穿过前方的肱骨隧道,将肘关节屈曲 40°并完全旋前,绕过骨桥打结缝线并固定。

5.术后康复　后外侧旋转不稳定患者术后康复原则基本相同。术后 2~4 周,肘关节用夹板固定于屈曲 90°、前臂中立或旋前位。翻修或严重不稳定、失败风险高的患者再固定 6 周;3 个月内禁止前臂旋后。根据肘关节的稳定性,一般情况下,肘关节 1 周后置于终末伸直阻挡支具中开始活动。早期活动对预防肘关节僵硬极为重要,告知患者不要在肩关节外展位活动肘关节以避免内翻应力对肘关节的影响,有利于保护修补的尺侧副韧带后部。另一种康复技术是过头活动方案,特别是对有术后轻度半脱位或影像学肱尺关节间隙增宽的患者有一定优势。患者取仰卧位,肩关节前屈,肱骨垂直于床面使肘关节在重力的作用下屈曲,主动伸直肘关节以抵抗重力。

运动员康复训练要超过肘关节本身,包括躯干和下肢,因为动力链功能失调特别是肩关节内旋缺失的运动员常伴有肘关节问题,制订康复计划时需考虑此问题。

术后康复时间从简单病例的 12~16 周到创伤性肘关节骨折脱位所致的严重不稳定病例的 9 个月不等。一般包括 4 个阶段:急性阶段、中间阶段、进展强化阶段和重返体育运动。康复的主要原则是肘关节活动时,其外侧不应有疼痛或压力,以保护愈合过程。固定时间尽可能短。如果需要长时间固定,应使用可去除的夹板,而不是坚硬的石膏。运动员尽可能进行开链运动,4~6 个月后可以重返赛场。

第七章　髋关节损伤

第一节　髋关节盂唇损伤

一、解剖与发病机制

髋臼盂唇是髋臼边缘的纤维软骨组织，凭借髋臼边缘的潮线和钙化层与骨性髋臼紧密结合，位于髋臼前上后 3/4，在髋臼切迹处与髋臼横韧带相延续。髋臼盂唇的横断面大部分呈三角形，分为关节软骨面、关节囊面和游离缘；部分盂唇断面呈圆形、扁平形和不规则形。Wolf 等研究发现，髋臼盂唇主要由 I 型胶原纤维构成，少量 III 型胶原纤维穿插其中，仅在盂唇关节面附近、软骨细胞周围有 II 型胶原纤维存在。与半月板相似，其 I 型胶原纤维成束状与髋臼缘平行排列，环绕于下方与髋臼横韧带相延续。盂唇在形态上有很大差异，常见的变异是在盂唇和髋臼关节面间有一道裂缝，其边缘光滑，无纤维愈合征象或创伤后反应，应注意不要将这种变异误认为是创伤所致。

髋臼盂唇的血液供应来自相邻的关节囊血管支，盂唇关节囊面的外周 1/3 有明确血液供应，关节软骨面及游离缘 2/3 无血液供应。盂唇的神经分布较丰富，主要为神经末梢，包括本体感受器和痛觉感受器，因此盂唇撕裂患者常述疼痛剧烈。盂唇主要通过加深髋臼和"密封圈"机制发挥作用。盂唇加深关节白杯，使髋臼形成一个大于半球形的白杯来包绕股骨头，研究显示该结构能提高关节稳定性的幅度为 21%。盂唇的"密封圈"机制可维持髋关节内负压以增加关节的稳定性，保障关节液的润滑机制，使应力能均匀地分布在整个关节软骨表面，从而加强髋关节的稳定性。如盂唇发生缺失或破损，"密封圈"机制将遭受破坏，关节液的流失使关节液的润滑和保护软骨的作用减弱，也使关节内压力增加，继而发生关节退行性变，最终发展为骨关节炎。

导致髋臼盂唇损伤的因素很多，包括运动损伤、创伤、年龄、髋关节结构发育异常（如髋臼发育不良）等，以运动损伤和训练伤最为常见。前上方盂唇损伤最常见，后方盂唇损伤相对少见。对 55 例新鲜冷冻成人髋臼标本研究后发现，96% 的标本有盂唇撕裂，其中 74% 为前上方盂唇撕裂。髋臼发育不良也常造成盂唇磨损，撕裂的盂唇可嵌入髋臼内，发生交锁症状。

二、临床评估

1.病史　通常表现为进行剧烈运动的年轻患者在运动后出现腹股沟区疼痛。髋关节发育不良患者出现髋部疼痛，均应怀疑有盂唇损伤。髋臼盂唇损伤的典型症状是活动后腹股沟区疼痛或大转子附近髋关节后方区域疼痛；疼痛位置相对固定，部分患者可出现关节弹响或交锁。目前普遍认为，股骨髋臼撞击综合征（FAI）与髋臼盂唇损伤有着密不可分的关系，FAI 患者多因盂唇损伤症状来就诊。根据病史、体格检查和 MRI 等辅助检查，诊断髋臼盂唇损伤并不困难。

2.体格检查　盂唇损伤后，大多数患者的髋关节活动度正常，少数患者可能存在髋关节活动度的受限,以屈曲和内旋受限为主。主要阳性体征包括屈髋内收内旋试验(FADIR 试验)和屈髋外展外旋试验(FABER 试验)时腹股沟区前方疼痛,后外侧撞击试验时髋后方疼痛等。需要注意的是,以上试验对盂唇损伤有较高的敏感性,但特异性较低。

3.影像学检查　包括 X 线、CT、MRI、MRA 检查,其中单髋 MRI 检查对于诊断盂唇损伤有重要的价值。

盂唇损伤的 MRI 征象包括盂唇形状不规则、非三角形盂唇、不伴隐窝的盂唇增厚、盂唇在 T_1 加权像信号增强、盂唇与髋臼缘分离等。但有研究对 MRI 和关节镜检查结果进行对比,发现常规 MRI 诊断盂唇损伤的准确性并不十分可靠。单侧髋关节高分辨率 MRI 和增强 MRA 的临床应用提高了对盂唇病变的认识。Czerny 依据 MRA 表现将盂唇损伤分为 I ~ Ⅲ 3 期(图 7-1),每期又分 A、B 2 期。ⅠA 期:髋臼盂唇内可见高信号,但未达关节面;ⅠB 期:髋臼盂唇增厚。ⅡA 期:髋臼盂唇内见高信号,并且累及关节面;ⅡB 期:髋臼盂唇增厚。Ⅲ A 期:髋臼盂唇与髋臼缘分离,髋臼盂唇仍然保持正常三角形形态;ⅢB 期:髋臼盂唇与髋臼缘分离,髋臼盂唇增厚,信号异常。

ⅠA　　ⅠB

ⅡA　　ⅡB

ⅢA　　ⅢB

图 7-1　盂唇损伤 MRA Czerny 分期

4.诊断与鉴别诊断　大多数情况下,结合病史、体格检查和影像学检查可明确诊断。对于诊断不清的患者可行封闭试验,即向关节腔内注入利多卡因等麻醉药,如疼痛减轻者,说明症状来源于髋关节内结构受损。单纯的髋臼盂唇损伤很少见,应注意多数可能合并髋关节撞击。

多项研究显示,正常人群中有 41%~43% 经 MRI 检查有盂唇损伤,但无不适症状。研究发现,无症状的盂唇损伤人群中仅 2% 患者在 2 年的随访中出现相关症状,提示不能单纯根据影像学检查显示的髋关节盂唇损伤来选择治疗方式,必须结合病史和体格检查,以明确患者髋部症状和盂唇损伤是否存在相关性。

常见的鉴别诊断包括髋关节滑膜炎、圆韧带损伤、软骨损伤和 FAI 等。

三、治疗

1.非手术治疗　理论上,髋臼盂唇损伤后愈合能力差,可能导致早期发生髋关节骨关节炎。但是,临床上比较公认的是无明显症状的盂唇损伤可以观察或非手术治疗,单纯影像学检查发现的盂唇损伤不能作为选择手术的依据。

根据患者情况采取个体化保守治疗,如充分休息、控制体重、减少活动量、避免做引起髋关节不适的动作、理疗、康复锻炼、口服或关节内注射药物等。经 3~6 个月正规治疗无效者,可考虑手术治疗。

2.手术治疗　手术分为开放式手术和髋关节镜手术。髋关节镜手术创伤小、恢复快,已逐渐成为治疗髋臼盂唇损伤的主要方法。

髋关节镜可充分评估盂唇的解剖形态,此是目前髋臼盂唇损伤诊断的“金标准”。盂唇损伤根据部位分为盂唇骨性附着部撕裂和盂唇实质部撕裂,根据损伤类型分为纵形撕裂、放射状撕裂、分层撕裂、瓣状撕裂等。

目前关节镜手术处理盂唇损伤的方法主要包括盂唇缝合、盂唇成形和盂唇重建(图7-2)。

图 7-2　盂唇损伤关节镜下手术方法

A.盂唇成形;B.盂唇缝合;C.盂唇重建

(1)盂唇成形:如果适应证选择正确且手术操作恰当,单纯的盂唇成形手术能够取得满意的治疗效果,其优点是操作简便、创伤小、手术时间和下肢牵引时间短。但需要综合考虑多种因素,包括组织的质量、伴随损伤、潜在病因、患者期望值等。手术采用刨刀和射频进行有限化处理,注意避免过多清除正常盂唇组织。基本原则有 3 点:①清理损伤组织;②尽可能多地保留正常组织;③建立平缓的组织过渡区,以避免盂唇进一步撕裂或症状持续(图7-3)。对髋臼发育不良伴有盂唇损伤者应进行选择性清理,尽可能地保留健康的组织,盂唇清理范围过大会加重关节不稳。

图 7-3　髋臼盂唇损伤修整

A.镜下确定盂唇损伤伴退行性表现；B.用刨刀修整盂唇损伤部位；C.用射频修整损伤面；D.盂唇损伤组织去除,保留正常组织

(2)盂唇缝合:盂唇缝合是以缝线锚钉将盂唇修复至正常解剖位置的技术。动物实验和关节镜二次探查均证实盂唇缝合后能够愈合。盂唇缝合手术的目标是使盂唇尽可能地在靠近髋臼关节软骨面的解剖位置得以修复,并恢复盂唇的"密封圈"功能。

常用手术入路包括前外侧入路和辅助中前入路。手术步骤包括:判断盂唇损伤的部位;清除盂唇后隐窝和部分关节囊组织,显露髋臼骨性外缘;磨除增生髋臼缘的髋臼成形;植入缝合锚钉。

髋臼成形时一般需磨去硬化骨,抵达松质骨交界处即可。磨除的具体深度要根据髋臼侧是否有钳夹型 FAI、髋臼覆盖程度等来综合判断,切不可磨除过多,以免造成髋臼对股骨头覆盖不足,引起术后髋关节不稳。

植入锚钉时应紧贴关节软骨面,一般距离软骨缘 1~2mm,距关节面太远是最容易出现的错误,将导致盂唇"密封圈"功能被破坏。另一常见问题是锚钉植入关节腔内。因此术中制作钉道时应十分小心,可通过术中透视确保安全的植钉角度(图7-4)。

图 7-4　植入缝合盂唇的缝线锚钉

A.植钉位置距离髋臼缘 1~2mm；B.可通过透视确保钉道不会进入关节腔内

当预判钉道角度不佳时,可通过增加辅助前外侧入路来解决。根据盂唇损伤部位,在髋臼时钟 12 点至 3 点方向植入 2~4 枚锚钉,2 枚锚钉之间的距离通常是 5~8mm。盂唇缝合时首选的方法是单线套扎缝合技术,即以缝合器将缝线的一端从盂唇底部穿入送至关节腔内,随后将抓线钳经盂唇和股骨头之间进入关节腔抓取缝线,这样缝线的一端环扎盂唇后打结固定。当盂唇质量较好时,可采用单线缝合穿梭技术,即以缝合器将缝线的一端从盂唇底部穿入送至关节腔内,随后将缝合器靠近盂唇游离缘处穿刺盂唇组织进入关节腔,抓取缝线后打结固定。该方法可避免缝线存于盂唇和股骨头软骨之间,造成后期软骨损伤。

(3)盂唇重建:目前已有学者报道采用自体或同种异体肌腱进行盂唇重建,其中最常用的是髂胫束(图 7-5)。此手术主要适用于盂唇缺损且有疼痛症状的患者,在手术技术和适应证选择方面还有待进一步改进。

图 7-5　采用同种异体髂胫束重建髋臼盂唇

A.同种异体髂胫束;B.盂唇重建后关节镜下表现;C.重建盂唇,恢复对髋关节的"密封圈"功能

四、康复原则及要点

单纯盂唇成形术后可完全负重,盂唇缝合和重建术后 4~6 周需拄双拐部分负重,随后逐步完全负重。关节活动度需循序渐进地增加,一般术后 4 周达到 0°~90°,6~8 周达到0°~120°。臀中肌和腰背肌力量对术后康复至关重要,需坚持练习。盂唇缝合术后 8~12 周可恢复正常生活,12~24 周可散步、慢跑,24 周后若肌力、平衡性、稳定性、灵活性达标可逐步进行剧烈运动。经积极功能康复,一般可获得满意效果。

第二节　股骨髋臼撞击综合征

股骨髋臼撞击综合征(FAI)多见于中青年,特别是运动量较大者是髋关节疼痛的主要原因,也是引起早期骨关节炎的重要因素。髋关节形态学异常是由于股骨近端和(或)髋臼的骨性结构异常,在髋关节活动特别是屈髋内旋时发生股骨头颈区和髋臼边缘的异常碰撞,导致髋臼盂唇和(或)相邻髋臼软骨的损伤和退行性变,进而引起髋关节慢性疼痛的疾病。近年来,FAI 已成为国内外髋关节骨科领域关注的热点。

一、解剖与发病机制

FAI 解剖学异常的病因目前尚未完全明了,目前认为胚胎时期的发育异常和遗传因素与 FAI 的发生有相关性。FAI 是由于股骨近端和(或)髋臼解剖学异常而导致股骨近端与髋臼边缘发生异常碰撞,造成髋臼盂唇撕裂及髋臼关节软骨损伤,引起髋关节慢性疼痛、髋关节活动范围受限(特别是屈曲和内旋受限),最终导致骨关节炎的一种疾病。股骨近端的解剖学异常包括股骨头颈交界处前部或前上部骨性突起(典型者如"手枪柄"样畸形)、股骨头形态不规则(如非球形)、股骨头颈偏心距缩短、颈干角过小、股骨颈前倾角减小等。髋臼解剖学异常包括发育畸形、髋臼过深、髋臼内陷、髋臼局部后倾或整体后倾、盂唇骨化等。当髋臼前外方出现局部过度覆盖时,屈髋可导致髋臼缘和股骨头颈之间发生异常碰撞,在造成盂唇损伤的同时可因杠杆原理使股骨头向后外侧半脱位。

二、临床分型

按解剖部位形态学异常,FAI 可分为凸轮型、钳夹型和混合型。

1.凸轮型股骨髋臼撞击综合征(凸轮型 FAI) 产生的主要原因是股骨近端解剖学异常。最常见的是股骨头颈交界处前部或前上部出现异常骨性突起。该型多见于运动量大的年轻男性。股骨头颈交界处的骨性突起在髋关节屈曲内旋时挤压、碰撞并剪切髋臼盂唇与软骨。盂唇多从表面向内部损伤或撕裂。髋臼软骨损伤通常发生在髋臼的前上部,且位于盂唇和软骨移行部位。

2.钳夹型股骨髋臼撞击综合征(钳夹型 FAI) 多见于活动量大的中年女性,产生的主要原因是髋臼解剖学异常,包括髋臼局部骨质增生、发育畸形、髋臼前倾减小(甚至后倾)、髋臼过深、盂唇骨化等,造成髋臼对股骨头的过度覆盖。髋关节活动时,髋臼缘与股骨头颈交界处的异常接触,导致髋臼盂唇损伤变性、股骨头颈交界处及髋臼骨囊性变。

3.混合型股骨髋臼撞击综合征 研究表明,凸轮型 FAI 和钳夹型 FAI 很少单独发生,临床上 60%~70% 的患者为两者同时出现,即为混合型 FAI。

三、临床评估

1.病史 好发于喜欢运动的青少年,常表现为不明原因的髋关节慢性疼痛和(或)活动受限,可能有轻微的外伤。疼痛多为隐痛、酸胀感及关节闪痛等,部位以腹股沟区最为多见,也可出现股骨外侧和后侧疼痛。随着疾病进展,疼痛可能放射到膝关节,还可出现腰背部、骶髂关节、臀部或大转子处疼痛,但很少会波及膝关节以下。髋关节活动受限以屈曲内旋和屈曲外展最为显著。以上症状可在长时间行走、下蹲、抬腿、久坐后起立、剧烈运动时出现或加重。

2.体格检查 主要表现为髋关节活动受限,以屈曲、内收、内旋受限最为明显。早期或病情较轻的患者步态多正常,但是病情一旦加重会出现躯干向患侧侧弯的臀中肌无力步态。

3.特殊检查 主要包括前方撞击试验(FADIR 试验和 FABER 试验)、后方撞击试验和滚木试验等。前方和后方撞击试验的阳性率高达 95% 以上。FABER 试验对诊断 FAI 的敏感度为 60%。滚木试验对 FAI 诊断的符合率高达 99%。

4.影像学检查

(1)X 线检查:考虑 FAI 的患者应该拍摄标准的骨盆正位片和特殊侧位片。特殊侧位包括 Dunn 位、穿台位、蛙式和假斜位等。目前,认为髋关节 45°、60°及 90°Dunn 位片检查对诊断凸轮型 FAI 更为准确(敏感度 91%,特异度 88%,准确度 90%)。常用的骨盆 X 线片测量指标有以下几点。

1)髋臼倾斜度:倾斜程度主要是以髋臼前、后壁的解剖关系来衡量的,在髋关节正位片上,正常髋臼前壁水平、靠近内侧、覆盖股骨头的内 1/3,后壁垂直、靠近外侧、覆盖股骨头的内 1/2。前、后壁边缘在 X 线片中投影为不相交的"人"字形。若出现髋臼局部后倾,其髋臼前后壁边缘投影为相交的"X"形,即为交叉征或"8"字征阳性。

2)LCE 角:又称为外侧中心边缘角,反映髋臼外侧对股骨头的覆盖情况,是指在骨盆正位片上,通过股骨头中心的垂直线和股骨头中心与髋臼外上缘连线的夹角。其正常值标准尚无定论,一般认为是 25°~35°,当>40°时考虑髋臼存在过度覆盖。

3)α 角:反映股骨头颈交界区骨质突起的范围,是指经股骨头中心向股骨头开始失去圆度的点做直线,该直线与股骨颈轴线构成的夹角。一般认为 α 角≤48°为正常,而≥50°是诊断 FAI 的临界值提示存在凸轮型 FAI 可能(图 7-6)。

图 7-6　α 角及偏心距(OS)测量

上图为正常股骨头颈;下图为股骨头颈凸轮型畸形

4)头颈偏心距(off set,OS)及偏心率:反映股骨头颈交界区骨质突起的高度。头颈偏心距和偏心率越小,越容易发生撞击。偏心距是髋关节侧位片上平行的股骨颈前缘切线与股骨头前缘切线之间的距离,正常值为 11.6mm,通常<9mm 为异常,FAI 患者一般≤7.2mm。偏心率是头颈偏心距与股骨头半径的比值,通常认为≤0.17 为异常。此外,常用的测量指标还包括头臼指数(髋臼覆盖率)、臼顶倾斜角、Sharp 角、Tönnis 指数、髋臼前倾角、颈干角等。一般需要根据多个指标来综合评估髋关节的骨性解剖结构。

另外,凸轮型 FAI 可见在股骨头颈连接处前外侧平直或突起,骨盆正位片上股骨近端呈"手枪柄"征。

(2)CT 检查:单纯的横断面 CT 检查对 FAI 的诊断价值有限,应常规行冠状面重建和斜矢状面(平行于股骨颈长轴)重建。与髋臼边缘发生碰撞的股骨颈区软骨下骨可出现囊性变;碰撞的髋臼边缘骨质硬化或囊性变。三维重建可更直观地评估骨性撞击情况,凸轮型 FAI 可见在股骨头颈连接处前外侧平直或突起。一般建议术前常规进行 CT 三维重建,利于术前评估和手术方案的制定。

（3）MRI 检查:FAI 患者的 MRI 片可显示出股骨头呈不规则圆形、股骨颈偏心距减小、出现凹痕或边缘骨化。为了更清楚地观察髋臼盂唇和髋臼软骨的情况,可以进行 MRA 检查。其方法是向患者髋关节腔内注射 5~20mL Gadolinium-DT-PA,然后令患者穿刺侧髋关节免负重活动 10~15 分钟,随后进行轴位、斜冠状位和斜矢状位、径向位扫描。研究发现,88% 的凸轮型 FAI 患者的 MRA 表现出三联征:α 角异常、髋臼前上方软骨异常、前上方盂唇撕裂。

四、诊断与鉴别诊断

青少年慢性髋关节疼痛或出现与年龄不相符的髋关节退行性变患者,影像学检查提示存在 FAI 异常解剖学结构的直接或间接征象,结合体格检查综合考虑,可以做出 FAI 的诊断。鉴别诊断方面需与股骨头坏死、先天性髋关节发育不良、髋关节骨关节炎等鉴别。

五、治疗

1.非手术治疗　FAI 患者初期可采用非手术治疗,包括休息、限制髋关节运动、服用非甾体抗炎药及关节腔局部封闭治疗等。非手术治疗只能暂时缓解疼痛症状,无法从根本上改变髋关节的异常解剖结构。虽然有研究报道非手术治疗对改善 FAI 患者早期症状有一定疗效,但其远期效果尚不确定。

2.手术治疗　手术治疗旨在解除髋关节的异常解剖结构、恢复关节活动度、消除股骨近端与髋臼的碰撞、修复受损的软组织、延缓髋关节骨关节炎的发生。根据手术方法可分为开放式手术和关节镜手术。

（1）开放式手术:通过股骨头脱位技术彻底显露股骨头颈及髋臼边缘,去除产生异常碰撞的因素,使髋关节在正常生理活动范围内不发生碰撞,从而缓解症状。对于凸轮型 FAI,通过股骨头颈成形术去除股骨头颈交界处的异常骨性突起。对于钳夹型 FAI,通过髋臼缘成形术切除髋臼边缘的骨赘。若异常碰撞由髋臼后倾引起,必要时可行髋臼周围截骨矫形术。对于存在股骨颈前倾减小或内翻的患者,必要时需要进行股骨近端截骨矫形手术。

（2）关节镜手术:凸轮型 FAI 在关节镜下表现为局部明显高于周围的骨性突起,通常色泽略红。通过屈曲内旋和外展外旋可以重现撞击过程,镜下清理凸轮畸形,恢复股骨头颈区的自然弧度(图 7-7)。对于钳夹型 FAI,切除髋臼边缘引起撞击的骨赘,以减少髋臼前方的过度覆盖,最后把髋臼盂唇缝合固定在髋臼缘上。

关节镜手术也存在局限性,在纠正髋关节解剖结构异常(如髋臼后倾等)方面可能不如开放式手术彻底;术中进行髋臼边缘及股骨头颈交界处的切削时应务必谨慎,以免切除过度导致髋臼变形及股骨颈骨折。患者高龄、已有明显骨关节炎、症状持续时间较长、术前疼痛显著和术前功能评分较低等,则预示 FAI 关节镜手术效果可能不理想。

图 7-7　凸轮型 FAI 股骨头颈交界处骨性突起关节镜手术前后
A.关节镜下外观;B.X 线片表现

第三节　髋关节外撞击综合征

髋关节撞击引发的关节疼痛和功能障碍逐渐受到临床重视。根据撞击部位的不同,可简单分为髋关节内撞击和髋关节外撞击两大类,前者主要指股骨髋臼撞击综合征(FAI),后者则包括髂前下棘撞击综合征、坐骨股骨撞击综合征、髂腰肌腱撞击综合征(内源性弹响髋)及大转子骨盆撞击综合征。髋关节外撞击既可以直接挤压软组织造成损伤,也可能继发性造成关节内撞击或不稳定,从而引发一系列临床症状。

一、髂前下棘撞击综合征

1.解剖与发病机制　髂前下棘(anterior inferior iliac spine,AIIS)位于髋臼前上缘的上方5~10mm,股直肌直头的起点在髂前下棘的上部,其为橄榄形,头尾长度为(26.0±4.1)mm,内外宽度为(13.4±1.7)mm。在髋臼解剖的钟表定位上,AIIS 外侧缘位于 1 点到 1 点 30 分,内侧缘位于 2 点到 2 点 30 分,而股直肌腱的反折头位于 12 点的髋臼上凹。

髂前下棘撞击综合征(sub-spine impingement,SSI)是指形态异常的 AIIS(包括异常骨突增大和骨突方向异常)和股骨头颈部在深度屈髋时发生撞击,损伤盂唇、前关节囊和股直肌腱,从而引起不适症状。

AIIS 的位置和形态与 SSI 的形成密切相关,可通过 CT 三维重建对 AIIS 的形态进行临床分型:Ⅰ 型 AIIS,其下缘和髋臼骨性边缘界限清晰并存在平缓的髋臼骨壁;Ⅱ 型 AIIS,其下缘延伸到髋臼骨性边缘,两者界限难以分清;Ⅲ 型 AIIS,其下缘向下突出超过髋臼骨性边缘。Ⅱ型和Ⅲ型 AIIS 可能导致髋关节屈曲和内旋活动度受限,也可能是盂唇损伤的潜在解剖因素。

造成 AIIS 形态异常的原因目前尚不十分清楚,既有先天因素如髋臼的局部后倾,也有后天因素如青春期过度活动造成 AIIS 被动牵拉继发骨性增生和骨突炎,还有继发于骨盆截骨术后 AIIS 的过度下移。

2.临床评估　SSI 多见于运动活跃的年轻人,部分患者可能存在截骨矫形手术史或股直肌腱损伤史,多表现为髋关节深度屈曲和屈曲内收、内旋时腹股沟处疼痛,通常撞击试验呈阳性,以及屈髋 90°时内旋受限。这与 FAI 的临床表现存在较大重叠,细致的体格检查可能会发现 AIIS 的压痛及被动屈髋时的机械性受限。

关节腔内封闭注射试验是进行鉴别诊断和明确疼痛来源的重要手段,对有些可疑 FAI 患者进行注射,如果深屈髋时疼痛缓解并不明显,需要警惕是否同时合并 SSI。尽管关节镜手术可以同时处理关节内的 FAI 和关节外的 SSI,但是术前对 AIIS 进行评估并明确有无 SSI 是十分有必要的。

对于可疑的 SSI 患者,需要进行系统的影像学评估,包括骨盆 X 线正位及 65°假斜位摄片、三维 CT 和 MRI 检查。AIIS 的突出状况、有无撕脱性骨折、股直肌腱的钙化及股骨颈的囊性变都应当在影像学评估中被重视。目前认为,三维 CT 是评估 AIIS 形态的最佳方式,MRI/MRA 可以对盂唇和软骨的损伤进行细致的评估(图 7-8)。

图 7-8　AIIS 形态的影像学表现

A.骨盆前后位 X 线片显示 AIIS 和髋臼前缘形成部分重叠,可能被忽视或被判读为交叉征阳性;B.65°假斜位 X 线片,可以显示 AIIS 的大致形态;C.Dunn 位 X 线片显示 AIIS 异常骨突和头颈部的撞击关系;D.CT 三维重建显示 AIIS 的形态;E.CT 三维重建显示 Ⅱ 型 AIIS 和头颈部 Cam 畸形同时存在,使得屈髋位棘下间隙更加狭窄,盂唇受到对冲挤压;F.MRI 显示盂唇撕裂

3.治疗和康复　非手术治疗方法包括调整运动方式、康复训练、物理治疗和封闭治疗,通常是患者的初始治疗方案,但临床疗效并不明确。

对于非手术治疗无效的患者有必要进行 AIIS 成形术。以往这种手术通过开放式手术完成,近年来关节镜微创手术逐渐成为主流(图 7-9),而且关节镜下可以同时进行髋关节内

病变评估和处理。术后康复并没有成熟和固定的方案,通常 2~4 周的挂拐部分负重和 3~4 周的异位骨化药物预防是必要的。

图 7-9　关节镜下 AIIS 形态和打磨所见

A.盂唇部分剥离后显露 AIIS 增生(箭头);B.对髋臼缘上方的 AIIS 进行打磨成形(AIIS 成形术)形成较为平坦的骨床

二、坐骨股骨撞击综合征

1.解剖与发病机制　坐骨股骨撞击综合征(ischiofemoral impingement,IFI)首次于 1977 年被提出来解释关节置换术后髋骨疼痛的原因。IFI 的基本病理基础是小转子和坐骨结节之间骨性间隙的异常狭窄,从而反复挤压其间的股方肌,引发股方肌损伤,甚至导致腘绳肌腱、坐骨神经等软组织继发损伤。

坐骨股骨间隙(ischiofemoral space,IFS)内的软组织结构包括股方肌、腘绳肌腱、髂腰肌腱和坐骨神经。股方肌起于坐骨结节外缘,止于股骨近端转子间线的上段;髂腰肌止于小转子;腘绳肌的起点在坐骨结节。这些肌腱组织病变和滑囊的炎症既是 IFI 病变的结果,也可能加重 IFI,因此成为疾病发展的重要环节。

IFI 的病因包含静态因素和动态因素两个方面。骨性形态是重要的静态因素,股骨颈干角和股骨近端前倾角的增大可造成 IFS 的减小。有研究显示,颈干角>135°和股骨近端前倾角>25°时 IFI 发生率增大。另外坐骨结节骨性异常、骨与软组织的占位性病变,以及腘绳肌近端的增厚都可能造成 IFS 的狭窄。有研究显示,坐骨股骨距离(ischiofemoral distance,IFD)的正常值女性为 18.6mm,男性为 23mm。IFS 并不是一个恒定值,而是一个动态的概念,股骨位置和步行姿态会对其造成显著影响,通常 IFS 在股骨内收和外旋时缩小,股骨外展和内旋时增大,步态异常带来的大腿过度内收和过度外旋将会造成行走过程中 IFS 的狭窄。(表 7-1)列出了 IFI 的原发(先天)因素和继发(获得)因素。

表 7-1　IFI 的原发因素和继发因素

原发因素	继发因素
髋外翻	功能性疾病
小转子突出	髋关节不稳定
先天性股骨偏后内	骨盆、脊柱不稳定
股骨直径过大	内收、外展不稳定
异常的股骨颈前倾	坐骨结节肌腱病变

（续表）

原发因素	继发因素
股骨颈较短 骨盆骨性解剖异常	创伤、过度使用和超范围活动 医源性因素肿瘤因素 膝外翻、肢体不等长、足外翻等

2.临床评估　IFI患者80%为女性，以中老年女性最为多见，平均年龄为50.8岁。最常见的临床症状是髋关节后方疼痛，多位于坐骨结节外侧、臀肌深层；有患者出现类似弹响的症状及坐骨神经的放射痛症状，不能大跨步和长距离行走；若腘绳肌腱和坐骨神经受累，还会伴发相应的临床症状。IFI可能引起髋关节后伸受限，造成腰椎关节面压力增加，出现下腰痛症状。IFI试验和跨步试验是最为常用的体格检查方法。

（1）IFI试验：患者取侧卧位，检查者使患者被动伸髋外旋并内收髋关节时诱发髋关节后方疼痛，被动外展髋关节则疼痛缓解，此为IFI试验阳性。

（2）跨步试验：患者在较大跨域的步态中髋关节后伸时诱发撞击产生疼痛，步幅缩小或外展步态则疼痛可缓解；如果发生可重复性的疼痛，视为阳性。

3.影像学评估

（1）X线检查：尽管髋关节X线假斜位片对IFS狭窄具有提示意义，但是整体上骨盆X线片对于IFI的评估和诊断帮助不大，通常作为是否存在骨性畸形的筛查手段。

（2）超声检查：被用于股方肌水肿的评估及IFS的测量，是动态评估运动时IFS变化的检查手段。

（3）MRI检查：是诊断IFI的"金标准"，IFS和股方肌间隙（quadratus femoris space，QFS）是最为常用的影像学指标。IFS是坐骨外侧皮质和小转子内侧皮质之间的最小距离。QFS是腘绳肌外缘到小转子后内面之间的间隙。Torriani首次用MRI对IFS和QFS进行了测量，认为IFS≤17mm和QFS<8mm为异常。除此之外，MRI还可以对IFS内软组织水肿和脂肪浸润、骨髓水肿、腘绳肌腱炎、坐骨结节炎、坐骨神经受累情况等进行评估（图7-10）。需要提醒的是IFI是动态的问题，基于静态的影像学评估并不足以确定临床诊断，需要结合体格检查进行诊断。

图7-10　MRI示IFS和股方肌损伤情况

A.左箭头示IFS，右箭头示QFS；B.IFS狭窄合并股方肌水肿和变形（星号）

4.治疗和康复

（1）非手术治疗：非手术治疗包括调整运动方式（步幅的控制）、应用非甾体抗炎药、外展肌力训练、核心肌力训练及个性化的髋关节运动训练。外展肌力弱引起的 IFI 可以通过外展肌力训练获得缓解；过度内旋引发的 IFI，可以进行姿态矫正等康复训练；透视或超声引导下注射封闭既可以区分疼痛来源，也是有效的治疗方式。

（2）手术治疗：对非手术治疗无法缓解者需要考虑进行手术。手术的目的是建立正常的 IFS，可以通过小转子或坐骨成形来实现，必要时双侧都进行成形。手术包括开放式手术和关节镜手术。

关节镜手术时，患者取仰卧位，使用牵引床，床体向对侧倾斜 20°。入路是前外入路、后外入路和小转子水平远端入路。首先，在牵引下进行中央间室检查，而后进入臀肌深层间隙，从前外入路置入 70°的关节镜，其他入路作为工作入路。为更好地显露小转子，通常需要将部分股方肌切开，切开位置要在旋股内侧动脉和股动脉第 1 穿支之间进行，保留远端股方肌，避免血管损伤。术中通过髋关节内收后伸及内旋来评估小转子减压的程度（图 7-11）。需要注意的是，进行小转子成形或多或少会损伤髂腰肌腱的止点。若同时合并有腘绳肌损伤，同时进行坐骨成形和腘绳肌的修复固定，可以通过臀部小切口完成。

图 7-11　关节镜下臀肌深部间隙

A.外旋肌群（三角形）和坐骨神经（五角星）；B.股方肌（四角星）和坐骨神经毗邻关系；C.股方肌部分切段后显露小转子（六角星）

（3）术后康复：通常需要 4 周的部分负重和中立位的伸髋拉伸，术后恢复良好的外展和伸髋力量对维持腰骶骨盆的平衡特别重要。对于小转子成型或髂腰肌腱固定的患者，应当限制主动抬升髋关节的动作。

三、髂腰肌腱撞击综合征

髂腰肌腱由起源于髂嵴及内侧髂骨面的髂肌和起源于第 12 胸椎及全部腰椎的腰大肌构成，止点在小转子上。解剖学证实，髂腰肌腱在髋关节水平恰好位于盂唇前方，髂腰肌腱的反复牵拉撞击可能造成前方关节囊盂唇复合体的损伤。另外，肌腱自身的过度紧张和炎症，也是造成髂腰肌腱撞击综合征的病因。与经典的 FAI 患者盂唇损伤位置发生在前上盂唇不同，髂腰肌腱撞击综合征的盂唇损伤多位于髋臼时钟定位 3 点位置。

髂腰肌腱撞击综合征多发生于爱好体育运动的年轻女性，平均年龄是 25~35 岁。研究发现，撞击综合征的发生与髂腰肌腱的直径相关，患者髂腰肌腱较正常人群的髂腰肌腱更细。临床表现为主动屈髋时前方疼痛，可能伴有弹响感，还可能存在局部无特异性的压痛。撞击试验阳性，直腿抗阻试验阳性，并且可能由屈曲外展外旋位到伸髋位时诱发弹响。

通常髂腰肌腱撞击在 X 线片上没有阳性发现,MRI 检查或造影检查可能发现髂腰肌腱滑囊囊肿或股骨头颈区存在水肿或滑膜疝,超声检查有助于诊断和动态评估髂腰肌腱和髋关节的撞击。

治疗包括非手术治疗和手术治疗。非手术治疗即康复和运动调整,以及局部穿刺注射。手术治疗主要是进行髂腰肌腱的松解和延长。髂腰肌腱松解可以通过牵引在中央间室盂唇前方进行松解,或屈髋位通过髋关节外周间室进入髂腰肌腱滑囊进行松解,还有通过关节外进行小转子水平的松解。

四、大转子骨盆撞击综合征

大转子骨盆撞击综合征是指髋关节外展时大转子和骨盆发生的撞击,其病因包括发育异常,如股骨近端骨。抑制 Perthes 病、骨髓滑脱等,也包括骨折后畸形等。临床表现为髋关节过度外展或后伸时疼痛和活动受限,体格检查可出现"离合器换挡"体征。该类撞击发生率较低,可以通过 X 线和 CT 检查发现显著的骨性异常。治疗方案需要进行个体化的评估后制定。

第八章　微创人工髋关节置换技术

第一节　髋关节置换小切口后入路手术技术

自 1874 年 VonLangenbeck 首先描述髋关节置换后入路以后，至今约有多达 13 种改良方式，其中包括 Kocher、Gibson 和 Moore 入路。1997 年创伤科医师 Dana Mears 与 Zimmer 公司一起提出了微创设想。2001 年后路微创手术开始进入临床试验阶段，2003 年初该项技术进入国内。一般认为小切口全髋关节置换术皮肤切口应小于 10cm，其初始目的虽然是追求美学效果，但是近来的研究都倾向于强调它的功能效果，着重于在保证安全的前提下减少深层软组织创伤。

后入路小切口的优势在于关节外科医师对常规后路人工全髋关节置换的理念相对熟悉，因此学习曲线较短，而且在手术进程中具有一定的弹性，可随时根据需要改变切口长度。随着熟练程度的增加，甚至可以使用普通器械完成。因此对于大多数关节外科医师具有较强的可操作性。

一、操作技术

1. 患者体位　患者取侧卧位，手术侧在上，双侧髂前上棘的连线需垂直于手术床，腰骶部与髂前上棘或耻骨联合部准确支撑以保证手术过程中不会产生骨盆前倾或后倾，引起假体的安装角度判定误差。此外同侧上肢的支撑摆放也对体位有一定影响。支撑腿摆放在屈髋屈膝 45°。但是笔者体会这一普遍应用的固定体位在涉及内收肌或缝匠肌等松解时要做相应的改变。因此消毒铺手术巾时应留出足够大的视野，以利于术中对骨盆平面的辨识和对身体水平面的确认。

2. 软组织分离　对于后入路 MIS 的皮肤切口位置设定，不同的医师略有不同，但基本都以股骨大转子的顶点作为标志性参照点来设计。Zimmer 在早期推出后路小切口全髋的切口描述是：骨盆最高点向后下两横指为 A 点，指向大转子中心的 B 点向下，切口的轴线位于 A 点和 B 点的连线上，约为 7.5cm 长。以大转子顶点水平计，切口的 70% 位于远侧，30% 位于近侧（图 8-1）。典型的后入路是在髋屈曲 45°切口以大转子顶点为中心，向近、远端各延长 5cm，近端部分的切口线向后微弧指向髂后上棘，远端沿大转子后缘至大转子的股肌转子水平或以远，但必须要沿股骨干向下走行。对于后来发展的典型的小切口，通常会要求切口位置有些许后移。有人认为小切口的位置应该位于大转子的后 1/3，患者体型越大，切口越短，切口位置越靠后方（图 8-2）。

图 8-1　Zimmer 早期推出的后路小切口位置分布示意

A.为骨盆最高点向后下两横指;B.为大转子中心点切口位于 A 和 B 连线上

图 8-2　两种后路小切口

向上,切口 A 可向髂后上棘任意延长,切口 B 可向髂后下棘任意延长。向下,两切口都可以沿股骨干后缘线任意延长

　　后路小切口的切口线设定与分布,对手术操作的影响不容小视。如欲在有限的显露下准确而安全地完成手术,就必须追求合理的分布切口的位置,切口布局的差异时常会让初学者感到困惑,所以相关临床研究从未中断过。有学者认为,小切口应在从容操作的前提下设定,向上有利于髋臼磨锉,向下便于股骨髓腔准备,同时可避免对软组织特别是皮肤的挫损。根据长达 15 年的小切口后路全髋关节置换手术的应用体会,国内学者总结出了所谓"一掌式小切口设定法",即术者立于患者后方,伸出与患侧相反的手,将中指轻抵股肌结节的后部,示指尖触股骨干后缘线,五指自然伸展如同休息位,这时示指与小指间的直线或微向上弧的连接线就是理想的切口线。一般这样设定的切口长度为 7~10cm。

　　切开皮肤,皮下组织向下切至臀筋膜,随后于大转子后顶点紧后方顺着切口方向切开阔

筋膜全层并向后上切开臀筋膜,然后顺臀大肌纤维走行,钝性分离开臀大肌,其长度可略长于皮肤切口长度。此时可以直视转子后脊和附于其上的小外旋肌群浅层的脂肪筋膜层,注意坐骨神经即位于其内后方深部的小外旋肌群的浅面,除髋关节外旋僵直或发育畸形,一般情形下无须显露坐骨神经。

3.暴露关节囊 沿转子后嵴切开脂肪筋膜移行部,并用骨膜剥离器或纱布将之向后轻轻推开,用"S"形拉钩轻轻牵向后方。注意拉钩顶端不可深扣,以防伤及后方的坐骨神经。牵开上方的臀中肌后即可完整地直视小外旋肌群在转子区的附丽。电凝外旋肌群内浅在的小血管,沿其于转子后脊下的止点部切断上孖肌、闭孔内肌、下孖肌,距股骨止点约 0.5cm 切断股方肌上 1/2 以利于显示股骨颈基部及窥视小转子以作为截骨水平参考,注意切断时要层层凝切,尤其是股方肌内的血管如不及时电凝,肌肉断端回缩后会有较多出血,在止血时费时较多。至于梨状肌,常规体型的患者基本都可以保留或做部分切断松解,尤其是对于外展肌力较弱或高龄患者,保留梨状肌对于髋关节的稳定性是有意义的。当然,如果对手术显露影响较大则可于止点切断,任其回缩,因为其腱性部分明确,修复时很容易触及。所有的小外旋肌切断后,顺关节囊表面使用骨剥器一同向后推开至髋臼缘以外。由于保持层次分明,这样便无须做梨状肌等的标记,也利于接下来的操作中减小牵开关节囊时的阻力。也有术者偏好于小外旋肌与关节囊同层切开。这应该仅是技术细节上的差异。

牵开外旋肌后,其下的关节囊完整可视,注意置于臀中肌下的拉钩只能做轻拉以免造成损伤。

4.切开关节囊 顺转子后脊,由梨状肌窝至小转子前上方充分切开关节囊,以防牵拉时撕裂不利于修复。再与之垂直向后上方呈倒"T"形切开,至髋臼后上缘以上 0.5~1cm,并向两侧稍做紧贴骨面的潜行剥离松解。由于关节囊在髋臼缘的纤维附着极其牢固,直接用骨膜剥离器不易剥离,且容易撕损其与骨膜移行部。笔者喜欢使用止血钳尖部,自较厚实的髋臼盂缘与骨性边缘交界处刺入后轻轻撬起,即可轻松掀起关节囊,这样既可以避免在关节内清理和盂缘切削时切穿关节囊,给后续修复造成困难,更可以在安装臼杯时防止边缘软组织阻挡,充分显露骨性髋臼。

5.股骨颈截骨及股骨头取出 有人主张完全脱位后截骨。但笔者认为股骨头完全脱位后占用了有限的手术野,会增加软组织的牵拉,所以屈髋,将股骨内旋、内收,即可将股骨头及颈的后方完整地递送到术野内;用两把 Hofmann 置于股骨头后上、前下,轻轻牵开关节囊及肌肉。股骨颈截骨平面的确定有两种方法比较便捷,也可以相互印证:一种是自梨状肌窝的股骨颈基部起始处向内、向下做 45°倾斜标记线,再以手触摸小转子上缘至此线的股骨矩保留高度应为 1~1.5cm;另一种方法是直接向下剥离股方肌并向远侧牵开,直视下确定小转子上股骨颈截骨高度,然后斜向外上方的梨状肌窝凹点做连线标记。顺此线全层截断即可。需要注意的是,由于切口小,大转子难以完全直视,向外上锯时要避免损伤大转子,尤其是骨质疏松患者,如不控制好锯速与力量易造成误伤。此外,要确定股骨颈前侧皮质是否彻底切断,否则在加大髋屈曲、内收、内旋时有可能造成前方劈裂。保留股骨近端入口的解剖结构完整与充分对于近端固定性生物假体的早期稳定性极为重要。此外要重视的是,在使用电锯截股骨颈时,于小转子平面的内侧一定要用 S 拉钩或其他拉钩将内侧的软组织牵开,以防电锯摆动时伤及走行在邻近软组织内的坐骨神经。

将大腿做内收内旋,并同时稍用力向远侧牵引即可让截骨端脱离并张开,再适当撬拨股骨头使其断端朝向术者,术者用手指触摸股骨头主体方向,再于其中央部轴向拧入股骨头拔除器。此操作中,需要重视的是要将截骨端脱离足够充分,以免在用力旋转外拨时意外磨损股骨侧截骨面。其他细节同经典后入路取头技巧。

6.髋臼准备及安装　保持前述体位,以一个拉钩置于髋臼前壁外侧,连同股骨近端牵向前下以显露髋臼前部,另置一双齿钩于髋臼切迹偏后方向后下牵开。髋臼上方以1~2根斯氏针自关节囊内面上撬并打入髂骨体,这样可以减少手术野内的占位。如有必要可再辅以一把S拉钩将后侧的软组织牵开,有人主张此处使用 Hoffmann 拉钩,但后壁倒齿的安放受限,且易过度牵张软组织。如此,便可以直视完整的髋臼。

于关节囊内将超出髋臼缘内壁的软组织清理干净,但不要切透关节囊。这样就可以在无障碍条件下磨锉髋臼。如没有偏心臂的臼锉,则须在操作时将两侧拉钩松弛下来,利用有限的切口长度,使髋臼锉的柄向远端倾斜40°~45°,如仍不能有足够的角度则应略向下延长切口,直至可以锉出正确的髋臼外展角至渗血面。

需要注意的是,很多退变严重的髋关节,不易锉出骨出血面。由于骨性增生严重,可以形成卵圆窝及切迹周围的硬化夹层。以至于在锉锉时将锉推顶向上方,形同髋臼中心上移且不易被发现。所以在锉锉前可使用骨凿凿除夹层或硬化骨赘,以确保生理的髋臼位置。还要强调,由于显露有限,锉锉的方向要随时调整,切不可损坏后壁及后上壁。一旦达到合适的大小,取出髋臼锉时便在臼内有一种明显的负压吸力,此时即为所需选择的臼杯大小。如不确定,则应使用髋臼杯试模。

同样,可使用带偏心矩的臼杯打入器或普通打入器,安装金属杯。注意合适的外展角及前倾角。小切口后路全髋最易犯的错误便是臼杯的安装错误,由于切口小,如利用不当,易限制杯的外展角度,尤其是使用直柄打入器时。笔者建议两步式打入臼杯。即先初步打入稳妥,然后取出打入器,再以活动的打入器不受限制地打压紧,同时可以调整击打力的方向,对杯的方向做微小校正。如使用螺钉杯,钉孔预钻时使用的钻头不宜过长,因后方软组织阻挡会使钉道方向偏差,拧入螺钉后钉尾外凸。

当臼杯安装固定后,清洁干燥臼杯内壁,安装内衬。

7.股骨侧处理　去除拉钩及固定牵引钉。屈膝90°,适当加大股骨屈曲、内收、旋前并向近端挤推,直至股骨近端被充分的"递入"并显露在切口内。以一双齿拉钩置于小转子及股骨矩下,另一顶端稍尖的拉钩置于大转子顶部牵开臀肌,即可360°显露股骨近端。充分可视股骨近端对于后续操作过程中防止入口的骨劈裂具有意义。

良好的显露有利于后续的髓腔准备。同样,扩髓和锉髓腔时最好是使用有偏距的手柄,如是直柄,则应注意拉钩的力度变化,以免在进出髓腔时锉伤近端伤口的皮肤。锉髓前应彻底清理大转子侧的股骨颈基部残留,尤其是使用有肩的直柄假体时,它会限制假体的入髓方向,最终导致柄的外翻或内翻。对于前倾角的确定,在正常发育的股骨与截骨平台长轴保持一致即可,但多数都必须参照股骨髁通髁线以获得15°前倾角。少数情形下,如先天性髋关节发育不良,尚会考虑联合前倾角的设定。

当扩锉至髓腔壁有硬抵抗感或呈实音时应停止扩髓,用止血钳伸入髓腔探知内外侧内壁呈硬质感时即为最终试模柄型号,在使用表面有喷涂或摩擦力高的假体,同时骨质又比较硬的时候,最好是将髓腔锉锉至预定平面深进0.5~1mm,以防假体打入时爆裂。

8.缝合　再次冲洗伤口,整理关节囊上下瓣并钳夹对位,10号丝线或可吸收线间断缝合

2~4 针,梨状肌如有切断,可重新将之附丽于臀中肌止点附近。股方肌断端与残存止点或转子后脊下方钻孔后重新附丽。剩余的小外旋肌可不处理。

连续缝合深筋膜及阔筋膜,关闭伤口,术后拍摄 X 线片复查,术中透视非必需。

二、手术技巧和陷阱

小切口全髋关节置换的操作技术与经典手术相比,既有相似之处又有特别之处,手术医师宜在充分理解髋关节置换手术理念并积累了相应经验的背景下逐渐开展。过程中要注意以下几方面要点。

1.不要过分强调切口的长度,要按需取长,按能力缩短,否则会造成操作不便,增加组织损伤,影响假体安装位置。

2.小切口的分布位置很重要,有限的切口必须充分利用。如切口过于偏向头侧,则髋臼侧就不能从容;反之,股骨侧处理会很别扭。同样,偏前、偏后都会减小术野显露范围,"一掌式定位法"简化了这种切口设定难度,减小了误差,使长度得到高效利用。

3.微创理念不仅体现在皮肤切口的长短,更重要的是讲究深层组织的保护。还有人强调的由皮至骨层次分明的程式化显露及操作有利于减小手术损伤。

4.髋臼拉钩安放通常会影响全臼的直视显露,固定钉可以从前上和后上方有效阻挡软组织进入视野而且不占用视野内的空间。

5.小切口全髋手术磨锉髋臼时,旋转中心与外展角极易产生误差。解决的方法是放入髋臼锉后两侧的拉钩要适当放松,以降低切口远角的软组织张力。此外,臼杯打入过程中,在初步取得稳定感后,由于软组织的弹性易向上对打入器的柄形成较强的推力,有可能改变起始位置,所以可在推压保持杯的稳定下取出打入器的柄,在分体的情况下相对自由地调整柄的角度,充分击牢臼杯。如仍然困难建议适当延长切口。

6.股骨侧的处理关键是通过屈曲、内收、内旋髋关节,屈膝 90°给股骨轴向上的推力,将股骨入口"递入"伤口内,操作过程中易对切口造成挫伤,应注意髓腔锉等出入股骨开口时保护软组织。

7.因小转子易被软组织遮挡,确定股骨柄的前倾角要随时参考股骨髁的通髁线,所以在铺手术巾时不应过度臃肿,以免影响解剖标志识别。

8.对选用的假体柄要有清楚的了解,特别是表面处理及与髓腔的早期固定形式。如表面摩擦力高的假体,有时要根据骨质状况适当预留髓腔空间,将同型髓腔锉向远端多打入 0.5~1mm 将是不错的选择,减少了股骨劈裂之忧。

9.复位时术者用手推股骨头观察杯的上缘相对位置,待股骨头完全进入臼杯上缘以内水平时才可旋转复位,否则在视野不充分的前提下强行扭转,同样可导致股骨近端劈裂。

10.关闭伤口时关节囊可以很方便地修复,梨状肌、股方肌属必修复组织,因为这样有利于保持髋关节的张力,有助于防止术后脱位,同时减少术后出血。

11.术后只要患者全身情况允许,麻醉清醒后即可完全下地负重。

第二节　SuperPATH 微创髋关节置换入路手术技术

自 20 世纪 60 年代被提出以来,全髋关节置换术在临床中应用越来越广泛,这得益于手术医师不断进行手术技术的创新,而手术入路始终是医师们关注的热点。任何手术入路都需要手术者熟练掌握髋关节的解剖,以便术中最佳显露股骨和髋臼视野,减少并发症及优化术后髋关节功能。临床实践表明,手术暴露、解剖分离和软组织损伤是导致血管及肌肉、肌腱损伤的主要原因,除增加出血外,这些损伤还直接影响患者术后的全身反应、局部疼痛及功能康复。因此,在不影响手术疗效的前提下如何最大限度地减少手术对关节周围软组织和生物学环境的干扰,一直是手术医师追求的目标。近 10 年来,学者们提出了多种保留肌肉的微创全髋关节手术入路,包括 SuperCap 入路和 PATH 入路,这些技术能够减轻患者术后疼痛,保留步态运动学,促进髋关节早期无限制的功能锻炼。本章介绍的 SuperPATH 入路,即经皮辅助上方关节囊入路全髋关节置换是 James Chow 博士在 2011 年结合 SuperCap 入路和 PATH 入路两种技术的优势,提出的手术入路技术。其特点是使用了 PATH 技术经皮辅助工作通道完成髋臼的操作,同时使用 SuperCap 技术上方关节囊入路原位完成股骨侧操作,设计并改良了工具和操作流程,建立了一套比较完整的手术操作方案。短期临床报道,该技术具有术后并发症低、输血率低、术后步态优良及住院时间减少等优点。

一、操作技术

1.患者体位　将患者置于便于手术医师操作的标准侧卧位。因为本技术的特性,不需要将患者置于手术台前缘,因为下肢无须进行最大限度的内收。

为了确保合适的骨盆旋转,将髋关节稍向后倾。术侧髋关节屈曲 45°、内旋 10°~15°,让大转子朝上。将术侧足部抬高或放置在 Mayo 架上,下肢稍内收,术侧下肢的重量可使骨盆置于平衡旋转中立位。这是手术的基本体位,在大部分手术时间里,患肢都将保持在此位置。

2.软组织分离　切口始于大转子尖部后角,沿股骨轴线向近端延伸 6~8cm。切口止于臀大肌表层筋膜水平。然后使用电刀切开筋膜,切口范围始于大转子顶部,并与主切口平行延伸。可以屈曲、伸直,或内收术侧下肢,以调整在主切口中的术野。使用翼尖剥离器(P/N20070038;也可以使用直角翼尖剥离器,P/N20070040)分离臀大肌,暴露覆盖臀中肌的滑囊。沿着臀中肌后缘仔细切开一薄层的滑囊组织。

将 Cobb 调位器插入臀中肌下方,然后使用钝头 Hoffmann 拉钩(P/N20073114)替换。让手术助手轻压拉钩,在保护臀中肌的同时维持拉钩的位置。不应过度按压钝头 Hoffmann 拉钩,使其叶片与伤口的成角超过 90°,对于髋关节肌肉紧张的患者可能需要松解短外旋肌。在学习曲线过程中可以逐渐减少切口长度和对短外旋肌的破坏,直至保留全部的短外旋肌(图 8-3)。

图 8-3 软组织分离

A.皮肤切口；B.沿臀大肌肌肉纤维分离臀大肌,显露其深层的臀中肌和梨状肌、臀小肌

3.暴露关节囊 一名助手外展、外旋髋关节(抬高膝关节同时将足部固定在 Mayo 架上),以减少外旋肌的张力,将 Cobb 调位器从后方放置在梨状肌腱和臀小肌之间。外旋肌可以保护坐骨神经。然后使用钝头 Hoffmann 拉钩替换 Cobb 调位器,现在钝头 Hoffmann 拉钩位于后关节囊和外旋肌之间。钝头 Hoffmann 拉钩的叶片弯曲角度应不超过 90°,并且 Hoffmann 拉钩的手柄应互相平行。然后放下膝关节,下肢回到基本体位。如果梨状肌腱产生了过多的牵拉力,此时可以在直视下对其进行松解(图 8-4)。

图 8-4   分别使用拉钩向前后方向牵开梨状肌和臀小肌,显露髋关节上方关节囊

4.切开关节囊 使用 Cobb 调位器轻轻将臀小肌后缘向前推,暴露下方的关节囊(图 8-5)。然后用电刀沿主切口方向切开关节囊。应使用长头电刀切开转子窝,防止股骨颈基底部周围出血。确保使用电刀对整个股骨颈鞍部和大转子进行完整准备。在减少此区域众多血管出血方面,过度准备比准备不足要好得多。关节囊切开范围从股骨颈鞍部延伸至髋臼近端1cm 处。仔细从髋臼边缘将关节囊附着点进行1cm 的骨膜下剥离,剥离范围向前、后各延伸 1cm。此区域剥离在各个方向上仅限 1cm,并且让助手通知您任何足部运动,因为坐骨神经就位于此区域后方 2cm 处。关节囊切口应为简单直线,并且在手术结束时进行缝合。

图 8-5　切开关节囊

让助手抬起膝关节以减少外旋肌张力,并在关节内将 Cobb 调位器插入后关节囊和股骨颈后方之间。然后用之前插入后关节囊的钝头 Hoffmann 拉钩替换 Cobb 调位器,再将下肢恢复基本体位。以相似的方式在关节内重新插入前方钝头 Hoffmann 拉钩。对关节囊进行标记以便于在修复过程中进行识别,然后分离梨状窝、大转子尖部和股骨颈前方(鞍部)。

5.股骨准备　对股骨进行扩髓和锉髓腔,保持股骨头完整,以最大限度减少股骨骨折的风险。

助手对膝关节稍施加内收压力,股骨颈鞍部即可出现在切口中。使用开髓钻,通过转子窝插入股骨髓腔中。可以使用干骺端铰刀扩张股骨近端开口,确保之后的手术工具能够正确对线,并且不会置于内翻位。

为了更简便地插入股骨髓腔锉,可以使用合适型号的圆形股骨距开口器和击打器手柄。从扩髓钻开口处开始,打开股骨颈,并朝向髋臼缘开槽。让助手施加额外的内收压力,最大限度进行暴露。然后将股骨距刮匙插入股骨中,准备股骨髓腔近一中段,确保髓腔表面可以提供良好的皮质接触,以促进骨长入,同时可以防止假体下沉和微动。

6.锉髓腔　为了准备股骨髓腔,根据选择的合适铰刀+股骨髓腔锉,对于股骨柄仅使用股骨髓腔锉。带槽股骨髓腔锉手柄包括便于测定从股骨髓腔锉顶部到大转子尖部深度的测量标记。深度通常为 15~25mm,并且根据患者解剖结构和术前的下肢长度不对称情况而有所不同,可以使用股骨髓腔测量器进行检查。在打入最终的股骨髓腔锉后,取出股骨髓腔锉把手,并将股骨髓腔锉用作内部股骨颈截骨导向器。

7.切除股骨头　为了让股骨颈截骨平面与手术切口平行,让助手抬起膝关节,使髋关节稍外展。使用窄片摆锯沿着股骨髓腔锉顶端进行股骨颈截骨,也可使用往复锯完成截骨。

8.取出股骨头　将第一根带螺纹的斯氏针插入股骨头的硬质部分,撬动斯氏针,旋转股骨头至最大限度内收。然后将第二根斯氏针插入股骨头另外的硬质部分,使用仍处于连接状态的钻头夹,将股骨头从主切口中取出。

如果股骨头取出困难,可以取下第一根斯氏针,继续向内收位旋转股骨头,然后再插入第二根斯氏针。可以将股骨头不断旋转至最大内收位,直到圆韧带断裂或用电刀切断圆韧带。

9.髋臼准备　将下肢保持在基本体位,然后将两个尖头 Hoffmann 拉钩从髋臼正面和反面插入关节囊和髋臼唇之间。在直视下,切除所有髋臼和髋臼唇上的残留组织。注意后方的闭孔动脉。在切除软组织之后,可以使用电凝控制出血(推荐使用长头电刀)。

在近端切口髋臼边缘的骨膜下放置一个 Zelpi 牵引器,在远端关节内放置一个 Romanelli 牵引器。联合使用这些自动牵引器可提供旋转稳定性,并形成了髋臼锉和假体置入通道。现在,移除尖头 Hoffmann 拉钩。

10.经皮工作通道建立　将下肢仍置于基本体位,让助手将骨钩尖部插入股骨髓腔锉顶部,并向前方牵拉股骨。然后将对线手柄、导向器、带螺纹髋臼杯适配器和髋臼杯试模组合,并将其放入髋臼。使对线手柄顶部与患者躯干垂直,导向器杆与垂直轴倾斜 10°~15°,可与患者在手术台上的骨盆倾斜角度相对应。

此时可以插入带套管的钝性穿刺器,直到穿刺器尖贴近术侧下肢。在钝性穿刺器与下肢的交点处,垂直做一个 1cm 的皮肤切口。然后通过此切口插入套管和钝性穿刺器,朝向股骨后方插入 1~2cm,直到可以从主切口中看到套管。然后取出对线手柄、导向器、带螺纹髋臼杯适配器和髋臼杯试模组合,保留套管在位。通过改变下肢位置,可以很容易地改变套管方向,并进行多方向的锉磨。

11.锉髋臼　使用髋臼锉把持器,将合适型号的六角形髋臼锉插入主切口放入髋臼内。髋臼锉连杆插入套管后在髋臼内与六角髋臼锉连接。使用医师偏好的锉髋臼方法进行髋臼准备。

12.置入髋臼杯　将带螺纹的臼杯适配器拧入髋臼杯顶孔,并固定在对线手柄上。对线手柄的设计在与患者躯干垂直时可以提供 25° 前倾,在与地面垂直时可以提供 40° 的外展。将臼杯放入髋臼,直接击打对线手柄,使髋臼杯置入髋臼底部。通过套管插入对线手柄顶部,直至固定在带螺纹臼杯适配器窝中。再次将对线手柄与垂直方向倾斜 10°~15°,以补偿患者置于手术台上的骨盆倾斜,然后击打臼杯打入器,直到髋臼杯完全打入与髋臼压配。可使用对线导向器连接臼杯打入器。

臼杯牢固固定后,使用臼杯打入器的六角头将带螺纹臼杯适配器从臼杯上拧下,并用髋臼锉把持器将其取出。

13.置入螺钉　将钻套插入套管,为髋臼螺钉打导向孔,直到在髋臼杯上确定理想钉孔,然后将螺钉钻插入钻套,并用螺钉钻末端的测深标记,钻孔至所需深度。取下螺钉钻和钻套。

另外,也可以使用钻套和一枚斯氏针以类似方式打导向孔。在使用这种组合时,将斯氏针插入钻管底部。随着斯氏针的不断旋转,骨被旋出逐渐剥离,逐渐形成 30mm 深的导向孔。

可以使用一套螺钉固定钳通过主切口将螺钉固定在位,然后用球形螺丝刀或直形螺丝刀连接到棘轮螺丝刀手柄,并穿过套管咬合并拧紧螺钉。

14.试模复位　通过测量截骨面或使用术前模板测量确认的假体组件,可以选择股骨头和股骨颈试模。将股骨颈试模安装到已插入的股骨髓腔锉上,同时控制下肢位置。将股骨头试模置入髋臼窝中,并将其开口旋转至后上位置。

钝性穿刺器头部插入髓腔锉顶部,然后将股骨颈试模装入股骨头试模中。在进行此步骤操作过程中,外科医师通过主切口直视下推移髋关节控制下肢,同时助手通过抬高或降低足部或膝关节来控制髋关节内旋和外旋。

15.拆卸试模　将下肢仍置于基本体位,让助手将骨钩尖部插入髓腔锉顶部,并向外侧牵拉下肢。将钝性穿刺器头部插入股骨颈试模的上方孔中。将钝性穿刺器侧边接入靠近骨钩尖端附近的凹槽,并将两件工具互相撬动,即可从髓腔锉上拆下股骨颈试模。然后取下假体试模,包括股骨髓腔锉。

16.置入假体　擦干假体锥部连接处后,可以使用臼杯打入器(通过套管)和合适的内衬打入器将髋臼杯内衬打入合适的位置。然后将股骨柄打入合适的位置。可以使用髓腔测深器末端的测深标记确认股骨柄距离大转子尖部的深度。将股骨头假体放入髋臼杯中,开口朝向后上方。

如果选择组配式股骨柄,可以使用带保护套的钳子将组配式股骨颈假体置入股骨柄套袖中,以保护股骨颈锥形结构。

注意:为了适当安装并打入组配式股骨颈,应确保组配式股骨颈和股骨柄套袖的锥形结构清洁、干燥,并使用骨锤重敲偏心型股骨颈打入器,将组配式股骨颈假体完全打入。将钝性穿刺器插入股骨柄假体顶部,清洁并擦干股骨颈和股骨头锥形结构之后,将组配式股骨颈装入股骨头中。在进行假体复位的过程中,外科医师通过主切口直视下推移髋关节控制下肢,同时助手通过抬高或降低足部或膝关节来控制髋关节内旋和外旋。可通过检查关节活动度来验证关节稳定性,同时要确认合适的下肢长度。

17.缝合　关节囊保留完整,并可以与切口平行接近。缝合从接近关节囊上下端的位置开始。如果之前对梨状肌进行了松解,可以将梨状肌重新附着在臀中肌后缘上。逐层缝合臀大肌肌膜、皮下组织和皮肤。根据术中创面渗血情况选择是否放置引流。

二、手术技巧和陷阱

为了方便读者更好地学习使用这一手术技巧,笔者结合自己临床实践并和有经验的医师的讨论,分享手术的技巧和陷阱。

1.体位　SuperPATH 入路使用常规的健侧卧位,需要患髋在术中能够有屈曲、内收和内旋的活动。骨盆的固定比较重要,建议前方固定耻骨联合或髂前上棘,后方固定骶骨。可允许骨盆略后倾,必须避免前倾。因为在术中可能因为股骨的牵拉导致骨盆前倾。同时,术前检查骨盆与身体纵轴的方向并调整手术床的水平有助于帮助术中确定髋臼的外展角度。

2.切口　SuperPATH 入路采用的切口基本为后入路切口的近端部分,建议患髋屈曲60°,沿股骨干纵轴方向做直切口,这样当髋关节处于中立位时,切口呈向后弯曲的弧形切口。初学者可以先将切口做长些,显露到大转子最高点,以利于术中判断股骨锉磨的方向和深度。随着手术技术提高逐步缩短远端的部分直至不显露阔筋膜张肌腱性部分,这样可以进一步减轻患者术后的疼痛。

3.髋关节的显露　在沿臀大肌肌纤维进入显露臀中肌外旋肌层后,必须让助手抬高患肢,做外展轻微外旋髋关节的动作,使臀中肌和外旋肌处于松弛的状态,有利于在外旋肌和关节囊之间插入拉钩进行显露。避免使用暴力强行插入拉钩而造成肌肉和肌腱损伤。待拉钩放入后再让患肢处于自然内收内旋屈曲状态进行操作。

4.关节囊的切开　由于 SuperPATH 入路是纵向切开上方的关节囊,如果不适当地进行前后方向的松解,显露比较局促。对于关节囊有挛缩的患者,可以在髋臼侧向前后剥离 1cm 关节囊,更好显露髋臼,也有利于清除骨赘。

5.股骨的准备　股骨开髓类似于股骨髓内钉的置入,一般选择在梨状窝股骨颈前后中央。插入髓腔后一般因为股骨存在前弓,会使扩髓杆向后方移动。建议使用近端锉锉磨股骨近端,特别是靠近大转子部分的股骨颈皮质务必去除,避免因为皮质阻挡造成股骨锉和假体置入的内翻。

6.股骨柄前倾的确定　可根据原股骨颈和头的解剖前倾确定,如果是髋关节发育不良(DDH)前倾异常的髋关节,可参考膝关节屈曲90°时小腿轴线做15°前倾。

7.股骨大小的确定　根据术前模板测量及股骨锉打入时的进入情况决定。如果股骨锉大小和术前计划相差较大,必须在术中透视确定股骨柄的大小,防止假体位置不佳或骨折。由于SuperPATH入路不能直视小转子,一般将大转子尖端作为股骨柄置入深度的参考,打入连接工具上有标记供参考。

8.股骨颈截骨和股骨头取出　股骨颈的截骨可以使用窄的摆锯,笔者更推荐使用往复锯。当股骨头取出困难时,推荐用骨刀切除一部分股骨颈,将股骨颈取出后将大大方便股骨头的取出。

9.髋臼的显露　好关节囊内的点状撑开拉钩能很好地显露髋臼前后壁,助手用骨钩向前下牵开股骨能显露髋臼下缘及髋臼横韧带。

10.经皮工作通道的建立　工作通道尽可能在紧贴股骨干后方,穿刺器一定从股骨后侧穿刺进入,这时导向器下的杯试模看上去好像是后倾,但是没关系,这只是为了确定套管通道的位置。在真正磨锉时,通过调整股骨位置使髋臼锉连杆置于正确位置,再进行磨锉。这时从皮肤外观上看可能套管位置和股骨位置是有距离的(非紧贴)。相反,如果从皮肤外观看是紧贴股骨后侧,可能在切口里面就没有紧贴了。

11.髋臼锉磨　必须让助手向前方牵拉股骨并同时屈曲髋关节,保证工作通道没有被股骨阻挡。股骨阻挡会使髋臼的锉磨偏心影响安装。锉磨大小以去除所有软骨保留软骨下骨为佳。由于没有髋臼试模,可以使用髋臼锉判断大小是否合适,若锉到合适型号,将髋臼锉留在髋臼内,将取出器插入髋臼锉中心的六角接口中,若取出器不会前后左右倾倒,即判定髋臼锉在臼窝中已紧实。

12.髋臼置入　SuperPATH入路通常可以使用解剖定位判断髋臼置入的位置。在确定臼杯最后的位置时有两个重要参数:①臼杯下缘和髋臼横韧带平行;②臼杯前唇在髋臼前骨缘下2~3mm,也就是术者可以看到髋臼前壁边缘。

13.假体的选择　SuperPATH入路只是一种手术入路,如果有合适的工具应当适用于目前大多数的假体,包括一体和组配型假体,作为一种微创的术式,使用组配型工具进行操作更加便捷。如果医师有对高组配假体较多界面的担忧,可以选择一体柄。

第三节　侧卧位微创OCM前外侧髋关节置换入路手术技术

髋关节置换手术是骨科最为成功有效的手术之一,目前临床最常用的手术入路包括外侧入路与后外侧入路。传统外侧入路需要自大转子部位分离部分前侧的外展肌(臀中肌与臀小肌)止点,所以可能会导致术后外展力量及旋前力量的减弱,从而增加脱位风险并增加跛行的概率。传统后外侧入路由于需要切断外旋肌,增加了早期术后脱位的风险。近年,兴起的微创入路髋关节置换由于手术创伤小、术后功能恢复快、手术住院时间短、患者满意度高,为发展的方向之一,但在应用过程中需要经历较长的学习曲线,且需要一定的传统入路手术经验,故而应用受到一定的限制。微创入路代表性的有微创直接前方入路、微创前外侧入路、微创后外侧入路及双切口入路,大多为经典髋关节入路的改良。

微创前外侧入路来源于经典的前外侧 Watson-Jones 入路,2004 年国外学者最早报道了改良的前外侧微创入路全髋关节置换手术方法。手术自臀中肌与阔筋膜张肌之间进入,不切断任何肌肉,从而保留了外展肌的功能,具有创伤小、恢复快的优点,另外由于没有损伤后方关节囊和外旋肌肉,比后外侧入路具有更小的后脱位风险。由于阔筋膜张肌与臀中肌均为臀上神经支配,所以此入路并非神经肌肉间隙,故而也被称为保留肌肉技术。

自 OCM 入路报道后,越来越多的医师开始了微创手术的尝试,很多医师将其作为常规初次髋关节手术入路,国内对于前外侧微创入路的报道始于 2006 年,张先龙教授等对入路进行了细致的解剖研究并进行了临床应用,近年,随着厂家工具及假体的改进,微创入路再次受到推崇,对于入路的了解也逐渐加深。

国内有学者在外侧改良 Hardinger 入路(切断前方 1/3 的臀中肌止点,术毕予以缝合)基础上,于 2013 年起采用 OCM 入路进行全髋关节置换手术,进行了入路解剖研究及改良,并进行了工具的改进,目前已经有 500 例前外侧微创入路手术经验,已将此入路作为常规手术入路,顺利地在 I 型、II 型、III 型先天性髋关节发育不良、陈旧性股骨颈骨折、髋内翻、骨性强直的强直性脊柱炎、翻修等复杂病例中进行了使用,大大降低了患者术后疼痛,获得了极高的患者满意度,手术后当天或第二天即可下地活动,降低了血栓的发生风险,同时具有极低的跛行与脱位率。

一、操作技术

1.假体及特殊工具准备

(1)假体准备:髋臼假体无特殊需求,股骨假体尽可能选择合适做前外侧微创切口的假体,另外一些短柄假体也可使用,这些假体多有一个共同特点,股骨近端肩部较小,不需要进行大转子过多的开槽,需要注意的是各种柄均有不同的设计特点,需要有所了解,并结合患者的股骨形态进行选择。当然,一些公司的标准直柄也可以选择,但很多时候这样选择可能需要做相对多的松解,并可能会导致外侧臀中肌锉伤概率增加。

(2)特殊工具准备:很多时候,普通髋关节置换工具及拉钩也可以用作微创前外侧手术,但是一般都需要配备一些特殊的手术器械以防止发生意外情况,基本所有的公司都配备有适合微创前外侧入路的偏心髋臼锉、偏心股骨髓腔锉及弧形或大腿式臼杯安装器。

(3)手术拉钩准备:在厂家提供拉钩器械的情况下,仍建议使用自己适合的拉钩,好的拉钩可以使得手术流程简化并习惯化,有利于手术的常规化。以下为笔者常用的手术拉钩:7 号髋臼 Hoffmann 拉钩,十分有用,可以备用两把,拉钩便于显露髋臼及股骨颈;臀中肌保护拉钩,笔者在临床实践中自行设计了分左右侧的"麻花"扭弯拉钩,可以在显露髋臼时作为臀中肌保护使用,尤其在牵拉显露股骨时,"麻花"拉钩与臀中肌走向十分吻合,有利于保护臀中肌,从而降低其牵拉损伤概率;股骨矩拉钩,可使用窄的眼镜蛇拉钩或双齿拉钩方便翘拨牵拉股骨矩;门形拉钩,软组织保护用;其他备用特殊拉钩,如带光源的拉钩可以增强术野深部髋臼的显露效果。

2.患者体位、消毒及术者位置　可以采用标准平卧位或者侧卧位体位,笔者采用侧卧位,摆放要点如下:去除后方的手术床腿板,患者取全侧卧位,身体纵轴方向与手术床一致;大转子部位位于后侧床板远端上方约 10cm,保证患侧大转子向上凸起,同时术中方便进行髋关节后伸、内收、外旋动作;骶尾部、耻骨联合部位分别行支撑垫牢固固定,避免在术中摆放下肢时导致固定体位失效;健侧肢体处于屈膝屈髋位置,膝关节上方放置软枕,使得患肢放在健肢上时处于轻度的内收位,踝关节位置放置软垫避免压疮,将健侧肢体绑缚在手术床腿板上,防止术中健腿掉落;调节手术床位于水平位(也可根据习惯调整手术床于头低脚高位,方法有:透视法,使得双侧髋臼中心或股骨头中心重合;采用特殊的定位工具使骨盆处于标准侧位);有条件使用真空固定垫的,可以在体位固定后将真空垫抽空使得体位完全固定。

消毒范围包括会阴部,向前至患侧腹中线、上至脐上 5cm,后侧过背部中线,下至膝下15cm,铺无菌单,露出患侧髂前上棘至大转子下方约 15cm,会阴部使用手术膜封闭,膝关节与小腿使用无菌防水袋或无菌巾单包裹。术者根据各自习惯可站在患者右侧,也可站在患者前方。两位助手一前一后站立,如有四位助手,保证前后侧各有两人。在处理股骨侧时候需要有一位助手维持患肢放置于床边,另一助手扶持拉钩。

3.软组织分离　切口方向略有不同,经典入路位于髂前上棘和大转子顶点连线,切口走向可以有各种变化,可始于髂前上棘后侧 3cm,指向大转子前结节,对于肥胖患者,向两端延长切口时,切口近端尽可能往后,使得切口线与身体中轴更为平行,可略呈弧形的切口,一般切口长 7~9cm。

锐性全层切开皮肤及皮下软组织,直至显露髂胫束,皮肤撑开器向两侧撑开,自切口线近端寻找阔筋膜张肌的外侧界线,髂胫束位于下方,阔筋膜张肌位于上方,髂胫束颜色灰白,而阔筋膜张肌呈红色,一般比较容易分辨,特殊病例难以分辨的可以寻找血管标记,可看到固定的血管从髂胫束下方穿出至表面。

髂胫束的切开线对于手术操作方便与否十分重要,有多种切开方式,可以自近端沿髂胫束纤维方向向远侧切开,或沿着切口线方向切开,也可略呈"L"形切开髂胫束,电刀或剪刀切开后,甲状腺拉钩将臀中肌及髂胫束向后方拉开,前侧拉钩将阔筋膜张肌向前侧拉开,此时即显露出臀中肌与阔筋膜张肌之间的间隙,自远端向近端钝性分离,可以发现穿行于臀中肌与阔筋膜张肌之间的穿支,长镊子夹持并电凝止血,一般有 2~3 根穿支,越靠近近端越需注意保护支配阔筋膜张肌的臀上神经终末支,此终末支一般位于髂前下棘下方约 3cm,直径约 3mm,使用示指轻微地向上钝性游离间隙。

4.暴露关节囊　此切口内无重要血管神经,在显露清楚的情况下,均可以使用电凝进行止血。进入间隙后,手指即触及髋关节囊,一把 7 号髋臼拉钩自臀中肌、臀小肌下方插入关节囊外股骨颈后侧,也可使用宽的大弯拉钩保护臀中肌,另一把 7 号拉钩自阔筋膜张肌及股直肌直头下方,插入至关节囊外股骨颈前方,将下肢外旋,可清晰显露髋关节囊,臀中肌发达者,可在髋臼后上方插入一把"麻花"拉钩,电刀清除髋臼前方脂肪,注意可能会有滋养血管需要进行止血,骨膜剥离器向前方推开股直肌反折头,将拉钩插入髋臼前缘向前拉开并牵拉,显露出前方及外侧的髋关节囊。

5.切开关节囊　关节囊可行切除或保留,根据关节囊本身质量及个人手术习惯。安全起见,可沿着股骨颈中轴线方向切开关节囊,显露并辨别股骨头颈及髋臼位置后,再行准确的关节囊处理,电刀切除前外侧关节囊(髂股韧带,股骨外侧束股骨转子止点需要尽量的游离为后续手术准备),下方尽可能地切至股外侧肌,注意前侧的关节囊比较微薄,切除时候需辨别清楚,当发现肌肉或肌腱组织时及时停止,调整拉钩位置后再行切除,小心对血管、神经及髂腰肌保护。如果需要保护关节囊,可以将关节囊做"Z"形切开,并分别前、后拉开,上、下方尽可能沿着髋臼及股骨颈基底部切开,避免影响后续手术操作。

6.股骨颈截骨及股骨头取出 关节囊准备结束后,可以试行牵引后伸、外旋脱位髋关节,避免暴力脱位而影响体位,如果可以脱位,则行"一步法"截骨:拉钩在股骨颈基底部前、后放置,摆锯在股骨颈预计截骨位置截骨后,使用取头器拧入股骨头或髋骨刀插入截骨线中间并击入股骨头后翘出。大部分情况无法脱出需要行"两步法"截骨。将两把髋臼拉钩换至关节囊内,放置于股骨颈头颈交界区前、后方,分别前、后牵拉,下肢处于外旋中立或轻度外展体位,可以松弛臀中肌张力并使得股骨头颈恰好在切口下方,方便摆锯进行操作。摆锯自股骨头下垂直股骨颈方向进行第一刀截骨,摆锯深度控制,可以保留少许骨连接而避免损伤下方的髋臼,用髋骨刀彻底凿开股骨头颈,后伸外旋患肢,使得下肢处于外旋90°位置(髌骨朝向正上方),这时候可以将两把7号拉钩放置在股骨颈基底部,行第二刀标准截骨,可以沿着转子基底部向内侧股骨矩,按照术前规划或者做相对于股骨干内翻45°的截骨,保留股骨矩约一横指,摆锯垂直手术床往下(垂直于股骨干),直至股骨颈完全切断,注意保护内侧血管神经束。骨刀分离并使用抓钳取出骨块,特殊粘连的病例可以分割成小块取出,前、后拉钩重新放置于髋臼前、后方,切开残留的影响股骨头视野的关节囊,取头器取出股骨头(注意取股骨头时应该去除所有拉钩,避免股骨头过大取出时挤压损伤肌肉)。

7.髋臼显露 三把髋臼拉钩分别置于前下、后下、后上方,显露髋关节,后下方7号拉钩置于髋臼后下方,牵拉股骨向后下方,前侧7号拉钩置于髋臼前下方,后侧麻花拉钩置于髋臼后上方牵拉臀肌。其中后下方的7号拉钩十分重要,主要作用为牵拉股骨往后下方,牵拉力较大,注意避免骨折,如显露困难,需要重新观察股骨矩是否保留过多,或者关节囊松解或切开不足。可以调节患肢位置,以便选择最理想的髋臼磨锉,可以抬高患肢放置于器械台上,或者在两腿中间垫高,处下轻度屈髋外展体位;长柄电刀或长刀片进行髋臼盂唇切除,圆韧带切除,髋臼窝内软组织清理,髋臼边缘骨赘清理,完整显露髋臼和横韧带,如有影响可以进行横韧带部分切除,但需要小心的是可能会引起不易止住的出血,可以采用电凝烧灼。完整处理后,对髋臼形态进行观察,包括前后倾、骨缺损、骨硬化髋臼下缘等的判断,以及安装臼杯位置的大致判断。

8.髋臼磨锉 处理髋臼边缘增生的骨赘,首先初步了解髋臼前、后壁及上缘的骨质情况,根据切口及髋臼深度,髋臼锉可以使用直锉也可以使用偏心锉,由于视野相对较小,初学者可以选用小号的髋臼锉逐步磨锉,对于髋臼发育正常的病例,可以选择比目标大小小4mm的髋臼锉进行磨锉。按照2mm或1mm逐渐增加,目标角度40°~45°外展角,前倾10°~25°进行磨锉,最后一把锉完后,应该看到关节软骨完全磨锉干净并显露出软骨下骨,不同公司配备有角度控制器固定于磨锉的手柄上,可以对角度进行大致判断。

磨锉时固定手需要尽可能下压,抓持电钻的手需要进行纵向施压,对于正常髋臼,需要磨去髋臼软骨,直至软骨下骨的小点状出血即可。特殊情况可以根据术前判断进行深锉,但不能超越卵圆窝底,对于髋臼发育不良的,卵圆窝往往由于硬化骨而出现封闭,第一把髋臼锉可以定位置和深度,并找到卵圆窝,从而对磨锉深度进行判断,同时根据横韧带位置判断最终磨锉的下缘,逐渐加大,直至出现足够的骨床以满足髋臼杯的安放。髋臼上缘如骨量不足,可以取大块股骨头结构性植骨螺钉固定,或使用松质骨颗粒及骨泥植骨,对于软骨下骨的囊性变需要置入磨锉下来的自体松质骨泥。磨锉完毕后进行试模安放,观察假体周围骨床覆盖、前后倾及外展情况。

9.髋臼杯安放　根据个人习惯,可使用生物型假体或者骨水泥假体,根据公司推荐并综合骨床情况,使用磨锉同号或者加 1mm/2mm 假体,安放时将带直的螺纹臼杯适配器拧入髋臼杯顶孔,如髋臼位置较深,可以使用特殊的大腿式或弧形臼杯适配器,大部分情况并不需要。安装目标角度外展 40°~45°,前倾角度 15°~20°(根据各自经验决定),为防止此前操作造成可能的体位偏差,综合髋臼前、后缘及术前的髋关节 X 线片及 CT 等,进行前倾角度准确性的再判断。安装臼杯时前后的拉钩可予以放松,减少因为牵拉导致的骨盆位置改变,击打臼杯打入器,直到髋臼杯完全打入,前后上下晃动感受臼杯的稳定情况。

臼杯牢固固定后,拧下臼杯适配器,长血管钳探查髋臼底部及螺钉孔,看髋臼杯是否与骨床完全接触,根据假体稳定情况决定是否增加髋臼杯固定螺钉,使用锋利的骨刀或尖嘴咬骨钳清理髋臼边缘增生的骨赘,以及可能导致撞击的多余骨质,装入陶瓷或聚乙烯内衬,特殊病例也可先装入试衬。由于前外侧入路髋关节前方稳定性相对于后侧稍差,往往臼杯的安放前倾角度较后侧入路要小些,可以在内衬安放时将高边放置于髋臼杯的后上方,左侧放置于 1~2 点位置,右侧放置于 10~11 点位置,处理完毕撤去所有拉钩。

10.股骨准备　行股骨侧准备,将患肢置入无菌袋内,髋关节极度后伸内收,术者可用下肢顶住患者小腿使小腿纵轴与地面垂直,使股骨外旋,一把 Hoffman 拉钩置于股骨大转子外侧保护臀中肌,另一把 Hoffman 拉钩置于股骨小转子上方将股骨近端撬起,此时可显露股骨颈截骨面,进行股骨扩髓磨锉。置入适用的股骨假体柄,安装股骨球头试模,助手辅助牵引下内旋复位髋关节。测试张力、关节稳定性和活动度。脱位后冲洗关节腔,安装内衬,打入股骨假体,安装球头,复位关节,缝合伤口。

二、总结

OCM 入路由德国 Röttinger 医师于 2004 年首次报道,由臀中肌前方及阔筋膜张肌后方之间的间隙到达髋关节前方关节囊,符合微创理念,其优点是:①切口小,几乎无肌肉损伤,术后外展肌功能正常;②臀上神经损伤发生率低;③不损伤后方关节囊及外旋肌群,后脱位发生率低;④入路远离前方血管神经束与后方坐骨神经,发生血管神经损伤的风险较小;⑤入路创面小,术后疼痛轻,感染发生率降低。一项基于 MRI 评估手术入路对肌肉创伤的研究显示,直接外侧入路组臀中肌前半部出现较高程度的脂肪浸润,以及阔筋膜张肌的代偿性肥大,OCM 入路组仅出现与直接外侧入路组相近的阔筋膜张肌脂肪浸润。OCM 入路适用于多数髋关节疾病,不宜采用 OCM 入路的情况除了全髋关节置换术的禁忌证之外,还包括合并严重的髋臼骨缺损,严重的髋臼发育不良,强直性髋关节炎,股骨侧畸形或股骨截骨术后,以及翻修术。OCM 入路初学者在学习曲线期需避免选择肥胖患者和肌肉强壮的患者,虽然肥胖不是 OCM 入路的禁忌证,肥胖患者大腿近端前方的脂肪并不肥厚,但还是可能对显露形成阻碍;肌肉强壮的男性患者在进行股骨近端松解时更为困难。老年患者合并严重骨质疏松时,术中出现股骨大转子骨折及股骨干骨折的风险增加,术前选择患者时需要注意。

研究中,OCM 入路在术后早期显示出微创的优势,包括出血减少,住院时间短,异体输血率低,伤口疼痛轻。在一项前瞻性随机对照研究中,OCM 组术后 48 小时 Hb 下降值显著低于 Hardinger 外侧入路组,平均住院天数没有差异。国内一项研究比较两组间术后第 4 天与术前 Hb 差值,OCM 组 Hb 降低显著少于后入路组,说明 OCM 入路术中出血与术后隐性失血总量低于后入路组。同样,异体输血率也显著低于后入路组,但可能由于后入路组平均年龄较高,且纳入较多股骨颈骨折病例,存在抽样误差,直接导致围术期重度贫血发生率高,异体输血率高。

术后 1 年随访时,除后入路组 1 例大腿前方疼痛外,两组患者均无髋关节疼痛,Harris 评分则是 OCM 组略高于后入路组。数个前瞻性对照研究短期随访结果均认为 OCM 入路的手术结果并不优于传统手术入路。据报道,微创入路(包括微创后入路与 OCM 入路)与常规入路相比在术后 1 年随访期没有显示出优势,但该学者承认主刀虽然有 1000 例以上的常规入路髋关节置换经验,但微创入路组显示出与并发症相关的明显的学习曲线。有学者则在 2 年随访末期认为 OCM 入路与主刀熟悉的常规入路相比,WOMAC 评分与 SF-36 评分没有差异,且发现 OCM 入路组出现更多的股骨假体下沉和股骨假体周围骨折。经过 4 年随访,认为 OCM 入路在术后关节功能,假体角度方面与 Waston-Jones 入路没有差异。笔者同样认为,术后 1 年 OCM 组 Harris 评分优于后入路组的结果可能是研究方法导致,后入路组患者高龄,原发病为股骨颈骨折的病例较多,合并骨质疏松症等基础疾病,可能对术后远期髋关节功能及患者满意度产生负面作用,因此不能认为 OCM 入路在术后 1 年手术结果优于常规后入路,还需要设计前瞻性临床研究,以及进行远期随访做进一步的评价。在并发症方面,本研究两组病例围术期至末次随访均未出现并发症,OCM 组未发生臀上神经损伤与股骨骨折,后两者是 OCM 入路相关并发症,这与主刀医师经过 OCM 入路培训及度过学习曲线有关。多个 OCM 入路早期结果报告表达了对股骨侧并发症的担心。国外报道 103 例 OCM 入路 THA 的早期并发症包括 3 例股骨大转子骨折和 3 例股骨距骨折,与对照组 98 例后侧入路 THA 相比,股骨骨折发生率没有差异。国外还有学者报道 103 例 OCM 入路 THA 出现 1 例股骨皮质穿透,2 例股骨近端骨折(纵向劈裂),认为与学习曲线相关。

OCM 入路虽然切口较小,但髋臼显露清楚,利用曲柄的手术工具,可以完成髋臼侧骨床准备。股骨近端显露是这一入路的难点,通过对股骨大转子周围软组织的松解,以及患肢后伸、内收、外旋,可以逐渐显露股骨近端截骨面。在对股骨近端松解时要注意:①松解范围不要超过大转子顶点后方,否则可能过度松解后方关节囊产生后脱位的风险;②避免电刀损伤坐骨神经;③Hoffman 拉钩置于大转子后外侧辅助显露时,避免暴力放置导致大转子骨折,在显露不够充分时,依靠患肢极度后伸、外旋进行显露而不是依靠拉钩撬起股骨近端。股骨颈截骨是另一个难点,采用二次截骨形成 V 形截骨块可以方便取出,如截骨呈倒 V 形,则截骨块易卡于股骨颈前侧,难以取出。取出截骨块后,患肢后伸范围增加,便于进一步显露股骨近侧。由于手术中不能直视小转子,需要在后伸、内收,外旋患肢时用手指触摸小转子,再进行股骨距截骨,一般保留小转子近侧皮质 0.5cm。OCM 入路技术是采用骨凿插入截骨间隙将截骨远端翘起行二次截骨。

OCM 入路采用的体位为侧卧位,在进行髋臼磨挫和假体放置时,符合熟悉后外侧入路手术医师习惯与空间感,但在一些病例中会由于对侧肢体和床板的阻挡限制患肢内收外旋,股骨近端显露不够充分。法国 Bringer 医师于 2008 年对 OCM 入路进行改良,即采用 45°侧卧位施行 OCM 入路 THA,可以避免上述情况,使股骨近端显露良好,在术前进行体位准备时需要将患侧腿板卸下,健侧置于腿板并固定,患侧肢体做后伸内收动作确认手术床边缘及对侧下肢腿板对患侧肢体无阻挡。国外学者报道侧卧位 OCM 入路放置假体时,对于髋臼假体中心位置、偏距,股骨柄偏距、力线均无影响,但容易出现髋臼假体前倾角,外展角异常的情况,与直接外侧入路相比,髋臼假体角度不良的发生率较高(38.5% vs. 16.7%),特别是前倾角过大和外展角过大的发生率高。国外有人采用 CT 评价 103 例 OCM 入路 THA 术后髋臼假体前倾角,平均值为 9.2°±9.2°。国内研究中,OCM 组髋臼假体角度与后入路组没有显著差异,没有出现髋臼假体后倾,与其他学者报道结果一致。笔者除了参考髋臼横韧带,髋臼前后缘,还采用上文描述的办法,在髋臼磨挫和打入髋臼假体时,手术工具轴线与躯体纵轴呈后倾 5°夹角,这要求在放置患肢腿架时,需要使患侧髋关节位于中立位,患肢与身体纵轴呈一直线,在手术中以患肢作为参考,使髋臼磨挫或髋臼连接杆与患肢呈后倾 5°左右夹角,可以获得 10°~25°的髋臼假体前倾角。尽管如此,OCM 入路初学者仍然可能在 45°侧卧位时对髋臼假体前倾角的把握不准确。

虽然全髋关节置换术在本单位已经标准化形成临床路径,研究期间两组病例的围术期处理措施基本一致,但由于需要对 OCM 入路患者做病例选择,无法形成随机对照研究。两组间病例在年龄,BMI 指数,原发疾病等方面存在差异,OCM 组病例相对年轻,骨质良好,可能对术后康复及远期效果产生积极的影响,因此,尽管 OCM 组术后 1 年 Harris 评分优于后入路组,由于组间存在抽样误差,影响了结果的可信度。但是,对于手术入路选择的问题,医师更关注术后早期的康复。笔者认为,OCM 入路具有围术期快速康复的优势,且安全性与常规后入路无差异,具有一定的应用前景,值得临床进一步研究与推广。

第九章　膝关节损伤

第一节　髌股关节疾病

髌股关节疾病包括髌股关节不稳和髌股关节疼痛两部分。

一、内侧髌股韧带解剖与生物力学

虽然髌股关节不稳的学术研究距今已有半个多世纪的历史,目前认为髌股关节不稳与多种因素有关,如髌骨形态与位置、股骨髁发育、下肢力线、髌周围关节囊与韧带结构、外伤或发育畸形等。但是学术界对髌骨内侧软组织稳定结构仍缺乏了解。直到 1979 年,Warren 和 Marshall 等进行了具有代表意义的解剖学研究,使得内侧髌股韧带(medial patel-lofemoral ligament,MPFL)这一解剖结构逐渐受到学术界的关注。目前,MPFL 被认为是髌骨内侧限制髌骨外向脱位的软组织一级稳定结构,重建 MPFL 对成功治疗髌股关节不稳能够起到重要作用。准确、安全、有效地重建 MPFL 需要以解剖及生物力学为基础。本节将从临床实用性角度对 MPFL 的解剖与生物力学要点做总结归纳。

1.解剖要点

(1)解剖层次与 MPFL 解剖形态:髌骨内侧软组织稳定结构共分 3 层,按照由浅到深的顺序观察,第 1 层为深筋膜或股筋膜;第 2 层为内侧副韧带浅层及其前方结构;第 3 层包括内侧副韧带深层和内侧关节囊。MPFL 与内侧副韧带浅层同在第 2 层,属关节外结构。

MPFL 起自股骨内侧,其纤维呈束状排列,向膝关节前上方走行并呈扇形发散,最终止于髌骨内上缘,与股内侧肌远端的深层纤维相融合。

(2)MPFL 的股骨侧解剖止点:MPFL 股骨侧解剖止点定位的准确程度对其等长性影响较大,关系到 MPFL 重建手术的成功率。

MPFL 股骨止点区域的软组织结构较为复杂,MPFL、内侧副韧带浅层纤维及大收肌腱共同止于内收肌结节或股骨内上髁区域。关于 MPFL 止点的准确量化结果尚存争议。由于肉眼往往难以精确辨认解剖止点的边界,如何提升 MPFL 股骨止点术中定位的准确性及可重复性成为近年来学术界的研究热点之一。

2007 年,Schottle 等利用术中 X 线透视在标准膝关节侧位片上确定了 MPFL 股骨侧解剖止点的放射学位置(图 9-1),实用性强,得到了学术界的广泛认可。

图 9-1　MPFL 股骨止点的术中透视定位技术

（3）MPFL 的髌骨侧解剖止点：MPFL 止于髌骨内上缘，在此处与股内侧肌远端纤维相融合，相比股骨侧止点而言，髌骨侧覆盖范围更广。目前的共识是：①MPFL 髌骨侧解剖止点的定位较为一致，即在髌骨内上缘；②MPFL 在髌骨止点区域的纤维被股内侧肌远端纤维覆盖，两者存在一定程度的融合关系。

2.实用生物力学要点

（1）MPFL 的稳定作用：髌骨脱位后，MPFL 断裂的发生率为 95%～100%。MPFL 是对抗髌骨向外脱位的一级稳定结构。屈膝 0°～20°，50%～60% 的稳定性由 MPFL 提供。

（2）MPFL 的等长性与术中定位：MPFL 并非一个等长结构，屈膝 60° 以上时其长度明显缩短。股骨侧止点对于 MPFL 等长性影响较大，其等长最优点位于股骨足印的上缘（图 9-2）。

图 9-2　MPFL 等长性与手术定位示意

A.a、b、c 为髌骨止点，d、e、f 为股骨止点，d 点与 a、b、c 3 点的等长性均较好，手术中选择 d 点为最佳；B.MPFL 髌骨侧足印区，a 点为近端止点，位于髌骨纵轴中上 1/3 处，c 为远端止点，位于髌骨纵轴中点

二、病因与发病机制

1.髌股关节不稳

（1）基本分类

1）复发性髌骨脱位（recurrent patellar dislocation，RPD）：经轻微外伤诱发的髌骨一过性

脱位,通常可自行复位。脱位时伴有疼痛和肿胀。发病特点呈发作性,又称为发作性髌骨脱位(episodic patellar dislocation,EPD)或屡发性髌骨脱位。易患人群以年轻女性为主。

2)习惯性髌骨脱位(habitualpatellar dislocation,HPD):又称为随意性髌骨脱位(obligatory patellar dislocation,OPD)。膝关节每次屈膝时均发生髌骨向外侧脱位,完全伸膝时复位。如果外力强行限制髌骨脱位,则会阻止膝关节进一步屈曲。该病发病年龄早晚不一,发病率与复发性脱位相比相对较低,但在国人患者群中并不罕见。

3)先天性髌骨脱位(congenital patella dislocation,CPD):出生时即出现的髌骨脱位(通常在10岁以前得以发现),手法不能复位,常伴有多种先天性全身发育异常综合征,如常见的唐氏综合征、EVC综合征等。

4)固定性髌骨脱位:也称为永久性脱位,即在膝关节屈伸各个角度时髌骨均处于向外侧脱位状态,无法自动复位或手法复位。

(2)病因

1)RPD:在具备某些发育性易患因素(常见为骨性结构发育异常)的基础上,因MPFL受损导致。

2)HPD:①股四头肌短缩:累及股中间肌、股直肌、股外侧肌。确切病因目前尚不明确,有人认为肌内注射可导致股四头肌纤维化,但很多患者并没有肌内注射史。短缩程度越重,脱位时屈膝角度越小。髌骨常表现为低位,提示短缩的存在;②外侧纤维化:膝外侧和髌骨外侧组织纤维化,累及胫束、外侧支持带和股四头肌外侧肌腱。

2.髌股关节疼痛

(1)常见的有以下几个基本概念

1)膝前痛:是由多种独立疾病组合成的综合征,共同特征为髌骨周围痛。由于有多重病因,需要进行个体化诊断和治疗。

2)髌骨软化症:尽管目前仍然在广泛使用该名称,但其实它是一个不准确的概念。20世纪60年代以前,人们曾认为膝前痛的病因是髌骨软骨的软化,随即称之为髌骨软化症,但后来逐渐发现膝前痛与髌骨软骨的软化并没有相关性,关节镜下观察到有软化现象的许多患者并没有疼痛,而存在膝前痛症状患者的软骨是正常的,或病变程度比软化更重。进一步研究发现,软骨本身没有神经末梢,其损伤不会引发疼痛,而软骨下骨的病变是引发疼痛的一个原因。软骨软化是一个关节镜下的表现,是软骨退行性变的早期阶段,不能以这样一个早期软骨病变阶段解释所有的膝前痛。因此这个概念逐渐被废弃,目前称之为髌骨软骨损伤或软骨退行性变。

3)髌股外侧关节高压症(excessive lateral pressure syndrome,ELPS;lateral patellar compression syndrome,LPCS):简称外侧高压症,由法国的Ficat于20世纪70年代提出,属于膝前痛的一种类型,是一种髌股力线不良综合征。核心问题是髌股关节外侧关节囊紧张,活动度明显减少,髌骨倾斜,不合并髌骨外侧半脱位和不稳定,临床表现为髌股关节疼痛。该综合征存在外侧支持带的病理学基础(过度紧张或神经末梢改变)。合并不稳定或外侧半脱位的髌骨倾斜属于不稳定范畴,不归于外侧高压症。

(2)病因

1)髌股关节软骨退行性变或损伤:软骨生理性退行性变的发病年龄常在40岁左右。年轻患者的膝前痛有一部分是由于软骨损伤所致,它有多种原因,如不稳定、过度使用、下肢力线不良等。

2)外侧高压症:年轻患者外侧高压症发病初期的疼痛症状来源于外侧支持带短缩。Fulkerson 曾在外侧支持带上发现了末梢神经纤维瘤及脱髓鞘改变。外侧支持带内的感觉神经末梢受到过度牵拉和压迫,产生疼痛症状。后期的疼痛是外侧支持带和软骨损伤双重作用的结果。

3)髌股关节力线不良:髌股关节力线不良导致髌股关节接触面减小、降低了疼痛阈值,在某些刺激下(外伤或过度运动)容易导致膝前痛。常见类型有:①下肢的扭转畸形(前倾角过大和胫骨过大外旋);②髌骨外侧倾斜和外侧半脱位;③髌骨运动轨迹异常。

4)过度使用:长期高强度的运动导致软骨损伤及退行性变软组织慢性劳损。

5)髌腱腱病及腱周炎:常见于 P 腱末端及 P 腱实质区域的慢性炎症。

三、临床评估

1.病史与临床表现

(1)复发性髌骨脱位

1)典型的脱位症状:通常由轻微的扭转动作诱发髌骨向外侧脱位,随即复位。患者常描述为"髌骨错动"或"膝关节脱臼"。伤后数小时关节肿胀、关节腔积液、疼痛逐渐加重、基本日常功能受限,症状反复发作。

2)诱发动作:屈膝 30°位,足固定,躯干内旋;日常生活动作,如不经意地转身、"剪刀样"蹲起、体育运动。患者往往不能准确描述受伤时的动作。

3)隐匿症状:有些患者主诉的症状是非特异性的,如容易摔倒、膝关节反复肿胀积液、髌骨周围痛、髌股关节摩擦音、交锁感、上下楼困难、下蹲困难等。这类症状容易产生误导,需要与髌股关节炎和风湿免疫性疾病鉴别。

(2)习惯性髌骨脱位

1)主诉:患者常以外观异常和主动伸膝功能受限就诊,尤其是主动开链伸膝受限。通常无疼痛。常合并下肢其他骨性发育异常,如膝外翻、滑车发育不良、股骨和胫骨扭转畸形、胫骨结节外偏等。

2)体征:屈膝时髌骨向外侧脱位,伸膝时复位。脱位时的屈膝角度差异较大,可以是10°~20°,也可以是 60°~90°。一旦开始脱位,屈膝角度越大,髌骨向外侧脱位程度也随之加大。如果手法强行限制髌骨脱位,则会阻止膝关节进一步屈曲。这类患者膝关节被动活动度正常。

3)诊断:屈膝位髌骨脱位是诊断要点,需要与 RPD 进行鉴别。

(3)膝前痛

1)原发性膝前痛:无外伤史,疼痛较为隐匿。疼痛常为钝痛,呈间歇性,有明显的发作期和缓解期。疼痛以髌骨为中心,累及髌韧带并弥散至周围广泛区域,常主诉合并关节摩擦感,偶有交锁感。需要仔细询问病史,寻找出诱发因素才能进行针对性治疗。常见诱因:①过度使用是较为常见的病因,如工作、体育运动、旅游、爬山等,注意询问时间、强度、频率的改变;②久坐疼痛,伸膝缓解。包括开车疼痛,特别是长时间脚踩离合器,常导致左膝疼痛;③上下楼梯疼痛和深蹲疼痛。

2)继发性膝前痛:①髌骨不稳定性疼痛;②前交叉韧带重建后疼痛,特别是使用髌韧带作为移植物时更为常见;③后交叉韧带损伤后疼痛;④半月板损伤后疼痛。

2.体格检查 髌股关节不稳和疼痛的病因是多元性的。临床评估不仅限于膝关节局部,同时整个下肢甚至全身情况都需要进行评估,全面筛查力学环境中的不良或易患因素。以病史为线索进行系统的体格检查,逐步剖析髌骨脱位和疼痛的成因并评估其严重程度。

系统的体格检查可根据不同体位进行评估,包括站立位、步态分析、坐位、平卧位、髌股关节局部的特殊检查和全身检查。

(1)站立位检查:患者站在检查者前方,检查者从前方、侧方和后方观察。

1)前方观察:①"刺刀征",胫骨近端 1/3 明显内翻;②"髌骨斜视",即当患者双足平行站立时,由于代偿性股骨内旋导致两侧髌骨斜向内侧;③胫骨结节外偏;④膝外翻;⑤股内旋步态。

2)侧方观察:患者是否存在腰椎前凸、膝过伸或伸直受限。

3)后方观察:患者是否存在脊柱侧弯、骨盆倾斜(可能与原发性或继发性双下肢不等长有关)、距骨倾斜、平足等。

(2)坐位检查:患者坐在检查床边,双小腿悬垂,除观察膝关节是否有异常骨性突起、肿胀、肌肉萎缩等外,还应着重进行以下 2 项检查。

1)90°Q 角:屈膝 90°测量髌骨中心点到胫骨结节中心点连线与股骨内、外侧髁连线的垂线之间的夹角,正常值为 0°,>10°为过度外偏。对于 RPD,由于在屈膝 90°时髌骨位于股骨滑车中心,消除了髌骨外位对 Q 角的影响,因而屈膝 90°Q 角比传统的 0°Q 角更为准确。HPD 患者不适合测量此参数。

2)髌骨运动轨迹:正常情况下,当膝关节处于伸直位时,髌骨位于髌股关节外上方(近端偏外)。随着屈膝角度的不断加大,髌骨逐渐向远端和内侧移动。屈膝 30°~40°时髌骨进入股骨滑车,随即完成中央化,形成髌股关节契合,一直到完全屈膝。正常膝关节在伸屈过程中,肉眼观察髌骨几乎是沿直线在近端和远端间移动,仅在伸膝的终末期向外侧轻度滑移,常无法察觉。常见的髌骨异常运动轨迹有两种:①"J"形征(J-sign):又称为近端轨迹不良。患者坐位,小腿悬垂于床边。检查者要求患者最大限度伸直膝关节,检查者从前方观察髌骨运动轨迹。如果髌骨出现突然向外侧跳动或明显向外侧滑动,即为阳性;②屈膝外侧脱位轨迹:见于 HPD,又称为远端轨迹不良。

(3)仰卧位检查

1)髌骨外(内)推试验:患者平卧位,膝关节屈曲 20°~30°,放松股四头肌。检查者的拇指置于髌骨内缘,将髌骨轻轻向外(内)推,记录髌骨外移(内移)程度。该试验是髌骨外侧(内侧)脱位的确诊试验。手术前麻醉下检查更为准确。

2)恐惧试验:做法同髌骨外推试验。如果患者表现出明显的恐惧,或者患者因害怕髌骨脱位而拒绝配合检查,则为阳性。

3)改良外推恐惧试验(图 9-3):Tanner 提出将髌骨向外下方推移比经典的外侧推移更加敏感。

图 9-3　改良的髌骨外推恐惧试验

A.将髌骨向外下方推动;B.患侧和健侧对比,分别记录松弛程度

4)髌骨倾斜试验:患者仰卧位,膝关节伸直,股四头肌放松。检查者拇指和其余 4 指分别放在髌骨的外侧缘和内侧缘,感觉髌骨内、外侧缘的高度,通过对比髌骨内、外侧缘的高度来判断髌骨的倾斜程度。如果内侧缘比外侧缘高,则为髌骨外倾;反之,则为髌骨内倾。如不能使髌骨外侧关节面提升至水平面或稍高于水平面,表明髌骨外侧支持带过度紧张。如果过度内倾,常为外侧支持带过度松解术后表现。

5)0°Q 角:Brattstrom 首次将 Q 角定义为股四头肌机械轴延长线与髌腱在髌骨中心点处的夹角。临床上 Q 角是指髂前上棘到髌骨中心点连线与胫骨结节最高点到髌骨中心点连线两条连线的夹角,正常值男性为 10°,女性为 15°。

测量方法:患者平卧位,嘱其放松,髋关节和膝关节都置于中立位。检查者标记胫骨结节的中心点;确认髌骨处于股骨滑车中心位置,标记髌骨中心点;标记髂前上棘的最高点;然后使用角度尺测量 Q 角。

需要注意的是,0°Q 角的测量将参照点设在髌骨中心,如果髌骨处于外位,会直接导致测量值偏小,甚至正常。对于下肢旋转畸形的患者,如果髌骨没有处于股骨滑车中心位置,0°Q 角可能为"正常"值。因此,测量时务必保证髌骨位于滑车中心位置。

(4)俯卧位检查

1)股骨前倾角检查:可以通过检查髋关节的内、外旋来评估。如果髋关节内旋角度超过外旋角度 30°以上,提示股骨前倾角过大,需要进一步用 CT 测量。髋关节内旋角度与股骨前倾角存在相关性,但绝对值并不相同。

2)胫骨外旋检查:屈膝 90°位,测量双踝-足内缘平面与股骨纵轴的夹角,即股足角。该角度与 CT 测量值存在相关性,但绝对值并不相同。

(5)全身检查(关节松弛症的评估):多发性关节松弛症和膝关节局部松弛症是髌股关节不稳定的常见易患因素之一。

Beighton 诊断标准:满分 9 分,成人评分≥4 分、儿童评分≥6 分即可诊断为多发性关节松弛症。

3.影像学检查　髌股关节疾病的放射学评估包括 X 线、CT 和 MRI 检查,常用于评估骨和软骨因素。常规 X 线检查是所有影像学检查的第一步。通过 X 线检查和体格检查进行初步筛查,随后进行更有针对性的特殊检查,如 MRI、CT 或三维 CT 检查等。

(1)X 线

1)膝关节正位片:对于髌骨不稳定,膝关节正位片能够看到髌骨偏离正常的位置,向外

侧脱位。有时可能发现游离体,提示在髌骨脱位的过程中,髌骨与股骨外侧髁撞击造成骨软骨骨折。

2)膝关节侧位片:要求拍摄膝关节纯侧位片,即两个股骨后髁骨的边缘完全重合。常用于评估股骨滑车发育不良和髌骨高度。

A.正常股骨滑车的X线片表现:①Blumenssat线延续为股骨滑车沟基底线,该基底线始终位于股骨内、外侧髁轮廓线的后方,意味着滑车沟低于滑车侧壁;②滑车基底线的最高点不超过股骨干前方皮质的延长线;③股骨内、外侧滑车轮廓线几乎重叠,只显影为一条轮廓线。

B.股骨滑车发育不良X线特征(图9-4):①交叉征;②突起征;③双轮廓征。交叉征和突起征表明滑车基底抬高,与股骨内、外滑车等高;双轮廓征为股骨内侧滑车发育不良的特征。

图9-4　股骨滑车发育不良的X线影像

A.交叉征,股骨滑车沟基底线(黑色点线)与股骨外侧髁轮廓线相交叉(＊位置);双轮廓征,股骨内侧髁轮廓线(短虚线)与股骨外侧髁轮廓线(＊位置)彼此分开;B.突起征,股骨滑车沟基底线最高点高于股骨前方皮质延长线(黑色实线)

C.股骨滑车发育不良X线分型:根据上述3个基本特征,Dejour将股骨滑车发育不良分为4型(图9-5)。

图9-5　股骨滑车发育不良的Dejour分型

A型,交叉征,股骨滑车低平;B型,交叉征+突起征,股骨滑车扁平或凸起;C型,交叉征+双线征;D型,交叉征+突起征+双线征,不对称的滑车关节面,内侧和外侧滑车关节面的"悬崖征"(箭头)

D.髌骨高度:常用的评估髌骨高度的指标包括 Insall-Salvati 指数、Caton-Deschamps 指数和 Blackburne-Peel 指数(图 9-6)。

图 9-6　髌骨高度常用 X 线测量方法

A.Caton-Deschamps 指数;B.Insall-Salvati 指数;C.Blackburne-Peel 指数

E.髌骨倾斜:侧位 X 线片显示的髌骨不同形态提示髌骨不同程度的倾斜。

3)膝关节切线位片:切线位片用于观察股骨滑车入口区形态及髌股关节在该区的对合关系。为观察这个特定区域,拍摄时要控制屈膝角度(30°～45°)和球管投照角度。屈膝角度>90°的投照区域并非入口区,对于评估髌股关节疾病没有太多实际意义。屈膝角度和球管投照角度的组合产生两种常用投照技术:Merchant 方法和 Laurin 方法。Merchant 位与 Laurin 位的屈膝角度和球管投照角度不同,各有 2 个测量参数,彼此间不能混淆。

(2)CT

1)多平面 CT:为了获得标准投照位置,要求膝关节完全伸直,髌骨严格向上,足外旋15°,双足固定在脚踏上。

A.扫描层面:为了进行测量,扫描范围需要包括髋关节、膝关节和踝关节的 6 个特定区域。a.髋关节:扫描范围包括从股骨头颈部到小粗隆,扫描平面需要通过双侧股骨颈,位于转子窝的顶部;b.髌骨:扫描平面需要通过髌骨的中心,通过髌骨横断面最宽的位置;c.股骨远端:扫描平面需要通过股骨滑车的近端。在 CT 扫描图像上髁间窝看起来像"罗马拱门"的形状;d.胫骨近端:扫描平面通过胫骨近端干骺端,恰位于关节面下方;e.胫骨结节:扫描平面通过胫骨结节的近端;f.踝关节:扫描层面通过内、外踝的基底。

B.测量参数:a.胫骨结节-股骨滑车间距(tibial tubercle-trochlear groove distance,TT-TG);b.髌骨倾斜角;c.股骨前倾角;d.胫骨外旋。

2)三维 CT:三维 CT 重建能够更加直观地显示膝关节的骨性结构,如髌骨与股骨滑车的对位关系、股骨滑车发育不良等,也可用于测量股骨前倾角和胫骨外旋角。

4.诊断与鉴别诊断

(1)诊断

1)RPD:根据典型的发作性脱位-复位病史和髌骨外推恐惧试验可确诊。对于症状不典型或急性期病例,体格检查可明确诊断,避免误诊、漏诊。

2)HPD:根据每次屈膝髌骨向外侧脱位的典型表现可确诊。由于治疗方法差异较大,应特别注意与复发性脱位相鉴别,否则会产生较高的手术失败率。

3)外侧高压症:典型的外侧高压症属于低发病率疾病,临床中应严格遵循以下 4 项诊断标准,以避免过度诊断。

A.影像学诊断:屈膝45°的Merchant位和屈膝20°的Laurin位切线X线片。①直接征象:髌骨外倾但没有髌骨外移(图9-7);②间接征象:软骨下骨密度外侧增加,内侧减少;骨小梁向外侧偏移,骨小梁与外侧关节面垂直;髌骨外侧缘骨折、骨赘形成、外侧支持带骨化。

图9-7　髌股关节对合不良的3种常见表现

A.髌骨外倾;B.髌骨外移;C.外倾加外移

CT测量髌骨倾斜角:Fulkerson推荐髌骨倾斜角>13°(屈膝15°和30°投照)为髌骨倾斜;Lyon学派认为髌骨倾斜角≥20°(0°投照)是外侧支持带松解的指征。

B.症状:髌骨外侧疼痛。

C.体格检查:髌骨外侧缘压痛(关节面、支持带),倾斜试验≤0°,内推试验<1为阳性。

D.关节镜诊断。

(2)髌骨周围痛的鉴别诊断

1)髌股关节炎:容易与外侧高压症相混淆。髌股关节炎早期患者大部分通过非手术治疗可获得满意疗效,进展期可考虑进行关节置换手术。髌股关节炎并非外侧支持带松解术的理想适应证,因为术后缓解期大约为1年,此后满意率显著下降,疼痛复发的比例增高。因此,从治疗角度来讲,这两种疾病应该加以区分。遵循上述4项诊断标准,不难进行鉴别。

2)运动性膝前痛:大多出现于运动活跃的年轻患者,经常进行跳跃类运动。患有胫骨结节骨骺炎者更容易于运动后诱发。常见的疼痛部位位于髌韧带区域(髌骨下极、髌腱实质部和胫骨结节),也可表现为髌骨后方区域疼痛。大部分患者通过康复手段进行治疗,不需手术。如果因误诊而进行外侧支持带松解术,容易导致医源性髌骨内侧脱位。

3)髌股关节不稳与外侧高压症:影像学显示髌骨外侧高压症有外倾但不应有外移,合并外移者应注意鉴别髌股关节不稳。不能草率进行外侧支持带松解术。由于存在治疗方法的差异,两者应严格加以区分。

四、治疗

1.复发性髌骨脱位

(1)治疗原则

1)恢复稳定和无痛的关节是治疗的最终目的。

2)多因素考量和准确评估、制定个体化的治疗方案是取得满意疗效的前提。

3)RPD在一定程度上是可以控制的,要选择适当的治疗方案。针对脱位次数和频度、不稳定程度(体格检查)、软骨条件、骨和力线、年龄、体重、关节松弛症、手术等因素进行综合考量。对于有多次脱位病史的年轻患者尽早实施手术治疗,有利于保护软骨。而对于发作频度不高、软骨无明显退行性变的患者,非手术治疗也是可行的。对于骨发育异常程度高、手术侵入性大的病例,需要慎重考虑。

4)手术治疗应以内侧髌股韧带重建为核心。

5)RPD有不同的子类型,应注意识别。单一治疗方式不能解决所有类型的髌骨脱位问题。对于一些严重的脱位类型,如合并下肢力线不良、骨发育严重异常、髌骨运动轨迹严重异常者,单纯采用MPFL重建技术可能会影响疗效。

(2)非手术治疗:部分初次脱位或脱位频度较低的患者可采取非手术治疗。改变运动方式、避免诱发动作(屈膝位、足固定、身体向内侧扭转)和佩戴髌骨稳定支具均有助于减少脱位频率或防止脱位发生。

对于脱位病程长、已经形成严重髌股关节退行性变、以疼痛为主要症状的患者,手术疗效难以达到预期,更倾向于采取非手术治疗。

(3)手术治疗

1)适应证:理想的适应证为年轻、无痛、反复脱位的患者。

2)相对禁忌证:骨骺未闭合、体重过大、全身关节松弛症、膝关节过伸>15°膝外翻>10°、骨发育严重畸形、不接受骨性矫正手术、严重髌骨轨迹不良的患者都存在影响术后疗效的潜在因素,不应勉强手术。

3)方法与技术:MPFL重建术见图9-8。胫骨结节内移截骨术见图9-9。

图9-8 MPFL重建术

A.移植物选择自体半腱肌腱,移植物的髌骨侧采用双锚钉固定,股骨侧采用股骨隧道内可吸收挤压螺钉固定;B.股骨定点准确度对手术影响较大,采用术中透视定位有助于提高准确性和可重复性

图9-9 胫骨结节内移截骨术

4）并发症：关节粘连、胫骨结节截骨撕脱、骨折、伤口感染与出血、股骨隧道异位骨化、关节疼痛、关节摩擦感。

2.习惯性髌骨脱位

（1）治疗原则

1）儿童期：3～6岁阶段及时诊断和治疗有助于髌骨和股骨滑车的塑形。

2）成人期：治疗目的为恢复伸膝装置功能、稳定关节及保护软骨。

3）手术治疗以伸膝装置短缩的治疗为核心。伸膝装置短缩是该病的主要病理特征。临床实践表明，大部分病例均需要进行伸膝装置延长手术。少部分病例以外侧纤维化为主，可单纯进行松解术。因此，正确判断伸膝装置短缩程度是治疗成功的关键。

（2）非手术治疗：适用于具有以下征象的患者。①功能受限轻微；②髌股关节软骨严重退行性变，临床表现以疼痛为主。

（3）手术治疗

1）适应证：理想的适应证为股四头肌功能障碍、完全脱位、固定性脱位，且无明显软骨退行性变。

2）禁忌证：多次手术、皮肤条件差，特别是胫骨前方瘢痕形成、合并全身其他综合征需要优先治疗者。

3）方法与技术

A.儿童期治疗：①软组织矫正手术，包括外侧软组织广泛松解，涉及髂胫束、外侧支持带、股外侧肌腱；内侧结构加强，包括股内侧肌前移、内侧结构重叠缝合；髌韧带转位；②股四头肌腱延长。

B.成人期治疗：①外侧软组织广泛松解，包括髂胫束、外侧支持带、股外侧肌腱松解延长；②伸膝装置延长术，胫骨结节截骨、近端移位、股四头肌腱延长（图9-10）。

图9-10　HPD伸膝装置延长术

A.胫骨结节截骨、近端移位；B.股四头肌腱成形术

4）并发症：残存外侧脱位、伤口感染和出血、关节粘连。

3.髌股关节疼痛　治疗原则：①大部分病例均可以采用非手术治疗。规范的理疗康复对于髌股关节疼痛的治疗很重要；②选择手术治疗前首先要明确诊断，区分易混淆的疾病；③髌股关节的力学环境对于软骨损伤的形成和修复都很重要；④考虑到手术疗效的预期性不强,髌股关节疼痛采取手术治疗应慎重;⑤对于髌股关节疼痛患者不提倡常规进行关节镜清理手术。

4.髌股关节软骨退行性变

(1)非手术治疗适应证:早期软骨退行性变、病损程度轻的病例。

(2)手术治疗

1)适应证:股骨滑车外侧、髌骨外侧和下极关节面软骨损伤。

2)禁忌证:髌骨内侧、上极和广泛的软骨损伤。

3)手术方法与技术:胫骨结节内移+抬高截骨术由于操作简便而被广泛使用。胫骨结节抬高手术可以有效地减轻髌股关节压力,适合于髌骨或股骨滑车存在较大局灶性软骨损伤的病例。据研究,胫骨结节抬高 10~15mm,髌股关节压力减小 20%。

4)并发症:胫骨结节截骨不愈合、内固定失效、伤口感染、骨块突出顶压皮肤。

5.外侧高压症

(1)非手术治疗:包括应用非甾体抗炎药,改变日常活动,调整运动水平。

(2)手术治疗

1)适应证:非手术治疗 3 个月无效者。诊断性试验:手术前可进行外侧支持带局部注射利多卡因,如有缓解,支持外侧高压症的诊断。

2)禁忌证:诊断不明确,不能排除其他疼痛原因者。

3)方法与技术(图 9-11):①关节镜评估软骨高危损伤区,屈膝 30°~60°评估;②髌骨轨迹观察:0°~20°,外侧面接触;30°~40°,两侧接触;如果 40°内侧面仍未接触,在排除髌骨脱位后,可诊断该病;③松解外侧支持带,避免松解股外侧肌腱;④修复软骨。

图 9-11　外侧高压症的关节镜诊断和治疗

A.关节镜下见股骨外侧滑车软骨 4 度缺损;B.外侧支持带松解(箭头);C.软骨缺损区采用微骨折技术治疗

4)并发症:术中止血不彻底可导致术后出血,建议松解结束后止血带止血。

五、康复原则及要点

1.康复原则　髌股关节不稳手术后的康复提倡早期活动,需要一定时间(通常 4 周左右)的相对制动,避免长时间严格固定。

髌股关节疼痛非手术治疗需要进行专业化的康复治疗,自行恢复往往难以获得满意疗效。

2.术后康复要点

(1)制动时间:术后佩戴可活动支具保护 4 周。如果同时进行了胫骨结节截骨术,佩戴支具的时间可以延长到术后 6 周;如果进行了更大型的截骨手术(如膝外翻矫正术),可延长至术后 8 周。支具要固定在伸直位,如果使用铰链式支具,初始角度设定为 0°~30°位。

(2)活动度练习:术后第 2~3 天可以开始进行屈膝锻炼,可使用被动关节练习器或在康复治疗师的指导下进行。大多数患者术后 3~4 周屈膝可达 90°。如果术后 4~6 周仍不能达到屈膝 90°,除继续加强物理治疗外,可以考虑进行麻醉下推拿松解。

(3)负重:对于单纯的 MPFL 重建患者,术后第 2~3 天可以拄双拐下床部分负重,负重程度以患者能够耐受为限,但不要超过体重的 50%(一般为体重的 25% 左右)。负重或步行锻炼时必须佩戴支具。完全负重的时间一般在术后 4 周,大型截骨术后的完全负重时间可适当推迟。

(4)体育运动:术后 3 个月允许进行慢跑和轻微的体育活动,佩戴髌骨稳定护膝进行辅助保护。术后 6 个月左右,如果膝关节屈伸活动范围和股四头肌肌力恢复正常,可以开始进行非对抗性体育活动。对于重返竞技性运动,需要专业的评估,包括关节稳定性、肌肉力量、本体感觉、运动功能等。

3.膝前痛康复要点　①减轻疼痛和肿胀;②股四头肌肌力训练;③肌群间再平衡训练,如腘绳肌和股四头肌、股内侧肌群与外侧肌群的再平衡训练;④柔韧性训练,包括股四头肌、腘绳肌、髂胫束及腓肠肌;⑤下肢力线和步态的矫正;⑥使用支具辅助稳定髌骨。

第二节　膝关节周围肌腱损伤

一、解剖与生物力学

髌腱、股四头肌腱与内、外侧支持带一起组成稳定髌股关节的主要结构。其中,髌腱与内、外侧支持带为静力性稳定结构(也称为被动稳定结构),股四头肌腱为动力性稳定结构(也称为主动稳定结构),它们共同构成伸膝装置,并决定了髌骨的运动轨迹。但严格来说,这些稳定结构在一定程度上存在功能的交叉,如股四头肌腱中间层参与构成静力性稳定结构,而大部分支持带源于髂胫束,同时提供动力和静力性稳定作用。

1.髌腱的功能解剖　髌腱是一个扁而粗的结构,由股直肌腱延伸形成,上连髌骨下极、下止于胫骨结节。髌腱平均长度略小于 5cm,它决定着髌骨的高度;其近端比远端稍宽,中间 1/3 处宽度为 24~33mm。

2.股四头肌腱的功能解剖　股四头肌由 4 部分肌肉组成,向远端走行结合形成股四头肌腱。股四头肌腱由 3 层结构组成:①浅层为股直肌腱,大部分纤维在髌骨表面走行,融合于髌韧带,少部分纤维止于髌骨上极的底面;②中间层由股内侧肌腱和股外侧肌腱组成,两侧纤维参与组成支持带;③深层由股中间肌腱组成,附着于髌骨的底面。中间层常与深层融合而较难分离。

股直肌为长梭形结构,纤维走行方向与股骨干轴向内成 7°~10° 交角。股内侧肌由股内侧肌斜部与纵行部组成,斜部由股神经的一个分支支配,与髌骨成 50°~55° 交角,协助限制髌骨的外移。股外侧肌纤维在髌骨上外侧角附着部近端 2.8cm 处移行为腱性,与髌骨成 30° 交角。股外侧肌最远端称为股外侧斜肌,其纤维起自外侧股间隔,外侧部分与髂胫束交织。外侧松解时可以切断股外侧斜肌纤维,而不应损伤股外侧肌腱,以免造成医源性内侧不稳定。股中间肌位于股四头肌深层,大部分纤维止于髌骨上缘。

3.伸膝装置的生物力学 伸膝装置的主要功能是维持伸膝,对于行走、站立或上下楼梯等日常活动具有重要作用。膝关节从完全屈曲位开始伸直时,髌骨连接股四头肌与髌腱,形成从股四头肌到胫骨的力矩。膝关节需要足够的力臂来维持这一力矩,而髌骨正好类似于杠杆,增加了伸膝装置的瞬时力臂,使伸膝所需力量减小。

在极度屈膝位时,髌骨主要发挥连接作用。当屈膝 $0° \sim 60°$ 时,髌骨与滑车接触面逐渐增加,来源于髌骨与股四头肌腱的后向应力随之增加。在屈膝超过 $90°$ 后,股四头肌腱接触股骨滑车,与髌股关节共同分担负荷。髌股接触在从屈膝 $45°$ 到完全伸直过程中起重要作用,它通过连接与移动两种机制增加了 60% 的力矩,从而帮助完成最后 $15°$ 伸直。在股四头肌挛缩、髌骨切除或胫骨结节抬高时,力臂大小发生改变,股四头肌需要更大的移动力量来实现伸膝。

站立位维持膝关节稳定有两种方式:一是静力性稳定或稍超伸膝位,身体的重力线由腰骶部、骨盆、髋关节沿股骨干向下经膝关节,再从胫骨及踝关节而落在足弓顶点,由膝关节的韧带,尤其是关节囊后侧韧带来保持稳定。此时股四头肌可完全放松,因而髌骨可以被动活动;二是当屈膝位时,上身的重量只能从膝关节后方向下传到足部。体重及地面的反作用力使膝屈曲,这时就需要伸膝的肌力以达到动力性稳定。动力性稳定结构中最重要的是股四头肌。股四头肌最强大,有 6 块拮抗肌(屈膝),但股四头肌肌力 3 倍于拮抗肌肌力之和。阔筋膜张肌移行于髂胫束,该束的一部分穿过膝前方而附着于髌骨,也有伸膝作用,有利于维持膝关节于伸膝位。当足固定时,臀大肌向后牵引股骨,比目鱼肌向后牵引胫骨上端,两者都间接地有伸膝作用。伸膝肌瘫痪时,由于屈膝肌的收缩,往往出现屈膝挛缩而影响活动。屈膝挛缩时,身体重力线移到膝关节后方。此时,沿股骨纵轴传导的重力线抵达膝关节时,根据力的矢量分析,又产生向前的分力,可使膝关节向前跪倒。即使仅有 $5°$ 的屈膝也可使膝负重跪倒,除非躯干用力前摆,借此产生惯性而使重力线前移,再加上臀大肌与比目鱼肌的收缩用力,尽力恢复动力性平衡而免于跌跪。至于臀大肌和比目鱼肌无力患者,就只能用手扶在大腿前方以抵抗屈膝。

二、病因与发病机制

大多数伸膝装置损伤由股四头肌强烈偏心收缩引起,尤其当机体处于屈膝位抗阻状态或抵抗突如其来的自身体重负荷时。这种偏心收缩常见于各种体育运动,特别是从高处跳落着地时。

正常的髌腱与股四头肌腱具有十分强大的纤维结构抵抗超负荷,因此伸膝装置急性撕裂很少发生,且具有年龄特异性。股四头肌腱撕裂患者年龄一般超过 40 岁,而髌韧带撕裂常见于 40 岁以下成年男性,且多为运动员。

伸膝装置损伤可来源于直接暴力,但近年来广泛的观点认为退行性变是发生撕裂的基础。多数患者存在系统性疾病,如糖尿病、类风湿关节炎、慢性肾衰竭,可损害肌腱的微血管结构和肌腱的完整性,加重对缺血区域的破坏。具体而言,肾脏疾病及尿毒症可引起伸膝装置肌纤维的萎缩(主要是胶原纤维结构的破坏);糖尿病可引起肌腱内血管的损伤;类风湿关节炎的慢性炎症反应引起滑囊炎和弥漫性纤维化;痛风引起痛风结晶性滑膜炎和肌腱纤维蛋白性坏死;肥胖引起肌腱的脂肪样退行性变;甲状旁腺功能亢进、系统性红斑狼疮、骨软化症和类固醇激素的应用可引起血液供应的破坏,改变肌腱的正常结构,使其易于演变为完全撕裂。肌腱退行性变也可继发于其他因素,如过度运动(特别是运动员)、衰老、肌腱血液供应破坏等,造成肌腱的反复微损伤。组织学观察发现,撕裂的肌腱普遍存在缺氧性肌腱病变、黏液样变性、脂肪变性和肌腱钙化等。此外,长期应用糖皮质激素也可引起肌腱结构和力学的变化。

目前关于伸膝装置损伤危险因素的数据十分有限。研究表明,下肢损伤风险在竞技比赛中高于训练中,为训练中的 2.5 倍。优势腿是伸膝装置损伤的另一危险因素,其损伤的概率是非优势腿的 2 倍。一项针对青少年足球运动员的前瞻性研究发现,下肢力量和柔韧性的不对称与伸膝装置损伤相关,但不同研究对此得出的结论并不一致。尽管如此,许多专家仍然认为,双侧下肢间力量和柔韧性的显著不对称,以及同一下肢中各组肌群力量的显著不对称都会促发损伤。虽然年龄增大与髌腱和股四头肌腱断裂的风险增加相关,但是大规模前瞻性研究表明,年龄增大似乎不是危险因素。上述慢性疾病和激素药物的应用都有可能增加所有年龄段个体的髌腱或股四头肌腱撕裂的风险。

三、临床评估

1.病史与临床表现　患者有起跳、落地、跪地及膝关节屈曲扭伤等外伤史,常诉受伤局部出现响声或撕裂感。膝关节急性疼痛,局部肿胀、淤血,行走困难,不敢用力伸膝和抬腿。需注意有时因疼痛较轻微而容易漏诊。

大多数患者因为伸膝装置不完整而无法完成主动伸膝。患者不能上楼梯,行走时可出现关节交锁。不完全股四头肌腱撕裂可能保留伸膝功能,表现为抗阻或抗重力伸膝力量下降。陈旧性股四头肌腱撕裂如未得到及时治疗,股四头肌腱断端会向近端进一步回缩达5cm并与股骨干粘连。急性髌韧带撕裂而支持带完整时,可能仍可主动伸膝,但伸膝有明显迟滞。

2.体格检查　膝前肿胀明显,可伴有局部软组织淤血。如果膝部肿胀明显,穿刺抽吸可以缓解疼痛,并可向关节内注射局麻药以进行膝关节彻底检查。髌上压痛时可在髌骨上极或下极触及空虚感或断端凹陷,有时可以看到该区域软组织呈波浪状外观或皱褶。髌腱撕裂时,髌骨向近端移位;股四头肌腱撕裂时,则可表现为髌骨低位,但移位程度不如前者明显。

一种方法是,当触及不到凹陷但又高度怀疑髌腱或股四头肌腱撕裂时,抗阻力伸膝试验非常重要。患者仰卧,伤肢抬起屈膝,检查者一手托患者腘部,另一手按压于踝关节上方,嘱患者用力伸直膝关节,如伤处疼痛加重或伸膝无力则为阳性。另一种方法是,让患者坐在检查床边,伤腿约屈膝 90°,主动做伸膝动作,如果不能完全伸直膝关节,也应考虑伸膝装置断裂。伸膝装置部分撕裂时,患者可以行伸膝动作,但不能完全伸直,因此必须以完全伸直为评价指标。有的患者伸膝装置完好而膝关节伴有其他损伤,因疼痛不能做伸膝动作,可以先抽取膝关节的积液或行局部麻醉后再做检查。

3.影像学检查

(1)X 线检查:怀疑髌腱或股四头肌腱撕裂时,应首先做膝关节正、侧位 X 线检查,可观察到髌骨上移或下移、髌股关节间隙增宽、髌腱或股四头肌腱影像连续性中断,其断裂处形成团块状阴影。

(2)B 超检查:可发现肌腱撕裂的部位,鉴别部分撕裂和完全撕裂,确定肌腱完全撕裂后游离端的位置,还可用于肌腱修复术后的评估,但B超检查结果依赖于B超医师的经验。

(3)MRI检查:是最有效的影像学检查,特别是受伤初期有大量血肿和组织水肿存在时,可帮助医师准确定位撕裂的部位和程度(图9-12、图9-13),同时可以观察膝关节内半月板、交叉韧带、侧副韧带损伤等其他病变,对术前准备具有重要意义。文献报道,9.8%的股四头肌腱撕裂患者和30%的髌腱撕裂患者行MRI检查可发现存在关节内损伤;其中,约18%为前交叉韧带损伤,18%存在内侧半月板损伤。

图9-12　股四头肌腱损伤MRI影像　　　　图9-13　髌腱损伤MRI影像

4.诊断与鉴别诊断

(1)诊断:根据外伤史、临床表现和影像学检查,髌腱或股四头肌腱损伤的诊断并不困难。当患者病史不清或延误就诊时,诊断可能会比较困难,特别是合并其他(如交叉韧带、半月板和侧副韧带)损伤时,往往容易忽视伸膝装置的检查而导致漏诊。

(2)鉴别诊断:伸膝装置损伤需与髌骨应力性骨折、股骨干应力性骨折、骨与软组织肿瘤、腰椎牵涉痛、急性骨筋膜室综合征等鉴别。

1)髌骨应力性骨折:虽然罕见,但髌骨应力性骨折可导致类似于股四头肌腱或髌腱损伤的症状,尤其是骨折的部位位于髌骨上极或下极时。髌骨应力性骨折通常是渐发病,类似于股四头肌腱或髌腱的损伤,但疼痛和压痛位于髌骨而不是肌腱。影像学检查(X线、B超、MRI)有助于区分这些损伤。

2)股骨干应力性骨折:是一种过度使用引起的损伤。患者初始可能会认为是不太严重的肌肉拉伤,通常不能回忆起特定的损伤;疼痛在活动后开始出现,使患者认为拉伤了某处。然而,与轻微的肌肉拉伤不同,股骨干应力性骨折的症状不会在停止活动后缓解,并且有可能引起夜间疼痛。体格检查通常会发现骨折部位周围有定位不明的深部疼痛,而股四头肌腱损伤引起的压痛则更具局灶性,并且会因触诊或肌肉收缩而加重。确诊需行影像学检查。

3)腰椎牵涉痛:腰椎病变引起的神经病理性疼痛可引起牵涉痛,导致股前区或膝前的不适都可类似于伸膝装置损伤的表现。一般情况下,患者并无损伤病史,症状则为背部疼痛。改良的Thomas检查或被动屈膝和伸膝均可引起神经敏感性疼痛。

4)骨或软组织肿瘤:骨或软组织肿瘤的初始症状和体征可被误认为是股四头肌腱或髌腱的损伤。症状发作前的急性损伤病史通常可区分该损伤,但患者可能会错将症状归咎于无关的轻微创伤,导致诊断困难。通常情况下,与软组织或骨肿瘤有关的临床表现会逐渐出现。影像学检查有助于区分这些疾病。

5)急性骨筋膜室综合征:引起严重内出血或肿胀的股部损伤会增加股前区筋膜室内的

压力,导致急性骨筋膜室综合征,表现为股前区紧张和剧烈疼痛。急性骨筋膜室综合征是真正的急症,需要立即进行评估和处理。

6)感觉异常性股痛:为股外侧皮神经受卡压所致。患者有典型的神经卡压症状,如麻木或烧灼感,而不是肌肉的疼痛;股痛的位置比伸膝装置损伤的常见疼痛部位更靠外。此外,烧灼感或麻木感呈放射状,这在肌肉损伤中不会出现。

7)股神经损伤:可能是继发于腰肌拉伤或腰部滑囊炎,其产生的血肿或积液会压迫神经。患者主诉腹股沟和股部有烧灼样锐痛,通常伴有肌无力或麻木。疼痛的放射性和存在肌无力有助于将其与股四头肌腱损伤相鉴别,后者疼痛部位通常为局灶性。

四、治疗原则

伸膝装置损伤的治疗目标是重建伸膝功能和良好的组织愈合,使患者获得完全的肌力、正常的膝关节活动范围,恢复受伤前的活动水平并避免并发症。急性髌腱或股四头肌腱完全性撕裂应尽早、可靠地修复,借助详细的体格检查与影像学检查可避免漏诊的发生。没有及时治疗可能会带来严重后果,伸膝装置撕裂超过 2 周会导致断端回缩并发生广泛粘连和瘢痕形成,而失去直接修复的机会。

1.股四头肌腱撕裂治疗原则　股四头肌腱撕裂在临床上并不多见,文献报道也相对有限,对于采取哪种治疗方式还没有统一的标准。目前,对于部分撕裂患者一般采取非手术治疗,而对于完全撕裂和陈旧性撕裂患者,则应积极采取手术治疗。

(1)非手术治疗:股四头肌腱部分撕裂一般采用非手术治疗缓解。膝关节完全伸直位固定 6 周,冰敷和口服非甾体抗炎药可缓解疼痛和消除肿胀。疼痛和肿胀缓解后行保护下的功能锻炼和适当的力量训练。当患者股四头肌肌力恢复并能直腿抬高患肢而无任何不适时,可去除固定支具。

(2)手术治疗:股四头肌腱完全撕裂需尽早进行手术修复。对于较大的撕裂或伴有肌腱退行性变的部分撕裂,应根据患者年龄、活动度和受伤前膝关节的功能决定是否行手术治疗。手术延迟会增加手术难度,影响手术效果。伤后几天内,股四头肌腱断裂的近端开始回缩,髌骨上移,残端短缩可导致断端对合困难,并增加缝合端的张力。文献报道,早期手术修复可预防肌腱瘢痕挛缩,术后膝关节功能恢复更好。因此,建议患者损伤 48～72 小时手术,一般不超过 2 周,若损伤超过 2 个月手术则效果往往差强人意。

目前有多种手术方式修复股四头肌腱断裂,但所有的术式都应包括两部分"断端缝合+增强缝合",单纯的断端缝合非常容易失败,发生再断裂或缝合肌腱被拉长,后期伸膝无力;可用人工韧带、高强度缝线、肌腱钢丝等增强缝合。手术方式的选择主要取决于受伤证据、撕裂的部位和医师的经验。若撕裂紧靠髌骨上极,倾向于采用髌骨钻孔缝线修补术。近年来,缝线锚钉修补术由于其较小的手术切口和更短的手术时间已逐步取代传统的髌骨钻孔缝线修补术。对于腱内的撕裂,可利用不可吸收缝线行经典的端-端缝合技术或 Scuderi 技术。而陈旧性股四头肌腱断裂需行 Codivilla 等技术修复。

2.髌腱撕裂治疗原则　髌腱不完全撕裂且保留伸膝功能时可采取非手术治疗,急性髌腱完全撕裂或不完全撕裂但伴有功能丢失时均应早期积极进行手术治疗,延迟手术会影响治疗效果。陈旧性撕裂则应在局部粘连松解后行韧带重建术。

(1)非手术治疗:髌腱不完全撕裂且伸膝装置功能完整时可采取非手术治疗。一般患膝完全伸直位固定 2~3 周,然后主动屈曲和被动伸直渐进性训练 4 周,第 6 周开始肌力训练。

(2)手术治疗:髌腱完全撕裂或不完全撕裂伴有功能丢失时均需行手术治疗。髌腱急性撕裂的手术治疗应尽可能在早期进行,可以行无张力修补。一般不推荐单纯缝线修补,因其有较高的失败率。由于髌腱撕裂多位于骨-肌腱接合部,因此多建议行髌骨穿孔缝线修补术。现在大多采用缝合锚钉技术。对于陈旧性撕裂则需行韧带重建术。

3.全膝关节置换术所致伸膝装置损伤的治疗原则　全膝关节置换术中损伤伸膝装置虽然少见,但处理却相当棘手。单纯的股四头肌腱损伤可通过髌骨钻孔或缝合锚钉技术进行修补。然而,对于行髌骨表面置换的患者应格外小心,避免医源性的髌骨骨折。不严重的部分撕裂可以采取非手术治疗且具有良好的治疗效果。对于完全撕裂患者,即使采用手术治疗,仍有 2/3 的患者术后功能欠佳。据报道,利用自体半腱肌腱或内侧腓肠肌瓣重建撕裂的髌腱有 10°~24° 的伸膝迟滞。也有文献报道,采用同种异体胫骨结节、髌腱、髌骨和股四头肌腱重建伸膝装置虽然初始效果良好,但后期持续有 30° 的伸膝迟滞、助步器依赖和较高的翻修率。保持移植物伸膝位的紧张是减少伸膝迟滞的关键。

五、手术技术

1.股四头肌腱损伤

(1)髌骨钻孔缝线修补术:断端清理后,近端用不可吸收缝线改良 Kessler 缝合法缝合 3 针,髌骨由上极向远端纵向钻数个骨孔,线穿过骨孔后两两打结,同时缝合两侧支持带,再用减张钢丝缝合固定(图 9-14)。

图 9-14　髌骨钻孔缝线修补术修补股四头肌腱撕裂

(2)缝线锚钉修补术:髌骨上极止点区域去皮质化,沿髌骨骨面垂直方向拧入 2 枚缝线锚钉,钉尾置入骨面下 2~3mm;尾线 Kessler 缝合法编织近侧断端,向近侧推移髌骨,拉紧尾线,采用滑结技术使近侧断端靠拢髌骨骨质后打结。剩余缝线对周边肌腱和软组织加固缝合。该技术可通过建立前外侧、髌上内侧、髌上外侧及髌上近端外侧入路行关节镜下修补完成。

(3)端-端缝合修补术:连续锁边上下缝合肌腱近端和远端断端的外侧缘,同法缝合两侧断端内侧缘,膝关节取伸直位后两两对应打结,可简单间断缝合撕裂处并给予加固。随后,内、外侧髌骨支持带加固缝合后完成修补。

（4）Scuderi 技术:断端清理修整后,拉紧重叠缝合,肌肉和肌腱结合近端股四头肌腱做一厚约 2mm、边长 7.5cm 和底边 5cm 的三角形肌腱瓣,然后肌腱瓣的上极向远端翻转以覆盖肌腱修复中的空缺或薄弱区,并给予缝合加固。

（5）McLaughlin 技术:缝合断端后,胫骨结节处横行钻骨道,穿过 1 枚克氏针,股四头肌腱断端近端穿过钢丝,两端向下拉紧于皮外并固定于克氏针上;也可以经胫骨结节处横行钻孔,将钢丝穿过骨孔打结,减少因克氏针留于皮外而可能引起的感染。

（6）Dunn 技术:缝合断端,用粗线或者钢丝穿过断端肌腱,经髌骨两侧穿过髌骨下极并结扎。术中放置减张钢丝有利于减少断端缝线的张力,在以后的康复中避免肌腱再断裂。在屈膝练习已达一定角度后,减张钢丝可能会影响屈膝功能,如果此时肌腱已经牢固愈合,则可考虑取出钢丝后再继续康复治疗。

（7）Codivilla 技术:主要适用于陈旧性股四头肌腱断裂、断端回缩、无法直接对合者。先松解肌腱周围粘连,断端新鲜化后距断端上方 1.5cm 处倒"V"形切开断端近侧全层肌腱,长度视缺损程度而定;将"V"形肌腱瓣向下牵拉使两断端对合,将两断端间隙缝合;"V"形瓣向下翻转固定在断端远端,修补断端间缺损。当股四头肌腱回缩较多,粘连较重,且单纯 Codivilla 技术不能修补缺损时,可取股外侧肌瓣 2~5cm 厚旋转修补缺损,同时缝合肌瓣区。如缺损更大,甚至股四头肌腱、髌骨和髌腱均缺损,则可取缝匠肌旋转覆盖修补。

2.髌腱损伤

（1）髌骨钻孔缝线或人工韧带修补术:断端清理后,用不可吸收高强度缝线或人工韧带 Krachow 法或类似技术缝合肌腱。髌骨由下极向近端纵向钻多个平行骨孔,将线穿过骨孔,伸直位两两拉紧打结,同时缝合两侧支持带,再用减张钢丝缝合固定。部分学者提出可用缝线锚钉缝合固定,认为该法可使肌腱更好地植入髌骨下极。

（2）半腱肌腱、股薄肌腱重建术:髌腱的陈旧性断裂需考虑回缩粘连和膝关节粘连两方面,当膝关节粘连和回缩粘连解除,髌骨下移至正常位置后才可行韧带重建术。技术要点为游离半腱肌腱、股薄肌腱近端切断,髌骨钻双骨道,胫骨结节钻单骨道,半腱肌腱穿过髌骨和胫骨骨道,股薄肌腱经髌骨骨道,拉紧并相互缝合,最后行钢丝减张缝合。

（3）腓肠肌内、外侧头肌瓣旋转重建术:将腓肠肌肌瓣游离旋转至膝前,近端与髌腱或股四头肌腱缝合,远端与髌腱残端缝合。

（4）增强修复技术:在无法有效利用自身组织进行修复或需加强修复强度时,可用人工韧带或补片等增强材料联合修复,以降低修复失败的发生率。修复局部可用生长因子、PRP等生物材料诱导局部组织再生与整合,以提高修复效果。

六、康复原则及要点

关于伸膝装置损伤的康复方案尚未统一,目前主要根据撕裂的类型、医师的经验和术中修补情况而定。

对于部分撕裂,一般建议患膝锁定支具完全伸直位固定 6 周,其间可扶拐下地部分负重。随后解除锁定,让患者加强膝关节屈曲训练,逐渐过渡到脱拐完全负重,并加强肌力训练,尽可能恢复至受伤前水平,使患者重返运动。整个康复周期为 4~6 个月。

完全撕裂术后传统康复方案为膝关节处于完全伸直位固定 6 周,然后开始膝关节屈曲功能锻炼,随后扶拐行走训练6~8周。近年来,有学者认为早期功能锻炼可以预防膝关节僵硬和股四头肌萎缩,建议术后4~6周用锁定支具固定,在支具保护下患肢可完全负重行走,术后2周内膝关节被动活动和主动活动范围限制于30°,2~4周可增加至60°,4~6周可增加至90°,其间渐进性肌力锻炼。膝关节可完全屈曲并可做直腿抬高而无伸肌迟滞时,可去除锁定支具。肌力、本体感觉和关节活动度训练应贯穿随后的康复训练。

当患肢膝关节具有完全活动度、肌力5级和等速肌力恢复至正常的85%~90%时,患者可恢复运动训练。

第三节　膝关节关节内骨折

一、胫骨平台骨折

1.解剖与生物力学　胫骨近端膨大、增宽形成胫骨平台,表面覆盖软骨,构成了膝关节的远端关节面。位于中央的髁间嵴将胫骨平台分隔为内、外侧两部分。内侧平台较宽大,呈凹面,外侧平台则略微凸起,因此在冠状面上,胫骨关节面与胫骨长轴形成约3°内翻角。在正常膝关节中,内侧平台为主要承重区域,骨小梁较外侧更为致密,结构强度也更好,这可能是外侧平台骨折较内侧平台骨折多见的重要原因。髁间嵴为平台之间的非关节区域,有交叉韧带及半月板附着。此外,胫骨近端还有2个重要骨性隆起——胫骨结节及Gerdy结节,前者为髌腱的附着点,后者为髂胫束的止点。

内、外侧半月板覆盖于胫骨平台周边,起到分担关节面载荷的作用。半月板通过冠状韧带与胫骨平台的边缘相连,而内、外侧半月板的前角有半月板间韧带相连。

2.病因与发病机制　胫骨平台骨折占成人骨折的1%~2%,是内、外翻应力合并轴向载荷共同作用于胫骨平台的结果。不同的受伤机制造成不同的骨折类型,当内、外翻暴力占主导时,股骨髁撞击对应的胫骨平台关节面,多倾向于造成一侧平台的劈裂骨折或塌陷骨折;当轴向负荷占主导时,则更易发生双侧平台骨折。综合文献报道,在所有类型的胫骨平台骨折中,单侧平台骨折约占60%,而其中外侧平台骨折的比例高达90%;双侧平台骨折的比例较低,占总数的30%~35%;单纯髁间嵴骨折的比例最低,约占总数的10%。此外,不同类型的骨折在人群中的分布特点也不相同,中央凹陷型骨折多见于老年人,通常为低能量的骨质疏松性骨折;双髁骨折则多见于年轻人,多为高能量损伤。胫骨平台骨折常有半月板、韧带撕裂等伴发损伤,综合文献报道,伴发半月板损伤的发生率为2%~47%,伴发前交叉韧带(ACL)损伤的发生率为4%~32%,伴发后交叉韧带(PCL)损伤相对少见。此外,高能量损伤可能会伴有腘窝血管、神经的损伤。

3.临床评估

(1)病史与临床表现:患者通常有车祸、高处坠落等外伤史,表现为膝关节肿胀、疼痛、活动受限。详细了解患者的受伤过程,特别是所受暴力的方向及强度,有助于判断其受伤机制及损伤类型。

(2)体格检查:体格检查时可见膝关节活动受限、胫骨平台边缘压痛、关节畸形等。对所有胫骨平台骨折患者都应仔细评估有无发生骨筋膜室综合征的风险,注意检查软组织损伤情况,尤其当骨折为高能量损伤时,必须密切监测骨筋膜室的张力。

　　胫骨平台骨折常可合并半月板、侧副韧带、交叉韧带损伤,但在非麻醉状态下行相关体格检查往往因无法获得患者的配合而准确性不高,只会增加患者的痛苦,应尽量避免。

　　此外,当胫骨平台骨折为高能量损伤时,还需要检查有无合并血管、神经损伤。可通过触诊下肢动脉搏动状态或计算踝肱指数(ankle brachial index, ABI),评估下肢的血管损伤情况。神经损伤中,以腓总神经损伤最为常见,体格检查时应加倍留意。

　　(3)影像学检查

　　1)X线检查:应常规摄膝关节X线标准正、侧位片,必要时增加斜位片。X线片通常可清楚显示平台骨折的程度及类型。

　　2)CT检查:能够更好地显示骨折粉碎、移位程度及塌陷范围,MRI检查则在诊断交叉韧带、半月板、侧副韧带等软组织损伤时具有优势。在术前行上述检查,有助于术者制订更完备的手术计划。

　　3)血管造影检查:怀疑合并动脉损伤时应及时行血管造影检查,以免造成不可挽回的后果。

　　(4)诊断与鉴别诊断:根据病史、体格检查及影像学检查结果不难做出胫骨平台骨折的诊断。目前临床上有多种胫骨平台骨折分型系统。Schatzker分型因具有简单、实用的特点而应用最为广泛。该系统将胫骨平台骨折分为6型(图9-15)。

图9-15　胫骨平台骨折Schatzker分型

　　Ⅰ型:单纯外侧平台劈裂骨折,由外翻合并轴向暴力所致,多见于骨质条件较好,不易发生塌陷的年轻患者。

　　Ⅱ型:外侧平台劈裂骨折并伴有塌陷,受伤机制与Ⅰ型相似,常见于中老年患者。

　　Ⅲ型:单纯外侧平台压缩性骨折,为Schatzker分型中最常见的骨折类型,多为老年骨质疏松患者的低能量损伤。

　　Ⅳ型:内侧平台骨折伴有或不伴有髁间嵴骨折,由内翻合并轴向暴力所致,多为高能量损伤,可合并有交叉韧带、外侧副韧带及血管、神经损伤。

　　Ⅴ型:双侧胫骨平台骨折,干骺端与骨干仍保持连续,多为轴向暴力所致。

　　Ⅵ型:双侧胫骨平台骨折伴有干骺端与骨干分离,多为高能量损伤,常合并严重的软组织损伤。

4.治疗原则

(1)非手术治疗:非手术治疗包括闭合复位、骨牵引和石膏固定,一般适用于稳定、移位程度小、力线良好的平台骨折,也适用于有手术禁忌证的患者。制动时间超过6周,可能会造成永久性膝关节僵硬,因此对于有较高功能要求的年轻患者,非手术治疗可能并非首选。

(2)手术治疗:一般认为,胫骨平台关节面塌陷>2mm,或分离移位>5mm即应选择手术治疗。通过手术,不仅能够获得更好的复位、更稳定的固定,也有助于患者尽早开始功能锻炼,从而更好地保存关节功能。在传统手术方式中,以切开复位内固定术应用最为广泛,根据损伤的程度可选择空心拉力螺钉、钢板固定等方式,临床应用获得了良好的疗效。

关节镜最初仅作为诊断工具,用于检查评估胫骨平台骨折及伴发软组织损伤的程度。直到20世纪80年代有文献报道在关节镜辅助下经皮内固定治疗Schatzker Ⅰ~Ⅲ型骨折获得了良好疗效。受此鼓舞,关节镜在胫骨平台骨折治疗中的应用日益广泛,甚至有人尝试将其应用于复杂胫骨平台骨折(Schatzker Ⅴ型、Ⅵ型)的治疗。目前主流观点认为,关节镜主要适用于低能量损伤所致的外侧平台骨折,其最大优势是可在直视下观察胫骨平台复位过程及关节面对合情况,并在关节外通过骨皮质窗口完成撬拨、植骨、内固定物安放等操作。关节镜手术全程无须打开关节腔,与传统手术方式相比更为精准、微创。此外,关节镜也为发现和处理半月板、韧带等伴发损伤提供了可能。但需要格外注意的是,关节镜操作过程中,关节腔灌注液可能通过骨折线外渗,有造成骨筋膜室综合征的风险,因此术中必须严格控制液体灌注压及手术时间。

5.手术技术 主要介绍关节镜下经皮螺钉内固定术治疗Schatzker Ⅰ~Ⅲ型胫骨平台骨折的手术技术。

(1)关节腔清理探查:患者取仰卧位,手术野消毒铺巾,建立膝关节标准前内、前外侧入口作为观察及操作通道。首先行关节腔血肿清理,为随后的关节腔探查及手术操作做准备,也可同时建立外上方入口并放置吸引管,有助于快速清理血肿,并避免关节内水压过高。待视野清晰后,置入刨削器,进一步清理凝血块及骨碎屑,根据需要转换观察和操作通道。在清理关节腔血肿后,行完整关节腔探查并测试关节稳定性,探查内容包括骨、软骨、半月板、韧带等结构。这些结构的损伤程度对判断骨折的预后及手术操作流程选择均有重要的意义。需要注意的是,位于平台边缘,特别是半月板下方的骨折可能会因视野不佳而遗漏,有学者建议引入套索牵开半月板,或使用专门设计的半月板拉钩牵开半月板,以更好地探查骨折程度。

(2)骨折复位:单纯外侧平台劈裂骨折(Schatzker Ⅰ型)的复位相对简单,对膝关节施加内翻应力,通过关节囊和韧带的牵引力可将骨折块复位。复位可在X线透视下进行,如位置满意,可在关节面下方1cm左右的位置经皮打入1~2枚克氏针,临时固定骨折块;如骨折块未能抬升至关节面水平,也可经皮在骨折块上打入金属针,将其撬拨复位;如骨折块仍难以复位,可在关节镜直视下,将关节镜探针或刮匙插入骨折线内,撬开嵌压的骨折块,继而经皮置入1~2枚克氏针作为把持器,调整骨折块至对位满意后,平行于关节面置入克氏针行临时固定。

单纯外侧平台压缩性骨折(Schatzker Ⅲ型)可在骨折块远端的干骺端开骨窗,在透视下将刮匙或骨膜剥离器经由骨窗置入骨折块下方,关节镜监视下将塌陷的骨折块顶起至与关节面齐平,然后用同样的方法行松质骨打压植骨,牢固支撑骨折块,同时注意避免过度打压,以免骨折块高于关节面,甚至打穿关节面。如出现过度复位,可将膝关节进行屈伸活动,利用股骨髁的挤压作用对胫骨平台进行再塑形。完成复位后,用1~2枚克氏针对骨折块进行临时固定,再次正、侧位 X 线透视评估复位及临时固定是否满意。为了保证满意复位,操作时尽量在塌陷骨折块的中央处推顶。ACL 重建导向器对于准确定位很有帮助。将导向器的尖端放置于塌陷骨折块的中央,经由骨折侧胫骨平台穿骨皮质打入定位针(图 9-16),准确的定位一方面可以尽量减少对未骨折部位造成损害;另一方面可以确保在复位时以接近垂直于关节面的方向施加推顶力,以达到更好的复位效果。

外侧平台劈裂伴有塌陷的骨折(Schatzker Ⅱ型)进行复位时,可将上述 2 种技术结合应用。

图 9-16　应用 ACL 重建导向器定位骨皮质开窗位置

(3)植骨:一般认为关节面塌陷>6mm、年龄>55 岁及严重骨质疏松患者,复位后平台发生再次塌陷的风险较大,需要在塌陷部位进行植骨支撑。有多种植骨材料可供选择,自体髂骨具有良好的骨整合性,也最易获取,缺点是会造成取骨部位的额外损伤;异体骨及人工骨可作为植骨材料使用,但价格相对昂贵,骨整合性也不及自体骨。植骨材料植入后,需进一步夯实以确保支撑的可靠性。此外,在高龄患者中,骨水泥也可作为填充物使用。

(4)固定:目前对于固定方式的选择仍有争议,一般建议使用 2~3 枚带金属垫圈的6.5mm 空心螺钉固定外侧平台骨折。螺钉固定过程在关节镜监视下进行,以确保关节面的平整。注意螺钉不能拧得过紧,否则过犹不及。完成固定后,螺钉的长度和位置需要在 X 线透视下复查、确认。有观点认为,在单纯劈裂骨折中,钢板螺钉固定的可靠性优于单纯螺钉固定。

(5)其他病损的处理:胫骨平台骨折常伴有半月板损伤,在完成骨折固定后,如有可能应尽量行半月板修补术以保留其功能。侧副韧带损伤可能会影响膝关节的冠状面稳定性,应在骨折固定前后检查膝关节,如有必要可在 X 线透视下行侧方应力试验,评估侧副韧带功能。大多数伴发的侧副韧带损伤,尤其是内侧副韧带损伤,仅需非手术治疗;当患者表现为严重的外侧方不稳时,常需要在处理骨折的同时重建外侧副韧带。胫骨平台骨折常伴有ACL 损伤,但对于是否应同期重建 ACL 仍存在争议。反对者认为同期手术将大大增加手术的复杂性,也会延长操作时间,从而增加手术并发症的发生率,因此通常把 ACL 重建留待二期手术,且只有那些伴有慢性膝关节不稳症状的患者需行二期手术。PCL 撕裂相对少见,且通常可选择非手术治疗。

6.康复原则及要点　对于胫骨平台骨折而言,防止关节僵硬,尽可能恢复膝关节活动范围是康复的要点,在内固定确实可靠的前提下,手术后第 1 天即可指导患者进行关节功能锻炼。关节康复目标是 4 周内屈曲达到 90°,如通过积极的康复锻炼 8~10 周后仍未达到 90°,可考虑行关节松解术。松解方式包括麻醉下手法松解及关节镜下关节囊松解。为保证骨折愈合,患者需佩戴可活动铰链支具保护,6 周后开始部分负重,并在 8~10 周时过渡到完全负重。

二、胫骨髁间嵴撕脱性骨折

1.解剖与生物力学　胫骨髁间嵴为胫骨平台之间的非关节区域,其前、后方各有一平坦的区域,分别有 ACL 和 PCL 附着。ACL 自髁间嵴前方发出后,向后上方止于股骨外侧髁内侧面,对膝关节的稳定性有重要作用,除能阻止胫骨过度向前移位外,对膝关节内、外翻及旋转稳定性也有重要作用。胫骨髁间嵴骨折后,ACL 功能丧失,关节稳定性减弱。

2.病因与发病机制　胫骨髁间嵴骨折的发生率约为 3/10 万,以 8~14 岁的青少年最常见。骨折多发生于 ACL 胫骨附着点,多为高处坠落、车祸及足球、滑雪等运动损伤的结果。由于青少年的髁间嵴尚未完全骨化,力学强度较 ACL 低,因此,当膝关节受到过伸、外翻、外旋暴力时,更易在髁间嵴发生 ACL 止点的撕脱性骨折。成年人单纯髁间嵴骨折相对少见,且多为高能量损伤,也更容易伴发半月板、侧副韧带等结构的损伤。

3.临床评估

(1)病史与临床表现:患者多为青少年,有坠落、车祸、运动损伤等膝关节外伤史,表现为膝关节疼痛、肿胀、无法负重、屈伸活动受限。详细了解患者受伤过程有助于准确判断受伤机制及类型。

(2)体格检查:体格检查时可见膝关节肿胀、屈伸活动受限、前后方稳定性降低。前抽屉试验和 Lachman 试验可为阳性。需要注意,在急性损伤时患者可能会因疼痛而无法配合完成上述检查。

(3)影像学检查:膝关节 X 线正、侧位片通常可清楚显示髁间嵴骨折和移位。CT 检查可更清楚显示骨折块的形态和移位程度,有助于术者制订更完备的手术计划。MRI 检查在诊断交叉韧带、半月板、侧副韧带等软组织损伤时具有优势,有助于术者对损伤程度和范围做出全面评估。

(4)诊断与鉴别诊断:根据病史、体格检查及影像学检查结果不难做出正确的诊断。胫骨髁间嵴骨折与 ACL 撕裂的临床表现相似,但 X 线片上后者无骨折移位,可以据此鉴别。

临床上常用 Meyers-McKeever 分型系统指导治疗,Ⅰ型为无移位的撕脱性骨折;Ⅱ型为部分移位性骨折,骨折块前 1/3 移位或 1/2 移位,但后方仍与胫骨相连;Ⅲ型为完全移位性骨折,又分为 2 个亚型,ⅢA 型为单纯完全移位性骨折,ⅢB 型为完全移位并伴有旋转的骨折;Ⅳ型为完全移位、粉碎性骨折。

4.治疗原则

(1)非手术治疗:胫骨髁间嵴骨折的治疗方式取决于骨折块的移位程度、有无关节内伴发损伤等多种因素。一般认为,Ⅰ型骨折较为稳定,可选择非手术治疗。但其他类型的骨折是否选择非手术治疗仍存在争议。有研究认为,骨折块移位>5mm者,非手术治疗后发生骨折块移位、畸形愈合、不愈合、关节不稳等并发症的风险较高。鉴于这些并发症最终仍需手术治疗,选择早期手术可能获益更多。非手术治疗时,需用长腿石膏托或支具将膝关节固定于接近伸直位4~6周,待骨折愈合后再开始关节屈伸功能锻炼。

(2)手术治疗:非手术治疗需要长时间固定膝关节,不利于患者进行早期功能康复,且有发生关节僵硬、骨折不愈合、关节不稳等并发症的可能,因此目前多数学者对手术治疗持更为积极的态度。手术指征包括:移位>5mm的Ⅱ型骨折,所有Ⅲ型、Ⅳ型骨折,以及部分非手术治疗失败的Ⅰ型骨折。通过手术可将骨折块准确复位、牢固固定,并允许膝关节早期进行屈伸运动,有利于患者尽早重返正常生活。

近年来,随着关节镜技术的进步及内固定物的成熟,关节镜下髁间嵴骨折内固定术在临床上的应用日益普遍,可选择的内固定材料包括缝线、螺钉、带线锚钉等。由于胫骨髁间嵴骨折多发生于骨骺尚未闭合的青少年,手术时应谨慎操作。

5.手术技术

(1)螺钉固定技术:螺钉固定技术简单、可靠,在传统切开复位术及关节镜手术中均可获得坚强的固定,允许患者在术后早期开始功能锻炼。

手术时建立膝关节标准前内、前外侧入口,清理关节腔血肿后,完整探查关节腔并测试关节稳定性,评估半月板、侧副韧带、关节软骨有无损伤;进一步清理骨折块及髁间嵴骨床,使用关节腔探针等工具测试复位骨折块。如位置满意,可将膝关节屈曲90°,同时将小腿轻度外旋,紧贴髌骨下极建立经髌腱入口,与关节面呈45°角打入克氏针临时固定骨块。关节镜和X线透视双重检查复位满意后,沿导针方向拧入空心拉力螺钉,注意螺钉不能穿透胫骨后方骨皮质,以免损伤血管和神经(图9-17)。再次在关节镜及X线透视下检查无误后,清洗关节腔、关闭切口。

图9-17　螺钉固定髁间嵴骨折

由于金属螺钉固定需要穿过骨折块,因此该术式仅适用于骨折块体积较大的Ⅱ型及Ⅲ型骨折,不适用于Ⅳ型粉碎性骨折,也不适用于骨骺尚未闭合的儿童。此外,螺钉固定还存在髁间窝撞击、医源性骨折块碎裂、需二次手术取出等与内植物相关的各种不足。

(2)缝线固定技术:与螺钉固定相比,缝线固定无须穿过骨块,因此适应证更为广泛,即使是在Ⅳ型粉碎性骨折中应用,同样可获得良好的效果。

术中首先建立标准前内、前外侧入口,清理关节腔后完成伤情评估,进一步对骨折块及胫骨髁间嵴骨床进行清理和新鲜化;测试复位满意后,可用探针或克氏针临时固定骨块,使用肩关节过线器在 ACL 紧贴胫骨侧附着点的位置,引入 PDS 缝线,并用逆行过线技术将高强度缝线穿过 ACL,重复上述操作步骤引入第 2 根高强度缝线。使用 ACL 重建导向器自胫骨结节前内侧向骨折块方向并排建立 2 个骨隧道,两者间距离 1~2cm。将 2 根穿 ACL 高强度缝线的内侧头从内侧隧道引出,外侧头自外侧隧道引出,也可将内、外侧头在 ACL 前方交叉后自对侧隧道引出。在膝关节伸直位,抽紧缝线,镜下探查 ACL 张力满意后,在骨隧道外将缝线的内、外侧头交叉打结,也可将缝线穿过纽扣钢板后再打结,以减少缝线对隧道间骨桥的切割。对于骨骺尚未闭合的患者,需在 X 线透视下调整导向器的位置,以确保骨隧道未穿过骨髓。打结后再次检查 ACL 的张力及关节的稳定性,关闭切口,给患者佩戴膝关节可活动支具保护。

缝线固定时 ACL 张力评估至关重要,太紧可能会造成关节僵硬,太松则残余关节不稳。此外,也有术后骨折不愈合及骨髓损伤的报道。

(3)锚钉固定技术:锚钉固定技术已在肩关节镜治疗领域应用多年,具有使用方便、固定可靠的优点,近年来被尝试用于治疗胫骨髁间嵴撕脱性骨折,同样获得了满意的疗效。与缝线固定相似,其适应证广泛。由于锚钉体积小,植入位置较浅,可安全地用于骨骺尚未闭合的青少年患者,且经多年发展、改良,锚钉品种齐全、应用方法多样,根据需要可灵活选择单排、双排、无结等缝合固定方式。

手术时先行关节腔清理,并行骨折块及骨床准备,可在髁间嵴内侧骨折边缘开道后植入带线锚钉,用过线器将缝线紧贴骨性附着点穿过 ACL,打结行单排固定;也可将缝线穿过 ACL 后,在髁间嵴外侧骨折缘以外排锚钉将尾线挤压固定,即行双排固定;也可选择单独使用外排锚钉,将穿过 ACL 的高强度缝线挤压固定于骨床。

6.康复原则及要点　患者术后佩戴可调节活动范围的膝关节支具,伸直位固定 2 周,早期开始下肢肌肉等长收缩训练。2 周后开始逐渐增加屈伸活动的范围,8~10 周时获得完全的活动范围。为防止骨折块移位,从第 4 周开始允许部分负重,第 8 周开始完全负重。

三、髌骨骨折

1.解剖与生物力学　髌骨为人体内最大的籽骨,关节侧近端表面覆盖有人体最厚的软骨层,远端 25% 的表面则无软骨覆盖。髌骨上极附着有股四头肌腱,下极与髌腱相连接,两侧为内、外侧支持带(由关节囊与阔筋膜和股内、外侧肌的延续部分交织而成)。作为伸膝装置的重要组成部分,髌骨通过增加伸膝装置的力臂提高其运动效能。生物力学研究显示,髌骨最多可增加 50% 的伸膝力量。在屈膝过程中,髌骨逐渐进入股骨滑车关节面,至屈膝 45°时,两者接触面积最大。由于与髌股关节面接触面积小,髌骨下表面承受了巨大的反作用力,最高可达体重的 7.6 倍。

2.病因与发病机制　髌骨骨折约占全身骨折的 1%,按损伤机制可分为直接损伤和间接损伤。间接损伤更为常见,多为低能量损伤。典型的损伤机制是膝关节半屈曲位时股四头肌剧烈收缩,收缩力超过髌骨的强度而导致横形骨折,可同时伴有髌骨旁支持带的撕裂。直接损伤多为高能量损伤,可伴有股骨干、股骨远端等部位损伤,此时支持带通常完整。

3.临床评估

(1)病史与临床表现:患者常有摔倒或膝关节前方直接撞击的外伤史。膝关节肿胀、疼痛、屈伸活动受限,无法行走。

(2)体格检查:可见膝关节肿胀、前方有淤血,髌骨压痛,分离移位明显者可触及骨折凹陷。患者通常无法主动伸膝。

(3)影像学检查:应摄膝关节 X 线标准正、侧位及轴位片。侧位片可清楚显示横形骨折及其移位程度,膝关节屈曲45°轴位片有助于显示纵形骨折。在诊断有困难时,可选择行 CT 及 MRI 检查,其中 MRI 检查有助于发现股四头肌腱、髌腱、支持带等软组织损伤。

(4)诊断与鉴别诊断:根据外伤史、体格检查及影像学检查结果可做出正确的诊断。根据骨折线的方向,髌骨骨折可分为横形骨折、纵形骨折、粉碎性骨折及撕脱性骨折 4 种类型,其中横形骨折最常见,可占总数的 2/3,多为间接暴力所致。注意与先天性二分髌骨相鉴别,后者在 X 线片上副髌骨通常位于主髌骨外上极,两者边缘清晰、整齐。患者虽有外伤史,但局部压痛往往不剧烈。

4.治疗原则

(1)非手术治疗:非手术治疗适用于骨折移位不明显、关节面没有明显台阶样改变的患者。可用长腿石膏托或支具将膝关节固定于屈曲 10°位,制动时间以 4~6 周为宜,固定期间允许患肢部分负重,并鼓励患者早期行股四头肌等长收缩训练。随访 X 线片了解愈合情况,去除固定物后即可开始行膝关节的屈伸功能锻炼。

(2)手术治疗:当髌骨骨折为开放性骨折、骨折块分离≥3mm、关节面台阶≥2mm 时均需选择手术治疗。手术治疗的优势在于复位精确、固定牢靠,有利于患者早期开始功能锻炼,从而能够更好地保存关节功能。手术方式包括切开复位内固定、外固定和髌骨切除(部分或全部)等。切开复位内固定应用最为广泛,常用的固定方式包括克氏针加张力带固定、钢丝环扎、空心拉力螺钉加张力带固定等。

近年来,随着关节镜技术的逐渐成熟,关节镜下经皮螺钉固定横形髌骨骨折获得了良好的疗效。应用关节镜不仅可减少手术创伤,加快患者的康复速度,更有助于获得平整的关节面,减少远期创伤性关节炎的发生。

5.手术技术 关节镜下经皮螺钉固定适用于横形髌骨骨折。手术时患者取平卧位,先在 X 线透视下行髌骨骨折复位,并以复位钳维持骨折块位置。建立标准的前内、前外侧入口,行关节腔冲洗、清理,去除血肿及骨碎屑、软骨碎屑;镜下检查复位情况,观察关节面是否平整。如有必要,可置入关节镜探针,在关节镜及 X 线透视双重监视下,进一步撬拨调整骨折块的位置。复位满意后,X 线透视下沿髌骨纵轴,垂直于骨折线经皮并排钻入 2 枚克氏针,随后沿导针方向置入 2 枚 4.0mm 空心拉力螺钉,完成固定后屈伸膝关节。镜下再次检查复位及固定的可靠性。彻底清理关节腔后,缝合切口。

6.康复原则及要点 根据患者骨质条件及固定可靠程度,可为患者选择佩戴可调节角度的膝关节支具,或不佩戴支具。术后次日可开始膝关节屈伸功能锻炼,6 周内可行全范围活动。早期即可开始股四头肌主动收缩训练,但抗阻伸膝训练宜推迟至 6 周以后。

四、股骨后髁冠状面骨折(Hoffa 骨折)

1.解剖与生物力学 股骨远端为股骨干的延伸,其形态由管状逐渐膨大、增宽,骨皮质逐渐变薄,最远端由股骨滑车及髁间凹分隔为股骨内、外侧,内侧髁较外侧髁宽大。内、外侧及滑车表面覆盖有软骨,形成关节面,以股骨远端承重面及滑车部分的软骨最厚。膝关节屈伸过程中,髌骨在股骨滑车内上下滑动。股骨髁间凹为股骨远端的解剖薄弱点,来自前方的直接暴力易通过髌骨传递至此处,造成股骨髁骨折。此外,股骨先上为骨皮质与骨松质的移行部位,也易发生骨折。

股骨远端骨折时,需关注有无伴发血管、神经损伤,其中股动脉和坐骨神经与股骨远端关系密切。股动脉在缝匠肌下、内收肌和股内侧肌之间由近端向远端走行,经内收肌裂孔进入腘窝,延续为腘动脉。坐骨神经在股骨后方于股二头肌长头和半膜肌之间下行,在腘窝处分为胫神经及腓总神经。

2.病因与发病机制　Hoffa 骨折是一种少见的骨折,为单侧或双侧股骨后髁的冠状面骨折,属于关节内骨折。最早于 1869 年由 Friedich Busch 报道这种特殊类型的骨折,1904 年 Albert Hoffa 对其进行了详细描述,故后世将其命名为 Hoffa 骨折。

Hoffa 骨折通常为车祸、高处坠落等高能量损伤的结果。摩托车车祸为其最常见的损伤原因,可达总数的 4/5,受伤时骑手膝关节处于屈曲位,股骨后髁直接承受来自于胫骨平台的轴向冲击力是骨折发生的主要机制。在其他原因导致的 Hoffa 骨折中,旋转和轴向暴力的共同作用可能是更为常见的损伤机制。由于股骨解剖轴相对于胫骨解剖轴存在生理性外翻,因此,当膝关节在屈曲位受到前后向暴力时,外侧髁往往承受更多应力,也更易发生 Hoffa 骨折。综合文献报道,外侧髁 Hoffa 骨折可占该类型骨折发生率的 78%～85%。内侧髁 Hoffa 骨折则较为少见,多为受到内侧方侧向直接暴力的结果。但是,上述假设无法解释膝关节屈曲位时,机械轴位实际上位于关节内侧这一事实,因此,目前对于 Hoffa 骨折的确切发生机制仍存在争议。

由于股骨后髁持续承受剪切应力,Hoffa 骨折是一种天然不稳定的骨折,可发生骨折移位和不愈合。

3.临床评估

(1)病史与临床表现:患者通常有车祸、高处坠落等外伤史,表现为膝关节的肿胀、疼痛、活动障碍。

(2)体格检查:可见膝关节肿胀、活动受限,但作为一种关节内骨折,Hoffa 骨折通常不伴有明显的畸形。体格检查时应仔细定位疼痛的部位,需要注意检查有无伴发的血管、神经损伤。

(3)影像学检查:应常规摄膝关节 X 线标准正、侧位片,必要时增加斜位片。需要强调,X 线检查对诊断 Hoffa 骨折有很高的漏诊率,有报道显示 X 线诊断的阳性率仅为 69%。因此,对于对有疑问的病例需进一步行 CT 检查,以提高诊断的准确性。此外,CT 检查能够提供更多的骨折细节,为制订手术计划提供帮助。MRI 检查除能提高诊断的准确性外,还有助于发现半月板、韧带等伴发损伤。

(4)诊断与鉴别诊断:Hoffa 骨折容易漏诊,故当患者有典型外伤史时,需要仔细排查有无 Hoffa 骨折存在。行 CT 检查有助于提高诊断的准确性,并有助于制订手术计划。作为关节内骨折,Hoffa 骨折需要与交叉韧带撕裂、半月板撕裂等关节内损伤相鉴别,当然上述病变可能与骨折并存。

Letenneur 根据骨折线与股骨后方骨皮质的距离,将 Hoffa 骨折分为 3 种类型:Ⅰ型为累及整个股骨后髁的骨折,骨折线与股骨后方骨皮质亚行;Ⅱ型为包含不同大小骨折块的骨折;Ⅲ型为斜形骨折。相关解剖研究显示,Ⅰ型和Ⅲ型骨折中,后髁骨折块尚有软组织附着,而Ⅱ型骨折则少有软组织附着,故认为Ⅱ型骨折发生不愈合和缺血坏死的概率最高。

4.治疗原则

（1）非手术治疗：移位不明显或不具备手术条件的患者可选择非手术治疗。治疗方式包括骨牵引、石膏或支具固定等。Hoffa 骨折多不稳定，故治疗过程中需密切观察骨折块有无移位。固定时间过长易导致关节僵硬，故一般不宜超过 4 周。如有可能，尽早去除固定物，开始主动、被动功能锻炼。

（2）手术治疗：Hoffa 骨折极易发生移位，非手术治疗时骨折畸形愈合、不愈合的发生率高，因此，目前多主张只要条件允许，尽量选择手术治疗。切开复位内固定术是 Hoffa 骨折最常用的治疗方式，多数文献报道可获得良好的复位和满意的疗效。可选择的内固定物包括钢板、空心螺钉、可吸收螺钉等，多具有较为可靠的固定效果。根据骨折部位可选择标准内侧或外侧髁旁入路，上述入路能够很好地显露股骨远端前方，但后髁部分的显露欠佳，不利于骨折块的复位及固定。也有报道使用各种类型的改良入路，但这些入路均存在手术损伤大、后髁关节面显示不佳的问题。

近年来，有报道关节镜下应用空心拉力螺钉治疗 Hoffa 骨折获得了良好的疗效。关节镜手术除了具备固有的微创优势外，其视野更佳，能够在术中更好地观察和评估后髁关节面对合情况，且能够同时发现和处理半月板等伴发软组织损伤。关节镜手术适用于骨折块较大的非粉碎性骨折，不适用于骨质量不佳及伴有血管、神经损伤的病例。

5.手术技术　主要介绍关节镜下拉力螺钉治疗 Hoffa 骨折。患者取平卧位，建立膝关节标准前内、前外侧入口，首先彻底清理关节腔血肿及骨碎屑、软骨碎屑，完整探查关节腔并测试关节稳定性，评估半月板、侧副韧带、关节软骨有无损伤。一般将骨折侧入口作为观察通道，对侧入口作为工作通道，术者可根据操作需要在 2 个通道间转换。进一步评估骨折块的移位程度及骨质量，通常骨折块尚有部分与关节囊相连。使用关节镜探针等工具尝试调整骨折块位置。可屈曲膝关节，通过胫骨平台对股骨后髁的推挤作用，达到复位的目的。通过关节镜及透视双重检查骨折复位程度，如复位满意，可使用点式复位钳或其他工具临时固定骨折块。X 线透视下经皮打入 2 枚克氏针进一步固定骨折块，克氏针的进针方向尽量与骨折线垂直。X 线透视下以空心导钻沿克氏针方向开道，确定深度后，以 2 枚 6.5mm 空心拉力螺钉固定骨折块（图 9-18），注意必须将螺钉头部埋入关节软骨面下，以免造成撞击等并发症。同时，为增加内固定物的抗旋转能力，应使用 2 枚以上空心拉力螺钉进行固定。如有半月板等伴发损伤，应进一步行相应处置。屈伸活动膝关节，再次镜下及 X 线透视检查示固定位置满意后，彻底冲洗关节腔，关闭切口。

图 9-18　空心拉力螺钉固定 Hoffa 骨折

6.康复原则及要点　患者术后佩戴可调节活动范围的膝关节支具,术后即可开始股四头肌等长收缩训练。早期关节活动范围训练可预防关节僵硬、静脉血栓形成等并发症,但 Hoffa 骨折作为一种不稳定型的骨折,一般建议将关节屈伸活动范围训练推迟至术后 3 周左右。通过锻炼在术后 6 周左右可达到全关节范围的活动。术后 3 个月起开始患肢完全负重。

第四节　膝关节半月板损伤

一、半月板解剖与生物力学

半月板曾被认为是"无功能残留物",这种观点延续了很长时间。随着解剖研究的不断深入,半月板稳定关节、分散应力、传递负荷、润养关节等重要功能逐渐展现。

1.大体结构　半月板是 2 个月牙形的纤维软骨盘,覆盖胫骨平台 1/2~2/3 的面积,内、外侧各 1 个。半月板横断面呈三角形,外缘厚,内缘薄,上面稍呈凹形,以便与股骨踝相吻合,下面平坦,与胫骨平台相连接。半月板的外形恰好在胫骨平台上形成一个较深的凹陷,从而使球形的股骨髁与胫骨平台的稳定性增加,这样对合紧密的解剖结构对维持膝关节的稳定无疑是重要的。手术时在如此狭小、密闭的空间里,如何充分显露半月板,特别是显露内侧半月板后角,需要细致考虑并解决。

内侧半月板周径较大,形似"C"形,约 4cm 大小,后角宽厚,前角窄薄,平均宽度约 10mm,平均厚度约 4mm。前角附着于前交叉韧带(ACL)止点前方,与膝横韧带融合;后角附着于后交叉韧带(PCL)止点前方,借一悬韧带与 PCL 相连;周边通过冠状韧带与关节囊及内侧副韧带紧密相连,并与后斜韧带紧密附着,因此内侧半月板的活动性小且后角显露困难,Pie-crusting 技术通过松解内侧副韧带的浅层可充分显露内侧半月板后角。内侧半月板宽厚的后角限制了胫骨的过度前移及旋转,在屈膝 90°时尤为显著,因此被认为是前抽屉运动的辅助稳定结构,ACL 损伤常继发内侧半月板后角损伤。

外侧半月板周径较小,形似"O"形,中部宽阔,前、后角匀称,平均宽度约 12mm,平均厚度约 5mm。前角附着于 ACL 止点后外侧,两者纤维有部分交叉。后角紧附于外侧髁间隆起之后、内侧半月板附着处之前,分出半月板股骨韧带。周边与关节囊附着较内侧薄而松散,腘肌腱裂孔处无关节囊附着,与外侧副韧带不相连,这些特点决定了外侧半月板活动度较大。

一般将半月板大体分为前角、体部和后角 3 个部分,其间并没有明显分界,这样的划分对诊断和手术特别是修复方法的选择有一定帮助。近年来,学术界对半月板根部、腘肌腱区等半月板的特殊区域研究较深入。半月板根部是一个特殊的纤维结构,将半月板前、后角固定在胫骨平台中央,对维持半月板正常的位置及功能起重要作用,有前根与后根之分(图 9-19)。

图 9-19　膝关节半月板

MM:内侧半月板;LM:外侧半月板;ACL:前交叉韧带;PCL:后交叉韧带;MCL:内侧副韧带;LCL:外侧副韧带

　　内侧半月板的前根位于髁间嵴前方胫骨前斜坡位置,其损伤常伴有 ACL 损伤,主要是由于 ACL 损伤时的应力传导至半月板所致;同时与其附着点的解剖类型有关,损伤后会导致半月板向内侧副韧带方向平均移位 3mm。内侧半月板后根位于 PCL 前内侧和外侧半月板后角纤维之下,附着于胫骨内侧髁间嵴后部,后根的损伤主要与膝关节退行性变有关。

　　外侧半月板前根附着于外侧髁间嵴前部,位于 ACL 前方,如果在 ACL 重建手术中胫骨隧道偏外有可能造成医源性损伤。外侧半月板后根位于髁间嵴后部的水平位置,紧靠 ACL 后外侧束的后方,对膝关节的旋转稳定(尤其当膝关节存在后外侧不稳定时)有明显的控制作用,因此高度轴移的 ACL 损伤经常合并有外侧半月板后根损伤。

　　半月板腘肌腱区是指外侧半月板的中后 1/3,此处有腘肌腱裂口,外侧半月板的侧方与关节囊通过短纤维相连,但与外侧副韧带间有腘肌腱隔开(图 9-20)。这样特殊的解剖结构不但造成活动度大,稳定性也差,容易损伤,也提示缝合方法应该有所不同。腘肌腱区的半月板与关节囊不直接相连,与动脉环不紧贴,而且腘肌腱与外侧半月板之间还相互承受压力,其半月板表面也无滑膜血管依附着,这些原因使半月板腘肌腱区成为相对"缺乏血管区",损伤后难以愈合。

图 9-20　半月板腘肌腱区

左侧箭头为腘肌腱,左侧为外侧半月板,右侧箭头为外侧副韧带,两者之间为膝外侧动脉,后下方为腓总神经

　　2.组织结构　半月板表面覆以薄层软骨,内部为纤维软骨样结构,由胶原纤维和软骨细

胞构成;外侧胶原纤维以环形排列为主,内侧少量胶原纤维呈放射状排列。以上结构使半月板具有很强的抗拉伸应力,有利于将垂直的纵向应力转化为横向环形的应力。因此,半月板周边环行纤维的连续性对维持半月板的形状及功能非常重要。半月板部分切除或桶柄状撕裂时只要周边完整,半月板仍然能保存其功能。若半月板呈放射状撕裂,且撕裂波及边缘破坏了半月板周边环行纤维的连续性时则其立即丧失负荷传导功能。

3.营养结构 半月板一度被认为是没有血液供应的组织,所以半月板血液供应的研究结果对治疗原则的改变有重要意义。半月板血液供应主要来源于膝内、外侧动脉及膝中动脉,血管由邻近关节囊及滑膜进入半月板上、下表面及边缘。研究发现,妊娠8~10周时形成半月板,有丰富的血液供应;出生时半月板全部有血管分布和血液供应;到10岁左右,半月板的血管只存在于其外周约30%的区域;成年以后,半月板仅外侧10%~30%有血液供应。半月板内侧2/3缺乏血液供应,也无神经支配,营养来自滑膜,因此,半月板撕裂引起疼痛必定是损伤了半月板的外1/3或是其韧带附着处受到牵扯,而半月板内侧2/3则更易发生不可逆的永久性损害。

可根据半月板的血液供应特点对半月板进行红白分区,红-红区指半月板滑膜缘1~3mm范围,有丰富的血液供应,具有完全愈合的潜力;红-白区指红-红区内侧3~5mm范围,由红-红区毛细血管的终末支供应血液,有愈合的潜力;白-白区指红-白区内侧部分,为无血液供应区,营养完全由滑液供应,愈合能力差。半月板特殊部位的血液供应如整个腘肌腱区的血液供应较差,而半月板根部的血液供应则非常丰富。

二、病因与发病机制

1.急性损伤 半月板急性损伤多由扭转外力引起,当一腿承重,小腿固定在半屈曲、外展位时,身体及大腿猛然内旋,内侧半月板在股骨髁与胫骨之间受到旋转暴力而导致撕裂,扭伤时膝关节屈曲程度越大,撕裂部位越靠后。外侧半月板损伤的机制相同,但作用力的方向相反。严重损伤病例,半月板、交叉韧带和侧副韧带可同时损伤。

2.关节不稳 膝关节不稳定容易造成半月板损伤,例如ACL损伤后如果没能及时治疗,由于膝关节长期处于不稳定状态,一般都会继发内侧半月板后角或者半月板Ramp区(内侧半月板后角与滑膜的结合部)损伤。

3.慢性劳损 举重运动员等需要长期负重下蹲的人群半月板后角承受的压力较大,损伤的机会较多,而且以水平撕裂和复合撕裂多见。

4.发育不良 发育不良导致半月板损伤曾经不被重视,主要有膝关节发育异常和半月板发育异常。膝关节发育异常主要是膝内翻畸形,又称为"O"形腿,常见于中老年女性,由于下肢力线对位不良,内侧膝关节负重过多、压力过大,引起膝关节内侧半月板和软骨的慢性损伤。半月板发育异常是指盘状半月板,相比正常的半月板又大又厚又宽,尤其是在体部呈盘状而得名。盘状半月板的形态与股骨髁及胫骨平台并不匹配,因此并不利于膝关节的负荷传导,压力常集中于盘状半月板的中央,应力的集中容易造成其过早退行性变,在此基础上发生半月板内的分层撕裂。盘状半月板越肥厚越容易发生撕裂(图9-21)。

图 9-21　盘状半月板

A.外侧半月板呈盘状;B.盘状半月板中央最容易出现分层撕裂

半月板损伤按照病因分为创伤性损伤和退行性损伤,前者多由扭转等间接暴力引起,常为纵形撕裂及放射状撕裂;后者则由微小创伤和劳损等引起,常为水平撕裂、瓣状撕裂及复合撕裂。常用的分类方法是 O'Connor 法(图 9-22),按照形态分为纵形撕裂、水平撕裂、斜形撕裂、放射状撕裂及变异型撕裂,变异型撕裂又分为瓣状撕裂、复合撕裂和退行性变撕裂。长的纵形撕裂可发展为桶柄状撕裂。

图 9-22　半月板损伤 O'Connor 分类

三、临床评估

1.病史与临床表现　多数有明确外伤史,一般见于扭转暴力损伤,损伤后膝关节出现急性疼痛、肿胀和活动受限,可伴有机械性交锁症状。异常或退行性半月板损伤起病不明显,患者常无明确外伤史,膝关节疼痛和肿胀的症状并不明显。

2.体格检查　局限性关节间隙压痛对半月板损伤的诊断及定位有重要意义。检查时将患者膝关节置于半屈曲位,在膝关节内侧和外侧间隙,沿胫骨髁的上缘即半月板的边缘部用拇指由前往后逐点按压,损伤处会有固定压痛。

半月板损伤的体征很多,最常见的是麦氏征(McMurray sign)阳性。检查时患者仰卧,检查者一手握其小腿踝部,另一手扶住其膝部将髁与膝尽量屈曲,然后使小腿外展、外旋或内收、内旋,逐渐伸直,出现疼痛或响声即为麦氏征阳性,可以根据疼痛和响声来确定损伤的部位。尽管麦氏征对半月板损伤的诊断率不高,但对盘状半月板损伤的诊断仍然很重要。

3.影像学检查　影像学检查包括 X 线、B 超、CT、关节造影、MRI 等。MRI 检查是评估半月板损伤最灵敏的影像学检查方法,诊断准确率远高于麦氏征等临床体征,不但可以明确损伤的位置和形态,还可以了解膝关节其他组织损伤的情况。

（1）MRI 检查序列：半月板 MRI 检查应该进行膝关节矢状位、冠状位和轴位的扫描。矢状位的扫描层面垂直于股骨髁后缘连线，可以同时观看到半月板的前、后角，但这个扫描位置对 ACL 显示不够清晰。所以，一般选择斜矢状位，既可以清楚显示半月板，也可以同时显示 ACL。冠状位的扫描层面平行于膝关节长轴，可以同时看到内、外侧半月板。轴位的扫描层面平行于半月板，很多医师不重视轴位，其实这个位置对于半月板损伤的诊断也极为重要。

（2）正常半月板的 MRI 表现：正常半月板含有 I 型胶原纤维，不管 MRI 如何扫描，所有序列半月板成像都呈现为均匀的低信号。由于半月板外周较厚、内侧较薄，MRI 不同切面下半月板的成像表现为类矩形、蝴蝶结形和三角形。

（3）病变半月板的 MRI 表现：半月板出现退行性变和撕裂时，关节液渗透至板内的病变部位，局部质子浓度增高，T_1 值、T_2 值降低，使低信号的半月板内出现局部高信号，但高信号并不等同于损伤（撕裂）。

（4）半月板损伤的 MRI 分级：根据 MRI 所表现的信号不同，Stoller 将半月板损伤分为以下4级。

0级：正常的半月板，形态规则，表现为均匀一致的低信号。

I 级：半月板内部出现小灶性的类圆形信号增高影，未达到半月板表面；组织学改变为半月板内局限性早期黏液样变性、软骨细胞缺乏或出现少细胞区，代表退行性变。

II 级：半月板内部出现线形的中等信号增高影，可延伸到半月板的关节囊缘，但未达到半月板表面，主要原因是半月板中间穿越纤维区将半月板分为上、下两部分，起到缓冲作用。正常情况下它与半月板的其他部分同为低信号，因而 MRI 不显像，但半月板的黏液样变性最容易发生在中间穿越纤维区，MRI 呈现水平的略高信号线。它是 I 级信号改变的延续，也代表退行性变。

III 级：半月板内的高信号达到半月板的关节面，通常代表半月板撕裂。III 级还可进一步分型，III A 型指线状高信号达到关节面边缘；III B 型指不规则高信号达到关节面边缘。

将半月板改变的信号称为 I 度、II 度和 III 度损伤给患者造成很大的疑惑及恐慌，统一称为 I 级、II 级和 III 级信号可能更为合适。

（5）半月板损伤的 MRI 表现：III 级信号是半月板损伤最基本的表现，只要发现明确的 III 级信号就能确诊。如果发现半月板 MRI 表现不是正常的体部领结或者前（后）角三角形结构、外形过大或者过小，或者出现外移、脱位、消失等改变，也可以诊断为半月板损伤。

（6）常见半月板损伤的 MRI 表现

1）半月板纵形撕裂：半月板的撕裂口垂直于半月板表面，一般多见于半月板后角及体部的红-红区、红-白区，长的纵形撕裂常发展为桶柄状撕裂。MRI 的冠状位、矢状位上可见到与半月板长轴方向平行并与胫骨平台垂直的 III 级信号。外侧半月板腘肌腱区的纵形撕裂易与腘肌腱裂孔混淆，需注意鉴别。

2）半月板斜形撕裂：指半月板内侧游离缘斜形走向体部的全层撕裂，长的斜形撕裂可形成瓣状撕裂，以半月板后角、体部多见。MRI 的冠状位、矢状位上可见到 III 级信号的方向与胫骨平台成一定角度。

3）半月板水平撕裂：又称为层裂、鱼嘴样撕裂，是指半月板横行位的撕裂，累及半月板游离缘至滑膜面，使半月板分成上、下两层，以内侧半月板后角、腘肌腱区及盘状半月板多见，常无外伤史。MRI 表现为水平线样高信号与胫骨平台平行,累及半月板的游离缘。盘状半月板 MRI 检查一般都出现水平撕裂,越肥厚越容易出现水平撕裂。半月板囊肿常合并有水平撕裂,因此临床医师不要满足于半月板囊肿的诊断,应该认真阅片,看是否有半月板水平撕裂。

4)半月板放射状撕裂:半月板放射状撕裂犹如车轮一样,撕裂同时垂直于半月板的长轴和胫骨平台,好发于内侧半月板后角、半月板腘肌腱区等处。MRI 除了显示高信号的方向与半月板的长轴方向垂直外,因损伤程度、位置和扫描方位而不同,会出现半月板截断、缩短、消失等征象。

5)半月板桶柄状撕裂:桶柄状撕裂后半月板一分为二,未移位的外侧片为桶,被推移或翻转至髁间窝的内侧部分相当于柄,一般内侧多于外侧,常合并 ACL 损伤。MRI 上的表现有以下特征:①碎块内移征,冠状位或矢状位上髁间窝内可见条状或团块状低信号半月板碎块影;②外周残半月板征,冠状位上外围的半月板(母体)明显变小,其内信号可有异常或无异常;③双 PCL 征,矢状位上 PCL 的前下方出现与之平行的低信号条状阴影,实际上是撕裂的内侧半月板向髁间窝内移至 PCL 的前下方所致;④空领结征,矢状位上正常半月板用 4~5mm 层厚扫描,可见到至少 2 个层面的半月板呈"领结样"。半月板桶柄状撕裂后,有一部分移位至髁间窝,仅有小部分残留,因此很少能见到完整的"领结"形态;⑤半月板翻转征,矢状位上在半月板前角后方又出现边界清晰的半月板结构,后角变短或消失,也称为双前角征或双峰征;⑥双 ACL 征,矢状位上 ACL 的前方或后方出现低信号条状阴影(图 9-23)。

图 9-23 半月板桶柄状撕裂的 MRI 影像

A.冠状位内侧半月板母体变小(左箭头),髁间窝出现异常的半月板节段(右箭头);B.矢状位出现双 PCL 征,上方为 PCL 信号(上箭头),下方为半月板信号(下箭头)

6)外侧半月板后根损伤:常是 ACL 损伤的合并伤。MRI 上的表现有以下特征:①冠状位,可见到外侧半月板后角靠近止点处有垂直线性缺损,也称为截断征或裂隙征;②矢状位,可见到外侧半月板后角缺失,也称为幽灵征或者空半月板征;③轴位,可见到在外侧半月板后根处高信号,也称为横向线性缺损,分离移位者更加明显,这对外侧半月板后根损伤的诊断有非常重要的作用,但往往被忽视。

7)内侧半月板后根损伤:一般都是膝关节退行性变导致膝内翻引起的,中老年女性多见。MRI 上的表现有以下特征:①组织变性,半月板后角退行性变严重、范围广,邻近软骨可有损伤;②横向线性缺损,轴位上可见到内侧半月板后根处有一条裂隙不连续;③垂直线性缺损,冠状位上可看到一条裂隙出现在 PCL 和半月板之间,通常为高信号线状影;④半月板缺失,矢状位上半月板后角信号在 PCL 前方突然消失或被高信号填充;⑤体部外突,冠状位上内侧半月板向关节外移位≥1mm 为阳性,根部损伤患者半月板外移常≥3mm,也称为半月板挤压征。

8)盘状半月板:盘状半月板因为比正常半月板大、厚、宽,所以 MRI 上的典型特征是矢状位上连续出现 3 个及以上层面显示半月板前后角相连(即所谓的"蝴蝶结"),冠状位显示为一个长条形或"哑铃状"的信号。但要保证 MRI 检查时是采用标准的 5mm 层厚扫描,否则结果就不可信。盘状半月板严重撕裂者往往不会出现矢状位上 3 个及以上的"蝴蝶结"和冠状位上的长条形或"哑铃状"信号,必须加以鉴别。

4.诊断与鉴别诊断　半月板损伤的诊断需要病史、症状、体征及影像学检查相结合,其中关节间隙的疼痛及局限性压痛对临床有重要的意义。MRI 对半月板损伤的诊断有较高的准确率,信号及形态的改变是半月板损伤的直接表现,只要在 MRI 上发现这些改变,就能够诊断半月板损伤。如果发现半月板的邻近组织有病变,应该推测半月板可能有损伤,但这些表现是间接的,还需要补充其他证据来佐证。例如与半月板毗邻的软骨出现明显的损伤改变,应该想到该处的半月板可能也有损伤;如果已经发现了半月板囊肿,也应该推测到该处的半月板有损伤,这样的阅片方法目的性更强,准确率也更高。此外还应该从发病机制诊断半月板损伤,例如新鲜的 ACL 损伤,MRI 上有明显的"接吻征",应该想到有外侧半月板后根撕裂的可能;相反,如果是一个受伤时间较长的陈旧 ACL 损伤,应该想到有内侧半月板后角损伤或者 Ramp 区损伤的可能,通过这样的思考,诊断才可能更加准确全面。

临床上要注意将半月板损伤与膝关节骨关节炎等引起的半月板改变相鉴别。这种情况下的半月板撕裂仅仅是骨关节炎众多病理改变中的一个,不要简单地将其诊断为半月板损伤。

四、治疗

半月板损伤很少情况下能非手术治疗。手术治疗已由切开治疗发展为关节镜下微创治疗,由传统的半月板全切除发展为半月板部分切除、半月板缝合修复等个性化治疗方式。由于半月板对膝关节功能的重要性,尽可能多地保留半月板原有结构,减少半月板切除部分,已成为治疗半月板损伤的共识与原则。处理半月板之前要恢复膝关节的正常力线及稳定,这是半月板手术成败的前提,因此,对合并膝内翻等畸形者需要进行截骨手术,对 ACL 损伤者需要进行韧带重建手术等。

1.非手术治疗　发生在半月板红-红区的、小的、无移位或者不完全撕裂在损伤初期给予恰当处理是能够愈合的,这也是非手术治疗的指征。治疗措施包括佩戴支具或者石膏固定 4~6 周,允许患者扶拐杖部分负重行走,固定期间进行股四头肌功能锻炼,去除固定后进行膝关节康复训练。但临床上很难对半月板是否在红-红区损伤做出定位诊断,对撕裂大小及是否完全撕裂更难做出定性诊断,所以,非手术治疗是否能够获得愈合不太明确。

2.手术治疗　半月板手术必须遵循缝合、部分切除、次全切除、全切除的次序,因此,半月板手术处理前必须通过关节镜检查明确半月板损伤的部位、类型等情况,判断是否能够进行半月板修复,确定不能修复时再考虑进行半月板切除手术。

(1)半月板切除:开放式半月板全部切除手术有较好的早期疗效而曾经成为标准的手

术。之后逐渐有人提出质疑,1948年,Fairbank获得了半月板切除术后最终将导致骨关节炎发生的影像学证据;1962年,日本的渡边正义首次报道了关节镜下半月板部分切除术,该手术因微创、风险较低及功能恢复快,成为近代运动医学经典术式并发展至今。目前,对于患者年龄较大、退行性病变撕裂、复合撕裂等,仍然进行半月板切除手术。在保证半月板残留边缘光滑、稳定、接近正常半月板形态的前提下,尽量多保留半月板组织是半月板切除手术的原则。

半月板切除分为部分切除、次全切除和全切除3种类型。半月板部分切除术仅切除松动不稳定的半月板碎片,例如桶柄状撕裂的内侧缘、瓣状撕裂的瓣或斜行撕裂的瓣,保留稳定的半月板边缘组织。半月板次全切除术用于因撕裂的类型和范围而需要切除部分半月板边缘的病例;所谓"次全"是因为在大多数病例中保留了半月板的前角和中间1/3部分,常见于半月板后角的复合撕裂或退行性变撕裂。如果半月板与其周边滑膜附着部位脱离,并且半月板内病变和撕裂较广泛,则需要行半月板全切除术。

(2)半月板缝合:自1885年首次进行半月板损伤缝合修复术以来,经历了从开放至镜下、从单一方法至多种方法、从一片质疑到逐步认可的漫长过程。如今,关节镜下半月板缝合修复技术已经非常成熟并普及。

经典的半月板缝合适应证只有红-红区的纵向撕裂,随着设备的改进、技术的提高,适应证也在扩展,目前常见的可修复的半月板撕裂包括半月板桶柄状撕裂(或纵形撕裂)、内侧半月板后角Ramp区损伤、半月板后根损伤、部分放射状撕裂、外侧半月板囊肿、盘状半月板成形后残留的撕裂等,可修复的半月板损伤往往合并ACL损伤。但缝合时还需要考虑患者的年龄、病程、下肢力线、合并损伤等诸多因素,缝合的最终目的是半月板损伤得到愈合,不能为了缝合而缝合。常用的缝合方法有以下3种。

1)由外而内缝合:缝合时缝线通过穿刺针从膝关节外侧穿过皮肤、关节囊和半月板的外缘,再穿过撕裂的半月板内侧移位部分进入关节,然后通过第2针送入的线环或引线将缝线引出关节外,用缝线自身的两端在关节囊表面打结,完成一组缝合。重复此缝合步骤修复撕裂的半月板。该方法的优点是简便,采用普通注射针头或腰椎穿刺针即可,也可以采用专门的缝合套件。但是需要辅助切口,缝合比较费时,不能控制关节内半月板的出针口,缝合不够整齐。适用于半月板的前角和体部的损伤,对半月板后角损伤不适用。

2)由内而外缝合:该技术是半月板缝合的基本技术,由缝合长针及套管来完成。缝合长针有两种,即两缝合针之间连接有不可吸收线的一次性缝合针和尾端有孔由术者自行穿线可反复使用的缝合针。缝合时关节镜直视下经前入口插入套管,套管置入定位在距半月板边缘3~4mm处,经套管插入缝合长针,于断端纵向垂直缝合半月板并穿至关节囊外,将缝线引出;第2针距第1针稍偏向外侧进针,使两针形成一组水平或垂直褥式缝合,然后将线结打在关节囊外(图9-24)。该方法与由外而内缝合方法相反,从关节内向关节外穿针引线,也在关节外打结固定,它可以控制关节内半月板的进针部位,缝合更加整齐可靠。但手术中缝合长针从关节内穿出到关节外时,有可能损伤隐神经、腓总神经和腘动脉,因此需要添加后内侧或后外侧辅助切口,放置牵引器加以保护。适用于半月板前角、体部及后角的撕裂。

图 9-24 半月板撕裂由内而外缝合

A.外侧半月板由内而外缝合;B.内侧半月板由内而外缝合

3)全关节内缝合:全关节内缝合技术有缝合器技术、缝合钩技术、缝合钳技术、缝合锚技术和经骨道技术等方法,由于不需要辅助切口、操作简单、创伤小、手术时间短等优点,适用于半月板后角、体部损伤,也适用于前角损伤,但需要专门的手术器械。

A.缝合器技术(图 9-25):是最常用的全关节内缝合技术,由于操作简便、快捷而深受广大医师欢迎。目前快速锁定缝合器、快速固定缝合器等比较常用,特别适用于半月板后角等损伤。该技术有移植物破裂、软骨损伤、容易损伤后方血管等缺点,而且费用昂贵。

图 9-25 缝合器全关节内半月板缝合技术

A.缝合器经裂口穿出至半月板后缘后将第 1 个固定结推出;B.同样的方法推出第 2 个结;C.抽出缝合器;D.用推结器将结拉紧,剪线,完成缝合

B.缝合钩技术:是常用的半月板全关节内缝合方法之一,由于涉及半月板显露、钩头选择、缝合、推过线、理线、打结、剪线等一系列操作,对手术医师的要求较高,学习曲线稍长。但使用广泛,价格低廉,熟练后操作方便、快捷,可用于内侧半月板后角的 Ramp 区损伤、外侧半月板后根损伤、外侧半月板腘肌腱区的撕裂,半月板前角纵形撕裂和半月板放射状撕裂等。

C.缝合钳技术:来源于肩关节镜技术,很多医师感到肩袖的缝合钳使用方便、快捷便将其挪用于半月板损伤的缝合。如今市场上已经有了更为精细的、专门的半月板缝合钳销售。由于缝合钳技术简化了操作流程,大大缩短了手术时间,特别适用于较难缝合的半月板后根、腘肌腱区等部位的损伤,常配合经骨道缝合技术使用。

D.缝合锚技术:利用缝合锚钉修补方法治疗内侧半月板后根部损伤,通过增加后内侧入路,在内侧半月板后根部足印区打入锚钉,再利用缝合钩或者缝合钳穿刺过线、打结,完成缝

合固定。缝合锚技术是一个很好的方法,但不管是内侧半月板后根的损伤还是外侧半月板后根的损伤,缝合锚技术都存在无合适入路、置入困难、拧入锚钉无法垂直骨面等诸多问题,除非锚钉的制作发生革命性的改变或者有了更好的手术入路选择,否则其很难成为一个简单、便捷并广泛使用的方法。

E.经骨道技术:是全关节内缝合方法中比较特殊的一种技术,最先用于半月板根部损伤的修复(图9-26)。2006年国外学者首先报道了用经骨道缝合的方法来修复内侧半月板后根损伤,对半月板根部损伤的治疗有了革命性的改变。同年,还有学者报道了经骨道缝合方法修复外侧半月板后根。由于外侧半月板后根损伤的发病率更高、需要修复的机会更多、修复相对内侧而言更容易,所以相关文献报道比较多。手术时需要将半月板后根止点处的软骨刮除,用ACL胫骨瞄准器或者专门的瞄准器瞄准钻隧道,还需要利用缝合钩、缝合钳等穿刺、过线,然后将缝线经骨道拉至胫骨结节内侧打结固定。目前,该技术还被用于半月板体部放射状撕裂、半月板脱位、半月板移植等手术,均取得了较好的临床疗效。

图9-26　经骨道全关节内半月板缝合技术

A.关节镜下清理残端,刮除后根附着部软骨;B.利用瞄准器钻1~2个骨隧道;C.利用缝合钩或缝合钳穿刺过线,并换成2号聚酯不可吸收缝线(爱惜邦),缝线经骨道拉至胫骨结节内侧,打结固定

五、半月板各类损伤的手术技术

1.半月板纵形撕裂　半月板白-白区的纵形撕裂可以切除,而完全的、1cm以上红-红区及红-白区纵形撕裂应该缝合,一般间隔5mm左右缝合1针。前角的纵形撕裂建议采用由外而内的方法,体部及后角纵形撕裂采用由内而外的方法,缝合器技术等全关节内缝合方法也可以选择。

2.半月板水平撕裂　由于水平撕裂波及半月板的红-白和白-白区,大部分病例需要进行半月板部分切除,也就是切除不稳定的或较薄的一层,保留稳定的或较厚的一层,一般都是切除半月板的胫骨面。如果两层都没办法保留,就将半月板修整成三角形,尽量不要做保留梯形的切除。常规方法切除半月板的胫骨面有一定的难度,利用刨削刀穿破冠状韧带直接切除,简单易行。半月板前角的水平撕裂可以用90°篮钳通过改良入路进行半月板前角胫骨面切除,或者用腰椎穿刺针自外向内插入半月板的上层将其掀起,可清晰显露半月板下层以方便切除。

为保留更多的半月板,对部分半月板水平撕裂的患者在切除白-白区的基础上可以进行缝合,常规的半月板缝合方法一般都可以采用。内侧半月板后角的水平撕裂用缝合器全关

节内缝合有一定的优势;有医师喜欢用缝合器上下穿针环形抱合的方法,建议用该方法时裂口内注入血凝块以促进愈合。

3.半月板放射状撕裂 半月板游离缘的放射状撕裂犹如车轮,撕裂同时垂直于半月板的长轴和胫骨平台,若不及时处理,撕裂可以一直横向延伸到半月板的滑膜边缘导致其环形张力丧失,严重影响膝关节功能。半月板放射状撕裂容易发生在半月板后根部及外侧半月板体部靠近腘肌腱区处,内侧半月板体部也经常发生。由于半月板后根部的放射状撕裂与体部的损伤机制不同,处理方法也有差别,本节将在半月板后根损伤手术技术中讨论,这里着重介绍半月板体部放射状撕裂的处理。

半月板部分切除曾经是半月板体部放射状撕裂的唯一方法,将半月板修整至边缘光整,避免进一步损伤;如果损伤波及关节囊,则只能进行大部分切除甚至全部切除,这将会对膝关节的功能造成严重影响。尽管有各式各样的半月板放射状撕裂缝合方法的报道,但难以缝合、缝合后对位不佳、容易再撕裂、不愈合率高等主要问题还没有被解决。可以用经骨道技术缝合半月板体部放射状撕裂(图9-27),即在裂口中央偏内处用瞄准器及2.0mm克氏针钻骨道,缝合钩分别在裂口两侧穿刺、过线,"U"形穿过裂口上方完成边对边缝合;然后将缝线经骨道拉出至胫骨结节前内侧打结固定,用胫骨平台作为复位平台准确对位;将撕裂漂浮的半月板临时固定在胫骨平台上面;在此基础上再用由外而内或由内而外的方法缝合,最终将复杂问题简单化。

图9-27 半月板腘肌腱区放射状撕裂经骨道缝合

A.半月板腘肌腱区撕裂一般分离较远;B.用瞄准器在撕裂中央偏内钻骨隧道;C.缝合钩先在一侧穿刺过线;D.缝合钩在另一侧穿刺过线;E.换线后骨隧道插入对折引线;F.将缝线自骨隧道拉出,打结固定,撕裂分离的半月板就能对位,在此基础上再进一步缝合

4.半月板桶柄状撕裂 半月板桶柄状撕裂是一种严重的损伤,要根据患者的年龄、病

程、撕裂部位、合并损伤及术者自身的情况等决定治疗方法。如果有缝合指征、术者有条件及能力就应该进行半月板的缝合,无法缝合时可以把移位的内侧块切除。半月板桶柄状撕裂的切除手术只需要切除移位的内侧块即可,切除时先将移位的半月板内侧块后部切断,再切断其前部,最后将其整块取出。

半月板桶柄状撕裂的缝合修复涉及半月板的显露、移位半月板的复位及多种缝合技术,手术难度较大。首先需要将移进髁间窝的半月板内侧部分复位,可用探针或钝的直钳等使其复位;如果半月板内侧部分较大,则必须屈曲并外翻膝关节,用 Pie-crusting 技术打开膝关节内侧室以方便内侧部分复位;也可用腰椎穿刺针自外而内引入 5 号聚酯不可吸收缝线,抽紧缝线在体位打结使移位的半月板内侧部分复位固定,如此可将一个复杂的半月板桶柄状撕裂转变成为一个简单的纵形撕裂。在复位的基础上再灵活应用各种缝合技术进行缝合,一般前角及体部采用由外而内的缝合方法,前角、体部及后角均可采用由内而外的缝合方法,后角的缝合也可以采用缝合器或缝合钩技术进行缝合,也建议裂口间注入血凝块以促进愈合。

5.半月板 Ramp 区损伤 1988 年,德国的 Michael J.Strobel 医师首次用 Ramp 一词描述了半月板 Ramp 区损伤,即指膝关节内侧半月板后角与滑膜的结合部损伤。Ramp 区半月板损伤极少单独发生,大多伴有 ACL 损伤,其发生可能与 ACL 损伤过程中出现的胫骨相对股骨过度前移和外旋有关,多见于陈旧性的、病程较长的、年轻患者的 ACL 损伤,平均发病率为 16.6%。由于 Ramp 区半月板损伤没有特异性体征,MRI 检查的诊断准确率也不是 100%,所以最简单直接的确诊方法是手术时关节镜插入到后内侧进行检查。

Ramp 区半月板损伤如果不处理一般不会自然愈合,损伤可以继续向前方延伸,形成更大的内侧半月板桶柄状撕裂;或者形成半月板后角的复合撕裂,造成整个后角的不稳定。Ramp 区血液供应丰富,处理后极少不愈合。如果撕裂的部位较长,明显不稳定,则需要进行缝合修复。经典的手术方法是用缝合钩技术进行全关节内缝合。韩国学者推荐前外侧髁间窝入路 70°关节镜观察,经后内入路全关节内缝合,愈合率达 84.3%。国内有学者推荐高位后内侧间室入路 30°关节镜观察,经后内入路全关节内缝合,愈合率为 85.3%。用 Pie-crusting 技术松解内侧副韧带浅层后,从前方也能够充分显露半月板 Ramp 区,再用半月板缝合器直接进行缝合。

6.腘肌腱区半月板损伤 腘肌腱区半月板的急性损伤一般为后根损伤的延伸或单独的放射状撕裂,慢性损伤一般为水平撕裂,甚至复合撕裂。由于其结构特殊、稳定性差、血液供应不良,修复困难,常规的由外而内或者由内而外的缝合方法并不适用,建议尽可能选择全关节内缝合的方法。可以想办法将由外而内或者由内而外的缝合转变为全关节内的方法进行缝合,例如用腰椎穿刺针由外向内引线,将缝线在腘肌腱裂口处拉入关节内,在关节内打结缝合。缝合钩技术也是较好的方法,但要选择不同方向及角度的缝合钩才能完成。缝合器技术简单,但必须严格控制深度,既要避免缝合在腘肌腱上,更要防止损伤腓总神经。对于腘肌腱区的放射状撕裂,半月板一般分离较远,经骨道技术可以化繁为简,在此基础上再选择其他缝合方法加固。

7.内侧半月板后根损伤 内侧半月板后根损伤一般为慢性退行性损伤,急性者少见。对于急性创伤性损伤,以手术修复半月板后根为主,如果合并有膝内翻,可能需要同时矫正。慢性退行性损伤的治疗重点在于明确并处理导致关节退行性变的原因,常需要截骨矫正下肢力线,后根部损伤可以同时进行修复或者不修复。经骨道技术缝合是内侧半月板后根损伤经典的修复方法;缝合锚技术也可以使用,通过增加后内侧入路,在内侧半月板后根部足印区打入锚钉并进行缝合固定。

8.外侧半月板后根损伤 外侧半月板后根损伤的受伤机制被认为与 ACL 的受伤机制相关,常是 ACL 损伤的合并伤。研究表明,7% ~ 12% ACL 损伤患者伴有外侧半月板后根部损伤,而在普通人群中发生率仅为 0.8%。研究还认为,外侧半月板后根损伤与膝关节高度轴移有密切的关系,因此外侧半月板后根损伤的修复对膝关节的稳定有重要意义。经骨道技术缝合是经典的手术方法,缝合锚、缝合钩和缝合器技术也可以选择。

六、康复原则及要点

康复训练对半月板手术后的恢复极为重要。半月板切除手术后 4 周内主要是控制膝关节肿痛,尽快进行踝泵、股四头肌收缩及膝关节屈伸锻炼;术后 5~8 周争取膝关节能够完全屈伸,恢复日常活动;术后 9~12 周应恢复正常生活,并进行强化训练;术后 13 周及以后争取膝关节力量的恢复,逐渐重返体育运动。

半月板缝合修复手术与半月板切除手术不同,需要给予适当的保护以利于半月板愈合,所以术后需佩戴支具及扶拐保护 6 周左右,术后 6 周内屈膝不要超过 90°,半年内避免全蹲及跑步,其余的康复训练方法参照上述半月板切除手术。

第十章 上颈椎骨折

第一节 概述

上颈椎通常是指寰椎、枢椎(包括与寰椎相连接的枕骨部分)及其相互间联系的关节、关节囊和韧带结构等(图10-1)。上颈椎骨折往往继发于头部或者颈部的创伤。这个区域的骨折和韧带损伤可以导致多种神经系统并发症。当颈椎、脊髓损伤时可能由于呼吸抑制而导致死亡。然而这个区域的骨折大多数并没有导致严重的神经症状,因为这个区域的椎管相对较为宽大,并且骨折往往导致椎管扩大而不是狭窄。

图10-1 上颈椎的 CT 扫描

A.冠状面扫描显示枕寰枢单元,箭头所示为钩突;B.矢状面旁正中线扫描显示枕寰、寰枢间关节形态,箭头所示为枢椎椎弓峡部;C.矢状面正中线扫描显示齿突、枕骨大孔、寰椎前后弓间关系

一、病因

颈椎骨折首先常见于交通事故,其次是火器伤、体育运动等。据统计,年龄分布具有双峰特性:第一个年龄段是 15~24 岁,第二个年龄段是大于 55 岁。上颈椎骨折占整个颈椎骨折的 10%~15%。枢椎骨折是上颈椎骨折中最常见的类型。在一个大型的流行病学调查中,枢椎骨折占上颈椎骨折的 71%,寰椎骨折占 17%,其余寰枢椎同时骨折占 12%。可以看到,50%的寰椎骨折患者合并有枢椎骨折。寰椎骨折占整个脊柱骨折的 1%~3%,但却占致死性损伤的 20%,这些死亡往往见于意外事故,得不到及时有效的院前急救。

二、损伤机制与病理解剖

枕部、寰椎、枢椎组成了生物学结构,其中寰椎起着"垫圈"的作用,在固定的枕骨力和活动的枢椎间起着缓冲的作用。几个韧带和其他结构维持着上颈椎的稳定性。枕寰连接处最重要的稳定结构是枕寰关节囊、前后侧及两侧的枕寰膜。横韧带是寰椎最强大的稳定韧带,通过其升部将寰椎牢固地固定于颅底。颅底与枢椎的稳定主要依赖耳蜗覆膜(寰枕膜)及成对的翼状韧带。耳蜗覆膜阻止上颈椎的过伸,两侧的翼状韧带阻止寰枢椎的过度旋转和

侧屈。

寰椎是一个很特殊的椎体,没有椎体和椎间盘,借助关节面与枕骨髁和枢椎连接。肌肉附着于圆形椎弓根中部的凸起骨突上。从上面看,侧块与枕骨髁以关节相连,类似于"杵臼关节",侧块的上面是凹形的,和卵圆形的枕骨髁能够很好地契合。这种杵臼关节结构实际上导致了枕寰关节没有轴向旋转,俯屈、过伸、侧屈活动受到一定限制。寰枢椎的关节面的两面凸的,导致运动模式和枕寰关节相反,轴向旋转能力强,而俯屈、过伸、侧屈活动受到明显限制。

两个主要的稳定韧带位于寰枢椎两侧。寰椎横韧带位于枢椎齿状突后侧,两侧止于寰椎侧块内侧的骨突上。寰椎前弓、侧块、横韧带和枢椎齿状突一起,构成了寰齿关节。将寰椎的椎孔分为前、后两部。前部容纳齿突,后部容纳脊髓及其被膜。寰椎横韧带中部向上、向下各发出一纵行纤维束,分别附着于枕骨大孔的前缘和枢椎体的后面,纵横纤维共同构成寰椎十字韧带,有限制齿突后移的作用。一旦寰椎十字韧带损伤,可导致寰齿关节的不稳定,引发寰椎与枢椎间的不稳定,继而发生寰椎前脱位,严重者伤及延髓,导致患者高位四肢瘫痪甚至死亡。翼状韧带起于齿突尖的两侧,各自斜向外上方,至止于枕骨髁内侧面的粗糙部,并分别与寰齿前、后关节囊及寰枕关节囊相愈合,左右各一条,可限制寰椎过度的前俯和旋转运动。

上颈椎的骨折和韧带损伤目前并没有普遍接受的分型方法,像胸腰椎骨折那样典型的分型在上颈椎是不适用的,因为这个区域在解剖学及生物力学上具有很大的特异性,损伤类型多样。这个区域很多骨折及韧带损伤的机制是复杂而难以重建的。

三、临床表现

临床表现主要是枕颈部疼痛,活动功能受限。如果合并脊髓损伤,视神经损伤的部位及程度可有不同表现。呼吸中枢受损可导致呼吸消失;颈脊髓受损可表现肢体瘫痪或肢体无力,大小便失禁及呼吸功能障碍等。部分损伤可发生迟发性神经症状。

上颈椎骨折及损伤形式多样,各损伤各具特点。常见的有齿突骨折、Jefferson 骨折、寰枢椎脱位、Hangman 骨折。后面就逐一对各型骨折或损伤的诊断、治疗做详细介绍。

第二节　寰枢横韧带损伤

一、解剖特点和损伤机制

横韧带附着寰椎两侧块前方,并与其前弓共同构成骨纤维结构,包绕并限制齿突过度活动,保持寰枢椎稳定。横韧带损伤是一种严重损伤,可在损伤时发生寰椎前移、常伴有脊髓损伤,严重者会立即致命。

损伤机制通常是头颅部遭受突然屈曲作用所致。研究表明,头部过度屈曲时,头部的动能主要集中在横韧带上,齿突恰在其中央部,形成一种"切割"外力,造成横韧带断裂。另一种损伤机制,见于寰椎爆裂性骨折(Jefferson 骨折),即垂直暴力作用,使寰椎侧块和椎弓骨折段分离移位造成横韧带撕裂。

二、临床表现

临床表现主要取决于横韧带损伤严重程度和寰椎前脱位程度,以及是否对脊髓造成压迫。局部表现主要是枕下和枕颈部疼痛,活动功能受限。如果合并脊髓损伤,有以下几种情况发生。

1.呼吸中枢受到波及时,可于损伤现场致命。

2.损伤后有一过性神经损伤,表现为短暂肢体瘫痪或肢体无力,但能迅速好转乃至恢复。

3.四肢瘫痪、大小便失禁及呼吸功能障碍　如果未获得及时有效治疗,寰椎脱位则更加严重,脊髓受压也随之加剧。

4.迟发性神经症状　损伤当时和早期并不发生,随着头颈活动增加而逐渐发生寰椎脱位导致脊髓压迫。

三、诊断标准

根据损伤病史、临床表现和影像学资料进行诊断。横韧带是软组织在普通 X 线下不能显影,其损伤情况应以间接影像加以判断。寰椎前结节后缘中点至齿突距离(ADI 间距)比较有用。

1.寰齿间距增大　侧位片可见寰椎前弓后缘与齿突相对应点的距离,正常成人和儿童分别为 3mm 和 4mm;如成人寰齿间距为 3~5mm,常提示有横韧带撕裂;如为 5~10mm,提示横韧带有断裂并部分辅助韧带撕裂;如为 10~12mm,则证明韧带全部断裂。

2.枕颈伸屈动力性侧位片　在屈曲侧位时寰椎前弓和齿突呈 V 形间隙,提示横韧带下纤维以外的部分撕裂,使寰枢椎借助未断纤维束起支点作用,而显示寰齿间隙上部分离呈 V 形。

3.枕颈伸屈动力性侧位片　显示寰椎前后不稳征象,确诊为韧带损伤。

4.张口位 X 线片　通过两侧移位距离之和可间接推测横韧带有无断裂。

四、治疗

治疗方法主要取决于寰椎横韧带部分撕裂,还是完全横断。如部分撕裂,通常采取颅骨牵引或枕颌带牵引,重量 1~3kg,牵引 3 周后即行头颈胸石膏固定或支具固定。

诊断明确的横韧带断裂,通常认为非手术治疗不能恢复其稳定性,主张早期手术治疗。如若拖延将对复位不利。手术目的在于恢复寰齿关节解剖学的稳定性。

通常采用在颅骨牵引下施行寰枢椎固定术。其方法主要为 Gallie 法和 Brooks 法(详见本章"寰椎骨折")。

经口咽途径行寰枢椎关节植骨融合术作为一种手术技术已陆续开展,但鉴于手术显露局限性,术中出血影响手术操作的彻底性和准确性,运用相对较少,但作为直接切除致压物,效果确切。气管经口或鼻切开,用一橡皮条自鼻孔绕口腔紧紧固定悬雍垂。在咽后壁做一纵形切口,到达寰椎前结节并用动力钻切除前结节及齿突。两侧关节面软骨切除,在枢椎椎体前面及寰椎前弓部植入自体髂骨,以利于寰枢间骨性融合。本手术操作难度较大,术后感染的预防也较困难。

第三节　寰枢椎旋转性半脱位

寰枢椎关节旋转脱位与固定是以特发性斜颈,头颈僵直与旋转受限为临床表现、以齿突与寰椎侧块相对应关系变化为 X 线特征的一种病变。常由于临床上被忽视而误诊。1968年 Wortzman 首先报告,并将本病定名为"寰枢关节旋转脱位和固定"。

一、损伤机制

本病发生机理有多种学说,其中以感染和创伤学说为主。上呼吸道感染可发生寰枢关节周围充血,导致其所联系的韧带自其附着处松脱,从而造成寰椎关节脱位。从创伤角度上看,引起齿突骨折、寰枢椎关节损伤而致寰椎关节脱位已众所周知,但最多见的是轻微创伤,并不引起骨性损伤,而致寰椎横韧带、翼状韧带撕裂,形成寰枢关节不稳定。不管是创伤,还是感染,寰椎关节脱位关节囊有滑液渗出、肿胀和肌肉挛缩,长时间不能恢复正常解剖对位,导致韧带和关节囊在异常位置上发生挛缩就形成了旋转脱位与固定。

二、临床表现

特发性斜颈、颈部僵硬、头痛及活动受限为其主要表现,患者头颈旋转功能受限最明显。斜颈的特征是向一侧倾斜 20°并轻度屈曲,长期的斜颈会导致头面部发育不对称。本病极少伴有脊髓和神经根压迫情况。

三、X 线征象及分型

X 线片提示齿状突与寰椎侧块解剖关系破坏,寰齿距离变化。Fielding 将寰枢椎关节旋转与固定分为以下 4 种类型。

Ⅰ型:不伴有寰椎前脱位的旋转与固定(移位距离不超过 3mm),表示寰椎横韧带无损伤,寰枢椎旋转运动范围正常。

Ⅱ型:旋转固定移位在 3~5mm,可能合并横韧带损伤。一侧的侧块有移位,而对应的侧块无变化。寰枢椎运动超出正常范围。

Ⅲ型:严重移位,寰椎向前移位超过 5mm,ADI 超过正常范围。

Ⅳ型:寰椎后移位、可能只一侧侧块有移位,临床少见。

X 线片可能对其变化在识别上有困难,尤其侧位片更不易判断。开口位片能显示侧块向前旋转及靠向中线、棘突偏向一侧。开口位还可能显示小关节在无损伤侧呈"眨眼征"及 C_{1-2} 受伤关节部分重叠交错。

旋转程度和方向可以从前后断层片和 CT 扫描中判断。

四、治疗

治疗方法的选择是依据病变情况而定。但对于急性期均宜采用牵引复位及石膏固定为主。枕颌带牵引足以达到复位目的,只有失败者方考虑颅骨牵引。选择经牵引复位而又不稳定者施可行寰-枢椎融合术。

第四节 寰枢关节骨折脱位

寰枢关节骨折脱位是上颈椎常见的严重损伤。若未及时治疗,其脱位程度常进行性加重导致脊髓高位受压而危及生命。其潜在危险性大,应积极治疗。

一、解剖特点与损伤机制

寰枢关节包括:①寰枢外侧关节,由左、右寰椎下关节面与枢椎的上关节面构成;②齿突前、后关节,分别位于齿突前面与寰椎前弓的齿凹和齿突后面与寰椎横韧带之间,形成两个滑膜腔。寰枢关节的周围韧带及覆膜有寰椎横韧带、齿突尖韧带、翼状韧带、覆膜及寰椎后弓与枢椎椎弓间的黄韧带。头部旋转运动的50%发生于此关节,它不但运动灵活,且周围有许多韧带连接枕骨、寰椎、枢椎及其他颈椎。当头颅部突然屈曲时,头部的动能大部分集中在横韧带上,齿突恰在其中央部,形成一种"切割"外力,可造成横韧带断裂。另外垂直暴力作用,使寰椎侧块和椎弓骨折段分离移位也可造成横韧带撕裂。横韧带附着于寰椎两侧块前方,并与其前弓共同构成骨纤维结构,限制齿突过度活动,保持寰枢椎稳定,当横韧带损伤或断裂时即可出现寰枢关节的脱位或半脱位。这是一种严重损伤,常伴有脊髓损伤,可立即致命。

二、分类

1.外伤性脱位

(1)合并齿突骨折:寰椎连带着齿突骨折一并移位(图10-2)。从枢椎椎体后上角或骨折线后缘测量到寰椎后弓的前缘,此距离为脊髓可占据的有效空间,可据此估计缓冲间隙的狭窄及脊髓受压的情况。

(2)单纯的寰椎前脱位:不伴有齿突骨折的寰枢关节脱位,必有寰枢之间韧带的广泛损伤尤其是横韧带损伤。由于齿突的存在,脊髓被夹在齿突和寰椎后弓之间,更容易受伤。

图10-2 寰枢椎脱位伴齿突骨折,双箭头示寰椎后弓与枢椎后上缘的距离

2.发育性畸形脱位 枕颈部有发育异常者,外伤后较正常人更易发生寰枢关节畸形脱位。多数病例是在少年以后逐渐发生寰枢关节不稳定。常见的有两种:①分节障碍,表现为枕骨寰椎融合,即寰椎枕骨化或$C_{2\sim3}$椎体融合;③齿突发育畸形,导致寰枢椎不稳或寰椎脱位。

3.自发性脱位 成人患者多继发于类风湿性关节炎、儿童则多继发于咽部感染。

4.病理性脱位 也为缓慢发生的脱位,与自发性发生脱位的区别在于确有寰椎和(或)枢椎的骨质破坏性病变,在我国以寰枢椎结核为多见,也偶见于寰枢椎肿瘤或炎症。

三、临床表现

临床表现主要取决于横韧带损伤的严重程度和寰椎前脱位程度,以及是否对脊髓造成压迫。局部表现主要是枕下和枕颈部疼痛,运动功能受限,如果合并脊髓损伤,可以有以下4种情况发生。

1.呼吸中枢受到波及时,会于损伤现场致命。

2.损伤后有一过性神经损伤,表现为短暂肢体瘫痪或肢体无力,但能迅速好转乃至恢复或大部分恢复。

3.四肢瘫痪,大小便失禁及呼吸障碍,此为最严重者。如果未获得及时有效治疗,寰椎脱位则更加严重,脊髓受压也随之加剧。

4.迟发性神经症状　损伤在当时和早期并不发生,但由于结构损伤而发生不稳,随着头颈活动增加而逐渐出现。寰枢椎脱位典型的临床表现为头颈部倾斜。如果单侧脱位时,头部离开患侧向健侧倾斜,颈部疼痛和僵直,枕大神经或耳大神经痛等。脊髓压迫症状和体征极少发生。有时微小的创伤就可造成寰枢关节旋转脱位,头在旋转位置上,取代了寰椎在枢椎上面的运动,两者仅能有少许活动。

四、诊断

明确的外伤史可以同炎症所致的半脱位相鉴别。要排除上颈椎其他部位损伤,必须借助 X 线片。X 线张口位摄片主要特征表现是枢椎齿突与寰椎两侧块间距不对称,但张口摄片时合作不好可使投影位置偏斜,引起两者间隙异常,或不能满意显示该区解剖结构。必要时可重复多次摄片,排除因投影位置不当造成误诊。侧位 X 线片能清晰显示齿突和寰枢椎后弓之间的距离变化。正常情况下在 3~4mm。应用 CT 扫描,与寰椎椎弓骨折及上颈椎畸形鉴别。应注意严重的陈旧性半脱位。表现为斜颈及运动受限,颈部活动时疼痛,可导致面部发育不对称。斜颈的出现可引起对侧胸锁乳突肌痉挛。其次,横韧带是软组织,普通 X 线片不能显影,其损伤情况应以间接影像加以判断。寰椎前弓结节后缘中点至齿突距离(ADI)比较有参考价值。

1.寰齿间距增大　侧位片可见寰椎前弓后缘与齿突相对应点的距离,正常成人和儿童分别为 3mm 和 4mm;如成人寰齿距为 3~5mm,常提示有横韧带撕裂;如寰齿距为 5~10mm 则提示横韧带断裂并有部分辅助韧带撕裂;如 10~12mm 则证明全部韧带断裂;必须指出,有时横韧带完全损伤而不发生间距变化,遇此种情况不可放弃诊断,应在医师保护下行主动伸屈动态下摄片。MRI 检查可以明确横韧带损伤情况。

2.枕颈伸屈　动力性侧位片显示屈曲位时寰椎前弓和齿突的 V 形间隙,提示横韧带下纤维以外的部分撕裂,使寰枢椎借助未断纤维束起支点作用,而显示寰齿间隙上部分分离呈 V 形。MRI 检查可以明确齿突周围韧带损伤情况。

五、治疗

治疗方法主要取决于寰椎横韧带部分撕裂,还是完全撕裂。如部分撕裂,通常采取颅骨牵引或枕颌带牵引,重量 1~3kg,牵引 3 周后即予头颈胸石膏固定。诊断明确的横韧带断裂,多数学者认为非手术治疗不能恢复其稳定性,主张早期手术治疗。如若拖延治疗,将对复位不利。

手术目的在于复位和固定,恢复寰齿关节解剖学的稳定性。通常采用在颅骨牵引下施行寰枢椎固定术。其方法主要为以下几种。

1.Gallie 法　经后路将寰椎后弓与枢椎棘突用钢丝扎紧并植骨融合。

2.Brooks 法　经寰椎后弓两侧各绕钢丝并循经枢椎椎板下穿越,每侧各植一骨块扎紧钢丝。

3.后路寰枢椎椎弓根螺钉固定融合术。

4.经口咽途径行寰枢椎关节植骨融合固定术。

5.枕颈融合固定术　寰枢椎半脱位的治疗比较容易,其方法包括牵引复位和固定,也有些病例未采取任何治疗,而数天后有可能自然复位。通常应用 Glisson 枕颌带,取正中位牵引,牵引重量根据年龄而定,成人用 2.5~3kg,儿童用 1.5~2kg 即可。在牵引过程中摄片复查,并根据复位情况对牵引重量和方向进行调整。一般 2~3 天即可复位,维持牵引 2 周,并用头颈胸石膏或颈部支架固定。顽固性半脱位及陈旧性半脱位,可应用颅骨牵引,复位后可考虑采用寰枢融合术。

第十一章 中下颈椎骨折

中下颈椎,也称为下颈椎,特指第3至第7颈椎。这个部位的颈椎是最容易出现骨折损伤的部位。常见的原因多为各种暴力,屈曲、伸展、旋转、压缩和剪切等方向上的暴力均可能导致中下颈椎的骨折。由于其本身的解剖特点,中下颈椎的各种骨折通常合并有不同程度的脊髓或神经根损伤。

一、损伤机制与病理解剖

1.椎体楔形压缩骨折 颈椎椎体的楔形压缩骨折多来自垂直压缩与成角暴力的共同作用,成角暴力包括屈曲方向和侧弯方向。

在暴力的共同作用下,相邻受力椎体的终板相互挤压,应力在椎体成角的方向集中,造成椎体皮质骨断裂;同时,椎体的松质骨受到压缩,高度减小。除了椎体的骨折以外,由于后柱结构承受的张应力增大,小关节、韧带等附属结构可能也会受到不同程度的损伤。

按照椎体变形的程度,可将楔形压缩骨折分为轻型和重型。一般认为,椎体楔形压缩不足椎体原有高度1/3时为轻型骨折,超过1/3可认为楔形变较为严重。如果椎体仅有前缘被压缩,颈椎管的形态一般不会发生大的改变,颈脊髓一般不易受到损伤,若骨折造成脊髓压迫或导致神经根损伤时,则需要进行手术处理。

2.椎体爆裂性骨折 颈椎椎体的爆裂性骨折是颈椎处于中立位时,垂直方向上的暴力造成的,也被称为垂直压缩骨折,是一种严重的颈椎椎体粉碎性骨折。

在颈椎椎体爆裂骨折时,暴力自上而下,引起椎体破裂并可能损伤椎间盘、前纵韧带及后纵韧带等。由于周围软组织结构被破坏,椎体骨折的碎片由内向外分离移位。椎间盘或骨折碎片如突出椎体后缘、进入椎间孔或椎管,则可能引起颈脊髓或神经根的损伤,部分患者可以保留脊髓后索的部分功能。

3.椎体泪滴形骨折 颈椎椎体泪滴形骨折是指椎体的前下方和前上方带有游离的小骨块的椎体骨折,分为伸展型和屈曲型。伸展型骨折造成的游离骨块多见于受损椎体的前下角,也可见于伤椎下位椎体的前上角,是损伤导致的椎体前缘三角形骨块撕脱。伸展型骨折时,颈椎椎管后壁的黄韧带被挤压,可向前方皱褶突起,挤压脊髓,造成颈脊髓的损伤。

4.椎板骨折 颈椎椎板的骨折比较少见,并且常与椎体其他部位的骨折合并存在。多数情况下,椎板的骨折发生于关节突之后和棘突之前的连接部位。在颈椎处于过伸位并承受外力时,颈椎各个节段的椎板互相撞击导致椎板的骨折。

如果患者已经存在颈椎管狭窄等颈椎退行性病变,椎板骨折的碎骨片有进入椎管并损伤颈髓的风险。

按照骨折损伤程度的不同,颈椎椎板的骨折可以分为五级:Ⅰ级为单侧椎板骨折;Ⅱ级为双侧椎板骨折,可累及多个节段;Ⅲ级为不伴有小关节脱位的双侧椎弓根骨折;Ⅳ级为伴有部分小关节脱位的双侧椎弓根骨折;Ⅴ级为小关节完全脱位的双侧椎弓根骨折。

5.棘突骨折 单纯的颈椎棘突骨折较为少见,常合并椎体或相邻附件的骨折。其中,第

7 颈椎的棘突最长,最易发生骨折。骨折可以累及一个或多个棘突。多发生在棘突的基底部,并伴有棘上、棘间韧带等软组织的撕裂。

颈椎棘突骨折多见于铲土工,故也称"铲土工"骨折。由于患者在挥动铁铲时用力过猛,造成了肩胛骨周围肌肉斜方肌强烈的不协调收缩,从而导致颈椎棘突骨折,也可以由于颈椎承受暴力导致颈椎突然屈曲,颈椎棘突与附着于其上的肌肉产生强烈的对抗性牵拉,造成颈椎棘突的撕脱性骨折。撕脱性骨折与下位椎骨的棘突呈现出正常序列的排列,与上位椎骨的棘突分离。

棘突骨折部位多在棘突基底部的上方,同时,通常伴有棘间韧带和棘上韧带的撕裂(图11-1)。如果两个相邻椎骨的棘突发生骨折,则上位椎骨的骨折线更接近棘突的基底部,下位椎体的骨折线多在棘突的末端。

棘突骨折不会造成椎管及椎间孔的破坏,故一般不会造成神经损伤。

图 11-1　C_6、C_7棘突骨折

6.钩突骨折　钩突是颈椎特有的结构。钩突骨折由于表现比较隐匿,常被忽略。

颈椎的钩突骨折多由侧向暴力造成,颈椎承受外力侧屈时,屈曲侧的钩突应力增大,产生骨折。严重者可造成屈曲侧的颈椎椎体楔形骨折。

颈椎钩突对颈椎椎体的稳定性具有重要作用,钩突的骨折可使得颈椎的稳定性受损,但较少造成椎体的移位。如果骨折片进入椎间孔可造成相应节段的神经根症状,但通常不会合并脊髓损伤。

7.颈椎挥鞭样损伤　颈椎挥鞭样损伤是颈椎突然过度后伸造成的损伤,影像学表现较为隐匿,但实际并不少见,可以合并不同程度的颈脊髓损伤。

造成挥鞭样损伤的机制中,遭受直接暴力打击者较少见。多为高坠、跌倒或交通事故中,头部遭受撞击或在惯性加速度的作用下产生过伸性的间接暴力。当颈椎过伸超过生理极限时,后柱结构,尤其是小关节,受到的压力最大。同时,前柱结构在强烈的牵张力作用下,可能造成前纵韧带、椎间盘等软组织撕裂,甚至导致椎体前缘的撕脱性骨折。

颈椎挥鞭损伤所导致的颈脊髓损伤(图11-2),可能是由于颈椎过伸时,椎管后方的黄韧带皱缩,并与前方的椎体后缘共同挤压颈脊髓所致,故临床上多见颈脊髓前部或中央管的损伤。脊髓受损的类型与暴力的大小、受伤的姿势、颈椎原本的退行性改变程度及椎管形状均存在一定的相关性。

图 11-2　颈椎挥鞭样损伤伴不全脊髓损伤

二、临床表现

颈椎椎骨骨折的主要症状以局部疼痛和以疼痛导致的颈椎运动功能受限为主,爆裂骨折所导致的疼痛通常较为剧烈,范围也更大。可伴有棘突的压痛和椎前的压痛。部分外伤患者可见皮下的淤血或肿胀。伴有颈椎脱位的患者也有头颈部的僵直状态以及颈部肌肉的痉挛。

严重的颈椎椎骨骨折,如颈椎爆裂骨折,或者伴有脱位的颈椎骨折可能导致颈脊髓的损伤。颈脊髓的损伤根据损伤节段的不同,可以呈现出以下不同的临床表现。

1.上段颈髓损伤　通常将 C_{1-4} 节段颈髓称为上段颈髓。上段颈髓位于脊髓的最上端,是延髓的延续。C_3、C_4 椎骨的损伤可导致 C_3、C_4 节段颈髓的损伤。此类型的损伤由于可以造成呼吸中枢的压迫,导致呼吸困难、呼吸麻痹、呼吸骤停甚至猝死。C_3、C_4 节段颈髓的部分损伤主要造成上运动神经元功能障碍,表现为四肢的不全瘫痪。上段颈椎损伤后,可能继发延髓的缺血损伤,从而导致内脏器官的功能障碍,比如心律不齐、血压不稳等。上段颈椎的损伤还可以导致自主神经的功能紊乱,包括高热、无汗等。

2.中段颈髓损伤　中段颈髓通常指 C_{5-7} 节段的颈脊髓,此节段为颈脊髓的颈膨大部位。该部的颈髓损伤可导致四肢瘫痪,以损伤平面以上、以下运动神经元损害为主要表现,出现迟缓性瘫痪;损伤平面以下主要表现上运动神经元损害的痉挛性瘫痪。比如 C_5 节段的损伤,膈肌麻痹明显,三角肌、肱二头肌及以下的肌肉瘫痪,双肩在肩胛提肌和斜方肌的作用下升高,同时伴有颈部以下的感觉障碍,可出现 Horner 综合征。而以 C_6 节段为主的脊髓损伤,则肱二头肌、肱桡肌等肌肉的肌力正常,肱三头肌、胸大肌及以下的肌肉瘫痪。患者双肩轻度外展,双肘明显屈曲,腕关节尺偏,双手呈半握拳置于胸前,通常不累及膈肌。

三、诊断与鉴别诊断

对颈椎骨折的正确诊断是及时、合理治疗的基础,所以颈椎骨折的正确诊断非常重要。正确诊断需要以下内容方能做出:①患者的详细病史,特别需要明确颈椎外伤时的体位,受力的方向及大小等;②对患者进行详细物理检查,重点是各项神经功能异常的检查;③特殊检查:包括颈椎 X 线片,计算机体层扫描,磁共振成像,诱发电位等。对颈椎骨折的完整诊断应该包括 5 个方面:骨折的部位、损伤的机制、骨折的类型、骨折的稳定性及是否伴发脊髓神经的损伤。

1.各项物理检查及临床意义

(1)骨科检查

1)视诊:注意颈椎的外观是否正常。注意后凸、扭转等畸形,以及颈椎的生理前凸是否存在,并同时注意颈部是否有肿胀,肿胀多提示有颈椎的损伤。但应注意,颈前的皮下积气和气肿的形成多是胸部损伤所造成的弥漫性肿胀。开放性颈椎创伤应注意检查颈椎局部的皮肤是否完好,有无破损、出血,可以提示颈椎受伤的机制。颈椎锐器伤或火器伤造成的伤口外径可能较小,检查时应格外留意。

2)触诊:以拇指依次按压患者颈椎的棘突,并注意观察颈椎的棘突是否处于一条直线上。对于有棘突压痛的患者,应由轻到重地按压以判断压痛点的深浅。一般来讲,浅部的压痛多提示棘上韧带或棘间韧带等浅层组织的损伤。棘突旁的压痛点通常是关节突关节的体表投射点,应考虑关节突关节受损伤的可能。特别需要注意的是,如果在对棘突进行触诊的过程中查见棘突有浮动感或游离感,可见于椎板的骨折。在此情形下,切忌用力向下按压,以免造成颈脊髓的损伤或加重已有的损伤。胸锁乳突肌和颈动脉鞘之间的深部可以触及颈椎椎体及椎间盘的前缘、如有压痛可能提示该部位的损伤。

3)运动检查:颈椎的运动功能是多个方向上的运动综合起来的复杂结果,包括前屈后伸,左右侧屈及左右旋转。颈椎的旋转运动功能主要由寰枢椎完成,所以单纯的下颈椎损伤一般不会影响颈椎的左右旋转功能。颈椎的前屈和后伸,左右侧屈主要由下颈椎完成。以中立位为标准,正常颈椎的前屈运动范围为 $35° \sim 45°$,后伸运动范围相同;左右侧屈的正常活动范围均为 $45°$。其中,颈椎的屈伸运动主要集中在 $C_{5\sim7}$ 节段,侧屈运动主要集中在 $C_{3\sim5}$ 节段。需要特别注意,颈椎急性损伤时,严禁对患者进行颈椎的被动运动检查。应当在有经验医师的保护下,嘱患者主动完成有限的动作。

(2)神经系统检查

1)感觉功能检查:C_5 的感觉功能主要通过腋神经实现,感觉皮节主要分布于上臂和肘部外侧;C_6 的感觉功能通过肌皮神经,支配前臂桡侧、拇指及示指的皮肤感觉;C_7 的感觉皮节主要位于中指。

2)运动功能检查:颈椎骨折所导致的颈脊髓及脊神经的损伤、脊神经损伤所表现的运动障碍以上肢为主,严重者常导致颈脊髓损伤,表现为损伤平面以下的四肢瘫痪。检查肢体运动的肌力时,应注意双侧对比,慢性损伤可以观察到相应肌肉萎缩的表现。

3)针对颈椎损伤所导致主要肌肉运动障碍的检查:①双侧提肩阻抗检查:负责的肌肉主要为肩胛提肌。其中,肩胛提肌由第 11 对颅神经(副神经)支配,斜方肌主要有 C_3、C_4 节段神经支配。检查时,患者处于端坐位,检查者站于患者身后,嘱患者用力耸起双肩的同时,双手下压患者肩部;②肩关节外展检查:三角肌几乎完全由 C_5 节段支配,对三角肌的检查可以很好地反映 C_5 节段的情况。检查时:患者可以处于坐位或立位,检查者站于患者正前方,嘱患者用力外展双肩同时给予适当的阻力;③屈肘检查、伸腕检查:肱二头肌主要由来源于 C_5、C_6 节段的肌皮神经支配,可以较好地反映 C_5、C_6 节段;伸腕肌主要由 C_6 节段支配。对二者的检查可以较详细地反映 C_6 节段的情况。屈肘检查时,患者可取坐位或站立位,前臂处于中立位,避免旋前或旋后对肌力的影响造成检查结果的不准确。检查者一手置于患者肘部固定上臂,另一手握住患者腕部,嘱患者持续屈曲肘关节,并逐渐增大对抗力量。伸腕检查时,患者多处于站立位,双臂垂于身体两侧。检查者一手握住患者前臂近段,另一手置于患者手背,嘱其对抗阻力伸腕;④伸肘检查:肱三头肌主要由 C_7 节段神经支配,通过伸肘检查可以反映 C_7 节段神经的情况。检查时,患者可取坐位或站立位,前臂处于中立位,避免旋前或旋后对肌力的影响造成检查结果的不准确。检查者一手置于患者肘部,另一手握住患者腕部,嘱患者伸展前臂的同时施力对抗。

值得强调的是颈椎骨折伴脊神经或颈脊髓损伤平面表现在上肢,通过检查上肢的感觉和运动功能判断损伤平面,而不是直接检查患者的躯干部,躯干部能检查到的最高脊髓平面是 T_3 平面。

4)反射检查:①浅反射主要包括腹壁反射、提睾反射、肛门括约肌反射等。严重的颈椎骨折可能导致颈脊髓的损伤,表现为反射的减弱或消失;②深反射是指刺激肌肉、肌腱或骨膜等本体感觉器官所引起的神经反射。涉及颈神经的深反射主要是肱二头肌反射、肱三头肌反射和桡骨膜反射:a.参与肱二头肌反射的肌肉是肱二头肌、由肌皮神经支配,定位在 C_5 、C_6 节段平面。检查肱二头肌反射时,检查者一手托住患者肘部并以拇指按压肱二头肌肌腱,用叩诊锤锤击拇指,正常的肱二头肌反射表现为前臂屈曲;b.参与肱三头肌反射的肌肉是肱三头肌,由桡神经支配,定位在 C_6 、C_7 节段平面。检查肱三头肌反射时,患者外展前臂,肘部半屈,检查者托住其前臂,用叩诊锤叩击鹰嘴上方的肱三头肌腱,反应为肱三头肌收缩,肘关节伸直;c.参与桡骨膜反射的肌肉是肱桡肌,主要由桡神经支配,同样定位于 C_5 、C_6 节段。检查桡骨膜反射时,患者肘略屈曲,前臂旋后,检查者用叩诊锤轻敲桡骨外侧。正常的桡骨膜反射表现为前臂屈曲和拇指背伸。

2.特殊检查及临床意义

(1)X 线检查:对于颈椎骨折,乃至于所有的脊柱骨折的影像学检查,最常用的仍然是 X 线片。拍摄颈椎 X 线片时,应嘱患者肩部放松,必要时可以适度向上牵引颈部,并同时向下对称牵拉双肩,以获得更好的颈椎成像,避免肩部及头部的阻挡。

对于下颈椎骨折的 X 线检查,常规应摄颈椎的正位及侧位 X 线片,其中又以侧位片的诊断价值更大。可以更好地显示骨折损伤的类型和程度,也可以同时显示是否有伴发的颈椎脱位。在颈椎正侧位 X 线片的基础之上,补充进行颈椎功能位(即过伸过屈位)的检查,还可以判断颈椎损伤后是否存在椎体失稳。

(2)计算机体层扫描(CT):计算机体层扫描(Computed Tomography,CT)是一项广泛应用于颈椎骨折的影像学检查。CT 对于颈椎椎骨附件如椎弓根、关节突等的显示清晰,能够判断颈椎附件的骨折或脱位。不仅如此,CT 对于颈椎骨折后,椎管的破坏程度及占位情况也有明确的影像学证据。近年来,螺旋 CT 三维重建(图 11-3)可以帮助医师从矢状位和冠状位去观察和评估脊柱损伤的情况与程度,对制定手术治疗方案及手术入路的选择有很重要的参考意义。

图 11-3　颈椎 CT 轴位、冠状位、矢状位显示 C_6、C_7 椎体骨折脱位

(3)磁共振成像(MRI):X 线片不能提示脊髓、神经的挫伤、受压迫及水肿等情况,CT 虽然对骨质有清晰的成像,但无法显示椎管内脊髓、神经的情况。MRI 具有良好的软组织分辨率,尤其是针对椎管内脊髓、神经组织的成像。相较于 CT,MRI 还具备多方位成像的优点,可以在轴位、矢状位、冠状位,甚至任意方位显示脊髓、椎间盘、黄韧带等软组织的形态及病理改变,并可以很清晰的区别脊髓空洞、脊髓囊肿、脊髓出血等可能有相似临床症状的病变。MRI 在制定颈椎骨折的治疗方案及手术方式等方面有着非常重要、不可取代的作用(图 11-4)。

图 11-4　颈椎 MRI 显示脊髓损伤

(4)诱发电位(EP):诱发电位是指神经系统(包括外周或中枢、感觉或运动系统)在接受相应刺激后所产生的特定电生理活动。人工给予脉冲电流、声音、光线和磁场等刺激神经系统,在中枢或周围神经系统相应部位检测出与刺激有关系的电位变化。通过计算机将反复给予的刺激和与刺激相关的电位变化进行总和,可以从随机的自发脑电活动中或周围神经系统相应部位记录到较小的诱发电位,通过分析诱发电位的潜伏期、波幅等电生理表现反映神经功能状态。

人体的感觉器官在接受相应的刺激后都会产生相对应的 EP,通常命名为视觉诱发电位(VEP)、听觉诱发电位(AEP)和体感诱发电位(SEP)等。其中,SEP 已经在脊柱外科的临床工作中广泛应用。诱发电位的检查,能够为临床提供直接了解和评定脊髓神经功能的方法,可以帮助医师判断在早期脊髓休克下残存的脊髓神经功能,从而对损伤的预后进行判断。

3.鉴别诊断

(1)颈椎骨折伴颈脊髓损伤要注意与癔症性瘫痪相鉴别。后者是患者遭受外伤后导致的大脑功能性失调。癔症性瘫痪虽无器质性的病变,但也可表现出运动及感觉障碍。癔

症性瘫痪可表现为全瘫或不全瘫、单瘫、偏瘫或四肢瘫,肌张力增高,反射亢进,但无病理反射。感觉障碍分布范围较大,但通常不符合神经支配区域的分布。一般可以经暗示、电兴奋等疗法好转。若延误治疗,则可能引起肌肉的失用性萎缩。

（2）颈椎骨折伴颈脊髓损伤与急性颈椎间盘脱出症的鉴别。后者发病突然,多见于外伤后,但外伤程度通常较前者轻。颈椎磁共振成像可以较好地显示病变,具有确诊意义。

（3）屈曲型损伤导致的颈椎椎体泪滴形骨折需要与伸展型损伤导致的颈椎椎体前下缘撕脱性骨折相鉴别。前者不稳定且多合并有颈脊髓的损伤,后者通常为稳定型的骨折。若混淆诊断则将延误治疗。

此外,颈椎椎板骨折在正位 X 线片上不易显示,容易漏诊,侧位片上通常有较好的显示。颈椎钩突骨折在 X 线片上的表现比较隐匿,仅凭 X 线片容易漏诊,通常结合计算机体层扫描（CT）可以较清楚地显示骨折的情况。

四、治疗

下颈椎骨折的治疗目的是复位颈椎椎骨,稳定颈椎的结构并解除因骨折脱位造成的脊髓神经受压迫情况。下颈椎的治疗包括非手术治疗和手术治疗。

1.非手术治疗　非手术治疗包括牵引和外固定支具。

（1）牵引:通常为首选的方法,可采用枕颌带牵引,但临床多采用更为稳定的颅骨牵引。颅骨牵引的重量约为每个椎体 2.5kg,如 C_6、C_7 部位牵引时可达到 12.5～15kg。若牵引的重量达到 12.5～15kg 仍不能复位,则应考虑关节突绞锁等情况。此时不宜盲目增加牵引重量、而应该考虑手术治疗。牵引复位成功后,可继续以相同重量维持 4～6 周,再改用外固定支具固定 3～4 个月,以达到受损椎体的骨愈合。若此过程中出现疼痛的突然加重或者神经症状,则应考虑骨折的移位,应做好改行手术治疗的准备。

（2）外固定支具

1）颈部围领:包括 Philadephia 围领和 Miami 围领。颈部围领不能严格限制颈部的运动,稳定受力节段的作用较小,但是佩戴较为舒适,可以适用于稳定性的损伤,尤其是老年患者。

2）颈胸固定支架:例如 Minerva 支架、Yale 支架和 Guillford 支架等。通过适当的金属杆,上方通过颈枕垫支撑头面部,下方通过前后两个垫贴于胸背部,并经胸和肩两对皮带固定。此类支架佩戴舒适且有足够的固定作用,适用于多种类型颈椎骨折的治疗。

3）Halo-vest 支架:可提供最大程度颈椎稳定性的外固定支具,对上颈椎骨折均可获得理想的固定效果,但对下颈椎不稳定稳固的效果较差,加之此类型的支架限制患者的日常活动,所以很难被患者接受。

2.手术治疗

（1）颈后路减压椎管扩大术:颈后路减压椎管扩大术是解除颈脊髓压迫的重要手术方式之一。除了颈椎外伤所致的骨折脱位,这种手术方式还大量应用于颈椎病、肿瘤和后纵韧带骨化等原因所造成的颈脊髓压迫减压。该手术方式通过扩大颈椎椎管容积,可以直接解除来自颈脊髓后方的压迫,例如椎板等的直接压迫,同时,通过多节段的椎管扩大,颈脊髓可以向后方漂移,从而间接地解除来自颈脊髓前方,例如骨折的碎骨片或者椎间盘的压迫。

颈后路减压椎管扩大术通常采用椎板切除的方式以达到对颈脊髓压迫的减压,包括全椎板切除、一侧椎板切除及部分椎板切除三种形式。颈椎全椎板切除术是指切除包括棘突在内的整个椎板。虽然可以彻底解除来自颈脊髓后方的压迫,但完全切除椎板对颈椎后柱结构的破坏可能导致术后颈椎失稳。半椎板切除可以保留颈椎后柱结构中的大部分结构、包括关节突、棘突棘上棘间韧带等,术后颈椎后柱仍可保留一定的稳定性。同时,由于仅切除了一侧的椎板,术后产生硬脊膜粘连或瘢痕形成的风险相对较小。部分椎板切除术是在切除椎板的基础上,做自体骨的移植融合,从而尽可能地恢复颈椎后柱结构的稳定性。

(2)颈后路螺钉固定融合术:部分骨折会导致颈椎后方结构缺失,如椎弓根和椎板的骨折伴有侧块的分离。此时需要通过手术以获得良好的即刻稳定性、保证神经功能的恢复和颈椎结构的稳定重建。以颈后路螺钉技术为基础的颈后路钢板系统或钉-棒系统可提供强大的后路固定,具有良好的生物力学稳定性,成为颈后路手术最常用、最有效的手术方式。

颈后路螺钉固定融合术包括关节突螺钉固定融合术、椎弓根螺钉固定融合术、侧块螺钉固定融合术。关节突螺钉的稳定性及操作方便性较为突出,但是存在损伤脊髓、椎动脉和关节面的风险。由于颈椎椎弓根螺钉的抗拔出能力约为关节突螺钉的两倍,所以对于关节突螺钉难以固定的下颈椎损伤病例,可以采用椎弓根螺钉技术进行固定。

(3)颈前路减压融合内固定术:颈椎前路手术具有操作简便、利于显露前方损伤椎体及椎间盘,便于直视下解除前方压迫,减压效果直接彻底。同时,在完成彻底减压后,也便于植骨融合及内固定,重建颈椎的稳定性。

目前,临床工作中最常用的颈前路减压植骨融合内固定术是钛网植骨、钢板螺钉内固定术。用于前路一个或多个椎体次全切彻底减压后的植骨融合内固定。钛网中填充切除的椎体碎骨,如自身碎骨不足以填满钛网,则可以取部分自体髂骨充填入钛网。将钛网置入已经切除椎体的位置,两端接触上下椎体的骨性终板后,以钢板螺钉固定上下椎体,从而达到植骨融合内固定的目的。在这种手术方式中,需要注意避免安放钢板的长轴与颈椎的长轴成角;同时需要注意保护上下椎体的骨性终板,以免植入的钛网沉降进入下椎体的骨松质,影响其与上椎体的融合。

第十二章 脊柱融合术

脊柱融合术是脊柱外科最常采用的基本手术之一。是以病损脊椎为中心,从病损区上位的正常脊椎到下位的正常脊椎做植骨术,使多个节段发生骨性连接,融合成一片,形成一个力学上的整体,从而达到治疗脊柱病损、消除疼痛、防止畸形、重建脊柱稳定性和保护脊髓神经等目的。

自从 Hibbs 和 Albee 分别描述脊柱后路融合术的基本原则和方法,并获得融合成功后,脊柱融合术有了很大进展,具体表现为手术途径和手术方法的多样性,适用范围的扩大,以及内固定器械的推广和使用。需要强调的一点是,尽管目前普遍认为内固定有助于维持融合区的稳定性直到骨性融合,以保证骨质的生长和提高融合成功率,也有利于患者早期起床和进行康复治疗,因此常在植骨融合的同时使用内固定器。作为一名脊柱外科医师,需要时刻铭记的一点是,内固定不等于融合,不能因为使用了内固定而忽略融合术的基本操作。绝大多数情况下,内固定的目的是保证脊柱获得暂时的稳定性从而为最终实现融合创造条件。如果融合不成功,任何内固定终将失效;或是内固定器断裂;或在内固定器与骨骼接触处发生骨折,或骨质吸收,导致内固定器松动或脱落。

第一节 脊柱融合术适应证

现代脊柱融合术的指征与 Hibbs 和 Albee 时代已有许多不同。运用融合术治疗退变性、创伤性和先天性病变现在已很普遍。尽管在不同的矫形外科中心,脊柱融合的指征、技术经常有所差别,但一般认为选择脊柱融合术的基本原则有以下几点。

1.椎骨破坏性病变 如脊柱结核、脊柱肿瘤等疾患造成一节或数节椎骨损毁。

2.脊柱稳定性丧失 如脊柱损伤退变,椎骨破坏或手术造成的脊柱不稳定、移位或滑脱,出现疼痛或功能障碍。

3.防止或矫正畸形 在先天和后天畸形中作为治疗手段,或配合矫正手术。

4.内固定 一方面,需要铭记的一点是,内固定不等于融合。如果确定病患需要进行内固定,但未注意进行充分的植骨融合,最终将失去固定的意义。另一方面,近年来,脊柱融合术中内固定置入物一直呈比例增加。临床研究报告显示,腰椎融合术中内固定放置率几乎增长了2倍,大多数置入物是椎弓根螺钉。自20世纪90年代以来,椎体间融合器(Cage)较常用。采用单纯骨移植融合和椎弓根螺钉融合进行主观比较研究,虽然均有良好的融合率,但实验结果认为用椎弓根螺钉没有临床优势。一项随机实验提示,为取得较好的手术效果,术中预计内固定会因严重的骨吸收发生松动影响疗效,从而把内固定组改为骨移植组。另一些随机实验研究的结果提示不用椎弓根螺钉固定临床效果较好,是否用椎弓根螺钉固定融合比较研究结果表明,椎弓根螺钉固定的患者再次手术发生率、并发症和神经根损伤发生率高,失血也多,手术时间长并且手术复杂程度增加,植入物价格昂贵,每个手术成本成倍增加,且有潜在的风险。因此,尽管目前还没有标准的内固定手术指征,但仍要注意防止手术适应证过宽。

第二节　脊柱融合术的疗效评估

随着脊柱内固定的发展,脊柱融合术融合率得到了较大提高,但仍不能忽视脊柱融合术后假关节的发生。对术后假关节的早期诊断是否有意义? 有文献报道显示对影像学阳性的无症状者,术后早期(1~3 年)疗效无影响,远期(5 年以上)多需要翻修手术。

假关节的实质是植骨不融合形成类似关节骨面相对异常骨结构,未融合的骨结构因异常活动等形成骨吸收或缺损,最终形成相对应的硬化骨面,其间隙内无骨小梁等结构。据文献报道,脊柱融合术后假关节发生率为 0~56%。然而,发生假关节患者早期多无临床症状或症状,体征不典型,易被外科医师忽视。实际发生率可能更高。因此,依靠临床症状做出诊断可能会导致误诊,影像学检查可作为补充。迄今为止,骨小梁通过植骨界面被认为是融合的表现,但如何进行客观评价仍是难题。

1.正侧位 X 线片　植骨融合时,椎间连续骨小梁通过或出现椎体,前方、侧方骨桥连接可见。椎间融合区透光度下降等表现。

植骨不融合可见透亮区植骨下沉或畸形。在脊柱融合术后随访过程中,X 线片应用较多且操作简单、廉价,易被患者接受。那么 X 线片在诊断假关节的价值又如何呢? 据研究显示:通过 X 线片诊断假关节的患者与实际结果(手术探查)符合率只有 43%~83%,且假阴性率高。

2.动力位(过伸过屈位)X 线片　FDA 制定的腰椎融合标准:椎体滑移小于 3mm,椎间角变化小于 5°,颈椎目前还未有相关标准。但位移大小及何种位移提示不融合仍然有争议。由于内固定器械的广泛使用,即使没有移位也不能确定融合。

有学者提出可以采用 Cobb 角来评估融合节段的运动角度。有人提出腰椎椎间融合术,运动角度大于 7°提示不融合,运动角度小于 3°提示融合,两者之间为不确定,但又有其他学者提出运动角度为 1°~5°提示融合;还有学者提出颈椎融合术后运动角度大于 2°提示不融合(敏感性为 39%,特异性为 82%),因而运动角度与融合的相关性仍有争议。

通过 Cobb 角测量法测量的数值过小、易存在测量者之间的偏差且不够精确,导致这种方法有一定的局限性,因而有学者提出在颈椎融合术后患者中,可以通过动力位测量融合节段相邻棘突间相对位移程度。超过 2mm 者提示不融合(特异性为 89%,敏感性为 91%)(图12-1)。

图 12-1　动力位测量融合节段相邻棘突间相对位移程度,C_5椎间位移为 3mm(>2mm),提示不融合

计算机定量运动分析法:采用特殊的计算机软件对动力位片进行运动角度测量,可以避免动力位 Cobb 角测量法的一些局限性。有人采用此方法对颈椎融合术后稳定性进行评估,以运动角度小于 1° 为融合标准,发现该方法准确率较高。还有学者采用此法对腰椎融合术后评估发现,以 4.1° 为融合标准,准确率较高。

3.CT　目前的研究认为 CT 是影像学上诊断假关节的"金标准"。CT 检查评价植骨的椎间融合,能清楚显示融合椎间的骨性结构有无桥接骨小梁形成。融合时,椎间有连续骨小梁通过,密度增高;若出现融合器下沉、终板囊性变、光圈征提示不融合。

有的研究显示 CT 的准确率为 78.6%~85.7%,较 X 线片明显提高;还有报道准确率为74%~96%。

4.MRI　由于 MRI 本身对骨的显像较差且易受内固定干扰,在评估脊柱融合时不常用。MRI 检查显示融合节段 T_1 终板下高信号,T_2 低信号提示融合;相反提示不融合。国外学者等报道了 MRI 在诊断脊柱融合术后不融合准确率为 66%。

5.骨扫描　应用较少,放射性核素 ^{99m}Tc 骨扫描显示融合椎间新陈代谢旺盛提示不融合,有文献报道脊柱融合术后第 6 个月采用骨扫描评估不融合假阳性率高达 50%。

6.超声诊断　该研究较少,国外一项研究显示术前被超声诊断为不融合的患者均经手术得到证实,但该研究对象仅包含 10 例患者且没有相关研究。

第三节　脊柱融合术的骨移植材料

传统的脊柱融合术包括各种类型的骨移植。新鲜自体骨移植的效果作为评价标准,与其他类型骨移植效果的比较自有公论。自体骨移植的作用是通过骨愈合的 3 种机制:①移植物表面上生存的骨细胞在移植的早期产生新骨;②骨基质中的骨形态发生蛋白(BMP)的骨诱导作用;③松质骨的三维结构支持新骨与血管组织的长入。自体骨移植主要取自髂骨,也可取自胫骨、腓骨和局部骨质,应用松质骨和带皮质松质骨的自体骨移植的融合成功率占80%~90%的病例。但是。此种移植需要再次手术以获取自体移植材料,显而易见有潜在的痛苦。6%~20%的患者有疼痛、感觉过敏或臀部麻木等主诉,3%~9%的患者有明显的并发症。在一组研究中,行髂骨自体移植的患者 25% 在术后平均 5 年中有明显疼痛。自体骨移植也受到骨量提供不足的限制,特别是儿童和以前曾接受过骨移植取骨者。

过去已证明,在几乎所有需要移植的情况下,如果从所形成的融合骨量来考虑,自体骨移植是最好的。然而,由于自体骨移植取材可引起并发症且来源有限,人们开始开发、研制各种异体移植骨,骨移植替代物和最新的重组人骨形态发生蛋白。

由于处理的方法不同,异体移植骨具有不同的骨诱导特性和骨传导特性,它们也具有不同的物理特性。结构性异体骨移植主要用在前路,起支架作用,可横跨几个脊柱节段,或者充当椎体间移植物。后路放置的移植骨一般均制成小块而不能充当负荷结构,但这两种情况都存在例外。脊柱融合使用异体骨移植是否成功,取决于异体骨的类型、融合的部位和患者的年龄。多位学者都曾总结过他们的经验并复习了有关引用异体骨移植的文献,从而得出了以下结论:异体冻干骨不应该应用在颈椎后路手术;在单个节段的前路和颈椎椎间盘切除术和融合中,使用新鲜冷冻骨和冻干骨的效果都是可以接受的。虽然使用异体骨移植所引起传播疾病的危险性很小,但是使用新鲜冷冻骨的危险性相对要大一些。在颈椎尽管异体支撑植骨的融合速度比自体骨慢,需要更长时间的制动或附加固定措施,但其融合率是令人满意的。由于异体骨移植在多节段的椎间融合术后不愈合率和下沉率都很高,所以不应该用于这种手术。研究发现,胸腰椎后路植骨应该使用自体髂骨移植。

不能使用环氧乙烷消毒异体移植骨。新鲜冷冻异体松质骨的移植效果差异较大,其应用应限于自体植骨骨量不足的患者。研究发现异体骨移植很适合于无法获取自体骨的瘫痪患者。辅以自体骨移植的前路异体结构性植骨,可以提供令人满意的融合率,虽然在腰椎使用时有相当多的患者发生了塌陷,但是在胸腰段却未见发生。对于需要前路支撑型异体骨移植的患者,后侧辅助使用节段固定器械可以更好地维持畸形的矫正并获得更高的融合率。

近年来,人们开发出多种材料用作骨移植的替代物,包括羟基磷灰石(HAP)、脱钙骨基质和重组人骨形态发生蛋白-2(BMP-2)。BMP 这个名词在 20 世纪 60 年代早期由 Urist 所提出。一种物质如果能在一定的标准条件下,在啮齿类动物体内引起异位骨形成,就被认为是 BMP。BMP-2 是一种低分子量的糖蛋白,已被广泛地研究。它已被证明,在许多动物模型中能按照胚胎时期软骨内成骨的模式诱导成骨,填充长骨的缺损。当前仍存在的问题包括选择最优化的载体机制、确定最合适的计量、潜在的安全性,以及针对不同的临床情况采用哪种 BMP 最为有效等。FDA 正在实验应用 rhBMP-2 治疗胫骨骨折及缺血性坏死。潜在的应用还包括在关节融合术、骨不愈合的治疗、骨重建、辅助生物性骨长入中的使用,甚至还可用于骨质疏松的治疗。

第四节　常用脊柱融合术

一、颈椎融合术

1.颈椎前路融合术　前路颈椎间盘切除术和椎体间融合术在治疗颈椎间盘疾病的顽固性症状方面的疗效,已被脊柱外科医师和神经外科医师广泛地接受。文献资料证实,解除这些症状的成功率很高,而严重并发症和术后病残率都很低。诸多手术方法的根本区别在于手术时仅限于单纯性椎间盘切除和椎体间融合,还试图进入椎管行骨赘切除或进行脊髓和神经根减压术。

常用的颈椎前路融合术有 3 种类型,分别为 Robinson-Smith 手术、Bailey-Badeley 手术及 Cloward 手术。研究发现,Robinson-Smith 手术对抗压力负荷的能力最强,其次为 Bailey-Badeley 手术,再次为 Cloward 手术。这些移植骨块可承受的负荷为体重的 2.5~5 倍,远远超过颈椎在正常情况下的负荷。因此,限制因素不是移植物本身,而是移植骨、椎体的构造。颈椎在体内主要承受纵轴的压缩负荷。但是有学者却把注意力集中在脊柱的旋转移位及其与移植骨不同种结构的关系上。Robinson-Smith 融合技术的坚强构型,在于保持了椎体皮质壳的完整,因为已经证明椎体 40%~75% 的强度来自于皮质骨。保留终板也很重要,它可以防止移植骨陷入椎体松质骨部分,以及由此引起的移位。

根据笔者的经验,当侵犯的骨赘很大时,切除邻近椎体的终板达到较为彻底的前路减压并未发生严重问题,除非骨质疏松严重。即使在骨质疏松情况下,愈合过程中椎间隙也只发生部分塌陷。彻底减压以解除神经症状比严格地保持终板更为重要,尤其是在后侧更是如此。可常规地去除上位椎体下端终板的最前侧部分,以便增加椎间隙的显露及充分去除影响融合的终板软骨。

Dereymacker 和 Mulier 方法的相似之处在于他们都将手术限于单纯椎间盘切除和椎体间融合。当需要切除较多时,该手术更像 Simmons 的梯形植骨方法,而不像 Smith-Robinson 方法。有人已经用前路椎间融合技术治疗了因广泛椎板切除术后、后侧的椎弓骨折、某些骨折脱位和破坏性疾患造成的不稳定。许多学者将切除颈椎间盘与前路融合结合起来使用。

Robinson 等人从所选择的一个或多个椎间盘切除间盘软骨终板,并用自体髂骨修剪成三面皮质骨块插入植骨。进行前路椎体融合以治疗椎间盘变性。

(1)Smith-Robinson 融合技术的操作因为使用了由 Caspar 研制并以他命名的牵开器及固定器械而变得更为容易。然而对于准备行前路螺钉固定的患者不能使用牵引钉,因为它能引起微小骨折而影响螺钉的固着。在这种情况下,笔者喜欢使用头带牵引。然而使用 Caspar 系统的确能精确测量植骨是否合适,并能很好地暴露椎间隙后部及硬膜。

1)手术方法:患者在手术台上呈仰卧位,肩胛间区垫一小块布卷垫。如果使用前路螺钉钢板固定。就使用头带牵引,可以在头带上使用 $5 \sim 10b$($1b = 0.4536kg$)的牵引重量。如果不用内固定则不必使用头带牵引,因为使用牵引钉和 Caspar 装置就能够撑开椎间隙进行深部显露。

将患者头部转向右侧,取左侧颈前入路,直达脊椎的中线。纵向切开翼状筋膜和椎前筋膜,就可见到前纵韧带和椎体上下缘增生的骨刺。将一根针插入椎间盘后拍摄侧位片以定位其节段。

选择好需要切除和植骨的椎间隙后,按操作步骤进行减压。在椎间隙的前方,用 11 号刀片在前纵韧带和纤维环处做一个宽约 1.5cm 的矩形窗。用小刮匙将椎间盘组织刮松,然后用髓核钳取出。以这种方式切除椎间盘前部的 $1/2 \sim 2/3$,使用手术显微镜对安全切除椎间盘的后侧部分,以及任何需要去除的游离碎片或骨赘是有帮助的。使用手术显微镜可以为术者和助手提供很好的照明视野。虽然使用手术放大镜时助手无法获得与术者相同的视野,但是在手术中使用也是有帮助的。

然后使用高速磨钻去除后方残余的间盘组织和纤维环。使用磨钻可以准确地去除椎间盘组织、软骨性终板及纤维环的后部。磨薄后方骨赘然后用有弯刮匙和小号颈椎椎板咬骨钳轻柔地将其去除。如果可能,要保留后纵韧带。但若发现后纵韧带有损伤,则在后纵韧带上切开一个小切口以便探查椎管和清除任何游离的椎间盘碎块。向侧方切除间盘到钩突。充分减压后,注意力转到如何处理终板。如前所述切除上位椎体下方终板的前侧 $2 \sim 3mm$,以充分显露余留的下终板。使用磨钻切除任何残余的软骨性终板直到出血的软骨下骨层为止。按平行的方向准备终板。从前向后测量椎间隙的深度并测量椎间隙的高度,但在测量之前要解除牵引。用一小号摆动锯在髂骨上取一个三面皮质骨的植骨块,操作方法在植骨技术部分已有所描述。在处理终板时,应注意保留上方和下方椎体的前侧骨皮质。将植骨块修成适合椎间隙深度的大小。安放植骨块时将松质骨面向后,并将其后面的上下缘修出轻微的斜面有助于将骨块嵌入。通过牵引将植骨块嵌入椎体间,并且使其皮质部分缩进椎体的前侧皮质 $1 \sim 2mm$。在植骨块后缘和椎管之间应有一个 $2 \sim 3mm$ 的空隙。植骨块即使在牵引情况下也应很紧密地与周围贴合。撤去牵引,用 Kocher 钳夹住植骨块检查是否与周围紧密贴合。按照同样方法处理其他椎间隙。放置软闭式引流管后逐层缝合伤口。用无菌敷料包扎伤口,使用颈托固定患者。

2）术后处理：当天晚些时候或者次日上午允许患者离床活动。术后第一天拔除引流管。用颈托固定4~6周，具体时间取决于患者是否舒适及摄片检查植骨块的情况。有时使用软颈围领进一步保护1~2周是有益的。在颈椎伸、屈位侧位片显示融合部位无活动征象时。才可以去除硬质的颈托。

（2）Bloom和Raney建议把髂骨植骨块的植入方向倒过来，即将圆的髂骨皮质边缘向后而松质骨缘朝前。他们声称植骨块突出的部分用咬骨钳很容易削除，而不必牺牲植骨块的皮质部分，从而也不会降低植骨块的强度。植骨块反向放置时。笔者曾遇到骨块的非皮质前缘塌陷，导致在融合的节段产生脊柱轻微后凸畸形。这种情况尤其容易出现在年龄大的女性，因为她们的骨盆皮质骨由于骨质疏松而变得很薄。

1）手术方法：这种方法可随具体的病变需要而改变。手术中患者卧于Stryker架或手术台上。使用颅骨牵引弓牵引。气管内插管麻醉。

在两肩胛骨之间放置折叠术巾使颈部中度后伸。将患者头部向右旋转约15°。从前方左侧显露颈椎。切开椎前筋膜之前，在一个椎体上插入一枚钻头作为标记，侧方摄片定位。定位后，沿中线纵向切开椎前筋膜。筋膜上缝几针粗丝线以便于牵引，术毕时也可用来闭合筋膜。在椎体前面分离筋膜，用电凝和骨蜡控制骨面出血。确认要融合的椎体后，从上位椎体的上缘附近到下位椎体的底面附近之间，在椎体前方做一个宽1.2cm、深4.7mm的骨槽。使用小型电动锯或钻比使用骨凿和锤子所致的损伤小。用咬骨钳清理椎间盘间隙，切除要融合椎体的下方和上方的软骨终板，椎间盘切除范围两侧应到钩突。切除软骨板后，将取自髂骨的松质骨条轻柔地植入已准备好的椎间隙中，修整一块合适的髂骨植骨块嵌入椎体前方的骨槽内。然后抬高牵引线减少颈椎伸展程度，从而使植骨块更牢固地嵌入骨槽内。植骨块不能向前突出超过椎体前方的表面。

植骨块安放合适后，结扎先前留在椎前筋膜上的缝线，通过筋膜将植骨块固定在骨槽内。在咽喉间隙放置一大号的Penrose引流条或负压引流管，通过伤口的低处引出。分层间断缝合伤口。

2）术后处理：在Stryker架或Foster床上维持颅骨牵引。24小时后拔除引流。牵引6周后，患者可以在连有Forrester颈托的Taylor背部支架制动下起床活动。此支架一直戴到椎体完全融合为止，通常为4~6个月。

通常采用头环背心固定，而不是选择6周的牵引，这可以使患者较早活动，因而出院也较早。在适当监护下，头环背心同样可以获得满意的效果。一般使用头环背心固定约3个月，在以后的4~6周中使用颈托制动，此时制动逐渐减少而患者康复训练逐渐增加。到完全愈合之前要定期摄X线片复查并维持固定。

（3）研究发现，用Bailey-Bedgley方法行数个节段的融合来治疗多节段椎板切除后不稳定，效果是满意的。儿童发生这种情况时，可用胫骨移植支撑植骨方法。

1）手术方法：气管内插管麻醉。患者置于手术床上，把踝部绑在台上。使用无菌头带牵引，铺巾。采用左侧入路，沿皮纹做一横切口。横向切断颈阔肌，向内侧牵开颈前条状肌群和食管、气管、甲状腺等结构。向外侧牵开胸锁乳突肌和大血管。在暴露的椎间盘上插入一枚针头摄片以确定位置。用Simmons设计的特殊骨凿和骨刀在椎体上凿除一拱板状正方形或矩形组织块，向上斜行进入上方的椎体，向下斜行进入下方的椎体，骨凿或骨刀的深度都是1.2cm，而宽度分别为1.27cm、1.1cm和0.95cm。

骨凿切入时要小心保持正前、正后方向，防止向外偏斜。在大多数需要一个节段融合的患者，可去除一直径 1.27cm 的正方形组织。用咬骨钳和刮匙去除此组织块后，从后向前去除椎间盘。在椎间隙清理的最后阶段，请麻醉师用力牵引头带，使椎间隙拉开，以便充分清除，抵达脊髓椎体连接。加深骨槽至椎体的后侧皮质，并使骨槽的每个角呈直角。牵引头架，在使间隙打开至少 3mm 时，测量这个矩形的长度。从髂嵴上取一矩形植骨块，并予以修整使之适合骨槽的大小与形状。将其上下两端削成 14°~18° 的斜面。

强力牵引颈部将骨块植入骨槽内。松开牵引，骨块就牢固地锁在了骨槽内，保持此固定的牵开状态和制动。如果融合两个节段，则延长骨槽和植骨块，跨越中间的椎体，至上方和下方的椎体。

2）术后处理：在支架固定下可以早期活动，直到骨融合。因为牵引下植骨相当稳定，所以术后疼痛较其他颈椎融合方法要轻。

2.经咽外途径行前路枕颈融合术　颈椎显著不稳而又无法行后路融合时，偶尔需要行前路枕颈融合。有人用该方法治疗类风湿性关节炎、创伤性四肢截瘫、脊椎转移肿瘤和先天性畸形而行广泛性椎板切除的患者。这个手术是向头颅的延伸，它可达到枕骨底部及所有颈椎的前侧部分。

（1）手术方法：患者躺在翻转架上，用头环保持患者初始的颈椎稳定状态。在整个手术过程中保持患者躺在翻转架上并维持牵引。右侧进入，沿胸锁乳突肌前缘切开，切口起自下颌骨角以上，下至环状软骨以下。沿切口分离颈阔肌和颈深筋膜，暴露胸锁乳突肌的前缘。注意不要损伤脊髓副神经，此神经于寰枢椎侧块水平进入胸锁乳突肌前缘。向外牵开胸锁乳突肌，向前牵开气管前带状肌，在颈动脉鞘内触及颈动脉，并显露颈动脉鞘。在肩胛舌骨肌穿过环状软骨水平处将其切断。在切口的上端，辨认二腹肌和舌下神经。钝性分离咽喉间隙并在甲状软骨水平进入。然后分离甲状腺上动静脉、舌动静脉和面动静脉，以从切口上部进入咽后间隙。继续在咽后间隙钝性分离，在中线触摸到寰椎前弓和前结节。在该区上方继续用手指探查。进入枕骨基底部的空腔。不能向头侧继续分离，因为咽在此处附着于咽结节。在咽的下方插入宽的直角拉钩，将其拉向前上方。在操作过程中牵拉迷走神经的咽支和喉支应间断进行，以减少发生暂时性声音嘶哑和丧失唱高音能力的概率。至此，上位颈椎的前面和枕骨的基底部已经显露。电凝颈长肌前缘深面丰富的静脉丛。纵行和横向切开前纵韧带，从脊柱的前方将肌肉分离，暴露 C_1 前弓、C_2 和 C_3 椎体。因为舌下神经通过中线外侧约 2cm 的前髁状孔（舌下神经管）出颅，所以术野宽约 4cm。用刮匙在枕骨基底的前表面和上颈椎的椎体前表面做成粗糙面。从髂嵴取新鲜的自体松质骨植骨条，并将它们安放于需要融合椎体的前表面。骨条的厚度不要超过 4.2mm，以防止过度突入咽部。缝合颈阔肌和皮肤。咽后间隙留置负压引流管 48 小时。

（2）术后处理：患者保持在翻转架上维持牵引 6 周。床旁放置一气管切开包，以防止上呼吸道发生阻塞。

使用头环背心外固定可以早些活动，术后 16 周去除头环，此时植骨应已牢固融合。

3.前路上颈椎融合术

（1）手术方法：通过气管插管麻醉。切口起自颌下区中线的稍左侧，向后至下颌角，然后于胸锁乳突肌的后缘转向下，至颈部的基底，最后弯向前下越过锁骨，而止于胸骨上间隙。切开颈阔肌向内牵开形成的肌瓣，以暴露胸锁乳突肌和颈前肌、咽、甲状腺、下颌骨缘和颌下三角。向外牵开胸锁乳突肌和颈动脉鞘,横断肩胛舌骨肌的腱部,以确认下位颈椎的前侧表面。从中线切开椎前筋膜。向内侧牵开甲状腺、食管和气管。注意此平面上端有甲状腺上动脉、喉上神经血管束、舌下神经。甚突舌骨肌和二腹肌,辨认并保护喉上神经和舌下神经。向内牵开喉部和咽部,向外牵开颈外动脉,辨认颌下三角的底部。保持良好的牵引,以暴露颅底和寰椎前弓。如要扩大显露区,可切除颌下腺,并通过向上及向右转动下颌骨使颞下颌关节向前脱位。此时可见寰椎前弓、齿状突和两侧的椎动脉。于 C_2 和 C_3 椎体前面开一个槽,深达齿状突后侧皮质,用小刮匙刮除齿状突的松质骨使之成为一空壳。从前侧髂嵴取一植骨块,将其修成与准备好的骨槽相同的大小。把植骨块的上端做成鞍形,将它的一端插入齿状突槽内,另一端与寰椎前弓相贴。骨块的鞍状端支撑齿状突前皮质和寰椎前弓的下部,骨块的下端用穿过下方椎体皮质钢丝袢或结实的缝合材料加以固定。如果使用绞合的钢丝,要用少量骨水泥覆盖住钢丝锐利缘,以防止钢丝刺入咽后壁。

(2)术后处理:与 Bailey-Badgley 手术的术后处理方法相同。

4.后路颈椎融合术　颈椎后路融合方法在颈椎骨折、脱位章节讨论。

二、胸椎和腰椎融合术

1.后路脊柱融合术　总的来说,后路脊柱融合术是基于 Hibbs 在 1911 年提出的原则。在 Hibbs 手术中,通过在椎板、棘突和关节突上重叠地铺放大量碎骨条来诱导椎弓融合。在胸椎,融合区一般向外侧延伸到横突尖,这样此处椎体后部的皮质和松质骨可以用来扩大融合区域。除非显露并辨认出骶骨,否则很难对椎体进行准确的定位。在任何其他的平面,尽管根据棘突、椎板和关节突的解剖学特征通常有可能辨认出某一椎体,但一般都需要术中用标志物拍定位片。有时术前摄带标志的定位片,即在皮肤表面放置金属标志或画线来辨认平面。在术野中把一个足够大的标志物夹在或插入棘突,摄片定位会更精确。标志物越接近棘突底部,定位越可靠。尽管可移动的 X 线机及所摄的 X 线片的质量有时会造成辨认困难,但在手术床旁行侧方摄片或前后位摄片,与质量好的术前 X 线片比较,通常能足以准确地辨认椎体水平,患者的摆放保持脊柱前凸的位置也很重要。

(1)Hibbs 脊柱融合术:Hibbs 方法要求在四个不同点,即两侧的椎板和关节突进行融合。这些年来,该方法已稍有改良。

1)手术方法:在中线沿着棘突切开皮肤及皮下组织。用 Michel 钳或塑料胶带将手术巾夹在皮肤的边缘上。向下切开深筋膜和棘上韧带,用 Kirmisson 或 Cobb 剥离器自棘突尖剥离棘上韧带。然后用弧形骨膜剥离器自棘突两侧和椎板背侧剥离骨膜。用细长纱垫填塞止血(Hibbs 纱布条)。按棘间韧带走行方向将其切开,继续进行纵向暴露。从黄韧带上剥离肌肉,暴露关节突远侧窝。用手术刀或刮匙清除窝内的脂肪垫。使用刮匙和骨膜剥离器彻底切除棘突上的骨膜和韧带,用骨凿纵行和横向劈开棘突。并用 Hibbs 咬骨钳加以清除。用厚凿剥出外侧关节突的囊。从椎板的远侧和近侧边缘用刮匙连续地游离黄韧带的后层(约 2/3),并自前层上分离下来;留下前层覆盖硬脊膜。用特制的直的或量 30°、45°或 60°角的薄骨刀从外侧关节面上切除关节软骨和皮质骨。强调融合区上方椎体的外侧关节不能损坏,因为损坏后可能导致后期发生疼痛。但是必须处理包括在融合区内的外侧小关节,这一点很重要,因为如果不将外侧小关节消除就会危害整个融合节段。刮除融合区内的外侧小关节面后,为使残留的缺损变窄,沿与关节间隙平行的方向在关节上轻轻凿切,切下的薄骨片与关节突轻度分离后填塞入缺损。他认为这比用松质骨片填塞关节空腔更为可取。

用圆凿在每个外侧关节突下的隐窝处取碎骨条,将其转入切除关节软骨后留下的空隙或棘突的碎片填入空隙。去除关节隐窝的皮质骨,然后用碎骨片填塞。同样用圆凿从椎板取骨片填在椎板间的间隙内与两侧的粗糙骨面接触。用棘突的碎片桥接椎板,也可应用从靠近脊柱后上方的髂骨或融合区外的棘突取得骨片。大量从髂嵴后侧取骨,术后供骨区可能有明显的疼痛或过敏。注意不要损伤臀部神经,以免导致神经瘤形成。还可使用骨库骨,尤其是在因为患有脊柱裂而使局部的骨质不够时使用。植骨片不能超出终椎的椎板,因为植骨条的突出端可引起刺激和疼痛。如果要切除髓核,在暴露髓核前就要切好骨片,保留待用。将剩余的黄韧带游离成瓣状,其基底在中线。牵开此瓣以暴露神经根和髓核。切除髓核后,将黄韧带复位并保护硬脊膜。间断缝合骨膜、韧带和肌肉使其严密覆盖植骨片。然后仔细缝合皮下组织,消除无效腔,采用皮下缝合或不吸收缝线缝合皮肤。

常规使用粘胶、塑料薄膜将皮肤与伤口隔离,而不使用 Michel 钳将手术巾固定于皮缘。使用 Michel 钳的缺点是容易发生移位及器械容易遗留在伤口内。常规使用改良的 Cobb 骨膜剥离器。如剥离器边缘锋利,就很容易剥离开小关节的外侧关节囊。手术过程中最为重要的一点是准备好宽广的新鲜松质骨床来准备接受植骨。这意味着要彻底去除小关节、峡部、椎板和棘突表面的皮质骨和软骨。

2)术后处理:常规使用闭式引流 12~36 小时,按医嘱也可引流 48 小时。根据融合的节段、患者的年龄、是否有内固定决定下床行走时间。如果疼痛的情况允许,患者 1~2 天后可以行走。如果使用很好塑形的 Risser 型石膏,皮肤缝线早期拆除(数天后),而用黏性胶带代替。否则,缝线就要保留超过 2 周。对于老年人术后比较合适的制动方法包括下腰部支架、预制的塑料夹克和定制的双瓣塑料夹克。

对于肥胖患者,所有类型的外固定或支架都不合适,而限制活动可能是唯一的最合理的替代方法。

(2)后外侧或横突间融合术:1948 年,有学者描述了脊柱融合术后假关节形成的修复方法:将植骨片放在一侧椎板的后面、关节面的外侧缘和横突的基底部。Watkins 于 1953 年、1959 年和 1968 年描述了他称之为腰椎和腰骶椎后外侧融合术的手术方法,即用碎骨片融合关节面、峡部和横突的基底部,并把一大骨块放在横突的后面;在包括腰骶关节时,植骨片要延伸到 S_1 椎体的后面。

像其他许多人一样,笔者使用这种手术方法或其他改良术式治疗假关节形成、先天性或手术造成的椎板缺损、椎弓崩裂和椎板切除术后不稳定造成的慢性疼痛。手术可为单侧或双侧,但经常用双侧,手术范围包括一个或多个关节,取决于融合区的稳定性。手术时使用 McElroy 设计的器械很有帮助。

1)手术方法:沿骶棘肌外侧缘做皮肤的纵向切口,跨过髂后上棘后切口弯向内侧。切开腰背筋膜,在椎旁肌肉边缘和覆盖腹横肌表面的筋膜之间切开。此时在切口深部可摸到横突尖。用骨刀剥离肌肉在髂嵴上的附着,使其连带薄层髂骨。骨膜下继续剥离髂后上棘,在骶髂关节水平将其切除,取足够的骨做一或两个植骨块。髂嵴的切除可增加脊柱的暴露。向中线牵开骶棘肌。剥离横突背侧的肌肉和韧带的附着;切除关节囊暴露关节面。用骨刀切除关节面上的软骨,并向下削平,达到足够深度使植骨片能在每个节段都紧密地贴在小关节峡部和横突基底部上。用小圆凿或骨刀将关节面切碎,从关节区骶骨上部和横突向上和向下翻转骨条。将切下的髂嵴纵行劈开成两块,其中一块修整成合适大小,填入准备好的骨床内,将其切割面与脊柱贴紧。保留剩下的骨块在对侧使用,必要时可取另一侧的髂嵴同时植骨。最后在植骨处填塞取自髂嵴的松质骨碎骨片。用骶棘肌覆盖融合区,缝合切口。

2)术后处理:与后路脊柱融合术中所描述的相同。

多位医师都曾分别描述过改良的 Watkins 手术方法。有的医师采取纵向劈开骶棘肌,融合椎板、小关节突和横突。有的医师在常规腰椎和腰骶椎融合时联合使用后正中入路后外侧融合与改良 Hibbs 融合方法,他们加用取自髂骨的自体骨植骨。还有的医师联合使用后路融合和后外侧融合。

Adkins 曾行横突间或横突骶骨翼融合,将胫骨植骨块在一侧或两侧植入 L₄ 和 L₅ 横突之间及 L₅ 和骶骨翼之间。其具体手术方法为:从椎弓根向外侧将低棘肌分离,显露横突和骶骨翼。切除小关节后此步骤操作更容易完成;如果小关节完整,不破坏它们也可获得充分暴露。用锐利圆凿或咬骨钳在横突的上下边缘开槽,注意不能造成横突骨折。首先用骨刀在骶骨翼后上边缘做平行的凿切线,然后将弧形凿打入凿切线的两端,并将凿切线中间的骨块撬出而形成骨槽。如融合 L₄ 和 L₅ 椎体,则取末端为 V 形的胫骨植骨块,在横突间将它斜着插入,然后旋转到目标位置。这时它对横突有轻度撑开作用,所以可以牢固地嵌在两个横突之间。融合腰骶关节时,胫骨片的上端呈 V 形,下端平直稍有倾斜。把 V 形端的一臂置于横突前,而将下端击入骶骨槽内。如为单侧植骨,患者的体位应使脊柱向手术侧轻度隆嵴,这样当脊柱伸直后,植骨片就可牢固地嵌住。一般选择双侧植骨,植骨片应置于尽可能偏外,以避免压迫神经根,并可得到最大的稳定度。

目前,使用厚度不超过 2mm 的髂骨翼皮质骨植骨片,置于 L₃ 和 L₅ 横突桥接横突间的空隙,紧贴横突间筋膜。同样,在骶骨翼开槽和去皮质后,将另一植骨片嵌入骶骨翼和 L₅ 之间的空间。要注意植骨不能向前突出到横突的平面之前。

(3)微创后路腰椎融合术:目前,使用基因重组人骨形成蛋白材料借助于内镜和关节镜完成的后路技术正在发展完善。关于这种方法的有效性、安全性及临床推广意义尚有待进一步研究。

2.前路脊柱融合术 文献报道的腰椎前路融合术的适应证有许多。目前掌握的适应证包括感染清创术结核、肿瘤切除、脊柱后凸的矫正、脊柱侧凸,骨折后神经减压及在后路融合不适合时获得稳定。在少数情况下,也曾采取前路治疗脊柱滑脱和椎间盘内紊乱。治疗结核的入路和方法在大多数情况都可以使用。

(1)前路椎间盘切除和椎体间融合术:对下肢痛的合理治疗必须依靠准确的诊断。此区域的疼痛综合征有很多,但一直存在诊断的误区。选择治疗方法取决于患者的生理情况和精神状态及参与治疗的外科医师的经验。半侧椎板切除及神经根减压技术仍然是治疗持续下肢痛最常用的方法。对于前部或后部结构的持续性不稳定,辅助后路或后外侧融合常可以取得满意的效果。研究发现椎间盘切除后再进行脊柱融合。仅能使残余腰痛和坐骨神经痛的发生率降低 5%,但没有统计学差别。术后稳固融合的患者和假关节形成的患者的术后效果评价,同样也没有区别。

按上面提到的标准手术方法进行治疗,仍有一部分患者不能成功。有的研究强调了下述椎间盘手术后导致症状持续存在的原因:①原始诊断错误;②椎间盘组织突出复发(因为摘除不彻底);③椎间盘在另一个平面突出;④神经根骨性压迫;⑤神经周围粘连;⑥椎体节段不稳定;⑦精神性神经病。

对这部分患者,目前可使用肌电图、心理素质的评估椎管造影后 CT 和钆增强或不增强的 MRI,也可使用椎间盘造影术来提高正确诊断率。最后鉴别性脊髓麻醉可能对鉴别疼痛类型有帮助。

原则上后路融合手术失败后可考虑进行前路椎间盘切除和椎体间融合。有学者按此原则治疗,发现78%的患者下肢疼痛重度解除或完全消失,85%的患者下肢疼痛中度或完全减轻;没有一例患者的疼痛比术前恶化。另外,美国梅奥诊所报告总的满意率仅为36%。造成这一差别的原因主要在于对临床因素的解释和选择患者的类型。他们也建议将该方法主要用作补救措施。

有学者调查了 9 个国家的 15 名外科医师,发现他们观点不一致。缺乏足够的术后随访,因此长期效果不确定。相反,有的已做了 466 例手术,在开始的 243 例手术中 90%结果满意。他们的手术适应证包括:①不稳定引起腰背痛和坐骨神经痛;②各种类型的脊柱滑脱;③多次脊柱后路探查引起的疼痛;④后路融合失败后。他们使用 3 块楔形髂骨块植骨治疗退行性疾病,用一块状植骨治疗脊柱滑脱。

1)手术方法:全麻,患者取 Trendelenburg 体位(仰卧头低位)。经腹膜后入路到达椎体,辨认腰大肌、髂动静脉及左侧输尿管。如果融合超过 3 个椎间隙,输尿管要牵向左侧。触诊确定骶骨岬。在腰椎的椎前筋膜注射生理盐水,抬起交感神经链以便于分离。把左髂动静脉牵向左侧,以显露腰骶间盘。在显露 L_5 椎体间隙时,把左侧的动静脉和输尿管牵向右侧。切开并剥离前纵韧带,形成一基底在左侧的韧带瓣。用缝线在韧带瓣上做一标记并将其牵开以进一步保护静脉。用一薄骨刀从椎体软骨板上分离椎间盘和纤维环,再用垂体咬钳和大刮匙将其切除。彻底清理椎间隙向后直到后纵韧带,而不触动骨质,这样可以保证在准备好植骨面前出血程度量最少。最后,用骨刀切除椎体的软骨板直到骨面出血。

在椎体相对的面上切出一些浅切迹并用卡尺仔细测量其大小和距离。自髂骨翼取植骨块。为了坚固地嵌塞要使其略大于切迹。将脊柱过伸,插入多块植骨,然后消除过伸。用双极电凝止血的效果较好,但要注意不要烧灼腰骶关节前面的交感神经纤维。在这个地方最好使用银夹。完成融合后,用可吸收线缝合各层。估计失血量并补足失血量。

2)术后处理:需用鼻胃管吸引约 36 小时。进行胃肠减压。注意下肢的运动,防止病床依赖和血液淤积。

术后第 3 天开始在床上做直腿抬高锻炼,并必须一直坚持。术后第 5 天,在使用腰围制动的情况下,允许患者坐起和行走。出院前 X 线摄片作为判断植骨情况的参照标准。3 个月后摄站立的屈曲和伸展位片,检查融合是否成功。术后第 6 个月、第 12 个月各摄片复查一次,断层摄片对判断假关节是否存在很有帮助。

可使用腹膜后入路显露 L_2、L_3 和 L_4 椎间盘。对于 L_5 和腰骶椎间盘,如果需要充分的前路显露,理论上应该经腹膜入路。这些入路,尤其是在中线经腹膜入路后的深静脉血栓发生率比常规的脊柱手术要高。尽管对这种并发症的预防非常不成功,但还是应该采取适当的预防措施。

(2)微创前路融合术:在普通外科和胸外科,由于腹腔镜外科技术和电视辅助胸部外科(VATS)技术的出现,有许多手术在减轻疼痛、缩短住院时间和术后恢复时间方面都得到了显著的提高。经腹膜的腹腔镜下腰椎固定器械和融合技术正在研究和开发之中。各种器械系统目前正在进行或刚刚完成了临床试验。这些器械系统能切除椎间盘并将充填有自体骨的螺纹装置插入椎间隙，典型的部位是在 L_5、S_1 和 L_4、L_5 的间隙。多个学者都报道了对这种系统的系列应用。有的报告是多个中心的临床试验结果，其中包括 200 多例患者。其他报告病例数相对较少。虽然这些技术确实为完成前路椎体间融合并保持椎间隙的撑开提供了一个有效的手段，但是，这些技术需要大量学习才能掌握。VATS 和腹腔镜的操作都应由一名对这些技术有经验的外科医师来施行，以减少类似开放的腰椎前路椎体间融合手术后发生的潜在灾难性并发症。手术最终的成功还有赖于正确的诊断及病例的选择。

三、脊柱融合中的内固定

许多外科医师在做脊柱融合时使用各种类型的内固定取植骨块，目的是在融合过程中控制关节的活动，加速融合，并减轻术后的疼痛和后遗症。另外，使用内固定器械还可以在脊柱愈合过程中保证畸形得到矫正和维持脊柱的正常形态。关于脊柱内固定应用的优点、缺点多年来争论不一，此处不做赘述。但需注意，在应用内固定器械前，应向患者详细介绍这些植入体由 FDA 批准的使用适应证及当前使用的状况。如果这些器械用于任何非严格标准的适应证，那么必须要得到患者特殊签署的同意文件方可使用。

四、后路融合术后的处理

关于脊柱融合术后的正确治疗方法的选择意见不一。通常让患者卧床休息 12~24 小时，然后开始活动。对于卧床休息的时间，应当使用何种外固定架或是否应使用外固定架，都没有明确的统一意见。这取决于需治疗的病情及融合的位置和范围。外科医师的倾向性对做出决定也同样重要，他们考虑更多的是使患者舒适而不是通过固定来促进融合，尤其是在用器械固定治疗退行性疾病而不是治疗不稳定的时候。如果融合了腰骶区并且术后制动是主要目的，那么融合术数天之后就可使用塑形良好的躯干石膏和塑料夹克。另外也可将其固定至一侧大腿。然而事实表明，即使用这种程度的支架固定，腰骶结合部也不能完全制动。固定应持续到患者感觉舒适或 X 线片证实融合很牢固位置。术后 3~4 个月时，摄患者仰卧位下的左右侧弯体位的前后位 X 线片。和前屈后伸位的 X 线片，以确定是否已牢固融合。一个长时间的愈合过程是必要的，尤其是没有使用器械固定时。然而，即使应用器械，融合也需要 1 年或 1 年以上。

第十三章 微创技术在脊柱骨折中的应用

第一节 微创齿状突骨折螺钉内固定术

齿状突骨折在成人颈椎骨折脱位中占 10%~15%，其分类方法较多、目前在临床上最为流行的分类是 Anderson 和 D'Alonzo 分类，将齿状突骨折分为三型：① I 型（齿尖骨折）：齿状突尖部骨折，约占 4%，骨折片小，多为齿状突尖及翼状韧带牵拉造成的撕脱性骨折，骨折片移位少，比较稳定；② II 型（基底部骨折）：位于齿状突基底部的骨折，是齿状突骨折的重要类型，约占 65%、骨折线位于齿状突基底部、第二颈椎椎体上方，常发生明显移位而造成颈髓严重损伤，骨不连发生率高；③ III 型（枢齿状突骨折）：螺钉固定手术体位为仰卧位，便于手术操作；在固有的解剖层次内切开，尽量保护软组织；保留寰枢椎运动，术后颈椎旋转功能无明显受限。

一、手术指征

齿状突骨折是否手术治疗仍存在一定争议，但目前趋向于手术治疗。研究表明手术固定适应证包括 Anderson 和 D' Alonzo 分类中的 II 型骨折、难以闭合复位的骨折线靠近头端的 III 型骨折、有分离趋势的骨折及伴有脊髓损伤的骨折。相对适应证包括多发伤、复合伤、伴有闭合性颅脑损伤、骨折移位≥4mm、骨折成角≥10°、伤后 2 周出现迟发性症状、伴有多个骨折不愈合危险因素、高龄或并发症不能行 Halo 环固定、伴有其他上颈椎骨折的患者。前路齿状突螺钉固定术只适合少部分齿状突骨折，其手术指征包括以下几项。

1.骨折移位　骨折移位≥4mm 时需要手术固定，也有人建议对于无移位或移位<4mm 的 II 型或表浅的 I 型骨折也可行手术治疗，以获得更可行的骨折愈合，从而避免发生 Halo 环相关并发症。

2.手术时限　伤后 6 个月内的骨折可选择手术治疗，对于超过 6 个月的齿状突骨折行齿状突螺钉固定难以获得满意疗效。

3.骨骼质量　具有良好的骨骼质量是齿状突骨折行前路螺钉固定的手术适应证之一，不良的骨骼质量可能导致内固定失败。

4.骨折类型　前路齿状突螺钉固定术最适用于骨折线为横形或前上至后下斜行的非粉碎性 II 型或表浅的 III 型单纯齿状突骨折。骨折线靠近尾端的 III 型骨折无法为螺钉提供足够的抓持力，前路螺钉固定的失败率较高。

二、手术禁忌证

前路齿状突螺钉内固定的禁忌证：①节段性粉碎性骨折或骨折线前下至后上斜行与预定的螺丝钉进入方向接近平行；②齿状突骨折伴不稳定的 Jefferson 骨折；③齿状突骨折伴寰椎横韧带断裂；④齿状突骨折伴一侧或双侧寰枢关节骨折；⑤C_1、C_2 不可逆的骨折移位，如陈旧性骨折超过 6 个月或已经形成假关节者；⑥骨质疏松或其他代谢性骨病导致骨骼质量不佳；⑦畸形，伴有明显的短颈畸形、颈椎反弓畸形、驼背畸形、桶状胸或肥胖限制了颈椎的伸展;⑧齿状突病理性骨折。

三、术前准备

1.体格检查　微创齿状突骨折螺钉内固定术前评估包括颈部体征(有无压痛、叩痛、活动受限等)、全身情况是否手术、询问有无颈椎前路手术史及是否存在喉返神经损伤。所有患者均应行详细神经系统检查明确有无脊髓损伤,并将其作为术前和术后神经检查的比较参照。目前临床应用较多的脊髓损伤评分为美国脊柱脊髓损伤协会制定的 ASIA 功能评分,进行客观可重复的神经功能评估。

2.影像学检查　颈椎外伤者常规拍摄颈椎侧位、张口位 X 线片,侧位片上可发现有移位的齿状突骨折、张口位上可显示骨折在冠状面上的移位情况。低能量损伤首先进行 X 线片检查,由于骨质疏松或严重退行性变导致普通 X 线片难以诊断时须行 CT 检查,高能量损伤常规行 CT 检查。X 线片检查确诊的齿状突骨折性须进一步行 CT 平扫、矢状面和冠状面重建,明确骨折类型并辨认节段性粉碎性骨折、骨折线走行,了解有无前路齿状突螺钉内固定术的禁忌。

四、手术操作

1.手术中需要的设备

(1)移动式 C 形臂或 G 形臂 X 线机:术中需要使用该设备来获得齿状突的侧位和开口位片,随时了解骨折复位情况,导针和螺钉的长度、深度、方向、位置等信息,以便及时调整。

(2)可透视手术床及 Mayfield 头架:患者术中需要采用 Mayfield 头架固定头部并维持复位,全程在 C 臂或 G 臂透视下进行手术,因此手术床必须透 X 线,以便顺利进行手术操作。

(3)其他设备:术中神经电生理监测仪、导针、电钻、空心螺钉及骨科手术器械等是完成该手术必需的设备。

2.手术入路　采用传统的左侧或右侧颈椎前路手术入路。正确的切口位置根据患者的体型和体位平行于 C_4 或 C_5。用尖刀片切开皮肤约 5mm,直止血钳钝性分离皮下组织及深部组织。在 C 臂机监测下,带有针筒的内径为 1.2mm 穿刺针向头侧插入至 C_{2-3} 椎间盘靠近 C_2 椎体下缘前方,穿刺过程中回抽针筒无回血证实穿刺针没有损伤血管。

3.进钉技术　穿刺成功后,去掉针筒,用直径为 1.2mm 的导针通过穿刺针内腔进入,退出穿刺针,将 5.8mm 扩张套管经导针经皮置入。在 C 臂机监测下,侧位套管正确达到 C_2 前下缘,正位居正中,正侧位透视见套管方向与齿状突尖部在同一直线上。

电钻将导针置入齿状突,确定导针正位像上居中,侧位像上通过齿状突轴心线。沿扩张导管置入损伤套筒,退出扩张套管,3.0mm 中空钻头沿导针扩大螺钉孔道,深度不超过骨折线,退出中空钻头。将 3.5mm 中空齿状突加压螺钉通过导针在保护套筒内拧入齿状突。

反复 C 臂透视,正侧位片显示螺钉位置满意,退出操作套筒及导针,缝合皮肤切口。

4.术后处理

(1)严密观察生命体征、血氧饱和度,尤其是对喉头水肿和四肢感觉运动功能的观察。

(2)观察创口局部情况,一旦出现血肿,须立即进行处理。

(3)术后抗感染治疗 3~5 天,必要时使用神经营养药物、改善微循环药物和脱水药物等。

(4)术后佩戴颈围或 Halo 架固定 8~12 周,在伴发损伤允许的情况下开始颈部活动和功能训练,术后 5~7 天坐起及下床进行功能训练。

五、并发症的处理

1.颈动、静脉穿刺伤 穿刺误伤颈动脉时,即刻退出穿刺针,手指压迫数分钟,无出血时再行穿刺。

2.食管穿刺伤 穿刺针偏内时易损伤食管,穿刺过程中紧贴颈动脉内侧进针。

3.C_2椎体前下部劈裂 螺钉拧入时发现C_2椎体前部劈裂,应退出螺钉,停止前路手术,改行后路C_{1-2}融合术。

4.螺钉折断 术后没有佩戴围领或 Halo 架,过早、过度早期活动颈部可导致螺钉断裂。术后颈围固定颈部 8~12 周,颈部功能锻炼时,活动度不能过大。

5.脊髓神经损伤 术前或术中复位时,易导致齿状突移位损伤脊髓。术前术中整复时最好采用脊髓神经放射性电位监测脊髓功能。一旦发生波形改变,立即停止手术,波形恢复正常后再手术。

6.脑脊液漏 导针或螺钉穿透齿状突尖部可以损伤硬膜囊导致脑脊液漏,术中必须在 C 臂机或 G 臂机监视下操作,避免损伤硬膜囊。

六、疗效及预后

微创颈前路齿状突螺钉内固定术,方法可行,并发症较少,伤后 6 个月内进行手术骨愈合率近 90%,可以保留寰枢椎间的运动功能,具有临床应用价值。

第二节 微创 C_1、C_2 经关节螺钉内固定术

以颈后路楔形或"H"形带皮质植骨块嵌入到 C_{1-2} 后部结构并用钢丝固定,术后佩戴 Halo 架或 Minerva 支具制动,以融合 C_{1-2},但有报道其假关节发生率较高,置入钢丝时可能造成医源性神经损伤。采用 Halifax 椎板夹对相邻两椎板加压固定寰枢椎时旋转稳定时差,C_1 后弓和 C_2 椎板表面形状差异容易造成椎板夹松动。经 C_{1-2} 关节螺钉置入结合传统钢丝固定的植骨融合技术在生物力学上明显优于单纯钢丝和椎板夹技术,经关节螺钉坚强固定可减少术后制动、降低假关节形成,逐渐成为后路 C_{1-2} 固定的标准术式。该术式置入关节螺钉时角度小,进钉起始点应选择 T_1 所对应皮肤处,早期要求从 C_1 到 T_1 的范围,近年来采用经皮穿刺方式置入螺钉,只需暴露寰枢椎即可。

一、手术适应证与禁忌证

1.适应证 微创 C_1、C_2 经关节螺钉内固定术的主要适应证为创伤、炎症或先天性因素导致的寰枢椎不稳定。寰枢关节不稳定可导致颈部轴性痛、根性痛或颈脊髓病。手术的目的是解除脊髓压迫,稳定寰枢椎。

(1)寰椎 Jefferson 骨折。

(2)齿状突Ⅱ型粉碎性骨折。

(3)寰椎横韧带断裂。

(4)齿状突尖部骨折合并寰枢椎脱位。

(5)创伤性寰枢椎旋转半脱位。

(6)寰椎枕骨化合并 C_{1-2} 不稳。

(7)先天性寰椎后弓缺如。

(8)齿状突先天性发育不全致寰枢椎脱位或半脱位。

(9)风湿性关节炎导致寰枢关节不稳。

(10)$C_{1\sim2}$退行性骨关节炎。

2.禁忌证

(1)螺钉置入处骨折。

(2)术前CT扫描证实C_2椎弓根太小。

(3)椎动脉解剖结构变异。

(4)术前评估全身情况不能耐受手术。

二、术前准备

1.术前评估

(1)病史和体格检查:术前仔细询问患者病史并进行体格检查,创伤性寰枢椎不稳定一般具有明确的外伤史,患者的症状包括轴性颈痛、颈部痉挛、斜颈、根性痛、头痛及脊髓压迫症状。神经系统检查可表现为正常,也可出现短暂的四肢瘫痪。对于严重寰枢椎不稳定,患者可能出现脑干症状,如眩晕、昏厥、呼吸困难、椎-基底动脉供血不足导致的卒中。胸椎后凸畸形、过度肥胖患者不适合行经$C_{1\sim2}$关节螺钉固定。

(2)全身评估:术前需要检测心、肝、肺、肾及有关指标,根据检测结果确定是否适合手术治疗,或给予积极措施来创造手术条件。

(3)牵引复位:术前行颅骨牵引复位或稳定寰枢椎,牵引重量根据病情而定,不得过重或长时间牵引,以免发生牵引所致脊髓损伤。

(4)脊髓诱发电位监测:寰枢椎手术风险大,术前、术中均有可能损伤脊髓或脑干,因此术前须检测脑干或脊髓诱发电位、手术在诱发电位监测下进行,以保证手术安全。

2.影像学检查

(1)X线检查:所有患者均拍摄颈椎张口位和以C_2为中心的颈椎侧位片,明确有无骨折和先天性骨性结构异常及炎症、肿瘤。在侧位片上测量寰齿间隙(Atlas-Dens Interval,ADI)来评估横韧带的完整性,成人>3mm、儿童>5mm时提示寰枢横韧带断裂,寰枢椎不稳定。

(2)CT检查:所有行$C_{1\sim2}$经关节螺钉固定术的患者均需行CT平扫、矢状位重建以评估椎动脉行程,确定C_2峡部的位置和大小。如果CT提示螺钉不能安全置入,则需选择替代的固定术。如螺钉可一侧置入,可行单侧螺钉置入后补充后路植骨、钢丝固定。

(3)MRI检查:评估椎管内情况、脊髓信号的改变,也用来检查类风湿性关节炎患者滑膜血管翳增生情况、脊髓空间和颈髓角。如合并椎管狭窄者,禁行椎板下钢丝固定,如$C_{1\sim2}$关节复位后仍存在椎管狭窄,则需要切除C_1后弓进行减压,必要时行枕部扩大减压或C_2椎板切除减压术。

三、操作步骤

1.麻醉与体位 常规采用气管内插管使全身麻醉。患者上、下切牙间填入牙垫或纱布卷,确保术中获得最佳$C_{1\sim2}$正位透视影像。手术体位取俯卧位,颅骨持续牵引或采用Mayfield钳固定头部减少术中头颈部移动,通过持续牵引完成$C_{1\sim2}$关节复位,C臂透视见$C_{1\sim2}$关节处于正常解剖位置后固定头部。

2.暴露　取枕后隆突到 C_3 后正中切口,在项韧带中锐性分离直到棘突,骨膜剥离器从棘突侧方及椎板做钝性骨膜下剥离,干纱布条填充止血,暴露 C_2、C_3 椎板、侧块及关节突关节;沿正中线切开枕颈交界部肌肉层和疏松结缔组织,用手指可在枕骨大孔后缘与第二颈椎椎板间触及寰椎后弓结节,切开枕寰间韧带和纤维组织即用小型锐利剥离器细心加以剥离。切开后弓骨膜并做骨膜下剥离,剥离范围应在后结节两侧不超过 15mm,以避免损伤椎动脉第三段。

3.辅助钢丝固定　采用 Brooks 或 Gallie 钢丝辅助固定技术将钢丝穿过 C_1 后弓,以便固定植骨块。

4.螺钉植入　关节螺钉的进钉点为 C_2 侧块内下象限,距下缘 3mm、内侧缘 2mm(图 13-1)。用一小的剥离器或刮匙,在 C_2 椎板和峡部内上方剥离骨膜至寰枢椎的后侧,尽量达到可以直视 C_2 椎弓根内侧面。采用 3mm 高速磨钻在进钉点开口。将导针放在颈外侧,C 臂机侧位透视确定合适皮肤进入点,在 T_1 棘突旁 1cm 处做小切口,导针通过椎旁肌插入至已建立的 C_2 椎板上进钉点,在 C 臂机正侧位监视下,导针正位片上进入 C_1 侧块中央、侧位片上达到 C_1 前弓中部(图 13-2)。两侧导针留在原位以便在置钉时保持 $C_{1\sim2}$ 复位状态,可通过导针确定螺钉长度(图 13-3)。如采用中空螺钉可通过导针扩大钉道后置入(图 13-4);如采用全螺纹皮质骨螺钉,先移去导针,置入 3.5mm 自攻皮质骨螺钉,整个过程均需在 C 臂机透视监测下完成。螺钉在直视下拧紧,置入后螺钉正侧位透视确定螺钉的位置、长度是否合适。

图 13-1　螺钉置入位置

图 13-2　进钉点插入导针

图 13-3　测定螺钉深度

图 13-4　置入中空螺钉　　　　　图 13-5　植骨

5.植骨　测量寰椎后弓至枢椎棘突的距离,磨钻高速打磨 C_1 后弓和 C_2 椎板。暴露髂嵴后部,骨刀和骨锤取双皮质髂骨植骨块,咬骨钳修剪植骨块形成燕尾状,将骨块下端的骨槽置于 C_2 棘突上,上端贴于 C_1 后弓,钢丝压住植骨块并打结,拉紧(图 13-5)。

术后用硬质颈托制动 8~12 周,直至影像学检查植骨已融合。

四、并发症及处理

1.椎动脉损伤　手术操作时由于解剖不熟悉、透视图像不清楚,穿刺导针或螺钉偏外侧可损伤椎动脉。大多数椎动脉损伤可以先观察而不需要手术止血或治疗栓塞,很少发生神经损伤,出血不止或出现血肿压迫神经症状时应采取紧急措施,填塞或结扎止血。

2.脊髓损伤　穿刺导针或螺钉置入时偏内侧,穿透椎弓根内侧皮质,损伤硬脊膜和脊髓,一旦发生必须立即停止操作,用骨蜡封闭钻孔道。术后严密观察脊髓神经症状变化。

3.螺钉变形或折断　术后早期活动颈部或复位不稳定,增加螺钉应力,导致螺钉变形、弯曲,甚至折断。术后采用颈托或 Halo 支架固定颈部 8~12 周,直至植骨融合后进行功能训练。一旦发现螺钉变形,必须严格制动,佩戴颈托、头颈胸石膏或 Halo 架固定直至骨愈合。

4.感染　发生感染时应用敏感抗生素,必要时切开引流。

五、疗效及预后

经 $C_{1~2}$ 关节螺钉固定融合率高,假关节形成率低,可保留寰枢椎的运动功能,创伤小、恢复快,临床疗效好,是一项很有前途的技术,但该技术要求高且有一定的危险性。全面掌握局部解剖结构特点,正确选择进钉点的角度与深度,了解潜在的风险和防治方法,就可以安全、成功置入 $C_{1~2}$ 关节螺钉。

第三节　胸腰椎骨折微创椎弓根螺钉内固定术

随着医学设备和内固定材料的创新、脊柱生物力学的发展,椎弓根螺钉固定已成为后路胸腰椎固定的首选方法。近年来,经皮胸腰椎椎弓根螺钉固定术得到广泛关注,其优点表现为减少软组织的损伤、降低失血量、缩短住院时间、早日恢复工作和减少感染等。

脊柱外科开展脊柱后路手术时常规剥离椎旁两侧肌群,导致椎旁肌肉功能部分丧失。当前微创技术发展使脊柱微创外科的定义从小切口的术后外观逐渐向减少入路相关的肌肉创伤和避免不必要的骨韧带结构复合体损伤的理念转变,因此脊柱的微创手术并不是以切口的大小来衡量的,而是在减少手术创伤的同时保护肌肉和骨韧带结构复合体,减少对后背肌肉的挤压创伤、保护肌肉的附丽点。而经皮胸腰椎椎弓根螺钉内固定术采用椎旁入路,能明显减少对肌肉的挤压,同时保存了肌肉附丽点。保留肌肉功能和良好康复是微创手术对脊椎传统后路手术带来的革命性进步。

安全开展经皮椎弓根螺钉固定术需要术者具有丰富的开放性手术经验、熟悉脊柱解剖结构。胸椎椎弓根小于腰椎、胸脊髓的存在及胸椎邻近大血管使得经皮胸椎椎弓根螺钉固定具有较大风险,富有挑战性。因此,在开展微创胸椎椎弓根螺钉内固定前应充分考虑和权衡以上危险因素。

一、手术适应证与禁忌证

1.适应证

(1)胸腰椎单纯压缩性骨折,前缘压缩大于50%。

(2)胸腰椎爆裂性骨折,伴或不伴椎管内骨块占位,无明显脊髓受压。

(3)胸腰椎骨质疏松性骨折无神经症状。

2.禁忌证

(1)严重骨折脱位。

(2)影像学检查椎弓根解剖结构不清,存在旋转畸形。

(3)严重全身性疾病不能耐受手术。

(4)椎弓根直径<5mm,置钉困难的患者。

(5)过度肥胖,影响术中操作或透视的患者。

二、术前准备

1.术前检查 胸腰椎骨折患者术前需要评估脊柱排列和体质,并进行彻底的神经系统检查,检测心、肝、肺、肾功能,如有重要器官功能不全,应在术前予以纠正,达到正常的检查值方可手术。术前还需要做血常规、凝血功能、血型鉴定和输血前检查,必要时配血以备不时之需。

2.影像学检查 X线片是胸腰椎骨折最常规的检查,可以明确创伤部位、范围、程度和分型,是术前、术后疗效对比的最常用检查方法,并有助于判断预后,X线片鉴别椎弓根困难时,应考虑行开放手术,以获得直接的解剖学视野,降低手术风险。CT扫描可以明确获取椎体、椎管和椎弓根的直径、横径等数据,判断椎管内有无占位和占位范围、性质,观察骨折块移位情况,矢状面、冠状面CT成像和三维重建进一步评估椎弓根的直径和角度。MRI检查可以同时从矢状面、冠状面和横断面观察椎管内外的解剖结构,早期发现脊髓本身病理和生理变化、后方韧带复合体有无损伤及椎间盘和软组织的损伤情况。

三、操作步骤

1.手术室的工作准备 胸腰椎骨折微创椎弓根螺钉内固定术时需要手术室准备可透X线片的手术床和高质量的移动C臂机。术中采用体感诱发电位和运动诱发电位进行神经监测,可以及时观察脊髓早期功能变化,以便调整螺钉置入角度、方向。术中计算机导航系统有助于经皮螺钉的置入,有条件的医院可考虑采用。

2.解剖学准备 胸腰椎椎弓根连接椎体和椎弓,邻近脊髓和神经根。周围由皮质骨组成,内侧壁通常比外侧壁厚,前方与椎体后缘皮质相连,后方与关节突相连,椎弓根中心为薄层松质骨。椎弓根横断面为椭圆形,纵径大于横径,因此横径是决定能否安全置钉和置入螺钉大小的关键因素。

(1)椎弓根直径:测量椎弓根横径和高度最窄处,可以测算可容纳螺钉直径的粗细。术前仔细观察 CT 扫描结果,选择椎弓根螺钉时直径应比椎弓根横径至少要小 0.5mm。相关研究测量 $T_{1~12}$ 椎弓根平均横径 4.5~8.5mm,T_4、T_5 最窄,T_1、T_2、T_{11}、T_{12} 最宽,$T_{6~10}$ 横径相似,T_9 平均横径 6.88mm。腰椎椎弓根横径自 $L_{1~5}$ 逐渐增加,L_1 约为 7.01mm,L_5 约为 15.5mm。椎弓根纵径 T_1 最小、T_{11} 最大、$T_{2~8}$ 纵径相似。

(2)e 角和 f 角:正常椎弓根自椎体向后、外、上方斜行。椎弓根纵轴与椎体矢状面的夹角称为 e 角(椎弓根轴向角),表示椎弓根矢状面上向前内方的倾斜角,e 角大小为 0°~25°,自 T_{12}、L_1 向头、尾侧逐渐增大。椎弓根纵轴与椎体水平面的夹角称为 f 角(倾斜角),表示椎弓根水平面上向前下方的倾斜角,胸椎 f 角大小为 12°~17°,$L_{1~5}$ 约为 0°。

(3)椎弓根长度和孔道长度:椎弓根长度指关节突后方皮质到椎体后壁椎弓根附着点的距离,为 15~25mm。椎弓根孔道长度是关节突后皮质通过椎弓根延伸到椎体前缘的距离,胸椎约为 40mm、腰椎约为 45mm。

(4)椎弓根进钉点:由于每个椎弓根具有不同的 e 角和 f 角,在确定进钉点时也不能采用单一方法,结合 X 线片、CT 扫描和术中 C 臂机透视等影像学资料综合评估。常用的胸椎椎弓根进钉点定位法有 Roy-Camille 法(进钉点位于横突中心线与上位椎体下关节面中心点之交点)、Dick 法(进钉点位于小关节突下缘连线与小关节突中线外侧 3mm 垂线交点);腰椎椎弓根进钉点定位法有 Roy-Camille 法(进钉点位于上关节突中点垂线与横突中线交点)、Magerl 法(进钉点位于上关节突外侧缘的垂线与横突中线的交点)、Levine 法和 Edwards 法(进钉点位于上关节突外缘垂线与横突下 1/3 连线交点)。

3.手术步骤及手术技术

(1)麻醉:通常采用气管插管全身麻醉。

(2)体位:俯卧位,两侧胸部及髂前上棘垫软枕或采用俯卧位垫,腹部悬空。

(3)术前定位:侧位透视确定手术及相应椎弓根水平,正位透视确定椎弓根上缘和外侧缘并标记,两条线在皮肤表面的交点作为自皮肤进入椎弓根的进针点。腰椎椎弓根 e 角较大,皮肤进针点可稍靠外侧。

(4)穿刺:在皮肤标记处做 1cm 纵形切口,在 X 线透视导引下,脊柱穿刺针通过皮肤、腰背筋膜及软组织进入已定位的椎弓根进针点,透视确定进针点正确后,根据术前测量的合适的 e 角和 f 角,将穿刺针缓慢穿透骨皮质,当穿刺针达骨松质后,阻力会明显减小。正侧位透视确定穿刺针通过椎弓根适宜轨道,即正位透视针尖距离棘突连线 1~1.5cm,距离终板约 1cm,侧位透视穿刺针通过椎弓根轴与终板平行,针尖距离椎体前缘 1cm。

(5)置入椎弓根螺钉:穿刺针达椎体合适深度后,经穿刺针中空管道置入导针,侧位透视见导丝突出穿刺针尖部,退出穿刺针,留置导丝。通过导丝放入扩张器,扩开脊柱后方肌肉和软组织。放置操作导管,移除扩张器,通过导丝用空心攻丝器扩大钉道,经导丝拧入合适长度的中空椎弓根螺钉,C 臂机透视长度、深度、位置良好。

(6)置入连接棒:取合适长度的固定棒,预弯后经皮下软组织隧道置入椎弓根螺钉"U"型钉槽内,旋转后拧紧尾帽固定连接棒。

四、切口关闭和术后处理

缝合筋膜、皮下组织及皮肤,无菌敷料覆盖切口。术后严密观察生命体征,观察感觉运动及括约肌功能;注意观察局部有无血肿形成,渗出液颜色、数量等;术后抗感染 3～5 天;3～5 天后开始功能锻炼,5～14 天可以逐渐起坐,4 周后可下地扶拐行走;对截瘫生活不能自理的患者,要特别注意翻身及膀胱、直肠功能护理,预防并发症发生。

五、并发症及处理

1.神经损伤　进钉点靠内或内倾角较大时螺钉可能进入椎管损伤脊髓,进钉点偏外、下方侧时椎弓根螺钉靠近或通过椎间孔,易损伤神经根。此时必须重新调整螺钉角度、方向,术后严密观察感觉、运动及括约肌功能,必要时辅以药物治疗,行探查手术。

2.脑脊液漏　穿刺针、导针及螺钉进入椎管可能损伤硬膜囊,发生脑脊液漏,可在钉道堵塞吸收性明胶海绵或骨蜡。

3.椎弓根螺钉松脱　对于严重骨质疏松症患者或椎弓根侧壁有破损时,椎弓根螺钉难以固定,易产生松脱,此时可在椎弓根内植入条状皮质骨或注入骨水泥,强化椎弓根后再行螺钉固定。

4.损伤邻近重要脏器　操作过程中穿刺针、导针或螺钉均有可能突破椎体前缘皮质损伤内脏或大血管,一旦发生立即停止手术,必要时行开腹(胸)探查修复术。

5.内固定失效　术后患者早期负重活动或内固定材料或工艺问题可能导致内固定物断裂、松动、脱出,此时根据术后时间、复位及愈合情况决定是否取出内植物或再次行内固定手术。

六、疗效及预后

胸腰椎骨折闭合复位微创椎弓根螺钉内固定手术具有创伤小、出血少、恢复快、住院时间短等特点,而且以达到传统手术的复位效果,具有明显的优越性,值得在临床中推广。但该术式具有一定的挑战性,丰富的脊柱开放手术经验是保证安全完成该技术的基础,选择合适的患者和手术操作技巧是成功的关键。

第四节　椎体后凸成形术治疗椎体压缩性骨折

骨质疏松症是一种最常见的骨代谢紊乱的全身性疾病,进行性骨基质和矿物质丢失导致脊柱在经受轻微或不经受暴力情况下就容易发生骨折。50 岁以上人群中有 1/4 以上罹患骨质疏松症,80～85 岁女性人群中约 40%发生骨质疏松性骨折,脊柱是骨质疏松性骨折最常见的部位,因此,椎体骨质疏松性骨折成为老年人常见致残甚至致死原因,已引起骨科工作者的重视。椎体骨质疏松性骨折引起的疼痛常持续数月并且引起严重的活动障碍。非手术治疗包括止痛药物、支具、理疗和卧床休息。然而,严格卧床不仅加速了骨量丢失,而且增加了深静脉栓塞、坠积性肺炎、泌尿系感染、压疮及出现新骨折的风险,肌肉萎缩伴随骨量丢失使疼痛加剧,降低了独立生活的能力。手术因创伤大、并发症多、内固定失效率高而难以广泛应用。

近年来,随着脊柱影像和外科操作技术的进步,经皮球囊扩张椎体后凸成形术(percuta-neouskyphoplasty,PKP)以其创伤小、花费低、疗效好的优点,在欧美国家及国内得到迅速普及,已证实 PKP 可以有效缓解疼痛,增加椎体强度并稳定椎体,而且可恢复椎体一定高度,临床上用来治疗因原发性骨质疏松引起的椎体压缩骨折、脊柱转移瘤、侵袭性椎体血管瘤,也可用于骨髓瘤、椎体纤维结构发育不良、嗜酸性肉芽肿及骨巨细胞瘤等。

一、手术指征

1.疼痛的骨质疏松性椎体压缩骨折,无明显的神经和脊髓损伤表现,经药物治疗无效。

2.与骨坏死相关的疼痛性椎体骨折。

3.不稳定的压缩性骨折。

4.多发性的骨质疏松性椎体压缩骨折导致后凸畸形,并引起肺功能、胃肠道功能的影响和重心改变。

5.慢性创伤性骨折伴有骨折不愈合或内部囊肿改变。

6.无神经症状的急性创伤性骨折。

二、手术禁忌证

1.绝对禁忌证

(1)无症状的稳定骨折。

(2)药物治疗后明显改善的患者。

(3)无急性骨折证据的患者进行预防性治疗。

(4)未纠正的凝血障碍和出血体质。

(5)目标椎体有骨髓炎、穿刺部位感染及败血症。

(6)对手术所需要的任何物品过敏。

(7)严重心肺功能障碍。

(8)硬膜外囊肿。

(9)病变椎体节段脊髓严重受压或有继发性椎管狭窄。

2.相对禁忌证

(1)根性的疼痛明显超过椎体的疼痛,由与椎体塌陷无关的压迫综合征引起。

(2)骨折块的后退引起部分椎管压迫。

(3)严重的椎体塌陷,椎体压缩程度超过70%者。

(4)无痛的稳定骨折且病程超过2年。

(5)一次同时治疗3个或以上节段。

(6)椎体后壁破坏,不完整者。

三、术前准备

1.患者准备

(1)术前影像学检查:所有怀疑骨质疏松性压缩性骨折的患者均需行脊柱正侧位X线片及MRI扫描。在怀疑椎体后壁是否完整和椎体是否有退行性改变时,行CT检查作为补充。诊断不明确者需要在术前或术中做活检。

(2)术前实验室检查:常规检查血常规、凝血功能,根据情况检查肝功能、肾功能、电解质及输血相关指标。如服用华法林需要在术前停用,在治疗前1~2小时要停止使用肝素和低分子肝素。如无感染,不必常规术前使用抗生素。

(3)全身情况评估:根据患者情况评估心脏、肺功能,常规检查心电图、胸部正侧位片,根据患者情况选择心脏彩超、24小时动态心电图、肺功能检测、双下肢动静脉彩超等。

（4）知情同意：术前告知患者和（或）家属可能产生的风险，包括骨水泥渗漏至邻近的硬膜外或椎旁静脉丛导致疼痛加重或瘫痪、脊髓或神经损伤、大血管损伤或肺损伤、感染、出血、过敏反应、术后邻近椎体可能发生骨折等。与患者和（或）家属交代对治疗无效和产生严重并发症而需要进行急诊手术治疗的可能性，取得患者和（或）家属的信任、理解、支持和配合。

（5）适应性训练：胸腰椎 PKP 技术一般要求患者在俯卧位局部麻醉下进行，手术时间一般一个椎体在 1 小时左右，术前嘱患者进行俯卧位适应性训练，并告诉患者术中可能出现下肢放射性疼痛、麻木、触电样感觉时需要及时告诉医师。

2.医师准备　医师必须熟悉患者病史、临床表现及检查结果，并及时记录于病历上，详细询问相关用药状况、过敏史（包括造影剂、骨水泥）及出凝血时间，充分准备一些必要的药物、设备，具有及时、正确处理各种并发症的预案。

3.手术室准备　手术室必须有监护设施、麻醉设备、呼吸机、移动 C 形臂、X 线机等。

四、操作步骤

1.材料准备　椎体穿刺针、骨水泥、显影剂、骨水泥搅拌器、骨水泥注射器。部分患者需要脊髓血管造影器材。

2.椎体穿刺途径　椎体前方入路（颈椎）、经椎弓根（胸腰椎）、椎体侧方入路（胸椎）。

（1）颈椎：上颈椎（寰枢椎）进针可选择经口腔咽后壁入路、经前外侧和下颌下入路。经口咽后壁途径不会损伤重要结构，但从无菌角度考虑，仍首选前外侧入路。前外侧和下颌下途径入路进针点位于下颌角部位，进针过程中可以避免损伤下颌下腺、颈动静脉及口咽结构。下颈椎一般选择前外侧入路，穿刺针可由颈动静脉鞘内侧或外侧进入，避开甲状腺。用手指将气管、食管及颈动静脉推向内侧，穿刺针由血管鞘外侧进入。

（2）胸椎：进入胸椎椎体的途径一般选择经椎弓根途径或椎弓根旁入路（经肋横关节入路），上胸椎还可选择前外侧入路。前外侧入路经锁骨上穿针，术前需行 CT 或 MRI 检查辨别确认胸主动脉上方的血管、气管、食管及甲状腺，以防损伤。一般情况下，右侧前外侧入路可避开食管，更适合应用。由于经椎弓根或椎弓根旁入路较前外侧入路安全，临床应用更广泛（图 13-6）。

图 13-6　颈椎、胸椎、腰椎椎体的穿刺途径

经椎弓根旁入路（经肋横关节入路）在 CT 引导或 X 线透视下操作。选择肋横突关节作为进针点，穿刺针位于肋间，经横突上方斜行进入椎体。针道外侧为肋骨后部，内侧为穿刺椎体的上关节突外侧面及椎弓根，可以尽量保护胸膜和椎管免受损伤，但仍会增加产生气胸的可能性，以及术毕取出穿刺针时骨水泥从穿刺孔渗漏的风险性。

（3）腰椎：腰椎一般采用经椎弓根入路，下位胸椎也常采用此途径，该入路可选择标准的

双侧入路和单侧入路。经椎弓根入路有较多优点：①安全性高：经椎弓根入路可以为穿刺定位提供一个清晰的解剖标志，只要穿刺针位于椎弓根内，就不会损伤邻近的解剖结构如神经根、脊髓、血管、肺等；②方便活检：术前可在 CT 平扫图像上测量椎体前 1/3 经椎弓根中央至体表的距离、椎弓根轴线与棘突的距离，可协助确定穿刺途径。经椎弓根入路关键在于透视下能清楚显示椎弓根，双侧入路时穿刺针直接对准椎弓根中央，径直通过椎弓根达椎体；单侧入路时穿刺针针尖在椎弓根偏心部位进入，调整进针角度使针尖达椎体中线，单侧入路时需要充分估计和掌握进针角度，应使针尖尽可能达椎体中线时不穿越椎弓根内侧壁。

3.麻醉　定位患椎，局部皮肤消毒、铺巾后进行麻醉。一般采用局部麻醉，但应做好全身麻醉的准备。局部麻醉通常采用 1%～2% 的利多卡因注射液，局麻时，皮肤、皮下组织及骨穿刺点骨膜均须得到麻醉药的充分浸润，可以同时使用镇静或镇痛药物，如芬太尼、哌替啶注射液等。对于极度疼痛、不能忍受俯卧位的患者或有心理障碍不能在清醒状态下进行治疗的患者可考虑采用全身麻醉。

4.操作步骤

(1)穿刺：以胸腰椎经椎弓根入路为例。用手术尖刀在皮肤穿刺点纵形切口，长 0.3～0.5cm，在 C 臂或 G 臂透视下将带套管穿刺针穿过皮肤、皮下组织、深筋膜及椎旁肌直达伤椎椎弓根后缘骨膜，针尖位于椎弓根投影外上缘(左侧 10 点、右侧 2 点钟位置)，旋转穿刺针穿透骨皮质，对于骨组织致密或坚硬的患者可用锤子轻击穿刺针针柄以便更易进入椎体。当侧位透视针尖至椎弓根 1/2 时，正位透视针尖应位于椎弓根影的中线处，当针尖至椎体后壁时，正位透视针尖应靠近椎弓根影的内侧缘。侧位透视下继续进针 0.2～0.3cm 后停止。抽出穿刺针内芯，置入导丝，拔出穿刺针套管，沿导丝置入工作导管至椎体后缘皮质前方 0.2～0.3cm 处，移出导丝。

将精细钻放入工作导管，用手指力量顺时针方向缓慢钻入椎体，感觉阻力过大时，可用手柄将其旋入。侧位显示钻头尖达椎体 1/2 处时，正位透视钻头不超过椎弓根影与棘突连线的 1/2 处；侧位透视钻头尖接近椎体前缘时，正位透视钻头尖靠近棘突投影边缘。顺时针旋转取出精细钻，螺纹中所带骨屑常规送病理检查，探针探测证实椎体前缘完整。

(2)扩张：放入可扩张球囊，其理想位置应为侧位透视位于伤椎前 3/4 处。注射装置内抽取显影对比剂(如碘海醇、欧乃派克等)10mL，排尽空气，与扩张球囊连接，顺时针旋转球囊手柄扩张球囊，压力达 50psi 时，取出球囊内芯导丝，逐渐增加压力至球囊扩张满意，一般不超过 300psi，同时 C 形臂监测球囊扩张情况。出现下列任一指征即可停止扩张球囊：①椎体高度恢复至正常；②球囊已扩张至终板；③球囊已达椎体一侧皮质；④扩张时球囊压力骤升而不再降低；⑤已达到球囊的最大容量或最大压力。

(3)注入骨水泥：目前最常用的骨水泥仍为聚甲基丙烯酸甲酯(PMMA)。将骨水泥粉和液体充分混合，搅拌糊状时倒入注射器，并注入骨水泥注射器。抽出可扩张球囊内液体，取出球囊。将骨水泥注射器经工作导管放入至椎体前缘 1/3 处，当注射器内骨水泥呈冰激凌融化时准备注射，呈浆糊样拉丝状时开始注射，将骨水泥缓慢推入椎体扩张后的空腔内，同时监测心电、血压，正侧位透视证实骨水泥注入空腔后，可将骨水泥注射器退出一部分，以利于空腔完全充填。注射骨水泥过程主要在侧位透视下进行，可以早期观察骨水泥渗漏至硬膜外间隙、椎间孔、下腔静脉或椎间盘的情况，间断正位透视观察侧方渗漏。出现以下任一种情况停止注射骨水泥：①骨水泥推注过程出现明显阻力感时；②骨水泥已弥散至椎体后缘或快要渗出椎体范围时;③骨水泥渗入椎间孔、椎静脉丛时。每个椎体的骨水泥注射量为2~8mL就足以恢复椎体的力学特性,因此目前主张骨水泥到达椎体后1/4时可停止注射。

(4)取出工作导管:注射结束后,原位旋转骨水泥注射器和工作导管数次,可以使骨水泥注射器前端的骨水泥与椎体内的骨水泥分离,避免移除工作导管时将椎体内的骨水泥带入软组织中的危险。

(5)移除工作导管后,穿刺部位压迫止血。每个穿刺孔可缝合1针,也可不予缝合,无菌敷料覆盖,静卧20分钟左右翻身。

5.术中、术后给予抗生素 术前30分钟可预防性使用抗生素1次,术后24小时内可再次使用抗生素1次。

6.术中注意事项

(1)留置静脉通道,以备需要时及时给予液体和药物。

(2)定时监测生命体征和心电图、血氧饱和度。

(3)术中需要不断询问患者的感觉及反应,尤其是下肢有无放射痛、放电样感觉、麻木等。

(4)一般一次操作不超过3个椎体。

五、术后处理

1.术后1小时内 术后1小时内患者应保持仰卧,在此期间每15分钟检查一次生命体征,必要时予以低流量吸氧、心电血压监测及血氧饱和度监测,同时评价患者神经系统的改变或功能障碍。少数患者术后出现的疼痛加重通常是自限性的,使用镇痛药或非甾体抗炎药一般可以缓解。

2.术后2天内 术后1小时后患者可坐起,4小时后可以下地上厕所等简单活动,12小时后允许患者下地行走,避免提重物、做家务、弯腰等活动。患者疼痛的缓解通常在术后4~48小时出现,这段时间可能需要服用止痛药物。

3.术后2天以后 术后7天内需要进行随访,了解症状缓解程度并检查伤口情况。术后2周随访了解是否需要理疗师指导增加躯干力量。6周后可以逐步提物或进行家务劳动。3个月后再次检查患者是否发生其他骨折。所有患者开始进行系统的抗骨质疏松治疗,并鼓励参加一些可以耐受的体育运动。

六、并发症及处理

1.出血 穿刺部位出现血肿,立即压迫、冷敷,手术后平卧3小时以上,全身预防应用抗生素,一般经过治疗不会遗留后遗症。

2.骨水泥渗漏 ①骨水泥注入静脉内、椎间盘内、椎体周围和穿刺针道泄漏有时可出现一过性疼痛给予消炎止痛药物对症治疗,一般无长期症状;②神经根管外漏出现神经根压迫刺激症状。在胸椎可能出现肋间神经放射性疼痛,在腰椎可能出现下肢神经放射性疼痛,但多为一过性,一般24~48小时,应用皮质激素治疗,或者口服苯妥英钠治疗,短期内即可恢复。如果3周内不能够恢复即行开窗神经根减压松解术;③椎体骨折后壁有裂缝者,要高度警惕骨水泥向椎管内溢出的可能性。出现症状的椎管内泄露要立即行椎板减压术,并及时清理泄露的骨水泥。全身应用糖皮质激素、脱水、营养神经治疗。

3.邻近椎体骨折 发生手术后相邻椎体再骨折,再次做椎体成形术可以立即缓解症状,手术后减少活动,做恰当的康复训练。

4.肺栓塞 有大的动静脉瘘或骨水泥过稀,有造成肺栓塞的可能。PKP手术发生肺栓塞通常是骨水泥渗漏入静脉而引起,因此重在预防,一旦发生,及时予以吸氧、建立静脉通路、镇痛、心源性休克等治疗,如条件允许,有手术适应证时可行手术取栓。

5.骨水泥中毒 骨水泥中毒时可发生头痛、头晕,面色苍白、发绀,大汗淋漓,烦躁不安,低血压、心率加快等休克反应,甚至出现心搏、呼吸骤停,危及生命。发生时需要严密观察病情,监测患者生命体征,心电和血氧饱和度,予以面罩或鼻导管吸氧、强心剂和利尿剂,及时请相关科室医师会诊,协同处理,出现心搏骤停时及时予以人工呼吸或气管插管、胸外心脏按压及电复律处理。

6.感染 PKP术后极少发生感染,一旦发生感染,予以敏感抗生素进行治疗,疗效不佳时积极切开引流。

七、疗效及预后

PKP治疗疼痛性骨质疏松性椎体压缩性骨折后疼痛缓解率和功能改善率高达95%,疼痛缓解时间一般为术后数小时至数天,平均为术后24小时,患者的生活质量明显提高。近70%的椎体可恢复部分高度甚至全部高度,后凸畸形发生率减少到50%左右。因此,PKP治疗骨质疏松性椎体压缩性骨折具有微创、镇痛效果迅速、彻底,恢复椎体高度,早期下床活动,提高生活质量、改善肺功能等优点,在临床工作中值得推广。

第五节 胸腔镜下畸形矫正、胸椎减压和融合术

现代胸腔镜技术始于20世纪90年代初,随着该技术的不断发展,已逐步完成肺叶切除、胸腺切除,心包及胸膜疾病的治疗等。目前,胸腔镜技术已被应用于椎体病变活检,脓肿引流及脊柱病灶清除,胸椎间盘突出症的椎间盘髓核切除,胸椎骨折前路减压内固定及脊柱侧弯矫正或后突畸形的经胸腔前路松解,后路截骨矫正固定等治疗。其有效性和安全性已被广泛认同。但胸腔镜下脊柱前路微创手术与传统开胸手术相比,其手术并发症的发生率不但相同,而且手术时间更长,手术难度更大,手术风险更高。有学者在14例胸椎间盘突出症患者进行的15次胸腔镜手术中,发生3例肺不张,2例肋间神经痛,1例螺钉松动需取出,1例椎间盘残留需二次手术取出,1例脑脊液漏等并发症。还有人报道经胸腔镜脊柱微创手术,术后活动性出血的发生率为2%,肺不张发生率为5%,肋间神经痛发生率为6%,此外还有脊髓神经损伤、乳糜胸、膈肌及其他脏器损伤等严重并发症。国内报道胸腔镜下脊柱前路手术并发症包括:因奇静脉损伤出血而中转为开胸手术松解2.6%,肺损伤5.2%,乳糜胸2.6%,局部性肺不张5.2%,渗出性胸膜炎5.2%,胸腔引流时间大于36小时,引流量大于200mL为10.5%,胸壁锁孔麻木或疼痛2.6%,并明确指出在开展胸腔镜下脊柱侧凸手术早期,并发症发生率高于传统手术,随着操作的熟练和经验的积累,并发症率会明显降低。有学者统计了52例胸腔镜和腹腔镜下脊柱手术的患者,并发症的发生率高达42.3%。如此高的并发症发生率和手术风险,从而阻碍胸腔镜下胸椎前路手术的开展。为此不少学者推荐和采用胸腔镜辅助下的小切口胸椎前路手术,不但手术操作相对简单,而且手术时间也显著缩短。

一、胸腔镜下畸形矫正、胸椎减压和融合术

胸椎手术标准的前方开胸入路能提供椎体、椎间盘及椎管的良好显露。前方入路能允许术者进行胸椎重建手术,而后路和肋横突入路则无法做到。当病变在前方,切口一般也选择在前方。但传统的前方入路需要广泛地切开分离胸壁组织。

胸腔是采用脊柱内镜手术的理想路径,尤其适合显露胸椎。肺塌陷后,胸腔容积很大,可以提供很大的前路脊柱操作空间。胸腔镜手术被称为腔镜辅助下胸腔手术(VATS)。尽管早在20世纪初,胸腔镜手术就用于治疗肺结核,但直到20世纪80年代才得到广泛应用。其他部位内镜手术的发展及光学、摄影技术的进步,促成了微创胸腔镜技术的显著发展。所有微创手术的目的都是在抵达和治疗体内病变的同时减少手术暴露,并保证与开放手术一样的准确性、完整性。不能因为实现手术内镜化就牺牲手术质量。

在努力改进技术,追求更小皮肤、肌肉切口的同时,必须谨记上述原则。Mack等在1993年首次报道大宗病例的脊柱胸腔镜手术。自那时起,发表的有关胸腔镜手术的文章数目迅速上升。这些报道大多都是成人脊柱病变方面的,但胸腔镜手术最常见的适应证却可能是位于未成年组中的脊柱畸形。

1.适应证 胸腔镜前路脊柱手术适应证基本等同于开放前路手术。未成年组中,胸腔镜对椎体肿瘤和病检都有价值,但最常见的适应证应是脊柱畸形。该技术还可用于胸椎畸形导致的胸腔内部成形术。成人脊柱病变也可通过胸腔镜定位。已报道的治疗,除了脊柱畸形矫正外,还有胸椎椎间盘突出、创伤、感染、肿瘤的脊髓减压。减压手术是要求最高的,需要顶级的手术技术和非常仔细的操作以避免损伤胸髓。

(1)脊柱畸形:在治疗脊柱畸形时,有几种情况为具有前路椎间盘切除和融合的适应证。在严重的侧弯和后凸畸形时,需要前路切除椎间盘增加矫正度。前路胸腔镜下松解的质量常受到质疑,但多项实验和临床研究都提示可以达到开放手术的效果。需要增加融合率是前路手术首要的适应证,而单独后路手术则易发生假关节形成,例如多发性神经纤维瘤和马方综合征等。阻滞脊柱前部生长是前路手术的另一适应证,因为青少年的脊柱侧弯需要通过融合术来限制椎体生长。先天性脊柱侧弯如需要前路融合术和半骨髓阻滞术也属于胸腔镜手术的治疗范畴。前路的半椎体切除,腔镜下手术尽管技术上可行,但最好还是开放入路进行,除非医师对胸腔镜手术有很丰富的经验。

(2)活检:不管是肿瘤还是感染,胸腔镜都是微创椎体活检的不错方法。通过有限的损伤,仅2~3个微小内镜入路,就可以获得组织样本。在许多情况下,CT引导会使手术更简单。

(3)胸腔镜脊髓减压:脊髓前方压迫伴随有神经功能障碍是减压的适应证。一般来说,最好对致压物进行直接的减压。压迫通常来源于椎间盘突出或是肿瘤,或是创伤导致的骨折碎块。脊髓减压可在单间隙或单椎体进行。如果感染肿瘤或爆裂骨折等情况需要进行椎体切除术,胸腔镜下手术很困难,因为往往需要脊柱重建。重建脊柱时可选用短节段固定系统于内镜下置入。

2.禁忌证 前路胸腔镜手术的禁忌证包括所有前路开放手术的禁忌证和胸腔镜专有的禁忌证。心肺功能差而无法接受开放手术患者,也不应该因为"微创"就考虑胸腔镜手术。胸腔镜手术虽然创伤小一些,对机体影响小一些,但随时可能因为紧急情况转为开放的开胸

手术。许多患者无法通过单肺呼吸来保持足够的氧饱和度,例如先天性心肺畸形、慢性阻塞性肺病、肺挫伤等,这些患者也无法承受胸腔镜手术。

胸腔镜的禁忌证和胸腔镜的技术特点有关。胸腔镜需要足够的空间来观察脊柱和进行操作。这样手术侧的肺必须彻底塌陷。如果因为持久性的胸膜粘连或是选择性通气阻断失败,无法完成手术侧肺塌陷,那就必须放弃胸腔镜手术。

有胸腔手术史患者应该预计到存在胸膜粘连(不管是开放还是内镜下)。另外,肺感染,特别是发展为脓胸的,可能有大量的胸膜瘢痕形成。少量粘连很容易被分离,从而允许肺回缩,但严重的粘连会导致无法显露脊柱。较小的儿童(体重≤20kg)也是相对禁忌证,因为很难进行选择性的肺塌陷,胸腔内也无法获得足够的操作空间。严重的脊柱侧弯也会增加手术难度,因为从入口到脊柱的距离有限,而从脊柱到内镜尖端的距离缩短会导致视觉缩小,从而增加器械操作难度。

二、胸腔镜手术技术

胸腔镜手术技术能提供上胸椎到胸腰段的良好显露,该技术进行前路的多节段脊柱松解和脊柱融合(脊柱畸形)操作的内容见以下几方面。开放手术存在几种互相有细微差别的术式,胸腔镜手术也是这样。

1.麻醉 麻醉初期,几乎所有的胸腔镜手术从选择性单肺通气开始。如果手术侧肺未塌陷,脊柱手术就无法保证安全。通过胸腔观察脊柱,给器械操作提供从胸腔到脊柱的清晰路径都需要肺塌陷。肺不完全塌陷存在被器械穿通的危险。极少数时候,肺塌陷可以通过注入 CO_2 实现,这需要通过密封入口以增加压力。

单肺通气可以通过以下几个方法实现。麻醉师(和手术医师)必须熟悉每个一步骤并在使用支气管镜和放置气管阻塞器或双通气管时等操作动作迅速。将气囊放置在气管隆嵴以远的主支气管内是阻断单肺通气比较直接的方法。使用这种肺分离技术,只需进行标准的气管插管,然后用支气管镜放入气管插管内引导阻断气囊到正确支气管的正确平面。如果气囊放置过深,右上肺可能仍有通气(可能会出现问题,但取决于脊柱手术部位),如果放得过浅,会阻断气管,导致全肺通气阻断。双腔气管插管由两根管道并列组合而成,其中一根管道(支气管通道)比另一根(气管通道)长一些,如果放置正确的话,长的一根将插入主支气管(通常是左侧),而另一根在气管隆嵴以上。通过夹闭管道,可以实现任一侧肺或全肺通气阻断。

2.胸腔镜设备 手术内镜可以提供手术野的图像。硬性晶体内镜(类似于膝关节手术使用的标准内镜)能产生清晰锐利的图像。胸腔镜和腹腔镜中使用的内镜完全一样。典型的内镜直径 5~10mm,长 40~50mm,可从 0°、30°、45°、70°的角度观察。摄像技术做了改进,图像显示在手术者的对侧。

手术器械尺寸设计适合在不同直径的通道内工作,几乎所有外科医师喜欢使用的器械都可以找到对应的"内镜版本",也有各种设计的扩张拉钩。同样还设计了剪刀、抓持器(一般接有电凝)。可使用单极、双极电凝或是超声设备进行组织分离和血管电凝。超声切割仪器产生的组织焦化和烟雾都少,不需要内镜血管夹就可以进行组织分离。脊柱手术所用的经典骨科器械都有其内镜专用的"细长"版本。Cobb 剥离器、刮匙、钳子(垂体钳和枪式咬骨钳)及骨刀等开放手术常用器械都有配置。

3.胸腔镜前路松解和融合　胸腔镜脊柱手术需要两个在胸腔镜手术和脊柱手术中能相互配合的医师。另外,必须有一个医师能进行常规开胸脊柱手术。手术室也必须配备开放手术所需的器械。

气管插管和单肺通气后,患者取侧卧位,手术侧向上,常规开胸术铺单。在标准侧卧位的基础上轻度往前,使塌陷肺落向前方离开脊柱。医师一般站在患者的前方,视线通过患者身体上方观察影像监视器。这是大多外科医师最自然的图像转换方式,图像上"看"的和外科医师面对的方向是一致的。助手站在主刀的同侧或对侧看另一个监视器。如果站对侧,这个助手就必须适应这种"镜像"样的倒转,内镜摄像和监视器的图像方向都是反的。

进入胸腔内的第一步是通过肋间置入塑料管道。入口的直径决定于患者的体格和手术方案,但入路的大小一般都是允许直径 10mm 的器械通过。通道的数目和位置由实际操作脊柱畸形情况和需显露节段的数量决定。大多数脊柱畸形病例,需要在腋前线建立 3~5 个通路。这样才可以进行通道间内镜、牵引器、工作器械(超声设备、钳子、刮匙等)的交换,每个通道都能进行某些节段的操作和观察。胸腔镜手术通道不需要像加压的腹腔镜那样进行密封,这大大地简化了胸腔镜的通道操作,体格较小的患者胸壁相对较薄,也不需要进行器械传递。

通道置入技术类似于放置胸腔管;钝性分离肋骨上缘的肌肉。第一通道放置在中胸部,大约第 6、第 7 肋间隙,然后插入内镜确认肺通气阻断。即使没有主动通气,肺仍可能相对充气。肺会随着时间延续气体会逐渐吸收。首先检查确认有无胸膜粘连及膈肌水平。其次通道放置可在胸腔内可视化下进行。尤其重要的一点是确认通道没有放置在膈肌水平以下。

脊柱显露的范围取决于手术目的。如果是畸形手术,一般显露 5~8 个节段以便椎间盘切除和融合。使用拉钩保护肺脏及保持脊柱显露。脊柱上最先显露的是胸膜反折部。在脊柱上做纵向分离,这样术毕可以关闭胸膜。钝性分离胸膜显露节段动脉,节段动脉可以分离也可以保留,具体依据术中脊柱前方、侧方需要显露的程度。需要的话,可以采用血管夹、双极电凝、超声凝血设备等结扎血管。处理弯节段动脉后脊柱前方的大血管就可以安全地牵开。切除椎间盘首先需要用电凝器或超声刀环形切开纤维环,软性的椎间盘组织可以通过垂体钳摘除,切除每一椎体软骨终板显露松质骨,这一步的完成可采用钳子、刮匙、Cobb 剥离器或其他器械。椎间盘的处理深度和开放手术一致。工作通道应该和椎间盘的轴线成一线(或接近),然后使用成角(45°)内镜可以在切除椎间盘时观察椎间隙的全部纵深。

为促成坚固融合,应进行椎间隙植骨。骨源可以是自体(髂嵴、肋骨)或是异体(冻干松质骨粒、新鲜冷冻松质骨),大多情况下不需要结构植骨,松质骨可一小片一小片地置入或是通过细管道大块填塞。不管怎样放置,彻底填满椎间隙能为后续的融合提供最大的概率。

一旦每个间隙都做了处理和植骨,就该关闭胸膜了。内镜缝合器可以在内镜下进行相对简单的连续缝合法。这种器械也可用于缝合为显露 T_{12}~L_1 和 $L_{1~2}$ 所做膈肌的切口。

4.胸腔镜下前路脊柱侧弯矫正术　已经有前路多节段钉棒系统用于脊柱畸形的矫正。椎间盘切除的操作和上述的松解、融合术一样。手术成功最终依赖于稳固融合,因为椎间盘切除和植骨的步骤必须做得完美和彻底。进行椎体外侧植入螺钉的入路比上述椎间盘切除的入路要靠后得多。这些入路(3~4 个)要精心选择使每一个螺钉植入都要平行于相应椎体的终板,可使用影像增强器来计划螺钉钉道和入路位点,但同时需要加 1~2 个腋前线入路以便监视和实施椎间盘切除。椎间盘切除完成,后方通道建立后,就开始植入螺钉。螺钉必须超越对侧皮质 1~2 个全螺纹以降低螺钉被拉出的风险。严格把握螺钉在椎体内的角度和螺钉之间的角度，这样才不会给后面的棒植入造成困难。通过一个皮肤切口通过一侧邻近的肋骨置入，以获得正确的螺钉角度。螺钉放置则通过影像增强器确认。手术后凸或侧弯被矫正，棒长度测量并剪裁后，就可以进行棒的安装，进行节段性加压可以进行矢状面和冠状面的畸形矫正。

5.胸腔镜椎间盘突出切除术　就像脊柱畸形矫正所用的椎间盘切除一样，同样的操作可用于治疗胸椎椎间盘突出。尽管症状性胸椎椎间盘突出相对较少，但微创手术也能进行这种疾病的脊髓和神经根减压。患者体位和麻醉同上述的脊柱畸形手术，但通道放置有所改良，以便扩大显露和集中于有症状的单节段。手术步骤和开放手术基本相同。通过切除下方肋骨头的方法"开窗"显露椎管。影像确认椎间盘平面后，打开胸膜，显露肋骨头。使用精细磨钻或是内镜专用肋骨切断器于肋骨头 1.5~2cm 处切断。去除肋骨头显露神经孔，椎间盘下方椎弓根的上面是进入椎管路径的定位标志。硬膜外出血会给图像监视带来最大的挑战。控制硬膜外出血的方法包括使用双极电凝，使用止血剂，如氧化纤维素，血栓素和（或）微原纤维胶原。联合使用钳子（文中钳子指垂体钳和枪式咬骨钳）和刮匙进行椎间盘切除以前路脊髓减压。根据手术所造成的不稳定度，酌情将切除的肋骨碎块放入手术后的椎间隙植骨。

6.存在的问题和并发症　一般来说，前路胸腔镜脊柱手术的并发症和开放手术相似。但有时，内镜下会更难处理，例如大量出血。当视野不清晰时就很可能损伤重要的结构，而影像术野最大的问题就是出血，因此保持干净的手术野尤为重要。大多情况下，脊柱手术显露过程中不会造成持续出血点。椎间盘切除过程中，处理终板时会有一定的出血，处理方法是立即将植骨填塞椎间隙。胸腔镜技术中，要安全地达成手术目的，就需要可视化和干净的手术野。

在牵拉肺或是肺塌陷不全时可能导致肺损伤。如上所述，胸膜粘连可以阻止肺回缩，应从手术入口处直视下从外向胸腔内观察，看有无肺组织位于器械到脊柱的路径上。另外，每个操作器械从外进入直达脊柱的全部过程都要在图像监视下进行。

脊髓损伤也可能发生，来源于椎间盘切除时误入椎管或是节段血管结扎导致供血不足。当然，分离结扎血管可以显露更多的脊柱前方和对侧。但在高危的患者中（例如，先天性后凸）应当尽量保护节段动脉，或在内镜血管夹夹闭后使用仪器监测脊髓功能。如果监护仪发现异常，立即去除血管夹。

有的时候需要转为开放手术，手术者可能不愿意如此，因为破坏了预定的内镜手术计划。但是，一旦有快速出血无法内镜下控制，外科医师应该能迅速地进行常规开胸，而手术室也应有常规开放器械随时备用。

7.脊柱畸形胸腔镜手术的结果

（1）前路松解的程度：前路松解和后路固定的脊柱畸形矫正度，发现胸腔镜和开放手术矫正程度相似。侧弯平均术前度数分别是胸腔镜组 84°±23°，开放手术组 73°±18°，而术后的纠正百分比分别是 56% 和 60%。在分别采用两种手术治疗的后凸畸形中，其结果也相似。实验结果提示开放手术和胸腔镜下椎间盘切除术术后脊柱活动度的增加也是相似的。另外，在实验中，终板处理的程度和其他术式类似。

（2）学习曲线：胸腔镜手术需要掌握相关的新的手术技巧。随着经验的提升，手术所需时间减少,手术质量增高。上述的系列研究中,随经验增加后手术时间递减。当手术全程时间正常化时,根据椎间盘切除数量,时间从头 30 例的每椎间隙 29 分钟下降到后 35 例的每椎间隙 22 分钟。而椎间盘切除、前路松解、脊柱融合等操作质量的提升很难进行定量。但毫无疑问,学习曲线是存在的,且平行于手术时间。"掌握"该技术病例的绝对数值因许多因素而异。因此,技术的学习要长期持续地进行。

(3)胸腔镜脊柱手术的优势:胸腔镜手术的最大优势来源于对胸壁的切制处理少。胸壁的肌肉(背阔肌、前锯肌和肋间肌)是钝性分开而不是横行切断的。肩胛带和胸壁呼吸肌的功能恢复与常规手术所受的影响要小得多。术后疼痛在胸腔镜手术中比常规手术少,之前两种术式的肺活检手术对比也是如此。但在脊柱手术中,器械固定可能带来明显疼痛,这样会影响比较结果。

大多数患者相信胸腔镜手术能改善切口外观,即使是采用 4~5 个通道。与标准开胸术比,切口位于手臂下方,一般看不见。另一个好处就是当需要向远侧和近端增加显露时,胸腔镜手术可轻易处理,最多可达 12 个节段($T_2 \sim L_1$),而常规手术一般 5~6 个节段。一般情况下,处理终板时的手术图像也比常规手术中的观察要好得多。

(4)胸腔镜手术的缺陷:即使是正确的操作,胸腔镜手术的缺点也是真实存在的,因此必须认识到它的不足。该技术同许多新技术一样,还未通过时间的检验。因为该技术在大多数脊柱外科医师技能范畴以外,希望安全地完成胸腔镜手术者需要在学习中付出加倍的努力,不是"看一次,做一次"就能解决的。如果你采用习惯方式去感知的话,你会错过它。另外,学习用另一种方法"看"脊柱(内镜下投射在监视器上)也需要不断校准和练习。专门的学习班课程、专门的工作室是掌握该技术的第一步。

第十四章 颈椎退变性疾病

第一节 颈椎病

颈椎病是一种常见的退变性疾病,它严重地影响患者的身体健康和生活质量。

一、发病特点

颈椎病发病机制尚未完全清楚,一般认为是多种因素共同作用所致。颈椎病发病相关因素有退变、创伤、劳损、发育性椎管狭窄、炎症及先天性畸形等诸多方面。从颈椎病的定义可以看出,本病首先属于以椎间盘退行性变为主的病理变化,但又与多种因素有密切关系。它起源于颈椎间盘退变,颈椎间盘退变本身就可以出现许多症状和体征,加之合并椎管狭窄,可能早期出现症状,即使暂时无症状,但遇到诱因后出现临床发病。大多数在颈椎原发性退变的基础上产生继发性改变。这些继发性改变包括器质性改变和动力性异常。器质性改变有髓核突出和脱出、韧带骨膜下血肿、骨赘形成和继发性椎管狭窄等。动力性改变包括颈椎不稳,如椎间松动、位移、序列弧度异常。这些病理生理和病理解剖的改变,构成了颈椎病的实质。因此,颈椎病的诊断除有病理基础外,还需包括一系列由此而引起的临床表现,以有别于其他相似的疾患。

二、病因及发病机制

迄今,许多学者对颈椎病发病机制进行研究,但都未有明确结论。主要有以下几方面学说。

1.机械压迫学说

(1)静态因素:椎间盘由髓核、纤维环和上下软骨板构成一个完整的解剖单位。颈椎间盘维持椎体间高度,吸收震荡,传导轴向压缩力,在颈椎的各个方向活动中,维持应力平衡,这种功能完全由组成椎间盘的各个结构相互协调来完成的。若其中之一出现变性,则可导致其形态和功能的改变,最终影响或破坏颈椎骨性结构的内在平衡,并使其周围力学平衡发生改变。

1)髓核:是富含水分、具有良好弹性的黏蛋白,呈白色,内含软骨细胞和成纤维细胞,幼年时含水量达 80% 以上。随着年龄的增加,含水能力降低,老年时可低于 70%。椎间盘内含水量的多少决定了其内在的压力调节水平和弹性状态。正常状态下椎间盘占颈椎总长度中 20%~24%,由于含水能力下降,其高度逐年下降。随着年龄增长,血管逐渐减少,血管口径变细,一般在 13 岁以后已再无血管穿入深层。早期水分脱失和吸水功能减退,使髓核体积相应减少,其正常组织结构逐渐为纤维组织所取代。在局部应力加大、外伤及劳损等情况下,可使退变更加迅速,椎间盘内部压力加大。变性与硬化的髓核也可穿过后纵韧带裂隙而进入椎管内,直接产生临床症状。

2)纤维环:大约在 20 岁以后,纤维环开始变性。早期为纤维组织的透明变性、纤维增粗和排列紊乱,进而出现裂纹。颈椎间盘裂纹起自髓核,扩展至纤维环。可有垂直裂纹和水平裂纹两种。纤维环的微细裂纹逐渐扩大发展至肉眼可见的裂隙。裂隙的方向和深度同髓核变性程度及压力的方向和强度相一致。后方纤维环强度相对较弱,纤维环早期变性阶段,如能及早消除致病因素,有可能中止其发展。若一旦形成裂隙,因局部缺乏良好的血供,难以恢复。纤维环外层有神经根后支分出来的窦椎神经分布,当纤维环受到异常压力,如膨出等可刺激窦椎神经而反射到后支,引起颈肩痛、颈肌痉挛等症状。

3) 软骨板:软骨板退变主要表现为功能退变。研究表明,软骨板相当于髓核部位的中央区具有半透膜作用。退变后功能减退。

颈椎间盘上述 3 个组成部分的变性相互作用,加速退变,不利于恢复。一般而言,30 岁以后颈椎间盘出现退行性改变,随着其累积性损伤,可促使其退变加重致间盘膨出和突出、纤维环的耐牵伸、压缩力减退。椎间隙变窄,其周围韧带松弛致椎间活动异常使椎体上、下缘韧带附着部发生牵伸张性骨赘、间盘突出、突入椎管使脊髓腹侧受压。在正常椎间盘内注入生理盐水不产生症状,而向退变的椎间盘内注入水后会立刻产生典型的颈肩痛症状,可见颈肩痛和椎间盘病变有密切关系。椎间盘破裂脱出向后方压迫神经及血管,引起症状,这是颈椎病常见的原因之一。在变性突出的间盘将脊髓挤向背侧的同时,齿状韧带和神经根又将脊髓紧紧拉向前方的突出间盘处,使脊髓后外侧部受到较大应力致使其逐渐发生损害,提示髓内压增高是由于脊髓受到牵张所致。

(2) 动态因素:实验表明,屈颈时颈椎管拉长,伸颈对侧缩短,提示脊髓随颈椎伸屈椎管长短变化发生而形变。颈屈位脊髓被拉长,横断面积减少,脊髓变细;颈伸位脊髓被轴向压缩,横断面积增加。应用颈椎脊髓造影。发现颈伸位脊髓受压迫明显,其腹、背侧受压因素如上述静态性压迫因素。研究显示,颈伸位椎管横截面积减少 11%~16%,而脊髓的横截面积却增加 9%~17%。因此认为,屈颈活动也为脊髓损害的动力学因素。在骨赘特别严重的情况下,颈椎活动可以反复微小创伤比单纯的压迫更加重要。颈椎活动度大多是引起症状出现或加重的重要因素之一。被疑为脊髓型颈椎病患者,让其反复的伸屈颈部活动后,霍夫曼征变为阳性,将此称为动力性霍夫曼征阳性。

2. 颈椎不稳学说　颈椎不稳定是颈椎病发病的因素之一。研究表明,脊髓型颈椎病是因颈椎退行性改变造成不稳所致,颈椎伸屈活动时,脊髓在椎体后缘骨赘上反复摩擦,引起脊髓微小创伤致使脊髓病理损害。颈椎退行性改变所致的不稳定,椎间关节松动可引起脊髓侧方动脉及其分支(参与构成脊髓表面的软膜吻合)的痉挛,强调了不稳定椎节的交感神经受到刺激反射性引起动脉痉挛,导致脊髓局部血流量减少。脊髓受压、不稳定椎节反复活动,颈脊髓反复发生一过性缺血,若频繁出现、持续时间长,则可渐渐发生脊髓损害。

3. 血液循环障碍学说　除上述因素导致脊髓、神经根直接损害外,脊髓血循环障碍参与了本病的发病。间盘突出和骨赘致脊髓受压,发现脊髓损害区与脊髓前动脉供血区基本一致,推测突出间盘压迫、脊髓前动脉及其分支致供血减少造成脊髓缺血性损害。脊髓病理改变特征同血管阻塞所致的脊髓损害相近,并强调根动脉在椎间孔内受压是造成脊髓缺血性损害的原因。研究指出,颈屈曲位脊髓张力增大,脊髓腹侧受椎体后缘骨赘挤压变为扁平,前后径减小,同时脊髓侧方受到间接应力而使横径增大。脊髓中沟动脉横向走行的动脉分支受到牵拉而变长,椎管狭窄造成累积性脊髓缺血性损害,使脊髓前 2/3 部分缺血,其中包括灰质大部,由于应力集中在中央灰质区,使其内小静脉受压,这样更使局部灌注不足。脊髓腹背侧受压作用称之为"钳夹机制",使脊髓局部微循环障碍。但是,当结扎双侧椎动脉时,发现颈脊髓内组织氧分压下降,提示颈脊髓发生了潜在的供血不全,对脊髓前动脉阻断可致脊髓腹侧1/3的缺血损害,对脊髓侧束无影响;软脊膜血管丛阻断可致实验性半侧肢体瘫痪。由此,实验研究,以电刺激颈部交感神经干或脊髓上的交感神经丛,发现脊髓冠状动脉网交界区血管痉挛,甚至栓塞致其血管支配区内脊髓变性或坏死。

三、病理改变

颈椎病的发生和发展必须具备以下条件:一是以颈椎间盘为主的退行性变;二是退变的组织和结构必须对颈部脊髓或血管或神经等器官或组织构成压迫或刺激,从而引起与之相关的临床症状和体征。从病理角度看,颈椎病是一个连续的病理反应过程,可将其分为以下3个阶段。

1.椎间盘变性阶段 椎间盘的变性从20岁已开始。纤维环变性所造成的椎节不稳是髓核退变加速的主要原因。可见纤维环变性、肿胀、断裂及裂隙形成;髓核脱水、弹性模量改变,内部可有裂纹形成,变性的髓核可随软骨板向后方突出。若髓核穿过后纵韧带则称为髓核脱出。后突之髓核既可压迫脊髓,也可压迫或刺激神经根。从生物力学角度看,此期的主要特征是:椎间盘弹性模量改变、椎间盘内压升高、椎节间不稳和应力重新分布。

2.骨赘形成阶段 骨赘形成阶段也是上一阶段的延续。骨赘形成本身表明所在节段椎间盘退变引起椎节应力分布的变化。骨赘的形成及小关节、黄韧带的增生肥大均为代偿性反应。其结果是重建力学平衡,这是人体的一种防御机制。从病理角度看,多数学者认为骨赘来源于韧带-椎间盘间隙血肿的机化、骨化或钙化。病程时间较长的骨赘坚如象牙。骨赘见于两侧钩突、小关节边缘及椎体后上缘,椎体后下缘及椎体前缘也不少见。后期可有广泛的骨质增生,黄韧带、后纵韧带也可同时增生。位于椎体后缘的骨赘主要刺激脊髓和硬膜。钩突、小关节等侧方骨赘主要刺激根袖而出现根性症状。由于 C_5、C_6 处于颈椎生理前屈的中央点,椎间盘所受应力较大,所以 C_5、C_6 椎间盘的骨赘最多见,其次为 C_4、C_5 及 C_6、C_7。

3.脊髓损害节段 脊髓病理变化取决于压力的强度和持续时间。急性压迫可造成血流障碍,组织充血、水肿,久压后出现血管痉挛、纤维样变、管壁增厚,甚至血栓形成。

(1)单纯的颈椎退变不一定产生临床症状和体征,这也是颈椎病和颈椎退变之间的区别。

(2)脊髓受压可来自前方和后方,也可两者皆有。前方压迫以椎间盘和骨赘为主。前正中压迫可直接压迫脊髓前中央动脉或沟动脉。前中央旁或前侧方的压迫主要累及脊髓前角与前索,并出现一侧或两侧的锥体束症状。侧方和后侧方的压迫来自黄韧带、小关节等,主要表现以感觉障碍为主。

(3)脊髓灰质和白质均萎缩,以脊髓灰质更为明显,出现变性、软化和纤维化、脊髓囊性变,甚至空腔形成。脊神经根压迫主要来源于钩椎关节及椎体侧后缘骨赘。关节不稳及椎间盘侧后方突出也可造成对神经根的刺激和压迫。早期根袖处可发生水肿及渗出等反应性炎症。

(4)后方小关节的松动和移位,关节软骨的破坏和增生,关节囊松弛和肥厚均可刺激位于关节周围的末梢神经纤维,产生颈部疼痛。颈椎间盘后壁也有神经末梢支配,纤维环及后纵韧带松弛和变性均使末梢神经受刺激产生颈肩部疼痛和不适,有学者称椎间盘源性颈肩痛。

四、临床分类

分类的依据主要是症状学和病理学两个方面。症状学分类比较直观,主要依据临床特点。而病理学分类比较侧重于病变的病理学性质,以分期的方法对颈椎病的各个病理阶段进行分类。在实际工作中,有时不易采用这种专业分类法,目前仍以症状学分类为主。

1.颈型颈椎病　主要表现为枕颈部疼痛,颈部活动受限,颈肌僵硬。由于症状和体征都局限于颈部,又称为局部型颈椎病。

2.神经根型颈椎病　神经根型颈椎病是较为多见的一种,主要表现为与脊神经根分布区相一致的感觉、运动障碍及反射变化。神经根症状的产生包括髓核的突出与脱出,椎体后缘骨赘形成,后纵韧带的局限性肥厚等。但后方小关节的骨质增生,钩椎关节的骨刺形成,以及相邻关节的松动和移位刺激并压迫脊神经根可能是引起症状和体征的重要因素。

3.脊髓型颈椎病　脊髓型颈椎病比较多见,也是颈椎病最严重的一种类型,一旦延误诊治,常发展成为不可逆性神经损害。由于主要损害脊髓,且病程多慢性进展,遇诱因后加重,临床表现为损害平面以下的感觉减退及上运动神经元损害症状。损害平面以下多表现为麻木、肌力下降、肌张力增高等特征。脊髓型颈椎病多有椎管狭窄,加之前后方的压迫因素而发病。突出的椎间盘、骨赘、后纵韧带及黄韧带造成了椎管的继发性狭窄,更增加了对脊髓的刺激或压迫。

4.椎动脉型颈椎病　椎动脉第二段通过第 6 颈椎横突孔,在椎体旁走行。当钩椎关节增生时,可对椎动脉造成挤压和刺激,引起脑供血不足,产生头晕、头痛等症状。当颈椎退变,椎节不稳时,横突孔之间的相对位移加大,穿行其间的椎动脉受刺激机会较多,椎动脉本身可以发生扭曲,甚至螺旋状与增生的钩椎关节相接触。

5.混合型颈椎病　临床上经常发现早期为颈型,以后发展成为神经根型。神经根型与脊髓型常合并存在。同时合并两种或两种以上症状者称为混合型。专业分类法又将此型称为弥漫型。混合型病程较长,年龄较大,多数超过 50 岁。

6.其他　如交感型、食管压迫型等。

五、临床表现

由于颈椎病的病理变化呈多样化,因此,各型颈椎病产生不同临床表现并呈现不同的影像学特征。反之,由于病变后期,椎节弥漫性退变,颈椎椎管狭窄和颈椎病同时并存,又可表现为混合型颈椎病的症状。以下几方面将分述各型的临床表现,并结合影像资料综合介绍。

1.颈型颈椎病

(1)年龄:以青壮年居多。多在 45 岁前后发病,个别有颈部外伤史,患者多数有长期低头作业的情况。

(2)症状:颈部感觉酸、痛、胀等不适。这种酸胀感以颈后部为主。而女性往往诉肩胛、肩部也有不适。常诉说不知把头颈放在何种位置才舒适。部分有颈部活动受限,少数可有一过性上肢麻木,但无肌力下降及运动功能障碍。

(3)体征:生理曲度减弱或消失。棘突间及棘突旁可有压痛。

(4)X 线片表现:颈椎生理曲度变直或消失,颈椎椎体退变。伸屈侧位动力摄片可发现椎间隙松动,表现为轻度梯形变,或屈伸活动度变大。

2.神经根型颈椎病

（1）根性痛：根性痛是最常见的症状,疼痛范围与受累椎节的脊神经分布区相一致。与根性痛相伴随的是该神经分布区其他感觉障碍,其中以麻木、过敏、感觉减退等为多见。

（2）根性肌力障碍：早期可出现肌张力增高,但很快即减弱并出现肌无力和肌萎缩征。严重者在手部以大小鱼际肌及骨间肌萎缩最为明显。

（3）腱反射异常：早期出现腱反射活跃,而后期逐渐减弱,严重者消失。然而单纯根性受压不会出现病理反射,若伴有病理反射则表示脊髓本身也有损害。

（4）颈部症状：颈痛不适,颈旁可有压痛。压迫头顶时可有疼痛,棘突旁也可有压痛。

（5）特殊试验：当有颈椎间盘突出时,可出现压颈试验阳性。脊神经牵拉试验阳性。方法是令患者坐好,术者一手扶住患者头部,另一手握患者腕部,两手呈反方向牵拉,若感到手疼痛或麻木则为阳性。这是由于臂丛神经受牵拉,神经根被刺激所致。

（6）X线所见：侧位片可见颈椎生理前凸减小、变直或成"反屈线",椎间隙变窄,病变椎节有退变,前后缘有骨刺形成。伸屈侧位片可见有椎间不稳。

（7）CT检查：可发现病变节段椎间盘变性侧后方突出或后方骨赘并借以判断椎管矢径大小。MRI检查也可发现椎间隙后方对硬膜囊有压迫。若合并有脊髓功能损害者,可显示脊髓受压改变。

3.脊髓型颈椎病

（1）病史：40~60岁多见,发病慢,约20%有外伤史,常有落枕史。

（2）症状：先从下肢双侧或单侧发沉、发麻开始,随之出现行走困难,下肢肌肉发紧,抬步慢,不能快走,重者明显步态蹒跚,呈宽底步态。双下肢协调差,跨越障碍物困难,双足有踩棉花样感觉。患者自述颈部发硬,颈后伸时易引起四肢麻木。有时上肢症状可先于下肢症状出现,但一般略迟于下肢。上肢多一侧或两侧先后出现麻木、疼痛。严重者写字困难、饮食起居不能自理,部分有括约肌功能障碍、尿潴留。除四肢症状外,往往有胸以下皮肤感觉减退、胸腹部发紧,即束带感。

（3）体征：最明显体征是四肢肌张力升高,下肢往往较上肢明显。下肢症状多为双侧,但严重程度可有不同。但有时上肢的突出症状是肌无力和肌萎缩,并有根性感觉减退,而下肢肌萎缩不明显,主要表现为肌痉挛、反射亢进,出现踝阵挛和髌阵挛。

1）上肢皮肤的感觉平面检查常可提示脊髓真正受压平面。根性神经损害的分布区域与神经干损害的分布区域有所不同,详细检查手部和前臂感觉分布区域有助于定位,而躯干的知觉障碍常左右不对称,感觉障碍平面不明显。

2）四肢腱反射亢进,尤以下肢显著。上肢霍夫曼征阳性,或 Rossolimo 征阳性(快速叩击足的跖面引起足趾跖屈为阳性)。霍夫曼征单侧阳性更有意义,这是颈脊髓受压时的重要体征,严重时双侧均为阳性。下肢除腱反射亢进外,踝阵挛出现率较高。Babinski 征、Oppenheim 征、Chaddock 征、Gordon 征也可为阳性。腹壁反射、提睾反射可减弱或消失。

（4）影像学检查

1）侧位X线片：多能显示颈椎生理前曲消失或变直,大多数椎体有退变,表现为前后缘骨赘形成,椎间隙变窄。伸屈侧片可显示受累节段不稳。测量椎管矢状径,可小于12mm。由于个体的差异和放大效应,测量椎管与椎体矢状径比值(图 14-1),小于 0.75 者可判断为发育性椎管狭窄,据大样本量测量结果,确定相邻椎节间运动节段判断狭窄状况。

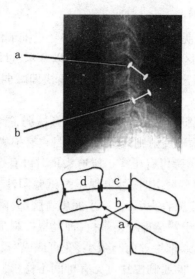

图 14-1　颈椎椎管不同测量方法

　　a.上位椎体后下缘与下位椎板基底上缘距离<13mm 提示节段狭窄;b.上位椎板基底下缘与下位椎体后缘距离<14mm,提示节段狭窄;c.Pavlov 比值<0.75;d.椎体前后距离邻椎节间运动节段判断狭窄状况。

　　2)CT:则对椎体后缘骨刺、椎管矢状径的大小、后纵韧带骨化及椎间盘突出的判断比较直观和准确,而且能够发现椎体后缘致压物是位于正中还是有偏移。CT 对于术前评价,指导手术有重要意义(图 14-2)。三维 CT 可重建脊柱成像,可在立体水平上判断致压物的大小和方向。

图 14-2　椎管 CT 测量

　　A.椎管与椎间盘比值<0.35,提示椎管狭窄;B.脊髓与椎管矢径比值>0.9,也可提示椎管狭窄;C.骨化后纵韧带占据椎管容积

　　3)MRI:分辨能力更高,其突出优点是能从矢状切层直接观察硬膜囊是否受压。脊髓型

颈椎病在 MRI 图像上常表现为脊髓前方呈弧形压迫,多平面退变可使脊髓前缘呈波浪状。病程长者,椎管后缘也可压迫硬膜囊,从而使脊髓呈串珠状。脊髓有变性者可见变性部位也即压迫最重的部位脊髓信号增强。值得注意的是,X 线片上退变最严重的部位有时不一定是脊髓压迫最严重的部位,MRI 影像较 X 线片更准确可靠。

4.椎动脉型颈椎病

(1)眩晕:头颅旋转时引起眩晕发作是本病的最大特点。正常情况下,头颅旋转主要在寰枢椎之间。椎动脉在此处受挤压。如头向右旋时,右侧椎动脉血流量减少,左侧椎动脉血流量增加以代偿供血量。若一侧椎动脉受挤压血流量已经减少无代偿能力,当头转向健侧时,可引起脑部供血不足产生眩晕。

(2)头痛:由于椎-基底动脉供血不足,使侧支循环血管扩张引起头痛。头痛部位主要是枕部及顶枕部,也可放射至两侧颞部深处,以跳痛和胀痛多见,常伴有恶心呕吐、出汗等自主神经紊乱症状。

(3)猝倒:猝倒是本病的一种特殊症状。发作前并无预兆,多发生于行走或站立时,头颈部过度旋转或伸屈时可诱发,反向活动后症状消失。患者摔倒前察觉下肢突然无力而倒地,但意识清楚,视力、听力及讲话均无障碍,并能立即站起来继续活动。

(4)视力障碍:患者突然弱视或失明,持续数分钟后逐渐恢复视力,是双侧大脑后动脉缺血所致。此外,还可有复视、幻视等现象。

(5)感觉障碍:面部感觉异常,口周或舌部发麻,偶有幻听或幻嗅。

(6)MRA 特征:椎动脉显影可发现椎动脉有扭曲和狭窄,但一次影像无阳性发现时不能排除,因为大多数患者是一过性痉挛缺血,当无症状时,椎动脉可恢复正常口径。必须清楚,正常左侧椎动脉通常略粗于右侧椎动脉。

5.脊髓型颈椎病

(1)发病、发展和转归:发病、发展和转归有其自身特点。这一病理过程在不同个体间差异较大,脊髓受损表现多种多样,且其发展速度、趋势和转归也各有差异,因此疾病早期诊断和治疗时机往往难以把握,一旦漏诊或延误诊断,错失最佳治疗时机将遗留难以挽回的脊髓功能障碍。因此,研究本病的发病规律及其转归,深刻认识本病的转归实质具有重要的临床意义。有人研究了 1263 例脊髓型颈椎病发病的自然史和演变过程,这种大样本量的分析,足以表达普遍规律。

(2)临床分型:由于不同患者起病轻重与病情发展过程个体差异较大,为寻求其共同规律,经综合分析后发现所有病例均可归入以下 5 种方式中的某一种,将其分别称为自然史Ⅰ~Ⅴ型。Ⅰ型:起病时症状轻,休息后缓解,病情长期稳定,无明显加重,可有轻度波动,占 10.88%;Ⅱ型:起病时症状轻,经一段平稳期后逐渐加重,每次发作均有新症状出现,占 42.31%。平稳期为 1.5 个月至 30.5 年,平均为 2.6 年;Ⅲ型:起病时症状轻,经过一段平稳期后突然加重,占 7.52%。平稳期为 2 个月至 10.5 年,平均为 2.1 年;Ⅳ型:起病时症状较轻,逐渐加重,无自动缓解期,占 32.24%;Ⅴ型:突然严重起病,持续加重,各种非手术治疗无法缓解,占 7.05%。

(3)临床意义:研究发现,一旦确认由本病导致脊髓功能障碍,则神经功能永远不可能完全恢复正常,其中 82% 呈阶段性加重或逐步缓慢加重,7% 快速起病,长期表现为神经功能障碍,自行缓解或改善者仅占 10.8%。感觉和括约肌功能障碍趋于一过性,有望恢复,而运动功能障碍似乎是永久性的,并随时间的推移而加重。研究表明,脊髓型颈椎病起病后如果不经过治疗,无论其是否经历缓解期,最终均出现恶化。这一观点被多数临床医师所认可。有人则认为,脊髓型颈椎病起病后神经功能障碍可长期处于静止状态或逐渐自行改善。观察发现,多数患者经过数次反复发作,虽可导致病情加重,但最终均可进入静止期,因此认为,脊髓型颈椎病很少出现症状进行性加重,建议采取非手术治疗。

近年来研究认为,脊髓型颈椎病的自然史呈现静止的神经功能障碍或阶段性加重,"宽底痉挛步态"为其典型表现。对因神经功能障碍而接受手术治疗的患者进行研究指出,其早期均有步态异常表现,症状发展呈进行性恶化,无一例自行缓解者。发病之后,病情加重而不能缓解者占 89.1%,病程中可经历长短不同的稳定期,此期内症状可以完全静止,也可有轻度加重和减轻交替,但发展结局均不甚乐观,大部分患者在病情发展过程中的某一时间必须接受外科治疗,其自然发展史因外科干预而发生变化。研究表明脊髓型颈椎病长期处于良性稳定状态者仅为少数,该病总的来说呈相对恶性的发展趋势,其发展结果将造成脊髓损害症状不可恢复。

脊髓型颈椎病起病时的症状和神经功能障碍体征可较轻微,无法预测哪些患者将加重,而加重速度可以很快并导致严重的脊髓功能障碍,且很可能长期残留并继续恶化。资料显示大部分患者的自然发展史最终均出现功能障碍加重,且难以自行缓解,仅少部分在长期随访中保持稳定状态。但对起病状态的研究有助于早期确立诊断,并采取相应的防治措施。

(4)早期表现与治疗时机:对脊髓型颈椎病的起病状态各家观点不一,许多学者认为其严重程度与脊髓受压变形的程度一致,早期脊髓仅轻度变形,因而症状相对较轻。特征性的表现是颈痛、行走困难和步态不稳。强调了步态异常是脊髓型颈椎病早期最具特征性的共同表现。早期起病特征为:①行走缓慢,步态不自然;②肢体麻木,尤其是双下肢麻木;③行走时下肢发软,易因不明原因摔倒,而意识清楚;④双手感觉迟钝,精细动作难以完成,持物易失手;⑤颈肩部酸痛不适。因此认为临床上凡具有上述表现者应仔细进行神经系统检查,若发现深反射活跃或亢进,甚至病理征阳性者,应及时做必要的影像学检查(MRI 或 CTM),以早期明确诊断。脊髓型颈椎病起病症状往往比较隐匿,容易被忽视而延误诊断,因此,了解脊髓型颈椎病自然史的发展规律,有利于及时确立诊断,选择合理的治疗时机和方案。对神经功能进行性加重或非手术治疗神经功能无改善并持续发展者,在病史较短的时间内,外科干预可以在一定程度上改变其自然进程,对脊髓功能获得最大限度保留具有重要意义。对手术疗效的观察发现,发病 6 个月内行手术治疗者疗效明显优于 1 年以上者。

六、诊断标准

1.颈型颈椎病

(1)颈部、肩部及枕部疼痛,头颈部活动因疼痛而受限制。因常在早晨起床时发病,通常被误称为落枕。

(2)颈肌紧张,有压痛点,头颈活动受限。

(3)X 线片显示颈椎曲度改变,动力摄片上可显示椎间关节不稳。由于肌痉挛头偏歪,侧位 X 线片上出现椎体后缘部分重影,小关节也呈部分重影,称双边双突征象。

2.神经根型颈椎病

(1)具有典型的根性症状,其范围与受累椎节相一致。颈肩部、颈后部酸痛,并沿神经根分布区向下放射到前臂和手指,轻者为持续性酸痛、胀痛,重者可如刀割样、针刺样疼痛;有时皮肤有过敏,抚摸有触电感;神经根支配区域有麻木及明显感觉减退。

(2)脊神经根牵拉试验多为阳性,痛点封闭疗法对上肢放射痛无效。

(3)X线正位片上显示钩椎关节增生。侧位片生理前曲消失或变直,椎间隙变窄,有骨赘形成,伸屈动力片提示颈椎不稳。

3.脊髓型颈椎病

(1)自觉颈部无不适,但手动作笨拙,精细动作失灵,协调性差。胸腹部可有束带感。

(2)步态不稳,易跌倒,不能跨越障碍物。

(3)上下肢腱反射亢进,肌张力升高,霍夫曼征阳性,可出现踝阵挛和髌阵挛,重症时Babinski 征可能呈阳性。早期感觉障碍较轻,重症时可出现不规则痛觉减退。感觉丧失或减退区呈片状或条状。

(4)X线片显示病变椎间盘狭窄,椎体后缘骨质增生。

(5)MRI 检查显示脊髓受压呈波浪样压迹,严重者脊髓可变细。磁共振还可显示椎间盘突出,受压节段脊髓可有信号改变。

4.椎动脉型颈椎病　病因和病理变化及临床特征尚比较模糊,学术界尚有争议。

(1)颈性眩晕(即椎-基底动脉缺血征)和猝倒史,且能除外眼源性及耳源性眩晕。

(2)个别患者出现自主神经症状。

(3)旋颈诱发试验阳性。

(4)X线片显示椎节不稳及钩椎关节增生。

(5)椎动脉造影 MRI 及椎动脉血流检测可协助定位,但不能作为诊断依据。

七、鉴别诊断

1.颈型颈椎病　应注意与以下疾病鉴别。

(1)颈部扭伤:俗称落枕,是颈部肌肉扭伤所致。其发病与颈型颈椎病相似,多是睡眠中体位不良所致。主要鉴别在于:①压痛点不同,颈型压痛点见于棘突部,程度也较强;颈部扭伤压痛点在损伤肌肉、急性期疼痛剧烈,压之难以忍受;②扭伤者可触摸到条索状压痛肌肉,而颈椎病只有轻度肌紧张;③牵引反应,对颈部进行牵引时,颈型颈椎病者其症状多可缓解;④对封闭反应,用1%普鲁卡因 5mL 做痛点封闭,颈椎病患者对封闭疗法无显著疗效,而落枕可在封闭后消失或缓解。

(2)肩周炎:多于 50 岁前后发病,好发年龄与颈椎病相似,且多伴有颈部受牵症状,两者易混淆。其鉴别点在于:①有肩关节活动障碍,上肢常不能上举和外展,而颈椎病一般不影响肩关节活动;②疼痛部位不同,肩周炎疼痛部位在肩关节,而颈型者多以棘突为中心;③X线片表现:肩周炎患者多为普通的退变征象,而颈椎病患者生理前曲消失,且有颈椎不稳,有时两者不易区别;④对封闭疗法有效,而颈椎病无效。

2.神经根型颈椎病　应注意与以下疾病鉴别。

(1)尺神经炎:尺神经由 C_7、C_8 和 T_1 脊神经根组成。易与 C_8 脊神经受累的症状相混淆。两者均可造成小指麻木和手内在肌萎缩。但尺神经根炎患者多有肘部神经沟压痛,且可触及条索状变性的尺神经。两者感觉障碍分布不尽相同。C_8 神经根支配范围较大,常有前臂尺侧麻木,而尺神经炎无前臂麻木。

(2)胸廓出口综合征:由于臂丛、锁骨上动脉、锁骨上静脉在胸廓上口或在胸小肌喙突止点区受压,可引起上肢麻木、疼痛、肿胀;锁骨上窝前斜角肌有压痛并放射至手。两者鉴别在于胸廓出口综合征 Adson 试验阳性。使患肢过度外展,肩抬平,出现桡动脉音减弱或消失者,也是阳性体征。X 线检查可发现颈肋或第 7 颈椎横突过大。

(3)颈背部筋膜炎:可引起颈背痛或上肢麻木感,但无放射症状及感觉障碍,也无腱反射异常。如在痛点局部封闭或口服抗风湿药物,症状即见好转。颈椎病局部封闭无效。

(4)肌萎缩型侧索硬化症:患者一般先出现两手明显肌萎缩,逐渐发展至肘部和肩部,但无感觉障碍,神经纤维传导速度正常。侧索硬化症发展较快,不可贸然手术。

(5)锁骨上肿瘤:肺尖部的原发性肿瘤或转移癌,与臂丛神经粘连或挤压臂丛神经,可产生剧烈疼痛。胸部 X 线片或行活检即可诊断。

(6)腕管综合征:为正中神经通过腕管时受压所致,腕中部加压试验阳性,1~3 指麻木或刺痛,而颈椎病无此征。腕背伸试验阳性,即让患者腕背伸持续 0.5~1 分钟,如出现拇指、示指、中指麻木或刺痛即属阳性。封闭试验有效,而颈椎病局部封闭则无效。

3.脊髓型颈椎病　应注意与以下疾病鉴别。

(1)椎管内肿瘤:可同时出现感觉障碍和运动障碍,病情呈进行性加重,对非手术治疗无效者,应用磁共振成像可鉴别两者。

(2)肌萎缩型侧索硬化症:以上肢为主的四肢瘫是其主要特征,易与脊髓型颈椎病相混淆。目前尚无有效疗法,预后差。本病发病年龄较脊髓型颈椎病早 10 年左右,且少有感觉障碍,其发病速度快,很少伴随自主神经症状,而颈椎病病程缓慢。另外,侧索硬化症的肌萎缩范围较颈椎病广泛,可发展至肩关节以上。

(3)脊髓空洞症:多见于青壮年,病程缓慢,早期影响上肢,呈节段性分节。其感觉障碍以温、痛觉丧失为主,而触觉及深感觉则基本正常,此现象称感觉分离。由于温、痛觉丧失,可发现皮肤增厚、溃疡及关节因神经保护机制的丧失而损害,即夏科氏关节病。通过 CT 及磁共振成像,可发现两者的差异。

(4)后纵韧带骨化症:可出现与颈椎病相同的症状和体征。但侧位 X 线片可发现椎体后缘有线状或点线状骨化影,CT 可显示其断面形状和压迫程度。

4.椎动脉型颈椎病　应注意与以下疾病鉴别。

(1)耳源性眩晕:Meniere 综合征,是内耳淋巴回流受阻引起。本病有三大临床特点:发作性眩晕、耳鸣、感应性进行性耳聋。颈性眩晕同头颈转动有关,耳鸣程度轻。

(2)眼源性眩晕:可有明显屈光不正,眼睛闭上后可缓解。

(3)颅内肿瘤:第四脑室或颅后窝肿瘤可直接压迫前庭神经及其中枢,转头时也可突发眩晕。但颅内肿瘤还合并头痛、呕吐等颅内压增高征,血压可升高。头颅 CT 扫描可鉴别。

(4)内耳药物中毒:链霉素对内耳前庭毒性大,多在用药后 2~4 周出现眩晕症。除眩晕外还可出现耳蜗症状、平衡失调、口周及四肢麻木,后期可有耳聋。前庭功能检查可资鉴别。

(5)神经官能症:患者常有头痛、头晕、头昏及记忆力减退等一系列大脑皮质功能减退的症状,女性及学生多见,主诉多而客观检查无明显体征。症状的变化与情绪波动密切相关。

(6)锁骨下动脉缺血综合征:也可出现椎-基底动脉供血不足的症状和体征。但其患侧上肢血压较健侧低,桡动脉搏动减弱或消失,患侧锁骨下动脉区有血管杂音。行血管造影可发现锁骨下动脉第一部分狭窄或闭塞,血流方向异常。

八、治疗

颈椎病是一种慢性退变性疾病,其治疗也需要根据不同的病程及不同的病理类型而有所不同。总之,颈椎病的治疗分手术与非手术两大方面。但两者并不完全独立,非手术疗法既是颈椎病治疗的基本方法,又是手术疗法的基础;手术疗法是非手术疗法的继续,术后仍有一部分患者行非手术疗法以求康复。

1.非手术疗法

(1)适应证:轻度颈椎间盘突出症及颈型颈椎病;早期脊髓型颈椎病;颈椎病的诊断尚未肯定而需一边治疗一边观察者;全身情况差,不能耐受手术者;手术恢复期的患者;神经根型颈椎病。

(2)颈椎牵引疗法

1)牵引目的和作用:①限制颈椎活动,减少负重,减轻病变组织水肿、充血;②使头颈部肌肉松弛,解除痉挛,减轻椎间盘压力负荷;③有助于维持颈椎生理曲度,恢复颈椎正常序列和小关节功能。

2)牵引体位:患者取卧位,优点是患者较舒适,可耐受长时间牵引。卧位牵引可以是间断性牵引,也可以是持续性牵引,适用于较为稳定的颈椎损伤和疾患及小儿患者。

3)牵引重量:根据不同的病情及损伤的不同程度、不同节段而采用不同的牵引重量。颈椎病的坐位牵引重量一般为 1.5~2kg。无论何种伤病,采用枕颌带牵引术时,最大牵引重量不得超过 3kg,否则易引起压疮而影响进一步牵引治疗。

(3)制动法:颈椎的制动技术是指通过石膏、支具等方法使颈椎获得固定,从而达到治疗的目的。广义而言,颈椎牵引术同样能达到制动的目的,也属于制动技术的一种。颈椎的制动有以下作用:①使局部肌肉松弛,缓解肌痉挛引起的疼痛;②减轻局部的水肿及炎性反应;③维持颈椎的正常生理位,减慢退变;④避免进一步损伤;⑤辅助手术治疗,利于术后康复。

(4)理疗:在颈椎病的防治中,理疗是治疗颈背不适的传统方法,其主要作用是:可消除或缓解颈部肌肉痉挛,改善软组织血液循环;消除因病变引起的神经根或其他软组织的炎性水肿和充血,改善脊髓、神经根和局部血液循环,缓解症状;增进肌肉张力,改善小关节功能;延缓或减轻椎体及关节囊或韧带的钙化或骨化过程。一般的消炎镇痛疗法包括超短波疗法、短波疗法、干扰电流疗法、间动电流疗法、高频电疗、离子导入、石蜡疗法、水疗等。

(5)家庭疗法:家庭疗法是一个综合性的治疗方法,集康复、预防于一体,方法也较多。家庭疗法的主要内容包括纠正和改善睡眠及工作中的不良体位、牵引及使用颈围等。家庭疗法是正规治疗的基础,对颈椎病的预防和康复具有重要作用。

1)改善与调整睡眠状态:由于每个人有将近 1/3 的时间在睡眠中度过,若睡眠姿势不当,容易引起或加剧颈椎病。睡眠状态应包括枕头的高低和软硬、睡眠体位及床铺选择等。理想的睡眠体位应该是使整个脊柱处于自然曲度,髋、膝关节呈屈曲状,使全身肌肉放松。根据不同习惯,可采用仰卧和侧卧,但不宜俯卧。

2)纠正与改变工作中的不良体位:屈颈状态下,颈椎间盘内所承受的压力及对颈背部肌纤维组织的张应力较自然仰伸位高。工作中常见的职业性不良体位有电脑操作员、打字员、绣花工、会计等长时间低头动作,交警的转头动作、流水线装配工的低头转颈动作等。有效的措施并不是消极地调换工作,而是定时改变头颈部体位。

（6）药物疗法

1）消炎镇痛类药物：解热、镇痛类药物在化学结构上属于不同类别，目前临床上常用的消炎镇痛药物有西乐葆、乐松、布洛芬胶囊、戴芬胶囊、莫比可胶囊等。

2）肌松药：氯唑沙宗：该药为中枢性肌肉松弛药，有解痉镇痛作用；妙纳，学名为盐酸乙哌立松，主要作用于中枢神经系统而松弛骨骼肌，并能直接松弛血管平滑肌。

3）维生素类药物：维生素 B_1、维生素 B_6、维生素 B_{12}、维生素 C、维生素 E 等。

4）中药制剂：主要根据中医的"痹"病理论，采用行气活血、消肿散瘀、通络止痛等组方，辅以补肝肾、养气血、祛风湿等药物，从"标"和"本"两方面着手，对颈椎疾患进行治疗。

2.手术治疗　手术的目的是解除神经压迫及恢复颈椎的稳定性，维持椎间隙高度，获得正常生理曲度和脊髓相适应的椎管容量和形态，挽救脊髓残留功能，阻止病情的进一步发展。研究表明，在起病后0.5~1年对仅具有轻度早期神经功能损害的病例实施手术效果最佳。贾连顺等研究了脊髓型颈椎病的自然病史，对其手术的远期疗效进行观察，认为在起病后3~6个月是最佳手术时机。原则上是哪里有压迫，哪里就应该减压，但过多节段的减压和融合，势必在一定程度上影响颈椎的力学稳定性和活动度。一般融合2个间隙或3个间隙即可获得充分减压的目的。近年来，采用椎间盘和椎体上下缘骨赘增生物均咬除，即椎体次全切除术。窗的上下壁均为椎体骨质，再取长的髂骨条或腓骨条，修成带盖形，且略大于骨窗，在颈椎在撑开器牵引下将骨块植入窗内。多节段颈椎病常需行彻底的椎管前路减压术。对多节段颈椎病，如果术前影像学提示，相邻两节段的骨赘已累及椎体中部，或先天性颈椎管狭窄，椎体中央的脊髓也受压，那么最好而又简单的方法是行前路椎体次全切除术，以保证达到对椎管及神经根的减压。如何选取手术病例，也是手术疗效好坏的前提，从国内外资料看，各家指征的选择及松紧度的掌握不尽相同。从临床实践来看，目前国内手术指征把握得较严，又有很大一部分患者因条件所限，未能及时手术，以致病情进一步发展，造成神经功能的不可逆性损害。另一部分患者则出于对手术的恐惧，延误手术时机。

（1）适应证：①颈椎病出现明显脊髓、神经根、经非手术治疗无效即应早期行手术治疗；②外伤或其他原因的作用导致颈椎病症状突然加重者；③伴有颈椎间盘突出症经非手术治疗无效者；④颈椎某一节段明显不稳，颈痛明显，经正规非手术治疗无效，即使无四肢的感觉运动障碍，也应考虑手术治疗以中止可以预见的病情进展。

（2）禁忌证：颈椎病手术不受年龄的限制，但必须考虑全身情况。若肝脏、心脏等重要脏器患有严重疾病、不能耐受者，应列为手术禁忌证。此外，颈椎病已发展至晚期，或已瘫痪卧床数年，四肢关节僵硬；肌肉有明显萎缩者，手术对提高生活质量已没有帮助时，也不宜手术。若颈部皮肤有感染、破溃，则需在治愈这些局部疾患后再考虑手术。

（3）术前准备：一个训练有素的脊柱外科医师应当视术前准备为手术程序的开始，颈椎病手术有一定危险性，医护人员及患者做好必要的术前准备是手术成功的关键之一，故应注意以下几方面的准备和训练。①心理准备：术前应详细耐心地向患者解释手术的必要性及手术后可能遇到的不适，争取其密切配合，减轻其心理负担；②改良生活习惯：有吸烟习惯的患者应在术前的一段时间戒烟，有咳嗽者应行呼吸道检查，必要时可于术前给予药物治疗。睡眠质量不佳的患者也应调整枕头高低，或给予少量镇静药物，促使其获得良好充足的休息；③适应性训练：包括体位训练、气管和食管推移训练及卧床排便训练。床上练习排便是术前基本训练的内容之一。术后应卧床数天，若有排尿困难，需插导尿管，但易引起尿路感染。

（4）手术方法：具体方法详见相关章节。

（5）手术效果：颈椎手术是否有效，除上述影响因素外，与病情本身所处的状态有重要关系。外科医师和患者都应该懂得，外科手术所能做的仅仅是解除脊髓外周的压迫，稳定病变节段，但对脊髓神经内的病变，则不是手术直接能够解决的。手术对病情的发展走势，可能能起到阻断的作用，也可能无法逆转病情的走势。对有神经变性的患者，手术后的效果可能并不理想，这点务必要明确。根据上海长征医院16 000余例颈椎手术随访情况，有学者观察分析了神经根型与脊髓型颈椎病手术后的结果，其中神经根型的手术效果较好，但主要取决于诊断的准确性，大量病例的观察表明，70%～80%的患者结果优良（术前手臂疼痛消失，神经学障碍消除），10%的患者一般（术前症状有缓解但不完全），5%～7%效果差（术前症状无改善或加重）。前路手术减压的长期效果，诸多学者报道不尽相同。60%～70%的患者自我感觉功能恢复满意，20%有一些改进，10%没有缓解，这表明，虽然手术已经完成了充分的减压，但由于脊髓内在的变化，仍将妨碍患者的恢复。痉挛症状的恢复常常晚于感觉和运动的恢复，但常能减轻。

九、预防措施

从颈椎病的病因看，颈椎病的预防是多方面的，它贯穿于人的日常生活和工作之中。预防应包括以下几方面。

1.积极治疗咽喉部疾患　咽喉部炎症不仅能易引起上颈椎自发性脱位，而且也是诱发颈椎病的因素之一。该处的炎症可直接刺激邻近的肌肉、韧带，或者通过丰富的淋巴系统使炎症在局部扩散，以致造成该处的肌张力降低，韧带松弛和椎节内外平衡失调，从而破坏了局部的完整性和稳定性，导致颈椎病的发生或加重。因此，及时防治如咽炎、扁桃体炎、淋巴结炎及其他骨与软组织感染对防治颈椎病有重要意义。

2.保持良好的睡眠体位　前述指出，一个良好的睡眠体位，既要维持整个脊柱的生理曲度，又应使患者感到舒适，方可达到使全身肌肉松弛，容易消除疲劳和调整关节生理状态。根据要求应该使胸、腰部保持自然曲度，双髋及双膝呈屈曲状，全身肌肉即可放松，故最好采取侧卧或仰卧，不可俯卧，枕头不宜过高。

3.防治头颈部外伤　人们在体育锻炼、日常工作、交通活动中易致颈部外伤。早期颈部外伤患者若有椎旁肌压痛或X线片显示椎体前有阴影者要引起高度重视。外伤后患者要做早期治疗。如轻型可用石膏颈围控制颈部活动，一般需住院行牵引治疗。

4.避免长期低头工作　长期低头的工作强度往往不大，但长期低头造成颈后部肌肉、韧带组织劳损，屈颈状态下椎间盘的内压大大高于正常体位。因此要定期改变头颈部体位，当头颈向某一方面转动过久之后，应向另一反方向运动，并在短时间内重复数次，这样既有利于颈部保健，也有利于消除疲劳。调整工作台的高度和倾斜度，如工作台过高或过低都会使颈部仰伸或屈曲，这两种位置均不利于颈椎的内外平衡。长期伏案工作者应开展工间操活动，使处于疲劳状态的颈椎定时获得内外平衡。

第二节　颈椎间盘突出症

颈椎间盘突出是椎间盘退变的一种病理过程,退变一开始就预示该节段稳定程度的减弱。退变不一定导致椎间盘突出,而椎间盘突出也并不代表临床发病,仅预示为临床上出现脊髓或神经根受压的病理基础。

严格地讲,颈椎间盘突出是颈椎病发病过程中的病理变化之一。因此,不宜将颈椎间盘突出和颈椎病列为同种疾病。椎间盘突出是指突出的髓核和相应破裂的纤维环突向椎管内,不伴有或轻度伴有该节段椎体软骨下骨增生,骨赘形成;某些条件下,椎间盘变性并出现相邻节段骨赘形成,但不导致临床发病,一旦椎间盘的纤维环破裂、变性的髓核脱出引起脊髓或脊髓神经根受压而发病。作为致压物是单纯的椎间盘组织,才能称之为颈椎间盘突出症。

一、发病机制

颈椎间盘突出症的发病是在椎间盘发生退行性改变的基础上,受到一定的外力作用后使纤维环和后纵韧带破裂,髓核突出而引起颈髓或神经根受压。急性颈椎间盘突出症由颈部创伤所致。致伤原因主要是加速暴力使头部快速运动导致颈部扭伤,多见于交通事故或体育运动,颈部过伸-加速损伤所致的椎间盘损伤最为严重。一般认为急性颈椎间盘突出症是在椎间盘发生一定程度退行性变的基础上,受到一定外力作用发生的,但也可见于原无明显退变的椎间盘。

1.椎间盘退变　椎间盘是人体各组织中最早和最易随年龄发生退行性改变的组织,髓核丧失一部分水分及其原有弹性。退变的颈椎间盘受轻微外伤即可引起椎间盘突出。颈椎过伸性损伤可使近侧椎体向后移位,屈曲性损伤可使双侧小关节半脱位,结果椎间盘后方张力增加,导致纤维环和后纵韧带破裂,髓核突出。由于包绕髓核的纤维环在前部最厚,附着于前纵韧带,因此,髓核极少向前突出,然而,纤维环的后部最薄,且有时不连续,后侧附着于后纵韧带,由于后纵韧带的外侧解剖结构较薄弱,所以髓核最易突出于后纵韧带的两侧,即神经根出入椎间孔的部位。

2.创伤

(1)急性创伤性颈椎间盘突出以 $C_{3\sim4}$ 间隙多见,主要原因是:①颈椎过伸性损伤时切应力大,$C_{3\sim4}$ 椎间隙较下位颈椎更接近于着力点;②$C_{3\sim4}$ 小关节突关节面接近水平,更易于在损伤瞬间发生一过性前后移位,类似于弹性关节。慢性颈椎间盘突出以 $C_{5\sim6}$ 及 $C_{6\sim7}$ 为好发部位,因该部位为头颈活动、劳损的主要应力集中区。根据颈椎间盘突出物的性状,可分为软性突出和硬性突出。软性突出主要由髓核物质组成;硬性突出主要由纤维环的部分或未钙化纤维组织构成。硬性椎间盘突出较为常见。

(2)颈脊髓由于齿状韧带作用而较固定,当外力致椎间盘纤维环和后纵韧带破裂,髓核突出易引起颈脊髓受压,可因此表现出不同程度的瘫痪状态。

(3)颈脊神经根在椎间盘水平横行进入椎间孔,颈椎后外侧纤维环和后纵韧带较薄弱,髓核易从该处突出,即使突出物很小也会引起神经根受压。

3.炎症

(1)在颈椎病叙述时已经提到退变过程不仅表现在颈椎间盘的形态学变化上,更表现在颈椎间盘内在的生物化学平衡的改变上。退变的椎间盘蛋白多糖含量下降,胶原类型发生转换,基质降解酶活性升高等。这一系列生化改变构成了椎间盘退变的基础。退变的椎间盘细胞产生炎性细胞因子可能是椎间盘退变过程中其生物化学平衡发生改变的一部分。

（2）颈椎病发病时间的长短与有无炎细胞浸润无显著相关。这表明以巨噬细胞为主的炎细胞浸润在椎间盘疾病的病理生理学上可能主要起促进突出物吞噬吸收的作用。

二、临床表现

病初可能因轻微劳损,甚至睡醒时伸懒腰而发病。以后的复发,可以是急性的,也可以是慢性的。其首发症状可有以下4种:①单侧上肢及手部剧烈疼痛或麻木,无力;②跨步无力、步态不稳,经常打软腿;③颈部不适、疼痛伴肩部酸痛疲劳;④双手麻木无力和步态不稳,容易跌倒。其临床表现主要有赖于压迫的组织而定。根据颈椎间盘向椎管内突出位置的不同,可分为3种类型(图14-3)。①侧方型:突出部位在后纵韧带的外侧,钩椎关节的内侧。该处是颈脊神经根通过处,突出的椎间盘压迫颈神经根而产生根性症状;②中央型:突出部位在椎管中央,脊髓的正前方。可压迫脊髓双侧的腹面而产生脊髓双侧的压迫症状;③旁中央型:突出部位偏于一侧而介于颈神经根与脊髓之间,可压迫两者而产生单侧脊髓及神经根的压迫症状。

图14-3　颈椎间盘突出分型

A.侧方型;B.中央型;C.旁中央型

1.侧方型颈椎间盘突出症

（1）症状:①颈痛、颈部僵硬,活动受限,犹如落枕;②颈部过伸可产生剧烈疼痛,疼痛放射至肩胛或枕部。疼痛可因小便或咳嗽时加重;③一侧上肢有疼痛和麻木感,但很少两侧同时发生。根性痛是最常见的症状,疼痛范围与受累椎节的脊神经分布区相一致。与根性痛相伴随的是该神经分布区的其他感觉障碍,其中以麻木、过敏、感觉减弱等为多见。早期可出现肌张力增高,但很快即减弱并出现肌无力和肌萎缩征。在手部以大、小鱼际肌及骨间肌萎缩最为明显;④在发作间歇期,可以无症状。

（2）体征:①头颈部常处于僵直位;②下颈椎棘突及肩胛内侧可有压痛,病变节段椎旁有压痛、叩击痛;③脊神经牵拉试验和压颈试验可呈阳性。脊神经牵拉试验检查方法:令患者坐好,术者一手扶住患者颈部,另一手握住患者腕部,两手呈反方向牵拉,若患者感到手疼痛或麻木则为阳性。这是由于臂丛受牵拉、神经根被刺激所致;④受累神经节段有感觉、运动及反射改变有肌力减退和肌萎缩等现象。

2.中央型颈椎间盘突出症

（1）症状:①很少有颈部疼痛及颈部僵硬;②病变程度不一,可出现下肢无力,步态不稳等症状;③病情严重者可出现四肢不完全性或完全性瘫痪,大小便异常。

(2)体征:①肢体肌张力增高,腱反射亢进,髌阵挛、踝阵挛及病理征可出现阳性;②可有不同程度的下肢肌力下降;③本体感觉受累,然而痛觉和温度觉很少丧失。

3.旁中央型颈椎间盘突出症 除有侧方型的症状、体征外,尚有不同程度单侧脊髓受压症状,即 Brown-Sequard 综合征。此型常因发生剧烈的根性疼痛而掩盖了脊髓压迫症。一旦表现脊髓压迫,病情多较严重。

三、诊断

尚未有 CT 和 MRI 以前,在临床上对颈椎间盘突出症的诊断与鉴别诊断颇为困难。仅凭临床表现的特点,常根据神经根受压及其分布节段和区域感觉障碍,与腰椎间盘突出症相似的病理概念做出诊断。然而,颈椎间盘突出症,相当多的病例是脊髓和神经根同时受压。通常认为,脊髓受突出椎间盘的压迫,在临床神经系统检查时,多数病例无明显、清楚的感觉障碍平面,其原因可能为脊髓腹侧前中央动脉供血受到影响所致。

1.临床症状与体征

(1)动态霍夫曼征:在颈椎间盘突出症的早期诊断具有积极意义。阳性反应被认为是典型的锥体束受损的体征,在颈椎间盘突出症的诊断过程中,是颈脊髓是否受损的重要依据。正常情况下霍夫曼征检查时头颈处于中立位。临床上发现,部分颈肩痛患者在常规霍夫曼征检查时表现为阴性,而在颈椎动态活动时出现阳性反应,即动态霍夫曼征阳性。

(2)颈椎间盘的退变是颈椎病发生的根本原因。椎节的松动和椎间盘膨出是其最早的表现,进一步发展则出现椎节不稳和椎间盘突出。由于 MRI 的应用,已经将颈椎病与颈椎间盘突出症区别开来,但两者之间存在着密切联系,有学者认为颈椎间盘突出可演变成为颈椎病。这种演变主要是椎节不稳引起的继发性骨赘增生和黄韧带肥厚所致。

2.影像学检查

(1)颈椎 X 线片:可见颈椎生理曲度减小或梯形变,病变椎间隙变窄,呈退行性改变。年轻病例,其椎间隙可无明显改变。颈椎 CT 及 MRI 检查对颈椎间盘突出的诊断与定位是很有价值的,其中 MRI 诊断准确率明显高于 CT,但 CT 对诊断侧方型突出的价值高于 MRI。在矢状位或轴位 MRI 像上椎间盘突出可得到显示。颈脊髓受压程度按 Nagata 方法分为 4 个等级:0 级,脊髓未受压;1 级,脊髓轻度受压;2 级,脊髓受压程度<1/3;3 级,脊髓受压程度>1/3。

(2)CT 检查:可准确地显示椎间盘突出的位置、大小及形态,并能准确地判定硬膜囊,神经根受压情况及椎管有效矢状径,为手术和临床非手术治疗提供了可靠的依据。另外,对 X线片显示有椎间盘突出间接征象或两个以上常见征象,以及对临床症状、体征典型而 X 线片无异常表现者均应行 CT 检查,以便确诊。CT 检查不能反映脊髓信号的改变。

(3)慢性颈椎间盘突出:除了上述 MRI 表现外,相邻椎体边缘常有骨质退行性变的表现,常合并一个或多个椎间盘膨出。

颈椎间盘膨出:变性的椎间盘向后膨出,T_2W 像椎间盘信号减低呈现凸面向后的弧形改变,硬膜囊前缘有轻度压迹。此外,还可以出现以下 3 种改变:①硬膜外脂肪影变形、移位或消失;②椎间隙狭窄,软骨板呈混杂信号;③脊髓受压严重者出现异常信号,T_2W 像上呈高信号。

MRI 横切面成像,中央型突出:突出髓核位于椎管中央,常呈丘状,硬膜囊变形。严重者压迫脊髓,使局部变扁、凹陷或呈月牙状。侧方突出:髓核呈团块状从后外侧突出,压迫神经根和脊髓侧方,使神经根向后外侧移位或消失,脊髓前外侧受压变形,挤向另一侧。根据髓核突出部位,有目的地显示横切面成像,再结合冠状面成像,从三维影像的角度观察突出的椎间盘,为明确诊断提供了可靠依据。MRI 的非侵入性和无放射性是以往任何检测手段所无法比拟的,其不同信号强度组成的图像不仅直接显示颈椎间盘突出的部位,还可以灵敏地反映病变与毗邻组织的关系。

四、鉴别诊断

本病应与颈椎病、肩周炎、椎管内肿瘤、胸廓出口综合征、颈部扭伤及尺神经炎等鉴别。

1.颈椎病　两者之间严格区分较困难,两者均可造成脊髓或脊髓神经根压迫症。鉴别要点有以下几方面。

(1)颈椎病基于其病理特点,一旦出现临床症状和体征,病情多逐渐加剧,缓解间歇不明显。早期(轻度)椎间盘突出,可能引起颈部局部不适或疼痛,而少有脊髓压迫,即使有脊髓压迫,尚可缓解。

(2)二者发病年龄有明显差异,颈椎病发病年龄平均在 50 岁以上,椎间盘突出年龄偏低。

(3)起病急骤、病情发展较快是颈椎间盘突出症的另一个特点。创伤或者轻微创伤,头颈部持久非生理姿势可以诱发发病。

2.肩周炎　多于 50 岁前后发病,好发年龄与颈椎病相似,两者易混淆。鉴别要点有以下几方面。

(1)有肩关节活动障碍,上肢常不能上举和外展,而颈椎间盘突出症不影响肩关节活动。

(2)疼痛部位不同,肩周炎疼痛部位在肩关节,而颈椎间盘突出症多以棘突为中心。

(3)X 线片表现:肩周炎患者多为普通的退变征象,而颈椎间盘突出症患者生理前曲消失,且有颈椎不稳。有时两者不易区别。

(4)对封闭疗法有效,而对颈椎间盘突出症无效。

3.颈部扭伤　俗称落枕,是颈部肌肉扭伤所致。其发病与颈型颈椎病相似,多是睡眠中体位不良所致。鉴别要点有以下几方面。

(1)压痛点不同:颈椎间盘突出症压痛点见于棘突部,程度也较强;颈部扭伤压痛点在损伤肌肉,急性期疼痛剧烈,压之难以忍受。

(2)扭伤者可触摸到条索状压痛肌肉,而颈椎间盘突出症只有轻度肌紧张。

(3)牵引反应:颈部牵引时,颈椎间盘突出症其症状多可缓解,而落枕者疼痛加剧。

(4)对封闭反应:用 1% 普鲁卡因 5mL 做痛点封闭,颈椎间盘突出症对封闭疗法无显效,而落枕者其症状可在封闭后消失或缓解。

五、治疗

颈椎间盘突出症的治疗方法选择,主要依靠临床表现,而不是影像学征象。仅有局部症状,或轻度神经根性症状,通常选择非手术治疗。对确定有脊髓或脊髓神经根压迫症状,原则上采用手术治疗。手术的目的是解除压迫,稳定病变节段。手术方法选择问题,是采用单纯髓核摘除,还是整个椎间盘切除加植骨融合,有不同的观点。对于临床明显不稳颈椎间盘突出症,椎间盘切除后宜同时施行颈椎椎间融合术,最终效果是满意的。

1.非手术治疗

(1)颈椎牵引:可采取坐位或卧位,牵引时使颈椎呈微屈曲位;牵引重量坐位宜6~7.5kg,卧位宜1.5~2.5kg;持续牵引比间断牵引效果好;牵引一般以2周为1个疗程。牵引适用于侧方型颈椎间盘突出症。对中央型颈椎间盘突出症,牵引有可能加重病情,应慎重。

(2)围领制动:限制颈部过度活动,牵引后症状缓解者,应用围领保护利于病情恢复。

(3)理疗:蜡疗和氢离子透入法疗效较好,对轻型病例可选择应用。

(4)药物治疗:可适当应用活血化瘀中药和镇静止痛药物,对缓解病情有一定作用。

2.手术治疗 以往治疗急性中央颈脊髓损伤多主张采取非手术方法,其理由为经非手术治疗后部分神经功能可自行恢复。急性颈椎椎间盘突出对于脊髓损伤的病因学意义已逐渐引起重视。据报道,颈椎损伤患者中无神经损害者有22%合并颈椎间盘损伤,而在不完全神经及完全神经损害者中合并颈椎间盘损伤的比例则高达54%和38%;当证实有致压物如突出的椎间盘、骨折片或血肿等存在时,应及时施行减压手术,并重建颈椎稳定。对于颈椎椎间盘突出症的治疗多采用前路椎间盘切除植骨融合术,其手术目的是摘除致压的椎间盘组织、恢复椎间隙高度、植骨融合。

(1)手术适应证:颈椎椎间盘突出症起病重或进行性加重,对反复发作,非手术治疗不能缓解者,严重疼痛且有明显神经功能障碍者或出现脊髓压迫症状者,应行手术治疗。

(2)术前准备、麻醉、体位术后处理:同颈椎间盘突出症。

(3)颈前路减压术:适用于中央型和旁中央型椎间盘突出症患者。颈椎前路减压融合术后,恢复和维持理想的椎间高度是重建颈椎生理曲线的基础,并能使皱褶的黄韧带紧张,椎间孔扩大,从而进一步缓解和防止颈髓和神经根受压。

(4)颈后路髓核摘除术:由于两者解剖结构不同,其具体技术也有许多差别。

(5)颈椎间盘显微切除术:有后侧和前侧两种入路,在治疗颈椎间盘突出中,其入路选择仍有较大争议。后外侧入路治疗单根神经根受损的外侧型髓核脱出,取得良好疗效,术中小关节突切除的范围依神经根和突出椎间盘的关系而定。

第三节 颈椎管狭窄症

颈椎管各解剖结构因发育性或退变因素造成骨性和(或)纤维性退变引起一个或多个节段管腔狭窄,导致脊髓血液循环障碍、脊髓及神经根压迫症者为颈椎管狭窄症。在临床上,腰椎管狭窄最常见,其次为颈椎管狭窄、胸椎管狭窄最少见。

根据病因将颈椎管狭窄症分为四类:①发育性颈椎管狭窄;②退变性颈椎管狭窄;③医源性颈椎管狭窄;④其他病变和创伤所致的继发性颈椎管狭窄,如颈椎病、颈椎间盘突出症、后纵韧带骨化症、颈椎结核、肿瘤和创伤等所致颈椎管狭窄,但上述各疾患属于不同颈椎疾患。

一、病因与发病机制

1.发育性颈椎管狭窄症 是指颈椎在发育过程中,因某些因素致椎弓发育过短,椎管矢状径较正常狭窄,导致脊髓及脊神经根受到刺激或压迫,并出现一系列临床症状者。颈椎管狭窄症是以颈椎发育性椎管狭窄为其解剖特点,以颈脊髓压迫症为临床表现的颈椎疾患。在早期或在未受到外来致伤因素的情况下,可不出现症状,但随着脊柱的退行性改变(如骨赘、突出的椎间盘、节段不稳等),或是头颈部的一次外伤后均可使椎管进一步狭窄,导致脊髓受压的一系列临床表现。椎管狭窄时,其储备间隙减少或消失,脊髓在椎管内更加贴近椎管周壁,即使在正常的颈椎伸屈活动中,也可能有刺激、挤压而致脊髓损害。这些变化必然导致椎管矢状径改变,发育性椎管狭窄储备间隙本来极少,脊髓或神经根不能耐受这种微小的内径变化而引起损伤。20世纪70年代以来,认为发育性椎管狭窄是颈椎病的重要发病基础因素。临床资料表明脊髓型颈椎病中发育性颈椎管狭窄者占60%~70%。

2.退变性颈椎管狭窄症 该病是颈椎管狭窄中最常见的类型。退变发生的时间和程度与个体差异、职业、劳动强度、创伤等有密切关系。颈椎位于相对固定的胸椎与头颅之间,活动较多,所以中年以后易发生颈椎劳损。首先是颈椎间盘的退变,其次是韧带、关节囊及骨退变增生。椎间盘退行性改变,引起椎间隙不稳,椎体后缘骨质增生,椎板增厚、小关节增生肥大、黄韧带肥厚,造成突出混合物压迫脊髓。因此,导致椎管内的有效容积减少,使椎管内缓冲间隙大大减少甚至消失,引起相应节段颈脊髓受压。此时如遭遇外伤,则破坏椎管内骨性或纤维结构,迅速出现颈脊髓受压的表现。

3.医源性颈椎管狭窄症 该症是因手术而引起。主要原因:①手术创伤及出血瘢痕组织形成,与硬膜囊粘连并造成脊髓压迫;②椎板切除过多或范围过大,未行骨性融合导致颈椎不稳,引起继发性、创伤性结构改变;③颈椎前路减压植骨术后,骨块突入椎管内;④椎管成形术失败,如铰链断裂等。

4.其他病变和创伤 如颈椎病、颈椎间盘突出症、颈椎后纵韧带骨化症(OPLL)、颈椎肿瘤、结核和创伤等。但这类疾病是独立性疾病,颈椎管狭窄只是其病理表现的一部分,故不宜诊断为颈椎管狭窄症。

二、临床表现

1.感觉障碍 主要表现为四肢麻木、过敏或疼痛。大多数患者具有上述症状,且为始发症状。主要是脊髓丘脑束及其他感觉神经纤维束受累所致。四肢可同时发病,也可以一侧肢体先出现症状,但大多数患者感觉障碍先从上肢开始,尤以手臂部多发。躯干部症状有第2肋或第4肋以下感觉障碍,胸、腹或骨盆区发紧,谓之"束带感",严重者可出现呼吸困难。

2.运动障碍 多在感觉障碍之后出现,表现为锥体束征,为四肢无力、僵硬不灵活。大多数从下肢无力、沉重、脚落地似踩棉花感开始,重者站立步态不稳,易随着症状的逐渐加重出现四肢瘫痪。

3.大小便障碍 一般出现较晚。早期为大小便无力,以尿频、尿急及便秘多见,晚期可出现尿潴留、大小便失禁。

4.体征 颈部症状不多,颈椎活动受限不明显,颈棘突或其旁肌肉可有轻压痛。躯干及四肢常有感觉障碍,但不很规则,躯干可以两侧不在一个平面,也可能有一段区域的感觉减退,而腰以下正常。浅反射如腹壁反射、提睾反射多减弱或消失。深感觉如位置觉、振动觉仍存在。肛门反射常存在,腱反射多明显活跃或亢进,霍夫曼征单侧或双侧阳性,这是 C_6 以上脊髓受压的重要体征。下肢肌肉痉挛侧可出现 Babinski 征阳性,髌、踝阵挛阳性。四肢肌肉萎缩、肌力减退,肌张力增高。

5.影像学表现

（1）X 线检查：颈椎发育性椎管狭窄主要表现为颈椎管矢状径减少。因此，在标准侧位片行椎管矢径测量是确立诊断的准确而简便的方法。椎管矢径为椎体后缘至棘突基底线的最短距离。凡矢状径绝对值小于 12mm，属发育性颈椎管狭窄、绝对值小于 10mm 者，属于绝对狭窄。用比率法表示更为准确，因椎管与椎体的正中矢状面在同一解剖平面，其放大率相同，可排除放大率的影响（图 14-4）。正常椎管/椎体比率为 1∶1，当比率小于 0.75 时提示椎管狭窄，当比率小于 0.75 时可确诊，此时可出现下关节突背侧皮质缘接近棘突基底线的情况（图 14-5）。

图 14-4　颈椎矢状径测量

1.椎体矢状径；2.椎管矢状径；3.棘突基底连线

图 14-5　关节突与棘突基底重叠

（2）CT 扫描：可清晰显示颈椎管形态及狭窄程度。发育性颈椎管狭窄突出表现为：椎弓短小、椎板下陷致矢状径缩短，椎管各径线均小于正常。椎管呈扁三角形，硬膜囊及脊髓呈新月形。脊髓矢状径小于正常，颈椎管正中矢状径小于 10mm 为绝对狭窄。退变性颈椎管狭窄，CT 显示椎体后缘有不规则致密的骨赘，并突入椎管，黄韧带肥厚、内褶或钙化。脊髓萎缩则表现为脊髓缩小而蛛网膜下隙相对增宽。

（3）MRI 检查：可准确显示颈椎管狭窄的部位及程度，并能纵向直接显示硬膜囊及脊髓的受压情况，尤其当椎管严重狭窄致蛛网膜下隙完全梗阻时，能清楚显示梗阻病变头、尾侧的位置。但是 MRI 对椎管的正常及病理的骨性结构显示不如 CT，因骨皮质、纤维环、韧带和硬膜均为低信号或无信号改变，骨赘、韧带钙化或骨化等也为低信号，因此，在显示椎管退行性病变及脊髓与神经根的关系上不如常规 X 线片及 CT 扫描。

三、诊断

解剖学和影像学上的颈椎管狭窄,并非一定属于临床上的颈椎管狭窄症,只有当其狭窄的管腔与其内容不相适应,并表现出相应的临床症状时,方可诊断为颈椎管狭窄症。

1.病史　患者多为中老年,发病慢,逐渐出现四肢麻木、无力、步态不稳等脊髓受压症状。往往从下肢开始,双脚有踩棉花的感觉、躯干部"束带感"。

2.体征　体格检查见患者有痉挛步态,行走缓慢,四肢及躯干感觉减退或消失,肌力减退,肌张力增高,四肢腱反射亢进,霍夫曼征阳性,重者出现髌、踝阵挛及 Babinski 征阳性。

从 X 线测量看,接近发育性颈椎管狭窄的诊断指标为 12mm,显然,在颈椎的上述动态活动过程中,单纯的颈椎不稳尚不足以引起脊髓受压,颈椎管狭窄是这种损害的基础。

3.X 线片　目前公认的诊断发育性颈椎管狭窄方法主要有以下两种。

(1)Murone 法:用颈椎标准侧位 X 线片测量椎体后缘中点与椎板、棘突结合部之间的最小距离即椎管矢状径,小于 12mm 为发育狭窄,小于 10mm 为绝对狭窄。此径又称发育径,因 $C_{2 \sim 7}$ 的所有径线中,此径最小,它更能表明椎管的发育状况。

(2)比值法:利用椎管矢状中径和相应的椎体矢状中径之比值,3 节以上的比值均<0.75 者为发育性颈椎管狭窄。退行性颈椎管狭窄者,颈椎侧位片显示颈椎变直或向后成角、多发性椎间隙狭窄、颈椎不稳或关节突增生等。

4.CT 扫描　发育性颈椎管狭窄者椎管各径线均小于正常,椎管呈扁三角形。CT 见硬膜囊及颈脊髓呈新月形,颈脊髓矢状径<4mm(正常人 6~8mm),蛛网膜下隙细窄,椎管正中矢状径<10mm。退行性颈椎管狭窄者见椎体后缘有不规则致密的骨赘,黄韧带肥厚可达 4~5mm(正常人 2.5mm)、内褶或钙化,椎间盘不同程度膨出或突出。

5.MRI 检查　表现为椎管矢状径变窄,颈脊髓呈蜂腰状或串珠样改变。T_2 加权像上可见象征伴随着颈椎管狭窄的软组织水肿或颈脊髓软化的髓内信号强度增强。T_1 加权的横切面图像上定出颈脊髓正中矢状径距和左右最宽横径,求积仪测算出颈脊髓横截面积等均小于正常值。

四、治疗

对轻型病例可采用理疗、制动及对症处理。多数患者非手术疗法往往症状获得缓解。对脊髓损害发展较快、症状较重者应尽快进行手术治疗。手术方法按照入路不同可分为前路手术、前外侧路手术、后路手术。手术入路的选择,应在临床的基础上借用 CT、MRI 等现代影像技术。

1.前路手术　前路减压手术分为两类:一类为摘除椎间盘突出物,把突向椎管的髓核及纤维环彻底刮除;另一类是摘除突出物,把突向椎管椎间盘连同骨赘一起切除,并同时植骨。

2.后路手术　全椎板切除脊髓减压术,可分为局限性椎板切除椎管探查减压术和广泛性椎板切除减压术。

第四节　颈椎后纵韧带骨化症

后纵韧带在椎管内,紧贴椎体的后面,自第 2 颈椎椎体延伸至骶骨。后纵韧带上宽下窄,在胸椎比颈、腰椎厚。在椎间盘平面及椎体的上下缘,韧带同骨紧密相贴,在椎体的中间部分,韧带同骨之间有基底椎体静脉,后纵韧带比前纵韧带更致密、更坚固。后纵韧带可分深、浅两层,浅层占据3~4个椎体之间的间隙,深层则仅处于相邻两椎体之间。后纵韧带骨化症(OPLL)好发于50~60岁人群中。60岁以上的脊柱疾患其发病率可高达15%~20%;在一般成人的门诊中占1%~3%。颈椎后纵韧带骨化可以引起颈椎椎管的明显狭窄,并导致进行性四肢瘫痪等严重后果,因此,近年来日益为学术界所重视。

一、发病机制

OPLL 的病因至今不明,目前仍停留在推测及假说阶段,主要观点有以下几方面。

1.椎间盘变性学说 该学说认为椎间盘变性后向纤维环薄弱的后部突出,使后纵韧带所受张力增大,变性的椎间盘周围组织修复过程中,引起局部组织(多在后纵韧带内)的增生、点状钙化而致钙盐沉积而导致骨化。椎间盘突出促进 OPLL 发生的机制可能有两个方面:一是由于椎间盘变性引起的椎节局部不稳反复刺激后纵韧带引起骨化;二是变性突出的椎间盘分泌体液因子,后者促进 OPLL 发生。

2.全身骨质肥厚的相关学说 研究发现,在颈椎 OPLL 患者中,约23.9%的病例合并有脊椎特发性弥漫性肥大性关节炎(diffuse idiopathic skeletal hyperostosis,DISH),6.8%合并黄韧带骨化,2%合并强直性脊柱炎。因此有学者推测 OPLL 与全身骨关节的肥厚性改变具有相关性。临床发现 OPLL 患者常有全身性增生的倾向,除合并脊柱骨质增生、强直性脊柱炎之外,还常伴有前纵韧带、黄韧带骨化,故 OPLL 可能是全身性骨质增生和韧带骨化的局部表现。

3.机械损伤学说 临床研究发现,长时间或习惯性低头的患者易引起后纵韧带骨化,因而表明 OPLL 可能与脊柱动、静态力学负荷有关。当颈椎活动量较大时,由于椎节不稳所引起的对周围组织的刺激反应更加明显,或直接引起后纵韧带附着部的损伤而发生反应性骨化。尤其是当颈椎反复前屈时,由于后纵韧带反复受到牵拉张应力而引起后纵韧带损伤,并导致骨化,目前,创伤因素在颈椎 OPLL 发病及发展过程中的作用尚存在争议。创伤对不同类型颈椎 OPLL 患者的影响程度不同,节段型、混合型和局灶型颈椎 OPLL 患者,其颈椎活动范围比连续型 OPLL 患者明显增大,损伤后神经功能的加重主要与动力因素有关;连续型OPLL 患者,创伤对其神经功能影响较小,而与骨化块静态压迫直接相关。

4.糖代谢紊乱学说 临床资料表明,OPLL 患者中12.6%患有糖尿病,而隐性糖尿病的比例更高,且 OPLL 患者常伴有肥胖,可见葡萄糖代谢与韧带骨化倾向之间有一个比较密切的关系。这可部分解释为什么在东亚地区以稻谷为主食的民族中,韧带骨化症的发病率特别高。国内报道,颈椎后纵韧带骨化患者合并糖尿病者占15.6%,糖尿病患者后纵韧带骨化的发生率也较正常人高。

5.其他学说 主要是遗传学说。在后纵韧带骨化症患者的二级亲属中,本病的发生率高达30%,明显超过一般人群的发生率。颈椎 OPLL 在双胎中的高度一致性及它与人 HLA抗原单倍型的相关性提示,第6号染色体相关的遗传因素可能与本病的发病机制相关联。

二、病理改变

后纵韧带从正常到早期的增生、点状钙化甚至韧带完全骨化是一个延续过程,但术中或尸检时所采集到的标本绝大多数为病变后期,其后期特点有以下几方面。

1.后纵韧带异常增宽增厚　骨化的后纵韧带较正常后纵韧带明显增厚,且横径增宽,以致椎管矢状径变窄,容积变小,从而对脊髓或神经根产生不同程度的刺激或压迫。

2.异常骨化组织　骨化为一延续过程。病理研究发现,在椎体后缘处骨化较明显,而在跨越椎间盘水平处,骨化可出现间断,由纤维性软骨组织所取代。

3.骨化可波及深部组织　后纵韧带骨化后,常与硬脊膜囊形成粘连,并引起硬脊膜的骨化。

4.脊髓受压改变　增厚、变宽及骨化后纵韧带长时间作用于脊髓而变扁,甚至呈新月形;重者硬膜囊也骨化,导致其柔韧性减少或丧失,以致神经组织在容积减少的同时,前角细胞数量也减少,并在白质中出现脱髓鞘现象、灰质/白质比例失调等。由于脊髓对慢性压迫的耐受性较急性压迫要大,因此,颈椎后纵韧带骨化造成椎管严重狭窄及脊髓变形,甚至可以超过椎管矢状径的一半或更多,而临床上却可无任何症状。但发病较急者,则症状多较明显。

5.血管损害改变　骨化的后纵韧带可先造成脊髓前动脉压迫,形成沟动脉供血不全,并引起脊髓的中央性损害,临床上首先出现上肢麻痹;病变波及传导束外侧部分时则出现下肢瘫痪症状。

6.后纵韧带骨化　后纵韧带的骨化以软骨内成骨较多见,也有膜内成骨。病变初期多起始于邻近骨膜组织处韧带的矿化及软骨增生,软骨增生形成岛状病灶并进而导致成骨及成熟的哈佛管形成。钙化沿着后纵韧带纵向及横向两个方向发展,其横向发展的速度约为每年0.4mm,而纵向延伸的速度为每年0.67mm。后纵韧带骨化后直接导致脊柱活动性的改变,其主要分为以下两种情况。

(1)骨化区:以椎体后部韧带为主,在此区颈椎节段较为稳定,并随时间推移而日益坚固。

(2)非骨化区:骨化间断处的颈椎节段活动代偿性增强(多在椎间盘后缘),产生节段性不稳,退行性改变发生早而明显。由于后纵韧带骨化使数节颈椎骨化融合,头颈部受到外力作用,如作用力集中于骨化区两端与非骨化区邻接的节段,容易使该椎节和颈髓受损。

7.其他因素　OPLL引起脊髓症状与病理性压迫因素、发育性椎管狭窄、脊髓血液循环因素和脊柱的动力因素等4个因素有关。

(1)后纵韧带骨化灶逐渐生长变厚,在脊髓前方产生直接压迫。目前认为,OPLL骨化块增厚是脊髓病变发生和加重的重要因素,脊髓压迫症状与骨化块的类型有关,节段型骨化块脊髓症状出现概率为65%,而连续型骨化块为29%。

(2)脊髓在受压并逐渐后移的过程中,还受到两侧齿状韧带的持续牵拉并可在脊髓产生应力区,应力区集中在齿状韧带附着的邻近部位(皮质脊髓侧束)。

(3)颈部突然后伸,肥厚黄韧带向前方膨出压迫脊髓,使脊髓在前方的后纵韧带骨化灶及后方前突的黄韧带夹击下造成脊髓中央综合征,产生四肢瘫痪,且上肢症状远较下肢严重。

(4)骨化物突入椎管对脊髓前动脉造成压迫时,可引起中央沟动脉的血供障碍,使脊髓中央部损害,也表现为脊髓中央管损伤综合征。由于目前尚未建立检测脊髓血液循环的方法,故难以证明是否真正存在该机制。

三、临床表现

颈椎OPLL患者的临床表现与颈椎管狭窄症、颈椎病的临床表现十分相似,既可有脊髓压迫症状,也可有神经根受压等症状。

1.一般临床特点　颈椎后纵韧带骨化症的发生与发展一般均较缓慢。多在中年以后发病,早期可不出现任何临床症状,但当骨化到一定程度引起颈椎椎管狭窄时,或是病变进程较快及遇有外伤时,则可能造成对脊髓、神经或脊髓血管的压迫,逐渐出现症状。OPLL 的起始症状视病变的不同而有差异,以上肢的感觉迟钝、疼痛及颈部疼痛多见。

2.局部表现　病变早期颈部可无不适,随着骨化的进展,进而可出现轻度酸痛及不适;颈椎活动大多正常或轻度受限,由于后纵韧带张力的降低,头颈后伸受限为多见。检查时,被动活动颈椎可引起颈痛或酸胀感。

3.脊髓压迫表现　主要表现为脊髓压迫症状,其特点是:程度轻重不同,可有间歇期,呈慢性进行性痉挛性四肢瘫痪。由于病变多呈慢性、由前向后逐渐发展,故而瘫痪一般先从下肢开始渐而出现上肢症状;少数病例病程发展较快者,或以血管性改变为主者也可先出现上肢症状,或四肢同时发病。

(1)上肢功能障碍:主要是双侧或一侧手部或臂部肌力减弱,并出现麻木、无力及手部灵活性减退等症状;严重者不能持笔、持筷或系纽扣等;握力大多减退,肌肉呈中度或轻度萎缩,尤以大小鱼际为明显;检查可发现有痛觉障碍;腱反射多亢进,霍夫曼征多为阳性。

(2)下肢功能障碍:主要表现为双下肢行走无力,肌张力增高,抬举困难,呈拖步步态或步态不稳,有踩棉花感,并可因痉挛而疼痛,内收肌痉挛明显者,行路呈剪式步态。同时可有双下肢麻木、无力及痉挛,严重者不能自行起坐及翻身,可有深感觉及浅感觉减退。下肢腱反射亢进或活跃,髌阵挛、踝阵挛阳性,病理反射多为阳性。

(3)其他:主要是括约肌功能障碍,表现为排尿困难、无力或小便失禁;排便功能也多低下,常有便秘及腹胀或大便习惯改变(多为次数减少)。肛门指诊可发现有肛门括约肌松弛。胸腹部可有束带感。腹壁反射及提睾反射减弱或消失。

四、诊断

1.临床表现　主要是慢性脊髓神经压迫症状,体检时应注意是否为 OPLL。

2.实验室检查　常规化验检查,如血常规、血清蛋白、血沉等均在正常范围以内,相当部分患者存在血糖不同程度的升高。

3.影像学检查　为诊断 OPLL 的主要方法,主要依据 X 线片或断层片上椎体后缘的高密度影;不能明确诊断或骨化影较小者可行 CT 或 MRI 检查,椎管造影检查目前已少用。

(1)X 线片表现:颈椎侧位片上,可见椎体后方有异常高密度阴影。可呈连续的条索状、片状或局灶性(图 14-6A)。细小的骨化影单凭 X 线片可能会漏诊,颈椎侧位断层片可观察到比椎体密度更高的白色棒状或条索状突出物、黏附在椎体后方(图 14-6B)。

图 14-6 颈椎 OPLL 片

A.侧位片;B.侧位断层片

(2)CT 扫描:颈椎 CT 扫描,对于诊断 OPLL 有极其重要的意义,已成为目前诊断 OPLL 的一项常规检查。CT 横切面上,可显示骨化物的形态、在椎管内的突出程度、对脊髓的压迫程度。如成熟的骨化灶表面光滑,边界清楚,骨化灶均匀而致密;未成熟骨的化灶密度不均匀,表面不规则呈云雾状或火焰状,CT 值较低。成熟的骨化灶发展缓慢,而未成熟的骨化灶尚在继续扩大。因此 CT 对 OPLL 诊断、手术方案和减压范围的选择,以及患者的预后有重要作用。CT 三维重建技术既可显示高密度的骨化影,又可立体显示骨化的后纵韧带的形态、范围及椎管狭窄程度。

(3)MRI 表现:近年来,MRI 已普遍应用于对颈椎及颈髓疾患的诊断。对于 OPLL 来说,尽管因为骨化阴影在 MRI 图像上表现为低信号,很难与其周围的硬膜囊、正常的后纵韧带等相区别,但可以发现脊髓受压的程度及变细的脊髓形态,并且可观察到脊髓脱髓鞘等的变化。对于 OPLL 合并有颈椎间盘突出及颈椎病性脊髓病变、颈椎椎间盘突出、脊髓肿瘤等的鉴别诊断也具有重要意义(图 14-7)。

图 14-7 颈椎 OPLL 的矢状面分类 MRI 表现

A.连续型;B.节段型;C.混合型;D.孤立型

4.OPLL 的影像学分类及测量

(1)根据 X 线分型:颈椎 OPLL 的 X 线片主要特征为椎体后缘异常的高密度条状阴影。根据骨化灶的形态和范围,日本学者津山将其分为 4 型:①连续型:骨化块呈条索状连续跨越数个椎体,占 27.3%;②节段型:骨化块呈云片状存在于每个椎体后缘,数个骨化灶可分别单独存在而无联系,该型最为多见,占36%;③混合型:既有连续的骨化块又有节段的骨化块,占29.2%;④孤立型:骑跨于相邻2个椎体后缘上方及下方,即发生于椎间盘平面,占7.5%。在颈椎OPLL中,以枢椎最为多见,其次为C_4和C_6椎节。一般2~5个椎节为最常见的发病数,平均约3个椎节。

在前者分类的基础上,Epstein增加了第④型,即演化型(OPLL in evolution,OEV)。主要表现为后纵韧带肥厚,可伴或不伴后纵韧带内的点状钙化,其可出现于多个椎间隙,常由椎体后缘向邻近椎间隙水平发展。OEV型的发病年龄较典型的OPLL年轻约10年。OEV早期并不易诊断,对于疑有OEV者可行CT、MRI检查,有助于早期发现。

(2)横断面分类:在CT扫描图像上,根据骨化灶的形态分为以下4型(图14-8)。①平板型:呈平板状;②蕈伞型:游离缘宽,而基底部较窄,呈蕈状;③山丘型:骨化灶基底部宽,游离缘起伏不平,似山丘状,此型最为常见;④花束型:游离缘凹凸不平,呈分叶状,此型较为少见。

图14-8 颈椎OPLL的横断面分类CT表现

A.平板型;B.蕈伞型;C.山丘型;D.花束型

(3)椎管狭窄率:为准确判断颈椎椎管狭窄程度,可采用普通X线片和断层片来测量椎管的狭窄率。狭窄率是侧位片中骨化块最大前后径与同一平面椎管矢状径之比。临床上观察到狭窄率大于40%者其症状、体征大多较为严重,表现为四肢肌力明显减退,行走困难甚至瘫痪,多有明显的锥体束症状。狭窄率小于30%者,临床表现相对较轻,大多数日常生活能自理,部分患者尚能工作。狭窄率在30%~40%者,临床表现基本上介于两者之间。但椎管狭窄率与脊髓压迫并非绝对平行。

后纵韧带骨化程度与临床症状不呈正相关。严重的OPLL并不一定有临床症状出现,许多患者X线普查发现的后纵韧带骨化十分严重,但患者还可以正常生活而无明显的症状。同样,在某些广泛的颈椎后纵韧带骨化灶中,并不是每个平面都产生压迫症状的,必要时可采用神经诱发电位和肌电图来确定受累及的神经范围及平面。OPLL患者还有全身性增生的倾向,除了后纵韧带骨化之外常伴有前纵韧带、黄韧带骨化、脊柱骨质增生(包括DISH)、强直性脊柱炎等；如果后纵韧带和黄韧带同时骨化就会严重影响椎管的大小，产生明显的脊髓压迫症，若同时累及胸椎、腰椎，则病情将更为复杂多变。

五、合并疾病

1.颈椎退行性变　颈椎退行性变随着年龄的增加而加重，其病理改变累及椎间盘、椎体、椎板、小关节及韧带等各个部位，如椎间盘脱水变性、突出、椎间隙狭窄、椎体后缘骨质增生、小关节增生、椎板增厚及韧带肥厚等。颈椎退行性变与后纵韧带骨化之间存在着密切关系，一方面，尽管后纵韧带骨化的病因尚未明确，但退行性变是引起后纵韧带骨化的因素之一已为大家所公认；另一方面，当颈椎某一节段发生后纵韧带骨化而使活动受到限制时，该部位的上、下椎间隙和小关节承受的负荷活动将增加，可逐渐出现并加速退行性变。

2.弥漫性特发性骨肥厚症（DISH）　此病又称 Forestier 病，是老年人的常见疾病，大多数患者临床症状并不明显。其主要病理变化为脊柱连续数个椎体前、外侧钙化和骨化，伴或不伴有神经压迫症，外周骨与肌腱和韧带附着处通常也发生钙化和骨增生。DISH 多见于下胸段和腰段，典型 X 线片表现为脊柱前外侧连贯性、宽大的骨化带，受累区域椎间隙正常。临床上发现相当多的 OPLL 伴发 DISH，或者说 DISH 伴发 OPLL。

六、治疗

由于 OPLL 多病程长、症状重、手术风险及难度大，预后不理想，其治疗远较单纯的颈椎间盘突出症或颈椎病的难度为大。因此，在制定治疗方案，特别是选择手术疗法时，必须对患者的全身状况、颈椎椎管局部的病理解剖特点及脊髓受损的程度等予以全面判定，而后再决定是否手术并选择手术方案。

1.非手术治疗

（1）适应证：对于症状轻微或症状明显但经休息后能得到缓解者，以及年龄较大有器质性疾病者，均可采用非手术疗法。

（2）药物：主要为解痉镇痛、消炎镇痛药和肌肉松弛药等对症药物，以及改善神经症状的神经营养类药物，此类药物既可口服给药也可注射给药。

（3）局部制动：可维持颈椎的稳定、矫正颈椎的不良位置与姿势及防止颈椎的非生理性运动。由于后纵韧带的骨化块既可以对脊髓产生直接持续的压迫，又可以在颈部活动时对脊髓产生摩擦，采用保守疗法将颈部固定后可以消除摩擦引起的刺激，取得的疗效往往较预期的要好。对于颈椎的间歇性牵引法与推拿疗法，有引起症状加重的报道，应慎重选用。

2.手术治疗　对颈椎 OPLL 患者应首先采取非手术治疗，若经过一段时间的保守疗法仍无效时再考虑手术治疗。OPLL 手术治疗的基本原则是减压、解除骨化后纵韧带对脊髓及神经根的压迫，以提供神经、脊髓恢复的生物学及生物力学环境。但操作时一定要细心、耐心和精心，否则易造成手术失败。

参考文献

[1]西京,裴福兴,黄卫东.3D 打印骨科治疗学[M].北京:人民卫生出版社,2021.

[2]张骅.Ferri 临床诊疗指南 骨科疾病诊疗速查手册[M].北京:北京大学医学出版社,2021.

[3]罗卓荆,胡学昱,罗贝尔.骨科检查评估[M].北京:人民卫生出版社,2020.

[4]张喜财.骨科、创伤与风湿性疾病手册[M].北京:北京大学医学出版社,2020.

[5][英]乔治·本特利.欧洲骨科和创伤[M].张英泽,主译.中华医学电子音像出版社,2020.

[6][德]阿克塞尔·甘斯伦.髋臼骨折[M].吴立生,朱仕文,主译.济南:山东科学技术出版社,2020.

[7][日]安田和则.骨折复位内固定术[M].吴春明,曲巍,译.郑州:河南科学技术出版社,2020.

[8]王新,刘洪智,周路纲.常见创伤骨折诊治新策略[M].北京:人民卫生出版社,2020.

[9]罗毅文.骨质疏松性骨折治疗[M].广州:广东科技出版社,2019.

[10]张世民.老年髋部转子间骨折[M].北京:科学出版社,2019.

[11]彭阿钦,吴希瑞.胫骨开放骨折及并发症治疗病例精选[M].北京:人民卫生出版社,2019.

[12]林焱斌,陈晓梅.老年髋部骨折围术期管理与手术治疗[M].北京:人民卫生出版社,2019.

[13]张铁良.闭合复位技术在四肢骨折治疗中的应用[M].北京:人民卫生出版社,2017.

[14]罗先政.髓内钉内固定[M].北京:人民卫生出版社,2008.

[15]陈华江,袁文.数字脊柱外科学[M].上海:上海科学技术出版社,2018.

[16][印]阿尔温德·巴韦.现代脊柱外科技术[M].梁裕,主译.上海:上海科学技术出版社,2017.